生物医学电子学

李 刚 林 凌 主编

北京航空航天大学出版社

内 容 简 介

本教材系统、全面又详细地介绍了生物医学电子学的基本原理、常用电路及其设计、典型医学仪器原理和构成。本教材的特点在于紧跟科技发展的步伐,内容详实而又先进;理论紧密联系实际,体现了学以致用的宗旨;涉及专业知识面宽,但不止于表浅与空泛;重点突出,注意素质培养。

本书可作为本科生物医学工程、电子技术应用和机电一体化等专业的教材。

图书在版编目(CIP)数据

生物医学电子学 / 李刚,林凌主编. -- 北京 :北京航空航天大学出版社,2014.6
ISBN 978 - 7 - 5124 - 1438 - 9

Ⅰ. ①生… Ⅱ. ①李… ②林… Ⅲ. ①生物工程—医学工程—医用电子学—教材 Ⅳ. ①R312

中国版本图书馆 CIP 数据核字(2014)第 009380 号

生物医学电子学

李 刚 林 凌 主编
责任编辑 苗长江 王 彤
*
北京航空航天大学出版社出版发行

北京市海淀区学院路 37 号(邮编 100191) http://www.buaapress.com.cn
发行部电话:(010)82317024 传真:(010)82328026
读者信箱:emsbook@gmail.com 邮购电话:(010)82316524
涿州市新华印刷有限公司印装 各地书店经销
*
开本:710×1 000 1/16 印张:36.25 字数:773 千字
2014 年 6 月第 1 版 2020 年 1 月第 2 次印刷 印数:3 001~4 000 册
ISBN 978 - 7 - 5124 - 1438 - 9 定价:79.00 元

前　言

　　生物医学电子学是以电子学的手段和方法去解决临床诊断、治疗、康复和临床上需要的其他问题,并为之提供手段和设备的学科。生物医学电子学的另外一个重要的目的是探索生物与生命的奥秘——繁殖、信号传导、信息传感、能量转换与传输、行为控制等,并为这种探索提供手段和设备,并将从中得到的规律再应用到临床诊疗和人们的保健、延年益寿、提高生活质量上面。

　　作者从事了30多年的生物医学电子学教学和科研工作,对生物医学电子学的迅速发展和广阔的应用前景有刻骨铭心的感受。生物医学电子学是生物学、医学(可以统称为生命科学)和电子学的有机结合。它是当今世界发展最为迅速、成就最为丰硕的学科之一。

　　因此,可以说生物医学电子学是一门"顶天立地"的课程:"顶天"——生物医学电子学是通往探索最令人向往生命奥秘的一架天梯;"立地"——生物医学电子学是当今少有的实用性最强的课程之一。

　　虽然已有多个版本的生物医学电子学的教材出版,而且这些教材也在教学中发挥了重要作用。但是,由于现今科学技术的发展日新月异,教学环境、条件和理念都已发生巨大的变化,导致这些教材或多或少、或这或那地不能适应现代生物医学电子学的教学要求。本书就是在这种背景下酝酿编写的。

　　综上所述,本教材的编写宗旨与特色就表现在:

　　(1) 跟上科学技术发展的步伐

　　不仅要把最新的科技成果引进到教材中予以介绍,更重要的是引进了与生物医学电子学相关的设计与应用的理念和方法,为学生充分地介绍未来必备的知识与方法。

　　(2) 理论紧密地联系实际

　　不仅介绍电路的工作原理与分析方法,更要介绍电路的设计方法。不只局限于单元电路的设计,也要考虑系统的设计。

　　(3) 拓宽专业知识面

　　既向纵深介绍,也要向横向拓展。从器件到电路进而到系统,从性能到安全,本教材在拓宽专业知识面颇具特色。

(4) 注意点、面之间的关系

生物医学电子学本身的涉及面很宽。科学技术的迅猛发展又大量地丰富这一领域的内容。而一本教材的篇幅总是有限的,这给作者带来了挑战。但本书精心选取了素材,十分注意点、面结合,既在关键知识点上讲透,又有足够宽的专业知识面。

本书由李刚和林凌主编,熊慧副教授编写了第1、2章,郑羽副教授编写了第3、4章,曾锐利副教授编写了第5、6、13章,郝丽玲讲师编写了第7、8章,李晓霞副教授编写了第9、10章,丁茹副教授编写了第11、12章,王蒙军副教授编写了第15、16章,朱险峰副教授编写了第14、17章。

本教材的编写参考和引用了大量的文献资料,限于篇幅和工作量而没有在每个引用的地方去特意注明,作者在此向这些文献的原作者表示衷心的感谢。

本书配有教学课件,有需要的教师,请联系 emsbook@gmail.com 索取。

作　者

2014 年初春于北洋园

目　录

第1章

概 述

本章学习要点

1. 电子学在生命科学与医学中的作用是什么?

2. 医学测量仪器的一般结构是怎样的?

3. 相对于其他医学测量仪器,医学电子仪器有何特殊性?

4. 本课程与已学习的课程有什么样的关系,学习方法有何异同点?

5. 对医学测量仪器而言,灵敏度取决于什么? 放大器的增益与噪声,什么是限制医学测量仪器的灵敏度的主要因素?

6. 正确理解单元电路分析与整体电路设计之间的关系。整体电路设计主要考虑的问题是什么?

7. 掌握自上而下的系统设计方法和单元电路之间、单元电路与系统之间的关系。

8. 医学测量仪器中的噪声的来源、性质和抑制方法。

9. 本课程的学习方法和要求。

1.1 电子学在生命科学与医学中的作用

自从著名的意大利医生与生理学家 Gavani 发明了静电计之后,Nobeli(1842)与 Du Bois - Rey Mond(1843)分别用此方法记录出蛙肌电图;Bernstein(1874),Hermann(1877)开始提出了肌肉电活动原理方面的报告,并定名为动作电位(action potential);Braun(1897)制成了阴极射线示波器,随着研究方法的改进,电生理研究取得了迅速的发展。Einthoven(1901)发明了弦线电流计,1903 年,荷兰生理学家 W. Einthoven 采用弦线型电流计,利用光学放大原理在感光板上记录了第一个实用的心电图。这种弦线型心电图描记器(string electrocardiograph),就是人类最早使用的心电图机,Piper(1907)用弦线电流计首先记录了人体骨骼肌的电位变化;Forbes 等(1920)首先用阴极射线示波器记录了动作电位;Erlanger(1922)用阴极线示波器装配了肌电图机之后,即奠定了肌电图方法学的基础。

上述简单的生物电的发现和测量历史表明,电子学与生命科学的结合已有 150 年的历史,现代科学研究表明:生命的最小单位是细胞,而存在电活动是细胞表现生命活性的基本特征。换言之,生命的本质在于"电"。因此通过检测细胞或生物组织的电活动,可以了解细胞或生物组织的生理状态或病理状态。

正如测量仪器是人们感官的功能与能力的延伸一样,通过各种各样的传感器也可以将检测生物"电"延伸到测量温度、压力、流量、成份、成像……通过这些测量,人们可以研究各种生命现象,诊断各种疾病。

因此,电子学在生命科学与医学中的作用是测量生理参数和成份分析以及成像。

1786 年,同样也是 Galvani 在一次实验中偶然注意到,挂在铁栅栏铜钩上的蛙腿在风的吹动下左右摇晃时,一旦碰到铁栅栏,蛙腿就猛烈收缩一次。Galvani 和意大利著名的物理学家 Alessandro Volta 在此后的研究中发现和发明了生物电、伏特电池和电刺激肌肉收缩等。从此,人类开始了用电对肌肉等生物组织的刺激及其作用的研究。神经肌肉电刺激(Neuromuscular Electric Stimulation,NMES)是指任何利用低频脉冲电流,刺激神经或肌肉,引起肌肉收缩,提高肌肉功能或治疗神经肌肉疾患的一种治疗方法。国外将其用于瘫痪治疗已有 40 多年的历史,主要采用经皮电神经刺激(Transcutaneous Electrical Nerve Stimulation,TENS)和功能性电刺激(Functional Electrical Stim ulation,FES)。

将电对肌肉的刺激扩展到对脑组织的刺激,如目前治疗帕金森病最有效的脑深部刺激器,用于治疗心脏骤停的必需装置——心脏起搏器。这种情况下电子学的作用是直接控制并输出到生物组织以到达治疗或康复的效果。如果再扩展到将其他物理量用于治疗,如微波、激光、γ 射线(γ 刀),这些运用各种物理量的现代治疗仪器和康复仪器中必须采用电子学的方法来进行控制。

综上所述,电子学在生命科学与医学中的另一个作用是用于刺激与控制。

总而言之,电子学在生命科学与医学中发挥着极其重要的作用,而且也越来越显示出其无限宽广的发展前景。不仅如此,人们将电子学应用到生命科学与医学中的同时,也从生命科学与医学的研究中获取了许多有益的启发。实际上,从 Volta(伏特)在"动物电"的研究中发明了第一个人造电源——伏特电池,到近代的"人工神经网络",都说明了电子学和生命科学与医学的这种难以分割、千丝万缕的联系,而且在今后的科技发展中他们相互促进的作用和由此产生的成果将越来越明显,越来越重要。

由此看来,生命科学与医学的进展也启迪和促进了电子学的发展。

生物医学电子学(Biomedical Electronics)作为一个独立学科是从 20 世纪 50 年代起逐步发展和确立起来的。当时在生物医学领域中,大量的电子学的科学技术知识和成果已经获得广泛应用,激发了生物医学工作者与工程师或物理学家之间的密切合作。生物医学电子学发展十分迅速,研究领域不断拓宽,地位日益重要,展示了越来越广阔的发展前景。生物医学电子学综合应用电子学和有关工程技术的理论和方法,从工程科学的角度研究生物、人体的结构和功能以及功能与结构之间相互关系。作为交叉学科,生物医学电子学的研究是双向的:一方面将电子学用于生物和医学领域,使这些领域的研究方式从定性提高到定量、从宏观到微观、从静态到动态、从单项信息到多项信息;另一方面生命过程中揭示出的许多规律,特别是经过亿万年进化而形成的生物信息处理的优异特性将会给电子学科以重要的启示,这不仅会推动电子学的发展,还将会使信息科学发生革命性的变革。

因此,电子学和生命科学与医学密不可分的发展并取得一系列辉煌的成果导致了生物医学电子学诞生,并赋予生物医学电子学无限的生命力和极其灿烂的未来。

1.2　医学电子仪器的一般结构

在上一节已经谈到,电子学在生命科学与医学中的应用主要可以分为两个方面:测量和控制。实际上,电子学在其他领域的应用也主要可以分为这两个方面。因此,医学电子仪器也是一种特殊的测控系统:用于医学的测控系统。

所谓"测控系统",就是测量与控制系统的简称。广义的测控系统包括测量系统、控制系统和测控系统 3 种类型。测控系统不仅仅用于工业领域,也广泛地应用于科学实验、农业、国防、地质勘探、交通和医疗健康等国民经济各个领域以及人们的日常生活中。测量系统是人类感觉器官的延伸,控制系统则是人类肢体的延伸,所以,测控系统拓展了人们认识和改造自然的能力。

人们在认识和改造自然界的过程中,要从各个方面,采用各种方法观察和研究事物的发展过程和规律,不可避免地要采用测量手段研究事物在数量上的信息。被测对象可分为电量和非电量。显然,相对于电量而言,非电量在种类和数量上都来得多而复杂。在许多领域需要测量的是非电量,如机械量、热学量、化学量、光学量、声学量和放射性剂量等。这些非电量都可以用非电的方法测量。但非电的方法的优越性远不如电测法,特别是在微电子技术和计算机技术飞速发展的今天,电测法更具有突出的优势:

① 极宽的测量范围。采取电子技术,可以很方便地改变仪器的灵敏度和测量范围。

② 电子测量仪器具有极小的惯性。既能测量缓慢变化的量,又可测量快速变化的量。

③ 可以很方便地实现遥测。

④ 便于对信号进行各种运算和处理、显示和记录。

图 1－1 为医学电子仪器的构成原理框图。

为实现非电量的电测量,首先要实现从非电量到电量的变换,这一变换是靠传感器来实现的。传感器接口电路是为了与传感器配合将传感器输出信号转换成低输出电阻的电压信号以方便后续电路的处理。一般说来,信号都需要进一步放大并滤除噪声。放大后的信号经模拟/数字变换后得到数字信号,以便于微处理器(μP,Micro

Processor)或微控制器（μC，Micro Controller）进行处理。微处理器或微控制器是医学电子仪器的核心，它主要有两个作用：一是对数字信号进行进一步处理并将信号输出显示、存储和控制；二是管理医学电子仪器的各个部分以实现医学测量仪器的智能化，即根据信号和测量条件的变化，自动地改变放大器的增益、滤波器的参数及其他的电路参数。

在选用合适的传感器之后，就要设计传感器的接口电路。从电子学的角度来看，不同的传感器具有不同的电特性和需要不同的驱动信号（也有的传感器不需要驱动信号），为取得更高的精度和最佳的性能，需要设计传感器接口电路，有关内容将在第2章介绍。

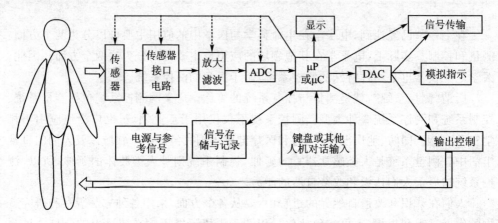

图 1-1　医学电子仪器的一般结构

由传感器接口电路输出的信号往往幅值较低，因此需要将信号进一步放大，放大到后续电路所需要的幅值。关于放大器的分析和设计将在第3章介绍。

在信号的检测过程中，必然夹杂着许多的噪声，存在各式各样的干扰，滤除噪声和抑制干扰是医学电子仪器中必不可少的环节。模拟滤波器是滤除噪声的有效手段。关于滤波器设计的内容将在第4章介绍。

第5章将介绍信号运算电路，如微分器、积分器、对数和反对数运算等内容。

信号变换也是医学电子仪器中经常要用到的电路。这部分的内容在第6章介绍。

广义的信号处理包括信号放大、信号滤波和信号比较等内容。从另一个角度来看，信号处理又分为线性处理和非线性处理。信号线性处理主要包括信号线性放大和信号滤波等内容；信号非线性处理则主要包括信号比较和信号非线性放大等内容。为方便起见，信号线性处理已分别在第3章和第4章中介绍。信号非线性处理的内容则放在第7章介绍。

现代医学电子仪器几乎无一例外地使用微处理器（μP，Micro Processor）或微控制器（μC，Micro Controller）作为系统的核心，但 μP 和 μC 只能处理数字信号，因而在医学电子仪器或医学测量仪器中,往往需要把模拟信号转换成数字信号。完成把模拟信号转换成数字信号的电路称为模拟/数字变换器(Analog to Digital Converter),或简称模/数变换器(ADC)。模/数变换器及有关内容将在第8章讨论。

微处理器或微控制器的内容很多,这将有专门的课程学习,键盘和人机对话输入也会在有关微处理器或微控制器的课程中学习。因而这部分的内容在本课程不予介绍。现代医学测量仪器中的信号存储和记录已很少采用传统盒式磁带和描笔式记录仪,现在已普遍采用半导体存储器、磁盘和光盘来存储信号,采用针式、激光和喷墨打印机来记录信号。这部分内容很多,又往往是采用现成的商品,它们的工作原理和接口电路也会在微机类的课程中介绍,限于学时和篇幅,这些内容也不在本教材中讨论。

经微处理器处理的信号,可以输出显示或控制执行机构。往往有些显示或输出需要模拟信号,把数字信号转换成模拟信号的电路叫做数字/模拟变换器(Digital to Analog Converter),或简称数/模变换器(DAC)。数/模变换器及有关内容也放在第8章讨论。

测量系统的主要目的是把所测量和处理的结果显示出来,这部分的内容将在第9章介绍。

一般说来,医学测量仪器需要放大、处理的信号,微处理器输出的控制信号以及数/模变换器的输出信号往往是小功率的信号,而所控制的对象又往往需要较大功率的驱动信号。实现这一功能的电路叫作功率驱动电路。第10章将讨论功率驱动电路。

生物电信号的测量有其特殊性。第11章专门介绍生物电测量的知识和电路设计。

当今世界网络已经引起社会、科技和生产的变革,不可避免地影响医学电子仪器和其他测控系统,使医学电子仪器和测控系统由传统的遥测、遥控拓宽到网络测控,在第12章从电路原理的角度讨论遥测、遥控拓宽和网络测控所需的基础知识。

从第13章起的章节里介绍了主要的现代医学电子仪器的原理、关键电路以及发展方向。在最后一章,介绍了医学电子仪器的安全方面的内容。

1.3 医学电子仪器的设计

多数医学电子仪器以测量为主,虽然还有少量的医学电子仪器以控制为主,但其中仍然不可缺少测量环节。因此,本课程着重研究医学测量方面的问题。在后面的讨论中,如果不特意指明,我们均假设讨论医学测量仪器的电路原理与设计。

一般情况下,设计医学测量仪器,要遵循自上而下的原则。先从整体考虑:

1. 被测量的量是什么? 信号的大小与频率是多少?

2. 要控制什么?

3. 仪器的测量与控制的精度、性能。

4. 仪器的使用条件。

5. 仪器所具有的功能,如信号的显示、记录、存储及其他一些功能。

6. 仪器的成本、设计或研发的时间、工艺条件。

在仪器的功能确定之后,也就把仪器的大致结构确定下来。再以信号增益(信号的放大倍数)和误差分配,来确定前向信号通道(指从传感器到模/数转换器的模拟信号放大、处理部分电路)所需信号放大、滤波或变换电路的级数,各级的增益,滤波器的阶数、形式和截止频率等。下一步则要确定各个组成部分的具体设计要求。

应该注意的是,绝对不能将各级电路孤立地考虑,必须考虑到电路前、后级之间的联系。而考虑电路前、后级之间联系的主要因素是输出、输入阻抗和信号幅值。

① 对于模拟信号的放大与滤波等信号处理电路而言,一般说来,前级电路的输出阻抗越小越好。对后级电路而言,前级的输出阻抗相当于后级电路的信号源内阻。前级输出阻抗过大,必将影响后级电路的幅频特性和增益及其稳定性。如图 1-2 所示,后级放大器所得到的实际信号幅值为:

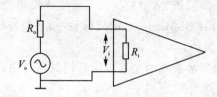

图 1-2 前级的输出阻抗对后级电路的影响

$$V_i = V_o R_i/(R_o + R_i) \tag{1-1}$$

相比之下,如果 $R_o = 0$,则 $V_i = V_o$。显然,由于前级电路输出阻抗的原因使得后级电路的实际输入信号的幅值下降了,从而降低了整个电路的增益,使信号的幅值与预计的不符。同样的原因,前级电路的输出阻抗与后级电路的电容(如果后级电路是滤波器,或者后级电路的输入分布电容)构成了一个附加的低通滤波器,或者改变了后级低通滤波器的截止频率。不管为何种情况,都改变了电路的参数。

② 后级电路的输入阻抗则是前级电路的负载。电路的负载过重,必然要影响前级电路的性能,严重时前级电路甚至不能工作。现在的器件工作电压越来越低、功耗越来越小,这方面必须引起足够的重视。如后级电路为一反相放大器,其输入电阻为 10 kΩ。这在许多情况下已足够高,但有许多新型的微功耗运算放大器,这样大小的负载已足以使其不能正常工作。

③ 合适的信号幅值。在微弱信号检测的前向信号通道经常需要有多级放大器和滤波器。通常情况下,干扰信号的幅值往往远大于有用信号的幅值。放大器和滤波器应该交错地分布。否则,虽然有用信号经过多级放大后并未超出后面的放大器和滤波器的动态范围,但由于干扰信号早已超出放大器和滤波器的动态范围,从而产生非线性失真。一般说来,一旦产生了非线性失真,就再也无法消除。当产生一定大小的非线性失真时都会导致医学测量仪器不能正常工作。

1.4　医学测量仪器中的噪声、干扰与误差

一般说来,噪声是被测对象和仪器内部固有的,而干扰则是被测对象和仪器以外的原因造成的。噪声和干扰是弱信号检测的一个主要限制因素。因为放大器的增益越高,越容易受外来干扰的影响。电路内部存在的固有噪声,将使仪器的信号噪声比降低,固有噪声较大时,输出端的噪声将淹没有用信号。但有时又很难严格地将噪声和干扰区别开来。如仪器内部的电源或后级电路对前级电路的影响,各级电路之间通过电源的不良耦合等。这些都对仪器产生不良影响,但又难以区别开来,所以,有时我们把两者统称为噪声。在需要详细讨论噪声的来源与抑制方法时,我们把要讨论的电路以外的原因造成的影响称为干扰,而把电路内部产生的影响称为噪声。

医学测量仪器设计的关键是"噪声"而不是"放大"。在多数情况下,不考虑噪声的放大是很容易实现的,但也是没有意义的。实际上,去除噪声不仅是医学测量仪器设计的重点,也是难点。

对测量仪器而言,精度是一个主要的指标。从测量学的角度来看,被测量的"真值"是不可能得到的,人们只能测得这个"真值"的趋近值。除了干扰和噪声外,影响医学测量仪器的准确性的重要因素是放大器和滤波器等电路的增益。合理地考虑和分配各级电路的误差,也是保证医学测量仪器达到设计指标的重要环节。

1.4.1　干扰及其抑制

干扰的起因是多样的,常见的干扰可分为磁场干扰、电场干扰和电磁场干扰等。但在许多场合,光、机械振动、声、各种射线等都有可能对医学测量仪器产生干扰。这里简要讨论磁场干扰、电场干扰和电磁场干扰等的来源及其抑制方法。

1. 磁场干扰及其抑制

磁场的干扰来源于变压器、电动机和荧光灯的镇流器等设备,这些设备中的线圈通以交流电时,就会产生一个交变的磁场,在交变磁场中的其他导线环路,或其他线圈都会感应出电动势。根据法拉第电磁感应定律,这种干扰的强度与电路或线圈的环路面积成正比。磁场干扰直接影响医学测量仪器,必须采取措施予以抑制。一般说来,磁场干扰的频率较低,作用距离较近,作用较强。

(1) 磁场干扰的检测

改变设备或电路的放置方向(但不改变空间位置),检测电路的输出,如果输出信号的幅值发生变化,即可初步判定存在磁场干扰。如果电路输出信号的频率与可能的干扰源的工作频率相同(如日光灯的镇流器或其他设备的电源变压器的工作频率为 50 Hz),则可有进一步的把握判定磁场干扰的来源。有可能的话,停止可能的干扰源的工作,如果电路的输出也显著降低甚至消逝,此时可以确定产生磁场干扰的

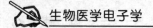

来源。

比较难判断的磁场干扰是医学测量仪器内部的干扰源。如医学测量仪器内部的电源变压器或其他部件。有可能的话,可以采用外部电源供电,或改变电路与可能的干扰源的相对方位,或者用铁磁材料做成的盒子将可能的干扰源盖住,如果电路的输出显著降低甚至消逝,则可以确定产生磁场干扰的来源。

(2) 磁场干扰的抑制方法

抑制磁场干扰的方法主要有以下几种:

① 屏蔽或去除干扰源。可能的话,用铁磁材料做成的盒子(屏蔽盒)将可能的干扰源封闭起来,或者移去已确定的干扰源。由于导磁材料与空气的磁导率相差不大(一般仅有 3～4 个量级,不像导电材料与空气的电导率那样相差十几个量级),因而磁屏蔽的作用有限。

② 如果第 1 条难以做到,那么可用屏蔽盒将电路或比较敏感的部分(一般是传感器、信号输入部分和前级放大器)屏蔽起来。

③ 减少电路或敏感部分的环路面积。

④ 改变电路或敏感部分的方位,使其环路的方向与干扰磁场的方向平行。

2. 电场干扰及其抑制

电场的干扰主要来源于交流电源,其中 50 Hz 的工频干扰最普遍,50 Hz 的交流电场主要通过位移电流引入仪器输入端及其引线,如传感器及其引线。交流电馈电线与引线之间都具有电容性质,因此 50 Hz 的电场将通过容性耦合形成电场干扰。

(1) 电场干扰的检测

由于电场干扰的主要来源是交流电馈电线,因而其频率固定(为 50 Hz)。改变设备、传感器、输入引线或电路的放置位置,检测电路的输出,如果输出信号(50 Hz)的幅值发生变化,即可初步判定存在电场干扰。如果在可能的干扰源与设备、传感器、输入引线或电路之间放置一块大小合适并接到大地的金属板,电路的输出信号(50 Hz)的幅值发生变化,即可判定存在电场干扰的来源。

(2) 电场干扰的抑制方法

抑制电场干扰的方法主要有以下几种:

① 屏蔽或去除干扰源。可能的话,移去已确定的干扰源。

② 输入引线可以采用屏蔽线。将电路或比较敏感的部分(一般是传感器、信号输入部分和前级放大器)用金属材料制成的屏蔽盒屏蔽起来。注意屏蔽线的屏蔽层和屏蔽盒要良好地接地,否则,屏蔽线或屏蔽盒不但不能够抑制电场干扰,反而使干扰更严重。

③ 尽量采用差动方式输入。输入引线采用屏蔽的双绞线或多股线。

④ 如果电场干扰源在仪器内部,尽可能采用屏蔽线替换原来普通的交流电馈电线。

⑤ 采用屏蔽电缆驱动技术。屏蔽电缆驱动技术将在第 2 章中介绍。

⑥ 要求较高时,可采用悬浮电源(或电池)供电。

⑦ 采用光电隔离或磁隔离技术。

3. 电磁场干扰及其抑制

电磁场干扰的主要来源是各类无线电发射装置、各种工业干扰、无线电干扰和设备内部的高频电磁场干扰。电磁场干扰的特点是频率高,频率可以是固定频率,也可以是不固定的,作用距离远,幅值不稳定。

(1) 电磁场干扰的检测

采用检测磁场干扰和电场干扰都不能确定干扰来源,改变设备或电路的位置与方向时,输出信号的幅值有所变化时,可以确定是外部电磁场干扰。

如果设备内部有高频工作的电路,采用金属盒盖住这部分时电路输出的幅值明显减小,可以确定电磁场干扰来源于内部。

检测电磁场干扰的主要困难是将其与电路本身的自激振荡区别开来。一般而言,如果电路输出的幅值在采用检测磁场干扰和电场干扰的方法时都不改变。而在改变电路的某个参数(如在电路上并上一个电阻或电容)时,电路输出的幅值或频率立即发生变化,这说明电路有自激振荡发生。应先排除自激振荡。

(2) 电磁场干扰的抑制方法

对高频电磁场干扰抑制的主要措施有:

① 在电路中或电源中,采用高频滤波器或滤波电容。

② 采用电磁屏蔽;一些高频仪器(例如无线电遥测接收机)则应注意缩短内部布线,讲究良好的接地与制造工艺,振荡线圈应加屏蔽罩等。

③ 抑制磁场干扰和电场干扰的方法都是抑制电磁场干扰的有效方法。

1.4.2　电路噪声

电路的噪声主要是指电阻(包括任何具有电阻的器件)的热噪声和晶体管(包括所有半导体集成电路中的晶体管)等有源器件所产生的噪声。电路噪声是永远存在的,电路噪声设计的目的是尽可能地降低电路噪声。

1. 电路噪声的来源

仪器内部电路的噪声有前置放大器输入电阻的热噪声与晶体管等有源器件所产生的噪声。

(1) 电阻热噪声

众所周知,导体是由于金属内自由电子的运动而导电的,导体内的自由电子在一定温度下,由于受到热激发而在导体内部做大小与方向都无规律的变化(热运动),这样就在导体内部形成了无规律的电流,在一个足够长的时间内,其平均值等于零,而瞬时值就在平均值的上下跳动,这种现象称为"起伏",由于这样的起伏是无规则的,因此,在电路中常称之为起伏噪声或热噪声。起伏电流流经电阻时,电阻两端就会产生噪声电压。由于噪声电压是一个无规律的变化,无法用数学解析式来表达,但是在一个较长的时间内自由电子热运动的平均能量总和是一定的,因此就可以用表征噪声功率的噪声电压均方值来表征噪声的大小。由热运动理论和实践证明,噪声电压的均方值为:

$$\overline{V}_n^2 = 4\,kTBR \qquad\qquad (1-2)$$

式中:k 为波耳兹曼常数(1.372×10^{-23} J/K);

    T 为导体的热力学温度[$T(K)=t(℃)+273(℃)$];

    R 为电阻值;

    B 为与电阻 R 相联的电路带宽。

晶体管(包括运算放大器)等有源器件是仪器(或电子电路)本身噪声的主要噪声来源之一。晶体管的噪声包括晶体管电阻的热噪声、分配噪声、散粒噪声和 $1/f$ 噪声。在半导体中电子无规律的热运动同样会产生热噪声,在晶体二极管的等效电阻 R_{eq} 和三极管基极电阻 r'_{bb} 上的热噪声电压均方根值分别为:

$$\begin{cases} \sqrt{\overline{V_n^2}} = \sqrt{4kTBR_{eq}} \\ \sqrt{\overline{V_n^2}} = \sqrt{4kTB\gamma'_{bb}} \end{cases} \qquad (1-3)$$

由于热噪声的功率频谱密度为 $P(f)=\overline{V}_n^2/B=4\,kTR$,所以电阻及晶体管的热噪声功率频谱密度是一个与频率无关的常数,也就是说,在一个极宽的频带上,热噪声具有均匀的功率谱,这种噪声通常称为"白噪声"。

仅就电阻的热噪声而言,由式(1-2)可以给出,降低电路的工作温度,减小电阻阻值和限制电路的带宽可以降低电阻的热噪声。但是,降低电路的工作温度在绝大多数的情况下是困难的、难以接受的。减少电阻阻值受电路设计的限制。唯一可接受的办法是把电路的带宽限制在一定的范围内,即工作在信号的有效带宽。这样既可以降低电阻的热噪声,又可以抑制带外的干扰信号。

假定有一个 1 kΩ 的电阻,在常温 20 ℃ 工作,带宽为 1 kHz,由式(1-2)可计算得到电阻的热噪声为 0.127 μV,这样小的值只有经过高增益放大才有可能在普通的示波器上观察到。但在许多医学测量仪器中,前置放大器的输入阻抗常常在 10 MΩ 以上(由于信号源的输入阻抗也接近、甚至超过这个数量级),这时计算得到的热噪声为 12.7 μV。

实际上,任何一个器件(除超导器件外)不仅有电阻热噪声,还有其他的噪声,这些噪声与器件的材料和工艺有关,往往这些噪声有可能比热噪声更大,因而在电路的噪声设计时,选择合适的器件也是十分重要的。如精密金属膜电阻的噪声就比普通碳膜电阻的噪声小得多。

(2) 晶体管的噪声

晶体管中不仅有电阻热噪声,还存在分配噪声、散粒噪声和 $1/f$ 噪声。这些噪声也同样存在于各种以 PN 结构成的半导体器件,如运算放大器中。

在晶体管中,由于发射极注入基区的载流子在与基区本身的载流子复合时,载流子的数量时多时少;因而引起基区载流子复合率有起伏,导致集电极电流与基极电流的分配有起伏,最后造成集电极电流的起伏,这种噪声称为分配噪声,分配噪声不是白噪声,它与频率有关;频率越高,噪声也越大。

在晶体管中,电流是由无数载流子(空穴或电子)的迁移形成的,但是各个载流子的迁移速度不会相同,致使在单位时间内通过 PN 结空间电荷区的载流子数目有起伏,因而引起通过 PN 结的电流在某一电平上有一个微小的起伏,这种起伏就是所谓散粒噪声。散粒噪声与流过 PN 结的直流电流成正比。散粒噪声也是白噪声,它的频谱范围很宽,但在低频段占主要地位。

晶体管的 $1/f$ 噪声主要是由半导体材料本身和表面处理等因素引起的。其噪声功率与工作频率 f 近似成反比关系,故称 $1/f$ 噪声,频率越低,$1/f$ 噪声越大,故 $1/f$ 噪声亦称为"低频噪声"。

通常用线性网络输入端的信号噪声功率比(S_i/N_i)与输出端信号噪声功率比(S_o/N_o)之比值,来衡量网络内部噪声的大小,并定义该比值为噪声系数 NF,即:

$$NF = (S_i/N_i)/(S_o/N_o) \qquad (1-4)$$

噪声系数 NF 表示信号通过线性网络后,信噪比变坏了多少倍。噪声系数也以分贝作单位,用分贝作单位时表示为:

$$NF = 10\lg[(S_i/N_i)/(S_o/N_o)] \qquad (1-5)$$

显然,若网络是理想的无噪声线性网络,那么网络输入端的信号与噪声得到同样的放大,即(S_i/N_i)=(S_o/N_o),噪声系数 NF=1(0 dB)。若网络本身有噪声,则网络的输出噪声功率是放大了的输入噪声功率与网络本身产生的噪声功率之和,故有(S_i/N_i)>(S_o/N_o)。噪声系数 NF>1。

应该指出:网络的输入功率(S_i 和 N_i)还取决于信号源内阻和网络的输入电阻 R_i 之间的关系。为计算和测量方便起见,通常采用所谓资用功率的概念。资用功率是指信号源最大可能供给的功率。为了使信号源有最大功率输出,必须使 $R_i = R_s$,即网络的输入电阻 R_i 和信号源内阻 R_s 相匹配。这时网络的资用信号功率为:

$$S_i = V_n^2/4R_s \qquad (1-6)$$

资用噪声功率为:

$$N_i = V_n^2/4R_s = 4kTBR_s/4R_s = kTB \qquad (1-7)$$

由此可以看出,资用信号功率 S_i 与资用噪声功率 N_i 仅是信号源的一个特性,它仅仅取决于信号源本身的内阻和电动势,与网络的输入电阻 R_i 无关,故噪声系数可写作:

$$NF = (S_i/N_i)/(S_o/N_o) = (N_o/N_i)/(S_o/S_i) = N_o/N_i A_P \qquad (1-8)$$

式中 A_P 为资用功率增益。

根据网络理论,任何四端网络内的电过程均可等效地用连接在输入端的一对电压电流发生器来表示。因而,一个放大器的内部噪声可以用一个具有零阻抗的电压发生器 E_n 和一个并联在输入端具有无穷大阻抗的电流发生器 I_n 来表示,两者的相关系数为 r_0。这个模型称为放大器的 E_n - I_n 噪声模型,如图 1-3 所示。其中:

V_s 为信号源电压;

R_s 为信号源内阻;

E_{ns} 为信号源内阻上的热噪声电压;

Z_i 为放大器输入阻抗;

A_v 为放大器电压增益;

V_{so}、E_{no} 分别为总的输出信号和噪声。

有了放大器的 E_n - I_n 噪声模型,放大器便可以看成是无噪声的了,因而对放大器噪声的研究归结为分析 E_n、I_n 在整个电路中所起的作用就行了,这就大大地简化了对整个电路仪器的噪声的设计过程。通常情况下,器件的数据手册都会给出 E_n、I_n 这两个参数。用时,可以通过简单的实验粗略地测量这两个参数。

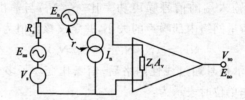

图 1-3 放大器的 E_n - I_n 噪声模型

2. 级联放大器的噪声

设有一个级联放大器,由图 1-4 所示的三级放大器组成,其中各级的功率增益分别为 K_{p1}、K_{p2}、K_{p3},各级放大器本身的噪声功率分别为 P_{n1}、P_{n2}、P_{n3},各级本身的噪声系数分别为 F_1、F_2、F_3,P_{ni} 为信号源的噪声功率,则总的输出噪声功率为:

$$P_{n0} = K_{p1} K_{p2} K_{p3} P_{ni} + K_{p2} K_{p3} P_{n1} + K_{p3} P_{n2} + P_{n3} \tag{1-9}$$

根据(1-8)式,总的噪声系数 NF 为:

$$NF = \frac{P_{no}}{K_p P_{ni}}$$

$$= \frac{P_{no}}{K_{p1} K_{p2} K_{p3} P_{ni}}$$

$$= 1 + \frac{P_{n1}}{K_{p1} P_{ni}} + \frac{P_{n2}}{K_{p1} K_{p2} P_{ni}} + \frac{P_{n3}}{K_{p1} K_{p2} K_{p3} P_{ni}} \tag{1-10}$$

另一方面,第一级输出的噪声功率 P_{n1} 为:

$$P_{n1o} = K_{p1} P_{ni} + P_{n1} \tag{1-11}$$

则第一级的噪声系数:

$$NF_1 = \frac{P_{n1o}}{K_{p1} P_{ni}}$$

$$= 1 + \frac{P_{n1}}{K_{p1} P_{ni}} \tag{1-12}$$

同样,若分别考虑各级,则可得各级本身的噪声系数分别为:

$$NF_2 = 1 + \frac{P_{n2}}{K_{p2} P_{ni}} \tag{1-13}$$

$$NF_3 = 1 + \frac{P_{n3}}{K_{p3} P_{ni}} \tag{1-14}$$

将式(1-12)、式(1-13)、式(1-14)代入式(1-10),则总的噪声系数:

$$NF = NF_1 + \frac{NF_2 - 1}{K_{p1}} + \frac{NF_3 - 1}{K_{p1} K_{p2}} \tag{1-15}$$

上式就是三级放大器噪声系数的一般表达式。同理可以推得 n 级放大器的噪声系数为:

$$NF = NF_1 + \frac{NF_2 - 1}{K_{p1}} + \frac{NF_3 - 1}{K_{p1} K_{p2}} + \cdots + \frac{NF_n - 1}{K_{p1} K_{p2} \cdots K_{p(n-1)}} \tag{1-16}$$

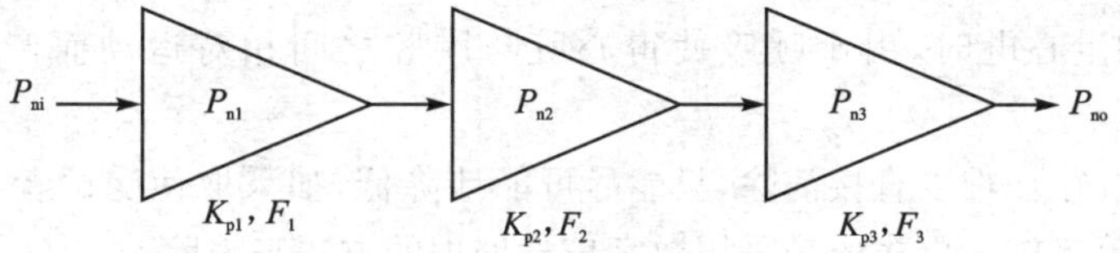

图 1-4　级联放大器简图

从式中可以看出,如果第一级的功率增益 K_{p1} 很大,那么第二项及其以后各项则很小而可以忽略。于是,总的噪声系数 NF 主要由第一级的噪声系数 NF_1 决定,因而在这种情况下,影响级联放大器噪声性能的主要是第一级的噪声,所以在设计中应尽量提高第一级的功率增益,尽量降低第一级的噪声。但如果第一级的功率增益不是很大时,例如第一级是跟随器,这时式(1-16)中的第二项不是很小,于是第二级的噪声也有较大影响而不能忽视。广义说来,如果认为耦合网络(传感器或传感器接口电路)也可以看成是一级的话,那么位于信号源与输入级之间的耦合网络由于其功率增益小于1,使得式(1-16)中的第二项变得很大,因此 NF_2 成为主要噪声贡献者,NF_2 即输入级的噪声系数,此时它的大小就决定了整个 NF 的大小,所以,对于级前接有耦合网络的级联放大器来说,减小噪声系数的关键在于使本级具有高增益和低噪声。

1.4.3　人体内部的噪声与人机界面的噪声

医学仪器的测量对象主要是人体、体内各个系统之间,如呼吸系统与循环系统之间相互作用而产生噪声。而仪器与人体之间也会产生影响,这些影响对测量而言就成为噪声。

1. 人体内部的噪声

人体是一个复杂的系统,不仅表现在其结构复杂,更表现在其各个系统之间、器官之间的相互影响。

人体内部相互之间的干扰可以分为3种类型:精神与机体之间、同类型生理或生化量之间和不同类型的生理或生化量之间。

(1) 精神与机体之间的相互干扰

最典型的是测量血压时的"白大褂"效应:测量血压时,经常有人看见医生就会紧张,导致血压升高。这是大脑(神经系统)对心血管系统的作用而对血压测量带来干扰。也有人在贴上心电电极时,心跳立即加速。

(2) 同类型生理或生化量之间相互干扰

最典型的是生物电测量时体内不同的生物电之间相互干扰:如测量脑电时,由于眨眼和眼珠运动而产生干扰,这种干扰常称为眼动干扰。

(3) 不同类型生理或生化量之间相互干扰

再如:测量心电时,由于呼吸使得心脏与胸腔之间相对运动而产生基线漂移干扰。

这些干扰往往难以直接消除,只能尽可能地降低,如采取使受试者安静,或者暂时屏住呼吸等措施。更多的是采用数字信号处理的方法来消除。

2. 人机界面的噪声

这类噪声主要是传感器与受试者之间产生的噪声。如在测量血氧饱和度时传感器与受试者手指之间有相对运动。更常见,也更需要重视的是生理电测量,如心电、脑电和肌电等测量时存在极化电压和运动伪迹等噪声,而且这些噪声的幅值往往大于被测信号几个量级,因而在设计相应的测量电路或系统时必须考虑这些噪声的去除。由于在电路上涉及滤除这些噪声的内容太多,在本书的后续章节中有大量篇幅进行详细地讨论,不在此赘述。

3. 人体感应的噪声

人体作为一个相对而言的良导体,而现代社会处处都存在各种频率的电磁波,特别是在医院和居民住宅,不仅存在无线广播、通讯所在的高频无线电波,也难以避免地存在日常使用交流电——工频的各种电器所产生的工频(50 Hz)电磁场,还有各种频谱很宽的杂散电磁波,如现已广泛使用的开关电源所产生的宽带干扰电磁波。当这些电磁波被人体所接收时,就会对连接到人体的医学仪器产生干扰。

4. 体表生理电检测中的噪声

临床上经常检测的体表生理电主要有:心电、脑电、肌电等。由于生理电本身就是电信号,而这些电信号又具有特别重要的意义,在检测这些生理电信号时受到的干扰又特别严重,因此专门给予介绍。

(1) 极化电压

由于测量生物电信号必然要使用电极,而电极与人体皮肤表面之间又往往存在导电膏等液体介质,他们三者就构成了电化学中的"半电池"(相当于半个电池)。半电池的存在在电极上就会出现所谓的"极化电压"。极化电压的幅值与电极的材料、导电膏的成分等密切相关。有关国家标准中规定:心电图机等生物电检测仪器必须能够承受最大 300 mV 的极化电压。这包含两个含义:一是在心电图机等生物电检测仪器的输入端施加±300 mV 的直流电压(极化电压为直流电)时心电图机等生物电检测仪器能够正常工作;二是生物电检测仪器的输入端有可能出现高达 300 mV 的极化电压的干扰。

(2) 工频干扰

所谓的工频是指我们日常生活和工作所用的交流电源的频率——50 Hz。现代生活可以说已经完全离不开交流电源,各种各样的设备、仪器、计算机、办公设备和家电等具备上使用工频交流电源供电。这些交流电源供电的设备以及他们的电源线(包括建筑物墙体上或墙体中的电源线无时无刻向外辐射电磁场(包括工频电场和工频磁场)。工频电磁场作用在人体、人机接口中和仪器时就成为工频干扰。工频干扰是以 50 Hz 频率为主,包括 50 Hz 的各次谐波,其幅值往往大于被测生物电信号 3 个数量级以上。

1.5　医学测量电子仪器的整体设计

设计医学测量电子仪器的出发点在于首先了解被测信号的频率、幅值、信号源内阻以及信号的特点,以便确定信号检测所需的增益和频带及其他对测量系统的要求。

然后是了解检测时所存在的干扰:频率、幅值、来源与干扰方式以及其他特点。在设计医学测量电子仪器时了解该测量可能存在的干扰的重要性一点儿也不亚于对被测信号的了解。可以说:不了解与被测信号或其测量过程可能伴随的干扰是不可能设计出具有实用价值的医学测量电子仪器的。

有了对被测信号或其测量过程可能伴随的干扰的充分了解,在设计相应的电路时的策略是最先打击最大的敌人——幅值最大的干扰。

抑制干扰有各种各样的方法:纯电路的方法,如滤波、提高共模抑制比等;也有一些非电路的方法,如屏蔽;还有一些结合电路与非电路的方法,如隔离、光电耦合和屏蔽驱动;再有一些比较特殊的方法,如调制/解调、斩波/稳零;当然还有数字滤波的方法。

各种抑制干扰的技术(电路)措施都有其优势的地方,但也会有其短处。

不能孤立地应用一种抑制干扰的方法,而是要与多种方法相配合;也不能走向另外一个极端——只考虑抑制干扰的方法,也需要与放大、前后级电路等结合起来从整体上考虑。

1.6 本课程的学习方法和要求

本课程的学习有以下的几点要求：

① 不仅要学习电路的分析,还要学习电路的综合(设计)。

② 电路设计不仅要选择无源元件,也要选择有源器件。要掌握电子器件的实际性能与参数。

③ 不仅要学习单元电路的工作原理,必须考虑前、后级电路的关系与影响,单元电路在仪器中的作用。

④ 电路设计不仅要选择器件常数以确保电路的功能与参数符合要求,还应设计和选择合适的电路形式、使用环境和条件、工艺性和成本等因素。

⑤ 不能仅限于已有书本上,特别是教材上介绍的原理电路。应该在掌握原理的基础上,尽量选用新型器件、新原理、新材料和新工艺。

为达到上述目的和要求,读者不仅应掌握教材上介绍的原理与电路分析方法,更要在掌握电路的原理与电路分析方法的基础上,多阅读一些参考文献,特别是期刊上的文献,如新的原理、新的器件,同时应多做实验,细心地体会电路制作、调试和测量的方法、技能和过程,达到在学习时能抓住本质和关键、全面而准确地理解电路的分析和设计方法。设计时能综合考虑和创新地进行设计,使所设计的电路或仪器具有性能优异、成本低廉、工艺性好等一个成功的设计所具有的特点。

思考题与习题

1-1 举例说明你所知道的医学测量仪器的工作原理。

1-2 为什么医学仪器中要采用电路作为核心？

1-3 人体有哪些生物电信号？有哪些对应的医学仪器？用于诊断哪些疾病？

1-4 人类从生物内(上)学到了哪些信号检测和处理的方法？

1-5 如何实现非电量(如血压、呼吸和血流速度等)的测量？

1-6 测控电路在整个医学测量仪器中起着什么样的作用？

1-7 怎样衡量仪器能检测的最小信号的大小？仪器的灵敏度受哪个因素的影响更大,放大倍数(增益)还是噪声？

1-8 影响测控电路精度的主要因素有哪些？其中哪几个因素是最基本的需要特别注意的？

1-9 对传感器的接口电路有那些要求？为什么？

1-10 设计医学测量仪器的依据有哪些？如何开始医学测量仪器的设计？

1-11 什么是"自上而下"的设计方法？

1－12　如何分配仪器的增益？

1－13　测量仪器的噪声和干扰有哪些种类和来源？如何抑制这些噪声？

1－14　在设计测量仪器(系统)时,如何分配各个环节和方面的"容许"误差(噪声)？

1－15　为什么说电子电路是医学测量仪器中最灵活的环节,它体现在哪些方面？

1－16　为什么要采用闭环控制系统？试述闭环控制系统的基本组成及各组成部分的作用。

1－17　什么是噪声和干扰？什么是有用信号？

1－18　如何判断干扰？如何避免干扰？

1－19　仪器内部的噪声主要来自什么器件？为什么一般采用噪声电压的均方值来表示噪声的大小？

1－20　为什么检测微弱信号的多级放大器中,前置放大器应选用低噪声晶体管、金属膜电阻等,而在末级放大器中可采用价廉的碳质电阻？

1－21　如果采用射跟器(电压增益为1)作为系统的第一级,是否有利于改善系统本身的噪声？为什么？

1－22　减小仪器(或放大器)的内部噪声,可采用哪些方法？

1－23　试说明信噪比、噪声系数、等效输入噪声、识别系数的意义。

1－24　请解释 dB 的含义。为什么功率增益比电压增益更有意义？

1－25　已知一电阻 $R = 100\ \Omega$,把它连接在一个通频带 $B = 6\ \text{MHz}$、电压放大倍数 $A_v = 10^4$ 的理想放大器输入端,求输出噪声电压的均方根值 $\sqrt{\overline{V_n^2}}$。

1－26　两级放大器中,第一级的 $A_{P1} = 10$,$NF_1 = 2$,第二级的 $A_{P2} = 10^3$,$NF_2 = 7$,试计算整个两级放大器的噪声系数 NF(以分贝计)。

1－27　除了仪器内部有多种噪声和外部有多种干扰外,人体内部和人机界面还存在什么样的噪声(干扰)？请查阅资料对这些噪声的性质、特点、频率和幅值进行对比分析。

1－28　人体内部会对医学测量带来什么样的影响？这些影响有几种类型,这些干扰的特点是什么？

1－29　当你用手指接触示波器的探头,你能够从示波器上观察到什么样的信号？对其频率和幅值进行分析,你能够得到什么样的结论？

1－30　为什么要重视生物电测量时所存在的干扰,这些干扰有什么样的特点？

1－31　问什么说"不了解与被测信号或其测量过程可能伴随的干扰是不可能设计出具有实用价值的医学测量电子仪器"？

1－32　1.5 节提到哪些抑制干扰的方法？

1－33　通过查找相关文献你对本章中提到的抑制干扰的方法是怎样理解的？

1－34　在应用这些抑制干扰的方法时本章有何建议？

第2章

传感器与接口电路

本章学习要点

1. 传感器的作用、类型及其选择。
2. 传感器接口电路的作用。
3. 传感器的输出特性与接口电路的设计。
4. 智能传感器及其选择。

2.1 概 述

作为医学测量仪器的第一个环节,将被测对象、系统或过程中需要观察的信息转化成电压是第一步任务。这种转化广义地说包括各种物理形式,如机—电、热—电、声—电或机—光、热—光、光—电等转化,内容极其广泛,这些转化的技术称为传感技术。实现这种技术的元件称为传感元件。而以这种技术手段独立地制作成一种装置,即将传感元件通过机械结构支承固定,并通过机械电气或其他方法连接,将所获信号传输出去的装置称为传感器。在医学测量仪器中最常用的传感技术是将物理量和化学量等非电量转换成电的输出信号。由于本课程是生物医学电子学,因而本章只限于讨论将与生物、医学有关的物理量和化学量等非电量转换成电的输出信号的传感器及其接口电路。

传感部分是医学测量仪器中获取信息过程中的最前沿一环,从它得到的是被测量的第一手资料,类似于人类的感觉器官,所以对它的技术性能作如下的要求,以满足测试的需要。

① 灵敏度高,线性度好。

② 输出信号信噪比高。这就要求其内噪声低,同时不应引入外噪声。

③ 滞后、漂移小。

④ 特性的复现性好,具有互换性。

⑤ 动态性能好。

⑥ 对被测对象的影响小,即"负载效应"低。

这些要求是从测量角度出发提出的。由于传感器直接与被测对象接触，工作条件往往是很恶劣的，它必须在各种介质中工作，所以要根据工作对象提出不同的抗腐蚀的要求；又由于在不同强度环境下工作，就需提出如抗振、抗干扰、耐高温等特殊要求；在一些特殊领域中工作的传感器还需提出特殊的要求，如在运载工具、特别是在航空航天器中工作的传感器；其功耗、体积与重量等就显得较为重要了；在许多场合还要求非接触或远距离测量等。

从生物医学信息的角度来看，对传感器的要求又有其特殊性：安全性。不论是传感器本身还是使用传感器的过程中，都不允许对人体产生不应有的伤害。换言之，即便不得已产生对人体的伤害，如使用 X 射线、针头上的传感器等，也必须将伤害降至最低。

由于被测物理量的多样性，测量范围又很广，传感技术借以变换的物理现象和定律很多，所处的工作条件又有很大的不同，所以传感器的品种、规格十分繁杂。新型传感器每年以上千种的类型出现。为了有效地研究，必须予以适当的科学分类。目前的分类方法有几种，常用的有两种：一种是按传感器的输入量来分类，另一种是按其输出量来分类。

按传感器的输入量分类就是用它所测量的物理量来分类。例如用来测量力的称为测力传感器；测量位移的则称位移传感器；测量温度的称温度传感器等。这种分类方法便于实际使用者选用。

按输出量分类就是按传感器的输出参数来分。本课程只讨论输出参数是电量的传感器。输出参数是电量的传感器可分为电路参量型传感器，如电阻式、电容式、电感式传感器和发电型传感器，即传感器可输出电源性参量，如电势、电荷等。发电式传感器又有主动型和能量转换型等名称，而电路参量型又可称为被动型或能量控制型等。

传感器输出的电信号需要经测量电路进行加工和处理，如衰减、放大、调制和解调滤波、运算等。有些传感器还需要外加电源，所以，广义的测量电路还包括为传感器提供参考电压或电流的电路。实际上，测量电路具有的功能如表 2-1 所列。

表 2-1 测量电路中的信号处理功能

功 能	描 述
补偿功能	校正、补偿、等化、去除噪声
初等运放功能	放大、单位换算、输入失调去除
积分运算功能	时间积分、空间积分、同步相加、相关函数、各种矩
变换功能	A/D变换、V/F变换、傅里叶变换、阿达玛变换、其他正交变换、各种滤波器
比较功能	阈值、模板匹配
控制	零位法计测、伺服型计测
传送功能	数据压缩、调制解调、格式变换、规程变换
驱动信号	恒压源、恒流源、驱动信号补偿
其他	学习、模式识别、判断

随着微电子技术和计算机技术的发展,测量电路的设计和应用也发生了根本性的变化。测量电路的功能已向传感器和后续处理电路两个方向扩展,即传感器与测量电路的一体化和测量电路与后续电路的一体化。再采用测量电路已不足以表达发生这一根本性变化的内涵。这里,借用计算机技术中的"接口"(Interface)这一概念来命名:传感器接口电路。

　　一般说来,对传感器接口电路有如下的要求:

　　① 尽可能提高包括传感器和接口电路在内的整体效率。虽然能量是传递信息的载体,传感器在传递信息时必然伴随着能量的转换和传递,但传感器的能量变换效率不是最重要的。

　　实际上,为了不影响或尽可能少地影响被测对象的本来状态,要求从被测对象上获得的能量越小越好。因而这里所说的效率是指信息转换效率,信息转换效率亦可由下式确定:

$$\eta = \frac{I_o}{I_i} \tag{2-1}$$

式中,I_o——传感器的输出信号;I_i——传感器的输入信息。

　　举例说明,对压电晶体构成的传感器,就要求接口电路的输入阻抗足够高,这样才能得到较高的效率。又如,对一些需要驱动电源的传感器,则要求接口电路能提供尽可能稳定的驱动电源,只有这样才有可能得到较高的效率。

　　② 具有一定的信号处理能力。如半导体热效电阻中的接口电路具有引线补偿的功能;而热电偶的接口电路则应有冷端补偿功能等。如果从整个医学测量仪器来考虑,则应根据系统的工作要求,选择功能尽可能全的接口电路芯片,甚至可以考虑整个系统就是一个芯片。

　　③ 提供传感器所需要的驱动电源(信号)。按传感器的输出信号来划分传感器,可分为电参数传感器和电量传感器。后者的输出信号是电量,如电势、电流电荷等,这类电量传感器有压电传感器、光电传感器等。前者输出是电量参数,如电阻、电容、电感、互感,这类传感器需外加传感器驱动电源才能工作。一般来说,驱动电源的稳定性直接影响系统的测量精度。因而这类传感器的接口电路应能提供稳定性尽可能高的驱动电源。

　　④ 尽可能完善的抗干扰和抗高压冲击保护机制。在工业和生物医学信号的测量中,干扰是难以避免的,如工频干扰、射频干扰等。而高电压的冲击同样难以避免,这在工业测量中是不言而喻的。在生物医学的测量中,经常存在几千伏甚至更高的静电,在抢救时还有施加到人体的除颤电压。因而传感器接口电路应尽可能地完善抗干扰和抗高压冲击的保护机制,避免干扰对测量精度的影响,保护传感器和接口电路本身的安全。这种机制包括输入端的保护、前后级电路的隔离、模拟和数字滤波等。

　　实际上,表2-1给出的是广义的传感器接口电路的功能。为使讨论和学习方便,这里讨论的是狭义的传感器接口电路,即与传感器接口的第一级电路。

限于篇幅,这里仅讨论为数不多但有"特点"的传感器。所谓的"特点"是指这些传感器对接口电路有特殊的要求。但这里即使对这几种传感器也不打算详尽地讨论它们的工作原理,而是只限于与接口电路有关的内容。通过这几种有"特点"的传感器接口电路的学习和分析,掌握传感器接口电路的设计方法。

传感器的分类方式有多种。为了方便传感器接口电路的介绍,本书对传感器的分类如图 2-1 所示。

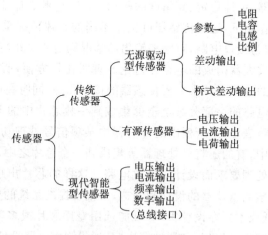

图 2-1 传感器的分类

本书将按图 2-1 所示的分类方法来介绍传感器的相应接口电路,按这样的分类把每类中最有"特点"的传感器接口电路介绍一遍,基本上可覆盖绝大多数的传感器接口电路。

首先,传感器可以分为传统的传感器和现代智能型传感器,这样分类虽然有些牵强,但讨论问题更方便一些。现代智能型传感器是指那些把必要的传感器接口电路与传感器本身已集成在一起的传感器。一般说来,这类传感器的"接口"电路较易实现,因为这类传感器的输出特性比较理想。如电压输出的传感器,其内阻近乎于 0;而电流输出的传感器,其内阻可接近于无穷大;这两类传感器对后续电路(接口电路)没有很严格的要求。其他两类输出型传感器,即频率输出和数字输出(总线接口)型,则可直接与微处理器或显示、控制电路接口。已有不少的现代智能型传感器,本身已把显示驱动或控制电路集成在一起。

我们把不是现代智能型传感器的其他传感器都归类到传统传感器中。这一类传感器又可分为无源驱动型传感器和有源传感器。无源驱动型传感器是指传感器在被测量的作用下仅有阻抗的变化而无能量的输出,这类传感器需要外加驱动(参考)信号才能工作。而有源传感器本身在被测量的作用下,有能量输出。能量输出的形式可为电压、电流和电荷。

无源传感器又可分为单元件、差动或桥式等 3 种形式。无源传感器需要外加驱动(参考)信号才能工作。无源传感器在外加驱动(参考)信号的作用下,一般可有电压、电流和频率3种输出方式。

对电压方式输出的有源传感器,一般采用仪器放大器或高输入阻抗的电压放大器(同相放大器)作为接口电路。对电流输出的有源传感器,则采用电流/电压转换电路作为接口电路。对电荷输出的有源传感器,则需要采用具有极高输入阻抗的电压放大器(静电放大器)或电荷放大器作为接口电路。

对于无源传感器,设计稳定、高精度的驱动(参考)电源是保证接口电路精度的关键。在驱动信号的作用下,这类传感器可根据不同的具体情况采用仪器放大器或电流/电压转换电路作为接口电路,对频率输出的情况则需要采用特殊的电路设计。

由于采用运算放大器构成的电路在讨论原理时比较方便,所以本教材仍然采用由运算放大器构成的电路为例来分析传感器的接口原理,同时在可能的情况下,也给出已将广义的接口电路的一部分甚至全部集成到一枚芯片中的器件。实际上,现在已有的许多芯片是将表2-1所列出的传感器中某项信号处理功能甚至几项功能全部集成到一个芯片中,有的还将微处理器等集成到一个芯片之中,或者专门对某种传感器的特点按信号处理要求而设计成集成电路。这样的芯片出现,必将简化传感器的接口电路以及医学测量仪器的设计和制造,大幅度提高系统的整体性能,提高测量精度和可靠性,降低成本。在设计中,尽可能选用专用芯片或多功能芯片,实际上就是采用"器件解决"的指导思想。"器件解决"是现代测控电路设计的必然趋势。建议同学或读者在实际工作中不要局限于本教材的电路,要尽可能地选用现成的传感器接口电路芯片、甚至是传感器与接口电路集成在一起的芯片。

2.2 热电阻的接口电路

热电阻是一种用于测量温度的传统传感器,它的阻值随温度变化而变化。测量电阻的方法主要是根据欧姆定律,因而需要恒流源或恒压源作为驱动信号才能进行测量。

温度是表征物体冷热程度的物理量,它与人类生活关系最为密切,是工业控制过程中的四大物理量(温度、压力、流量和物位)之一。根据统计,温度传感器数量约占各种传感器使用总数的一半。温度传感器的种类也是最多的,它们能测量从零下几百度到零上几千度的温度。热(敏)电阻是最常用的温度传感器。表2-2给出了热(敏)电阻传感器的种类和测温范围。

热电阻材料一般有两类:贵金属和非贵金属。用于测温的主要有铂热电阻(贵金属)和镍、铜热电阻(非贵金属)。它们都具有制成热电阻的必要特性:稳定性好、精度高、电阻率较高、温度系数大和易于制作等。金属铂电阻器的性能十分稳定,在$0 \sim +630 \, ℃$之间,铂电阻与温度呈如下的关系:

$$\begin{cases} R_t = R_0(1 + AT + BT'^2) \\ T = T' + 0.045\left(\dfrac{T'}{100}\right)\left(\dfrac{T'}{100-1}\right) \times \left(\dfrac{T'}{419.58}-1\right)\left(\dfrac{T'}{460.74}-1\right) \end{cases} \quad (2-2)$$

式中:R_t=温度为 t ℃时的电阻值;R_0=温度为 0 ℃时的电阻值;A=0.3974973×10^{-2};B=−0.58973×10^{-6}。

表 2-2 热(敏)电阻传感器的种类和测温范围

种 类	测温范围/(℃)	特 性
铜电阻	−50～+150	中精度,价格低
铂电阻	−200～+600	高精度,价格高
热敏电阻	−200～+0 −50～+30 0～+700	灵敏度高,精度低,价格最低

由于热电阻本身的阻值较小,随温度变化而引起的电阻变化值更小。例如,铂电阻在零度时的阻值 R_0=100 Ω,铜电阻在零度时 R_0=100 Ω。因此,在传感器与测量仪器之间的引线过长会引起较大的测量误差。在实际应用时,通常采用所谓的两线、三线或四线制的方式,如图 2-2 所示。

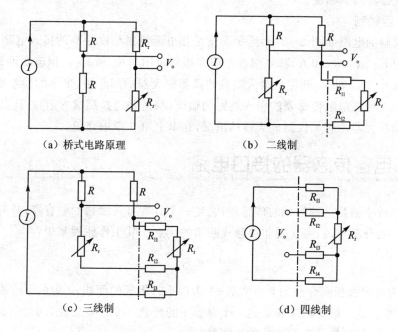

(a) 桥式电路原理 (b) 二线制

(c) 三线制 (d) 四线制

图 2-2 热电阻的接入方式

在图 2-2(a)所示的电路中,电桥输出电压 V_o 为:

$$V_o = \frac{I}{2} \times \frac{2R}{2R + R_t + R_r}(R_t - R_r)$$

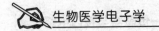

当 $R \gg R_t , R_r$ 时，

$$V_o = \frac{I}{2}(R_t - R_r)$$

式中:R_t 为铂电阻,R_r 为可调电阻,R 为固定电阻,I 为恒流源输出电流值。

(1) 二线制

二线制的电路如图 2-2(b)所示。这是热电阻最简单的接入电路,也是最容易产生较大误差的电路。

图中的两个 R 是固定电阻。R_r 是为保持电桥平衡的电位器。二线制的接入电路由于没有考虑引线电阻和接触电阻,有可能产生较大的误差。如果采用这种电路进行精密温度测量,整个电路必须在使用温度范围内校准。

(2) 三线制

三线制的电路如图 2-2(c)所示。这是热电阻最实用的接入电路,可得到较高的测量精度。

图中的两个 R 是固定电阻。R_r 是为保持电桥平衡的电位器。三线制的接入电路由于考虑了引线电阻和接触电阻带来的影响。R_{11}、R_{12} 和 R_{13} 分别是传感器和驱动电源的引线电阻,一般说来,R_{11} 和 R_{12} 基本上相等,而 R_{13} 不引入误差。所以这种接线方式可取得较高的精度。

(3) 四线制

四线制的电路如图 2-2(d)所示。这是热电阻测量精度最高的接入电路。

图中 R_{11}、R_{12}、R_{13} 和 R_{14} 都是引线电阻和接触电阻。R_{11} 和 R_{12} 在恒流源回路中,不会引入误差。R_{13} 和 R_{14} 则在高输入阻抗的仪器放大器的回路中,带来的误差很小。

上述 3 种热电阻传感器的引入电路的输出,都需要后接高输入阻抗、高共模抑制比的仪器放大器。有关仪器放大器的情况,在本书第 3 章中介绍。

2.3 电容传感器的接口电路

电容传感器是一种传统的传感器,它是一个具有可变参数的电容器,具有结构简单、体积小、分辨率高、可实现非接触式测量的优点。其工作原理基于:

$$C = \frac{\varepsilon A}{d} \qquad\qquad (2-3)$$

式中:ε 为电容极板间介质的介电常数;A 为两平行板极的面积;d 为两平行板极的距离;C 为电容量。只要 ε、A 和 d 这 3 个参数中的任意一个发生变化,均会引起电容的变化,从而测量出导致参数变化的物理量。

由于电容传感器是参数变化的传感器,因而一定需要驱动信号才能工作。电容传感器的接口电路常用如下的形式:

① 桥式电路;

② 谐振电路；

③ 调频电路；

④ 运算电路；

⑤ 二极管双 T 型交流电桥。

差动型电容传感器的接口电路在后面其他小节介绍。

2.3.1　电容传感器桥式接口电路

图 2-3 所示为电容传感器桥式接口电路。将传感器接在电桥内，用稳频、稳幅和固定波形的低阻信号源去激励，电桥输出电压经放大，相敏整流后得到直流的输出信号。

交流电桥平衡时，有：

$$Z_2/Z_1 = C_2/C_1 = d_2/d_1$$

式中：C_1 和 C_2 为传感器中的差动电容；d_1 和 d_2 为差动电容中的间隙。

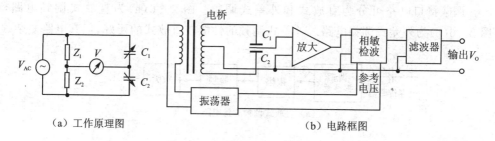

（a）工作原理图　　　　　　　　　　　　　　　（b）电路框图

图 2-3　桥式测量电路

当差动电容中的动极移动 Δd 时，交流电桥的输出电压为：

$$V_O = V_{AC}/2 \cdot \{(1/j\omega \Delta C)/(R_O + 1/j\omega C_O)\} = V_{AC}/2 \cdot \Delta Z/Z \qquad (2-4)$$

式中：R_O 为电容损耗电阻；

　　　ΔC 为差动电容的变化量；

　　　C_O 为 $C_1 = C_2$ 时的电容值；

　　　Z 为 C_O 和 R_O 的等效电阻。

2.3.2　电容传感器谐振式接口电路

谐振测量电路如图 2-4 所示。振荡器输出高频电源，经变压器给由 L_2、C_2 和 C_3 构成的谐振回路供电。振荡回路的电压经整流、放大后，再由仪表测出。

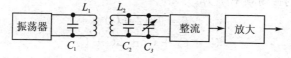

图 2-4　电容传感器谐振式接口电路

当传感器中电容 C_3 值发生变化时,谐振回路的阻抗发生相应的变化,引起整流器电流的变化,该电流经过放大后,即可反映位移的变化。

为了获得较好的线性,一般将谐振电路的工作点选在谐振曲线的一边,即最大振幅 70% 附近的地方。如图 2-5 所示,工作范围选在 BC 段 ,这样就保证输出与输入的单值关系,灵敏度很高。

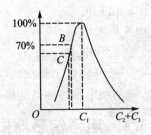

图 2-5 谐振电路的工作点

2.3.3 电容传感器调频式接口电路

调频测量电路如图 2-6 所示。

该电路将电容传感器作为振荡器谐振回路的一部分,当输入量导致电容传感器的电容量发生变化时,振荡器的振荡频率发生变化。将频率的变化在鉴频器中转换为振幅的变化,经放大后用仪表指示或记录下来。

调频接口电路可分为直放式和外差式调频。图 2-6(a) 为直放式调频电路,图 2-6(b) 为外差式调频电路。外差式调频的性能较直放式的要好,但其电路复杂。

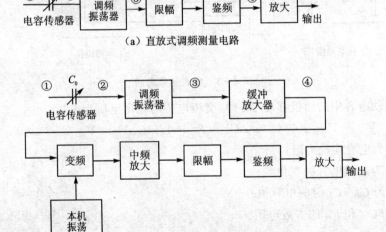

(a) 直放式调频测量电路

(b) 外差式调频测量电路

图 2-6 调频测量电路框图

调频震荡器的振荡频率 f 为:

$$f = 1/(2\pi LC) \tag{2-5}$$

$$C = C_1 + C_0 \pm \Delta C + C_2 \tag{2-6}$$

式中:L 为谐振回路的电感;C 为总电容;C_1 为谐振回路的固有电容;C_2 为传感器引线的分布电容;$C_0 \pm \Delta C$ 为传感器的电容。

当被测电容为零时,振荡器有一个固有频率。当被测信号不为零时,振荡器的频率发生变化。经鉴频器处理后,频率信号转换为振幅的变化,波形图如图 2-7 所示。

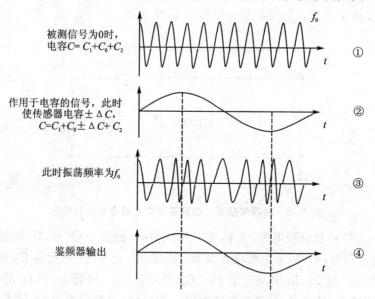

被测信号为0时,
电容 $C= C_1+C_0+C_2$ ①

作用于电容的信号,此时
使传感器电容 $\pm \Delta C$,
$C=C_1+C_0\pm \Delta C+C_2$ ②

此时振荡频率为 f_0 ③

鉴频器输出 ④

图 2-7 调频测量电路的波形图

2.3.4 电容传感器运算式接口电路

运算放大器测量电路如图 2-8 所示。

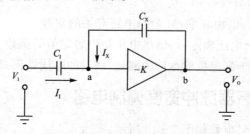

图 2-8 运算放大器测量电路

图中 C_X 为电容传感器,将运算放大器看成理想运算放大器,可得出下式:

$$V_I = I_1/\mathrm{j}w C_I \qquad (2-7)$$

$$V_O = I_X/\mathrm{j}wC_X \qquad (2-8)$$

$$I_1 =- I_1$$

故 $V_O=- V_1C_1/C_X$。若: $C_X=\varepsilon A /d$,则:

$$V_O=-V_1C_1d/\varepsilon A$$

从上式可以看出运算放大器的输出与电容器 C_X 的间距 d 成线性关系。

实际使用的运算放大器的开环放大倍数和输入阻抗总是一个有限值,所以上述测量电路存在一定的误差。

2.3.5　电容传感器二极管双 T 型交流电桥接口电路

二极管双 T 型交流电桥测量电路如图 2-9 所示。

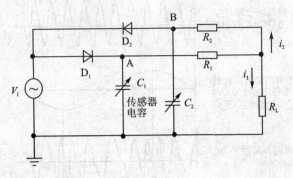

图 2-9　电容传感器二极管双 T 型交流电桥接口电路

图 2-9 中 V_1 是高频电源,当 V_1 在正半周时,二极管 D_1 导通,D_2 截止,C_1 充电。当 V_1 在负半周时,电容 C_1 上的电流经 R_1、R_L 放电,电源 V_1 对电容 C_2 充电。在下一个正半周,C_2 经 R_2、R_L 放电。若 $C_1 = C_2$,$R_1 = R_2$ 且二极管 D_1 和 D_2 的特性相同,则在一个周期内,经过 R_L 的平均电流为零。若 $C_1 \neq C_2$,则经 R_L 输出的平均电压为:

$$
\begin{aligned}
V_O &= I_L R_L \\
&= [1/T \mid i_1(t) - i_2(t) \mid dt] R_L \\
&\cong R(R + 2R_L) R_L V_1 f (C_1 - C_2)/(R + R_L)^2 \\
&\cong V_1 f M (C_1 - C_2)
\end{aligned}
\tag{2-9}
$$

式中:$R = R_1 = R_2$;f 为电源频率;M 为与电路有关的常数。

由上式知:当电源电压确定后,输出电压是电容差值的函数。

该测量电路适用于高速机械运动的测量,测量的非线性误差很小。

2.3.6　电容传感器脉冲宽度调制电路

脉冲宽度调制测量电路如图 2-10 所示。

图中 C_1,C_2 为电容传感器中的差动电容,若双稳触发器处于 $Q = 1$,$\overline{Q} = 0$ 状态,则电容 C_1 充电,一直充电到 C 点电位高于 V_r,比较器 A_1 输出正跳变信号,而电容 C_2 经 R_2 放电,比较器 A_2 输出负跳变,激励触发器翻转,使 $Q = 0$,$\overline{Q} = 1$。于是 C_2 充电,C_1 放电,从而使得比较器 A_1 产生负跳变,激励触发器翻转。这个循环不断交替,当差动变压器 $C_1 = C_2$ 时,A、B 两点间的平均电压为零。若 $C_1 \neq C_2$,则 A,B 两点间的平均电压不为零,$V_O = V_A - V_B = V_1 \Delta d/d_O$(在改变传感器电容的间距情况下),或 $V_O = V_A - V_B = V_1 \Delta A/A$(在改变传感器电容的极板面积情况下)。上式中:$V_1$ 为触发器的输出高电平值;d_O 为传感器的初始间距;A 为传感器的初始极板面积;Δd 为传感器极板间间距的变化量;ΔA 为传感器极板间面积的变化量。

脉宽调制电路对元器件性能的要求不高,信号经低通滤波器之后就有较大的输出,不存在对载波波形的纯度要求,因而避免了伴随而来的线性问题以及相对相移的要求。

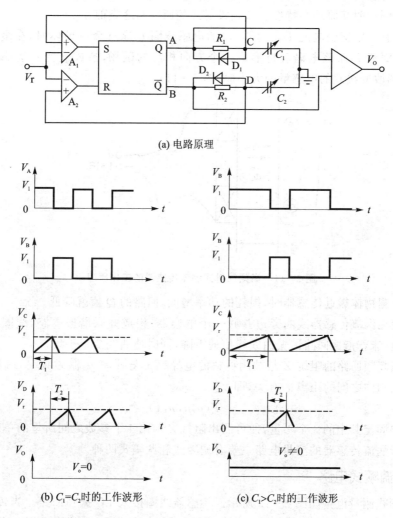

(a) 电路原理

(b) $C_1=C_2$时的工作波形　　　　(c) $C_1>C_2$时的工作波形

图 2-10　电容传感器脉冲宽度调制电路及电压波形图

2.4　电涡流式传感器的接口电路

金属导体置于变化的磁场中或在磁场中运动时,金属导体就会产生感应电流,该电流的流线为闭合回线,故称之为"涡流"。理论及实践证明,电涡流的大小与金属导体的电阻率 ρ,厚度 t,线圈的励磁电流角频率 ω 以及线圈与金属块之间的距离 x 等参数有关。若固定某些参数,就能根据电涡流的大小推算出另外某一参数。

涡流式传感器的最大特点是可以对某些参数进行非接触式测量,灵敏度较高,所以应用极其广泛。

涡流传感器可以分为高频反射式和低频投射式两类,其中高频反射式应用较广,现以它为例说明其原理和特性。低频投射式的原理与之类似。

当通有一定交变电流 I(频率为 ω)的电感线圈 L 靠近金属导体时,在金属表面将产生电涡流 I,而该电涡流将形成一个方向相反的磁场,造成交变磁场能量的损失,并力图改变线圈的电感量的大小(见图 2-11)。

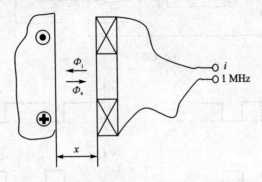

图 2-11　高频反射式涡流传感器的工作原理

当被测物体靠近传感器时,损耗的功率增大,回路的 Q 值就降低。

一般在涡流传感器线圈旁边并联一个电容器,构成并联谐振电路,线圈 Q 值的变化,就意味着谐振回路谐振曲线峰值的下降,同时使曲线变得平坦。

一般高频回路的阻抗 Z 与被测材料的电导率 ρ,导磁率 μ,激磁频率 ω 以及传感器与被测物体之间的距离 x 有关,即:

$$Z = F(\rho, \mu, \omega, x) \tag{2-10}$$

只要固定其中的 3 个参量,便可测出阻抗 Z 与第 4 个参数之间所呈的单值关系。

用于涡流传感器的测量电路主要有调频式和调幅式两种。

1. 调频式电路

调频式测量电路如图 2-12 所示。传感器线圈接入 LC 振荡回路。当传感器与被测物体的距离改变时,传感器的电感量发生变化,从而导致振荡频率的变化。该频率可以直接由频率计测量,或通过 $F-V$ 变换,用电压表测出对应的电压值。

振荡电路由一个电容三点式振荡器和射极跟随器组成。振荡器由 C_2、C_3、L、C 和 BG_1 组成,其频率为 $f = \dfrac{1}{2\pi\sqrt{L(x)C}}$。为了避免输出电缆的分布电容影响,通常将 L、C 装在传感器的内部,此时分布电容并联在大电容 C_2、C_3 上,因而对振荡器的频率的影响就很小。

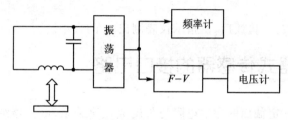

（a）调频式测量电路的原理框图

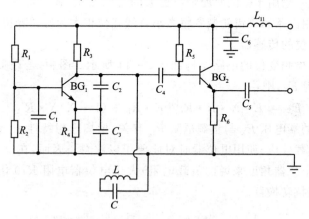

（b）调频式测量电路举例

图 2-12　调频测量电路

2. 调幅式电路

调幅式测量电路如图 2-13 所示。

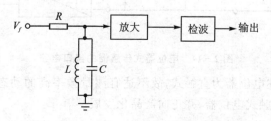

图 2-13　调幅式测量电路

由石英体组成的振荡电路起恒流作用,给谐振回路提供一个稳定频率 ω 的激励电流。传感器线圈 L 和电容器并联组成谐振回路,LC 回路的输出电压为:

$$V_o = \frac{Z}{R+Z}V_f \tag{2-10}$$

式中:Z 为 LC 回路的阻抗。

当金属导体靠近传感器时,LC 谐振回路的阻抗减小,从而使得输出电压降低。而当金属导体远离传感器时,LC 谐振回路的阻抗最大,谐振回路输出的电压也

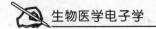

最大。

输出电压经放大、检波后,由指示仪表测出 X 的大小。

2.5　电位器式传感器的接口电路

因为是利用一定截面的导线电阻与长度成正比关系,电位器结构可分为直线式和螺式。直线式一般用于检测几厘米或更大的直线变位;旋转式一般用于旋转变位的检测,也可利用齿条和小齿轮装置将微小直线变位扩大为旋转变位,用作检测几厘米以下的直线变位的传感器。

采用电位器检测变位的电路结构如图 2 - 14 所示。图中,若设负载电阻为 R_L,R_L 两端的电压为 E_X,则:

$$E_X = E \cdot X \cdot R \cdot R_L / [R \cdot R_L + (1 - X)X \cdot R^2] \qquad (2 - 11)$$

因此,负载的端电压 E_X 与负载电阻 R_L 有关,偏离理想特性 $E_X = X \cdot E$ 的现象叫做电位器的负载效应,使用电位器时对此要予以注意。因而,在检测电路中,通常将输入阻抗(从电位器角度来说的负载电阻)大于电位器电阻 R 10 倍以上阻值的直流放大器用作阻抗转换器。

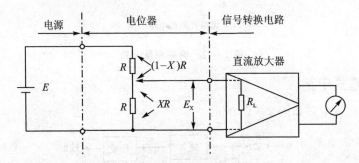

图 2 - 14　电位器式传感器的接口电路

另外,由于上述电位器为直触式,故不适宜测量频率高的动态变化。对此,近几年来研制出了无接触式电位器,并正向产品化发展。

2.6　差动变压器式传感器的接口电路

差动变压器式位移传感器是将被测位移量转换为变压器线圈的互感变化,其结构原理如图 2 - 15 所示。

差动变压器位移传感器由初级线圈 L_0,两个次级线圈 L_1、L_2 和插入线圈中央的铁心组成。

初级线圈 L_0 由交流电源励磁,次级线圈 L_1 和 L_2 反极性串联,接成差动式。当铁心位于线圈中心位置时,两个次级线圈的磁阻相等,产生的感应电势 $\dot{u}_1$、$\dot{u}_2$ 也相等,故传感器输出电压:$\dot{u}_0 = \dot{u}_1 - \dot{u}_2 = 0$。

当铁心向上移动时,$\dot{u}_1 > \dot{u}_2$;而铁心向下运动时,$\dot{u}_2 > \dot{u}_1$。

由于输出电压 $\dot{u}_0 = \dot{u}_1 - \dot{u}_2$ 是交流信号,必须经过放大和相位解调,才能得到正、负极性的输出电压,从而判断出铁心的正负方向。

实际上,铁心位于中间位置时,输出电压 $\dot{u}_0$ 并不为零,而是 $\dot{u}_e$,其称为零点残余电压,一般是由变压器的制作工艺和导磁体安装等问题所引起。

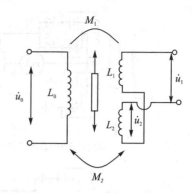

图 2 - 15　差动变压器原理图

差动变压器是利用磁感应原理制作的,其理论计算结果与实际制作后的参数相差很大,往往要借助试验和经验数据加以修正。

① 若铁心处于中间平衡位置:$\dot{u}_0 = 0$。

② 若铁心上升时:$\dot{u}_0 = 2\omega\Delta M \dfrac{u_i}{\sqrt{R_P^2 + (\omega L_P)^2}}$。

③ 若铁心下降时:$\dot{u}_0 = -2\omega\Delta M \dfrac{u_i}{\sqrt{R_P^2 + (\omega L_P)^2}}$。

式中:ω 为激励电压的频率;ΔM 为初级线圈与两个次级线圈的互感系数之差;u_i 为初级激励电压;R_P 为初级线圈的损耗电阻;L_P 为初级线圈的电感。

差动变压器的灵敏度高、线性好,但存在零点残余电压。为了消除零点残余电压和反映铁心移动的方向,差动变压器的接口电路经常采用差动整流电路或相敏整流电路。

1. 差动整流电路

图 2 - 16 所示为差动整流电路,这是差动变压器最常用的接口电路。把差动变压器的两个二次电压分别整流后,以它们的差作为输出,这样,二次电压的相位和零点残余电压都不必考虑。

图 2 - 16 中的图(a)和图(b)是电流输出型,用于连结低阻抗负载的场合。图(c)和图(d)则是电压输出型,用在连接高阻抗负载的场合。

2. 相敏检波电路

图 2 - 17 所示为差动变压器的二极管相敏检波电路。其中,V_1 为差动变压器的驱动信号,V_2 为与之同频的参考信号,且 V_{21} 和 V_{22} 比 V_{11} 和 V_{12} 足够大。

当测头处于平衡位置,即 $V_{11} = V_{12}$。由于 V_2 的作用,在正半周时,D_1、D_2、D_3 和 D_4 均处于正向偏置,但由于 $V_{11} = V_{12}$,只要 $V_{21} = V_{22}$,且 D_1、D_2、D_3 和 D_4 的性能相同,流过电流表的电流就为 0。在负半周时,D_1、D_2、D_3 和 D_4 均处于反向偏置,流过电流表的电流也为 0。

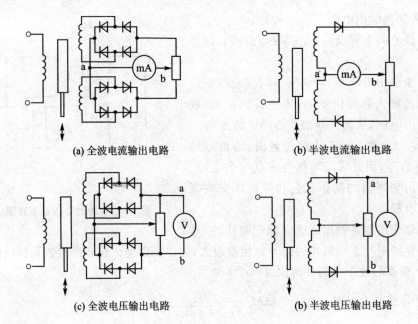

(a) 全波电流输出电路   (b) 半波电流输出电路

(c) 全波电压输出电路   (b) 半波电压输出电路

图 2 – 16   差动变压器的差动整流电路

如果测头不处于平衡位置,则要分两种情况讨论:

① 如果测头位置偏上,此时 $V_{11} > V_{12}$,由于 V_2 的作用,在正半周时,D_1、D_2、D_3 和 D_4 均处于正向偏置,但由于 $V_{11} > V_{12}$,只要 $V_{21} = V_{22}$,且 D_1、D_2、D_3 和 D_4 的性能相同,流过电流表的电流就大于 0,且与测头偏离平衡位置的距离成正比。在负半周时,D_1、D_2、D_3 和 D_4 均处于反向偏置,流过电流表的电流为 0。所以,一个周期电流表中的电流与测头偏离平衡位置的距离成正比,且反映了测头偏离平衡位置的方向。

② 如果测头位置偏下,此时 $V_{11} < V_{12}$,由于 V_2 的作用,在正半周时,D_1、D_2、D_3 和 D_4 均处于正向偏置,但由于 $V_{11} < V_{12}$,只要 $V_{21} = V_{22}$,且 D_1、D_2、D_3 和 D_4 的性能相同,流过电流表的电流就小于 0,且与测头偏离平衡位置的距离成正比。在负半周时,D_1、D_2、D_3 和 D_4 均处于反向偏置,流过电流表的电流为 0。所以,一个周期电流表中的电流与测头偏离平衡位置的距离成正比,且反映了测头偏离平衡位置的方向。

如果将图中的 D_3 和 D_4 同时反向,则电路仍然可以实现相敏检波的功能。

随着微电子技术的发展,现在已有多种集成化差动变压器的接口电路。在这些集成化差动变压器的接口电路中,已经把差动变压器所需的驱动信号源、相敏检波器及其所需的参考信号发生器都集成在一枚芯片上,这类芯片如 SF5520。而美国 ADI 公司的 AD598、AD698,则把高精度的模/数转换电路和串行接口电路都集成在一枚芯片上,可以直接与微处理器接口。

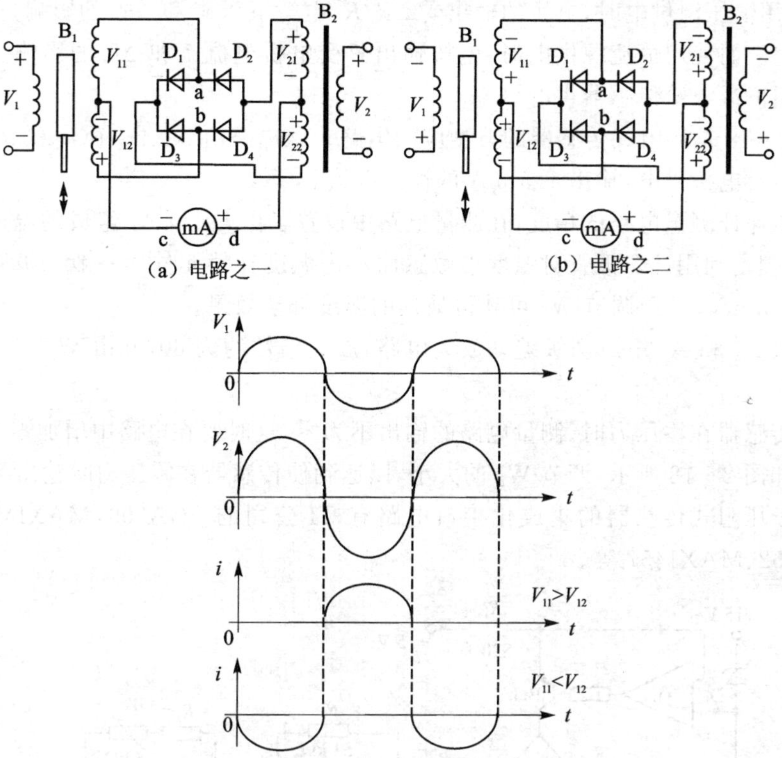

(c) 差动变压器的二极管相敏检波电路

图 2-17　差动变压器的相敏整流电路

2.7　压阻式压力传感器接口电路

压阻式传感器是利用晶体的压阻效应制成的传感器。当它受到压力作用时，应变元件的电阻发生变化，从而使输出电压发生变化。一般压阻式传感器是在硅膜片上做成 4 个等值的电阻的应变元件，构成惠斯特电桥。当受到压力作用时，一对桥臂的电阻变大，而另一对桥臂电阻变小，电桥失去平衡，输出一个与压力成正比的电压。由于硅压阻式压力传感器的灵敏系数比金属应变的灵敏系数大 50～100 倍，故硅压阻式压力传感器的满量程输出可达几十毫伏至二百多毫伏，有时不需要放大就可直接测量。另外压阻式传感器还有易于微型化，测量范围宽，频率响应好(可测几千赫兹的脉动压力)和精度高等特点。但在使用过程中，要注意硅压阻式压力传感器对温度很敏感，在具体的应用电路中要采用温度补偿。目前大多数硅压阻式传感器已将温度补充电路做在传感器中，从而使得这类传感器的温度系数小于±0.3%的量程。

压阻式压力传感器可以由恒压源或恒流源供电。若传感器 4 个桥臂的电阻相等(均为 R)，当有压力作用时，两个桥臂随温度的变化量为 ΔR_T，经推导可以得出以下结论:使用恒压源供电时,电桥的输出受 $\Delta R/R$,电桥电压 V 和 ΔR_T 的影响,即增加了温度误差。而使用恒流源供电时,电桥输出只受电桥电流 I 和 ΔR 的影响。所以一般均采用恒流源给传感器供电。

图 2-18 是压阻式传感器的典型应用电路。该电路由 A_1、D_1、BG_1 和 R_1 构成恒流源电路对电桥供电,输出 1.5 mA 的恒定电流。

为了保证测量电路的精度,在测量电路中设置了由 D_3 和 A_4 组成的温度补偿电路,其原理是利用硅二极管对温度很敏感而作为温度补偿元件。一般二极管的温度系数为 -2 mV/℃。调节 W_1 可获得最佳的温度补偿效果。

运放 A_3 和 A_4 组成两级差动放大电路,放大倍数约为 60,并由 W_2 来调节增益的大小。

若传感器在零压力时,测量电路的输出不为零,这时要在电路中增加零输出调整电路。如图 2-18 所示,调节 W_2 的大小,以达到使传感器在零压力时输出为零。

用于压阻式传感器的集成化接口电路有 TI 公司的 PGA309,MAXIM 公司的 MAX1452、MAX1457 等。

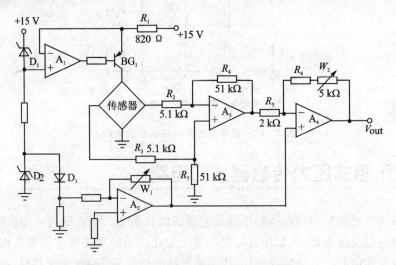

图 2-18 压阻式传感器的典型应用电路

2.8 压电晶体传感器的接口电路

石英晶体、压电陶瓷和一些塑料等材料在外界机械力的作用下,内部产生极化现象,导致其上下两表面出现电荷,当去掉外压力时,电荷立即消失,这种现象就是压电效应。

压电加速度传感器常见的结构形式有压缩型、剪切型、弯曲型和膜盒式等几种。表 2-3 和表 2-4 分别给出了 PV-96 和 GIA 型压电式加速度传感器的特性。

压电式加速度传感器是容性、灵敏度很高的传感器。它常配以电荷放大器和电压放大器。其电路如图 2 - 19 所示。

电荷放大器频带宽,增益由负反馈电路中的电容 C_f 决定,输出电缆的电容对放大器无影响。输出电压为 $V_O = -q/C_f$。

电压放大器信号从同相端输入,实际就是同相比例放大器。其输出电压 V_O 为:

$$V_O = S_q / (C_a + C_q) \tag{2-12}$$

式中:S_q 为电荷灵敏度;C_a 为传感器电容;C_q 为电缆电容。由于输出电压易受输出电缆电容的影响,因此,常将放大器置于传感器内。

表 2 - 3   PV - 96 型压电式加速度传感器特性

参　数	参数值	单　位
电荷灵敏度	～10 000	PC/g
静电容	～6 000	PF
频率范围	0.1～100	Hz
最高工作温度	200	℃
绝缘电阻	＞10	GΩ
重量	2 000	g

表 2 - 4   GIA 型压电式加速度传感器特性

参　数	参数值	单　位
灵敏度	200	mV/g
测量范围	0.1～25	g
频率范围	0.5～500	Hz
固有频率	1.5	kHz
工作温度	-10～+55	℃
重量	8	g
横向灵敏度	≤5	%

在实际应用时,主要采用电荷放大器。由于传感器在过载时,会有很大的输出,所以在放大器的输入需加保护电路。

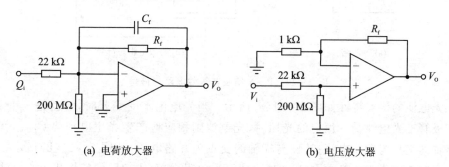

(a) 电荷放大器　　　　　　　　　(b) 电压放大器

图 2 - 19   压电晶体传感器的基本接口电路

2.9   光电二极管(光电池)的接口电路

光电二极管(或光电池)是基于阻挡层光生伏特效应的光电器件,其作用是把将输入光量的变化转换为电量变化的输出。光电二极管(或光电池)是一种基本的敏感元件,它不仅可以直接测量光强,也可以与二次转换元件,如光纤等配合用于测量其他物理量或化学量。

2.9.1　工作原理

当 PN 结接触区域受到光照射时,便产生光生电动势,这就是结光电效应,又称为阻挡层光生伏特效应。以半导体 PN 结为例,具有过剩空穴的 P 型半导体与过剩电子的 N 型半导体结合时,N 区的电子向 P 区扩散,P 区的空穴向 N 区扩散。扩散的结果,N 区失去电子而形成带正电的空间电荷区,P 区失去空穴而形成带负电的空间电荷区,并建立一个指向 P 区的内建电场,如图 2-20(a)所示,被称为"P-N 结"。它将阻止空穴、电子的进一步扩散,故又称"阻挡层"。最后,内建电场的作用将完全抵消扩散,这时便达到动平衡。在阻挡层中空间电荷区里没有导电的载流子,但收到光照射时,设光子能量大于禁带宽度 E_g,使介带中的束缚电子吸收光子能量后能够跃迁到导带中来成为自由电子,从而产生光电子空穴对——光生载流子。在一个扩散长度内,进入阻挡层区的光生载流子都将受到内建电场的作用,电子推向 N 区外测,空穴推向 P 区位正,N 区为负的光生电动势 U_{oc}。如果用导线连接,如图 2-20(b)所示,便有光生电流 I 产生,这就是利用阻挡层光生伏特效应的光电池原理。

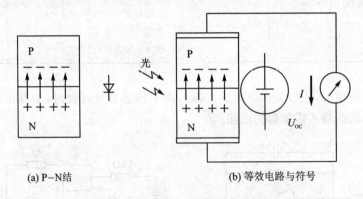

(a) P–N结　　　　　　　　　(b) 等效电路与符号

图 2-20　P-N 结及其等效电路与符号

光电池的伏安特性如图 2-21(a)所示。当光电池不受光照时,它就是一个 PN 结二极管。光电池受一恒定的光照时,光电池则相应地产生光生电动势 U_{oc}。特性与纵轴的交点为短路电流;特性与横轴的交点为开路电压,如图 2-21(b)所示。光电池实际的工作方式是在图 2-21(a)的第 I 象限,故第 I 象限的特性代表光电池的实际工作方式的伏安特性。

光电二极管也有一个可接收光照的 PN 结,在结构上与光电池相似。以 P 型硅为衬底,进行 N 掺杂形成 PN 结的硅光电二极管为 2DU 型,形成的硅光电池为 2DR 型;以 N 型硅为衬底,进行 P 掺杂形成 PN 结的硅光电二极管为 2CU 型,形成的硅光电池为 2CR 型。其区别在于硅光电池用的衬底材料的电阻率低,约为 $0.1\sim0.01\ \Omega\cdot cm$,而硅光电二极管衬底材料的电阻率高,约为 $1\ 000\ \Omega\cdot cm$。

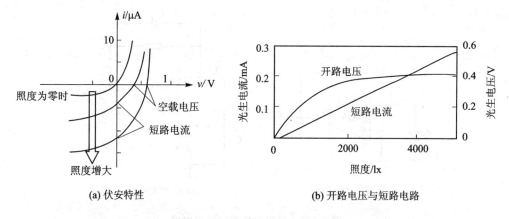

(a) 伏安特性　　　　　　　　　(b) 开路电压与短路电路

图 2-21　硅光电池的光照特性

光电二极管在电路中通常处于反向偏置工作状态。在无光照射时,处于截止状态,反向饱和电流(也称暗电流)极小;当受光照射时,产生光生载流子——电子、空穴对,使少数载流子浓度大大增加,致使通过 PN 结的反向饱和电流大大增加,约比无光照反向饱和电流大 1000 倍。光生反向饱和电流随入射光照度的变化而成比例地变化,它的伏安特性如图 2-21(a)中第 III 象限特性。在很大范围内,光生反向饱和电流与所施加的反向电压 $U \leqslant 0$ 的数值无关,而呈一条几乎平行于横轴的水平线,说明光电二极管输出的光生反向饱和电流随入射光照度变化有极好的线性。光电二极管处在反向偏置工作方式,使空间电荷区域宽度增加,结电容减小,因此改善了光电二极管的频率特性。光电池最高能跟踪几个千赫兹频率光照度的变化,而光电二极管却能跟踪兆赫兹频率光照度的变化。

对于 PIN 型光电二极管,它在 P 区和 N 区之间有很厚的一层高电阻率的本征半导体(I),同时将 P 区做得很薄,它的 PN 结势垒区扩展到整个 I 型层,入射光主要被较厚的 I 层吸收,激发出较多的载流子形成光电流,提高了对能渗透到半导体内的红外线的灵敏度。由于工作在更大的反差状态,空间电荷区加宽,阻挡层(PN 结)结电容进一步减小,因此响应速度进一步加快。

2.9.2　光电二极管的接口电路

由于光电二极管的输出短路电流与输入光强有极好的线性关系,因此,为得到良好的精度和线性,光电二极管通常都采用电流/电压转换电路作为接口电路,如图 2-22(a)所示。不难得出,电路的输出为:

$$V_O = -I_g R_f$$

为了抑制高频干扰和消除运放输入偏置电流的影响,实际应用的电路如图 2-22(b)所示。

IVC102 是一种集成化的光电传感器,其内部的结构和外部的接线以及工作波形

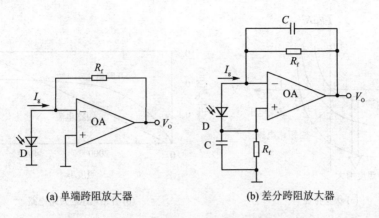

(a) 单端跨阻放大器   (b) 差分跨阻放大器

图 2 - 22   光电二极管的接口电路

如图 2 - 23 所示。IVC102 内置高精度运算放大器,该运算放大器的输入偏置电流仅有 750 fA,更重要的是,IVC102 采用电流积分式的原理,可以消除常规电路中由于反馈电阻产生的电阻热噪声,而且,IVC102 内部集成大小不等的 3 只电容,可以得到不同的增益值。在外部时钟脉冲的控制下,IVC102 内部集成的模拟开关可以按照一定占空比对光电流进行积分。显然,采用集成化的光电传感器可以大幅度简化电路、提高系统的抗干扰能力和性能。

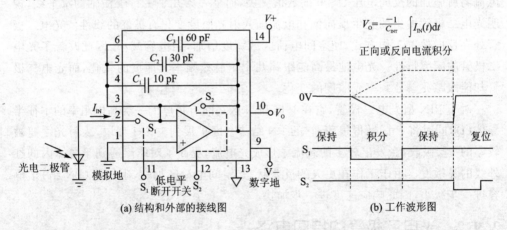

$$V_O = \frac{-1}{C_{INT}} \int I_{IN}(t)\mathrm{d}t$$

正向或反向电流积分

(a) 结构和外部的接线图   (b) 工作波形图

图 2 - 23   集成化的光电传感器 IVC102 的内部结构和外部的接线图以及工作波形图

2.10   电化学生物传感器

生物传感器是对生物物质敏感并将其浓度转换为电信号进行检测的传感器。生物传感器由固定化的生物敏感材料作识别元件(包括酶、抗体、抗原、微生物、细胞、组织、核酸等生物活性物质)与适当的理化换能器(如氧电极、光敏管、场效应管、压电晶体等)构成。生物传感器具有接收器与转换器的功能。

生物传感器主要有下面 3 种分类命名方式：

① 根据生物传感器中分子识别元件即敏感元件生物传感器可分为 5 类：酶传感器，微生物传感器，细胞传感器，组织传感器和免疫传感器。显而易见，所应用的敏感材料依次为酶、微生物个体、细胞器、动植物组织、抗原和抗体。

② 根据生物传感器的换能器即信号转换器分类有：生物电极传感器，半导体生物传感器，光生物传感器，热生物传感器，压电晶体生物传感器等，换能器依次为电化学电极、半导体、光电转换器、热敏电阻、压电晶体等。

③ 以被测目标与分子识别元件的相互作用方式进行分类有生物亲合型生物传感器。

本节主要讨论电化学生物传感器的接口电路。电化学生物传感器是指由生物体成分(酶、抗原、抗体、激素等)或生物体本身(细胞、细胞器、组织等)作为敏感元件，电极(固体电极、离子选择性电极、气敏电极等)作为转换元件，以电势或电流为特征进行检测。

本节主要讨论电化学生物传感器的接口电路，其他形式的生物传感器可以参考光电、热敏等敏感物理特征相同传感器的接口电路。

电化学生物传感器的原理结构图如图 2 - 24 所示。

生物传感器利用生化反应所产生的或消耗的物质的量，通过电化学元件转换成电信号，进而选择性地测定出某种成分的器件。电化学装置转换成电信号的方式有电位法和电流法两种：

电位法是指根据各种离子在感应膜上产生的电位，进一步显示出参与反应的各种离子浓度的方法，采用电化学元件有氨电极、氢电极和二氧化碳电极等。

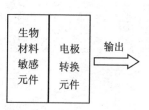

图 2 - 24　电化学生物传感器基本构成示意图

电流法是指通过电极活性物质(如某些离子)的正负电极处发生化学反应所产生的电流值来检测被测物质浓度的方法，采用电化学元件有氧电极、过氧化氢电极等。

2.10.1　电位法电化学生物传感器(离子电极)接口电路

离子电极(电化学传感器)的共同特点是具有极高的内阻，大约在 $10 \sim 1\ 000\ M\Omega$。不失一般性，下面以 pH 电极(氢离子电极)为例说明离子电极型电化学生物传感器的接口设计。

溶液的 pH 值取决于溶液中氢离子的浓度，可以通过测量电极与被测溶液构成的电池电动势，得到被测溶液氢离子活度。从传感器电极中获得的电压信号 E 与氢离子 H^+ 的活度有一一对应关系，理论依据是能斯特方程，它是指电极反应中物质从一相转移到另一相时，需要消耗的功。其表达形式为：

$$E = E^0 - \frac{2.302\ 59\ RT}{F}\text{pH} \tag{2-13}$$

式中，E 为电极电位；E^0 为标准电极电位，对某一确定电极 E^0 为常量；R 为摩尔气体常数，即 8.314 $\mathrm{Jmol^{-1}K^{-1}}$；T 为绝对温度，即 273.15e；F 为法拉第常数，即 96 487 C/mol；pH 为溶液的酸碱度。

因此，要测量溶液中的酸碱度值，只要对系统中的电极电位进行测量，并按照能斯特方程进行计算就可得到。但由于玻璃电极内阻很高，要求采用高输入阻抗的测量电路。同时由式(2-13)可以看到，电极电位 E 随被测溶液的温度变化而变化，而溶液的 pH 值跟温度并无关系。因此必须有精确的温度补偿措施，才能保证仪表的精确测量。被测溶液温度为 25 ℃时，标准传感器输出电压和 pH 之间的关系如表 2-5 所列。pH 值变化 1 时，电压变化 59.16 mV。但若电极传感器长时间使用或由于环境温度变化，传感器输出电压和 pH 之间就不满足该对应关系。

表 2-5　传感器电压与 pH 值（溶液温度 25 ℃时）

高阻输出/（mV）	pH	高阻输出/（mV）	pH
-414.12	14	59.16	6
-354.96	13	118.32	5
-295.80	12	177.48	4
-236.64	11	236.64	3
-177.48	10	295.80	2
-118.32	9	354.96	1
-59.16	8	414.12	0
0.00	7		

pH 传感器是电压信号输出，由于其内阻非常高（10～1 000 MΩ），通常采用极低输入偏置电流（$I_B < 1$ pA）运放构成跟随器作为接口电路。图 2-25 所示采用 MAX-IM 公司 MAX406 构成的 pH 电极的接口电路，由于 MAX406 的功耗极低，约为 1.2 μA 的静态工作电流，因此可以把电路做到电极里并不需要关闭电源。其额外带来的好处是运放本身也得到较好的保护而无需额外的保护电路。

图 2-25 中，MAX130A 是用于数字表头、内置带隙电压基准的 $3\frac{1}{2}$ 位 ADC；有两支 10 kΩ 的电位器分别用以调节零点（标有 ZERO）和增益（即灵敏度系数）。

图 2-26 是另外一款基于单片机数据采集的设计，采用 ADI 公司运放 AD8663 设计的电压跟随器作为前端放大隔离电路。AD8663 是 ADI 公司生产的专门用于 pH/ORP 仪表的传感器输入端使用的高输入阻抗运算放大器，具有极高的输入阻抗。如表 2-5 所列，传感器输出是正负电压信号，而一般单片机内部的 A/D 变换只能采样 0～2.5 V 的正电压，因此，调节 R_{36} 可以将零点电平平移到合适的位置。利用运放 U2A 设计了一个加法器，将传感器的电压抬升到正电平，用运放 U2B 设计了

反向放大器,实现了电压信号的极性变换。该模拟通道设计时考虑到需能同时工作在 pH 和 ORP 模式,而 ORP 模式下的电压输入范围是 $-1\,000 \sim 1\,000$ mV,所以模拟通道没有做电压增益设计,放大倍数大约为 1。图 2-26 中的电容 C_{21} 采用低漏电的瓷片电容,用于消除输入端干扰。

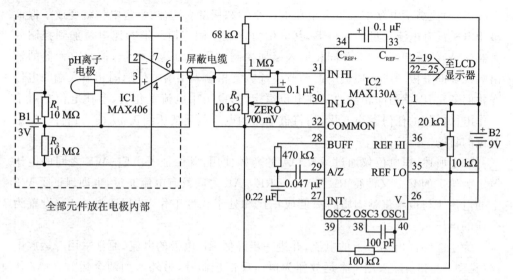

图 2-25 pH 计电路之一

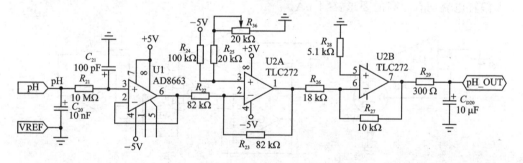

图 2-26 pH 计电路之二

2.10.2 电流法电化学生物传感器接口电路

三电极电化学传感器包含工作电极(WE),参比电极(RE)和辅助电极(AE)。WE 的作用是在电极表面产生化学反应;RE 在没有电流通过的前提下,用来维持工作电极与参比电极间电压的恒定;AE 用来输出反应产生的电流信号,由测量电路实现信号的转换和放大。

如果直接在工作电极和参比电极间加电压,在电压的作用下,工作电极表面产生化学反应。由于此时工作电极和参比电极间形成回路,反应所产生的电流将通过参比电极输出,随着反应电流的变化,工作电极和参比电极间的电压也会发生改变,无法保持恒定。加入辅助电极,就是要通过反馈作用使工作电极和参比电极间的电压保持恒定,保证参比电极没有电流流过,强迫反应电流全部通过辅助电极输出。

恒电位仪就是用来维持工作电极和参比电极间电位差恒定的电子设备,其中控制部分的精简电路如图 2-27 所示。图中把工作电极接实地,可以防止寄生信号的干扰,从而提高了电路中电流和电压的稳定性和精度。这样,恒定电位就变成了保证参比电极没有电流流过的前提下,其电位恒定在某固定值。把参比电位加到控制放大器(OA)的反相端,在 OA 同相输入端加控制电压作为基准电位,控制放大器的输出端接辅助电极形成闭环负反馈调节系统。反相输入端的电位随同相输入端的电位变化而变化,因此当同相端的基准电位恒定时,电极中电流变化时,参比电位相对于工作电极电位的任何微小变化,均将被电路的电压负反馈所纠正,从而达到自动恒定电位的目的。

综上所述,恒电位仪通过运放 OA 的巧妙使用,既保证了 AE-WE 之间的电压恒定为给定的 V_{ref},又使得 RE-WE 或 RE-AE 之间没有电流通过,也即保证了 WE 上的电流 I 与被测化学物质的浓度成正比和处于线性工作范围(通过给 V_{ref} 设置为合适的电压)。

为了能够读出 WE 上的电流,并进一步降低 RE 电极的电流,通常采用三运放电路(见图 2-28):除采用一个运放作为恒压反馈控制外,另外增加两个运放,OA2 作为电流读出电路(电流/电压转换电路)和 OA3 作为跟随器。对于 OA2 和 OA3 的输入偏置电流均有很高的要求:≤1 pA。

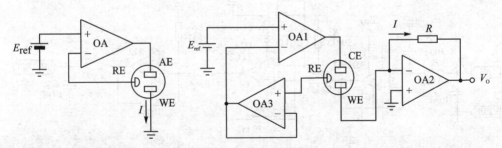

图 2-27　恒电位仪的原理图　　　图 2-28　三运放电化学生物传感器电流法接口电路

2.11　现代智能型传感器举例

所谓"智能"型传感器,是指把传感器与结构电路集成在一起的传感器,其电路输出可以为电压信号、电流信号、数字信号,甚至直接为显示、控制信号。这一类传感器不需要另加参考基准(驱动)信号、矫正网络。更先进的智能型传感器本身还具有误差补偿、模/数转换和信号处理功能。本节介绍若干典型的智能型传感器。

2.11.1 摄氏温度集成传感器 LM45

温度的测量和控制,在国民经济各个领域和日常生活中具有广泛的应用。LM45 是美国国家半导体公司(National Semiconductor)出品的一种新型精密中温温度传感器,这种传感器的输出与被测温度的摄氏读数成线性关系,不需要任何外部器件和调整就能保证在常温下达到±2 ℃精度或在−2~+100 ℃范围内达到±3 ℃的精度。LM45 还具有输出阻抗线性度好等特点,稍加调整就能得到很高的精度,并且接口电路十分简单。LM45 功耗极低,只有 120 μA,可以用单电源供电。在静止空气中,LM45 的自热只有 0.2 ℃。综上所述,LM45 是一种性能优良的温度传感器,可广泛应用于电池管理、传真机、打印机、便携式医疗仪器、电源模块、磁盘驱动器、计算机、汽车、家用电器等领域。

图 2-29 是 LM45 的内部原理框图。LM45 实际上是一种集成化温度传感器,体积小,只有 $3 \times 2.5 \times 1\ mm^3$(包括引线),3 根引线。图 2-30 是其引线图(顶示)。

LM45 具有以下特点:

① 直接以摄氏温标校准;

② 线性度:+10.0 mV/℃;

③ 保证测量范围内±3 ℃的精度(无外部校准电路);

④ 测量范围:−20~+100 ℃;

⑤ 可用于遥测;

⑥ 低成本;

⑦ 单电源:4.0~10 V;

⑧ 工作电流:<120 μA;

⑨ 极低的自热效应:±0.20 ℃(全测量范围);

⑩ 非线性小:±0.8 ℃;

⑪ 输出阻抗低:20 Ω(负载电流为 1 mA 时)。

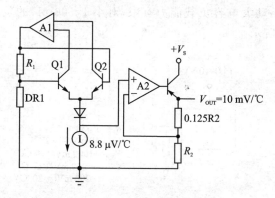

图 2-29 LM45 的内部原理框图

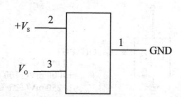

图 2-30 LM45 的引线图(顶示)

LM45 的极限参数如表 2-6 所列,电气参数如表 2-7 所列。

表 2-6 LM45 的极限参数

电源电压	$+12\sim-0.2$ V
输出电压	$+V_S+0.6\sim-0.1$ V
输出电流	10 mA
存储温度	$-65\sim+150$ ℃

表 2-7 LM45 的电气参数

参 数	测量条件	LM45B 典型	LM45B 极限	LM45C 典型	LM45C 极限	单 位
精度	$T_A=+25$℃		±2.0		±3.0	℃(max)
	$T_A=T_{MAX}$		±3.0		±4.0	℃(max)
	$T_A=T_{MIN}$		±3.0		±4.0	℃(max)
非线性	$T_{MIN}\leqslant T_A\leqslant T_{MAX}$		±0.8		±0.8	℃(max)
传感器增益			±9.7		±9.7	mV/℃(min)
			±10.3		±10.3	mV/℃(max)
负载调整率	$0\leqslant I_L\leqslant+1$ mA		±35		±35	mV/mA(min)
电源调整率	$+4.0$ V$\leqslant+V_S\leqslant+10$ V		±0.80		±0.80	mV/V(min)
静态电流	$+4.0$ V$\leqslant+V_S\leqslant+10$ V $+25$℃		120		120	μA(max)
静态电流漂移	$+4.0$ V$\leqslant+V_S\leqslant+10$ V		2.0		2.0	μA(max)
静态电流温漂			±2.0		+2.0	μA/℃
长时间稳定性	$T_J=T_{MAX}$ 1 000 小时	±0.12		±0.12		℃

LM45 接口电路极为简单,图 2-31 是基本摄氏温度传感测量电路,其输出 $V_{OUT}=$ 10 mV/℃$\times T$(℃)。如被测温度为$+100$ ℃时输出$+1\,000$ mV,$+25$ ℃时输出$+250$ mV。

像其他微功耗电路一样,LM45 驱动大电容负载能力有限,对小于 500 pF 的负载,LM45 可以直接驱动,如图 2-32 所示。

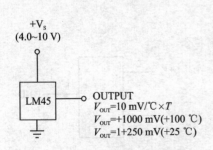

图 2-31 基本摄氏温标测量电路

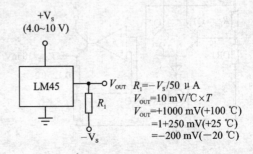

图 2-32 全测量范围的基本摄氏温标测量电路

但当驱动大电容负载时可采用图 2-33 所示的电路,用一个 2 kΩ 的电阻来缓冲隔离负载。在强干扰环境或连线较长时,可采用图 2-34 所示的电路,用 0.1～0.2 μF 旁路电容滤除由电源线引入的干扰,用一个由 75 Ω 电阻和 1 μF 电容组成的 RC 网络滤除输出引线所产生的干扰。

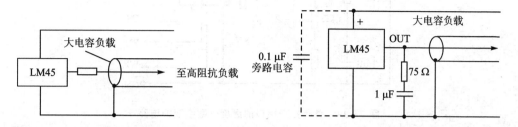

图 2-33　大电容负载时的测量电路　　　图 2-34　强干扰环境下使用的测量电路

图 2-35 所示的电路可在单电源供电时测量 -20～100 ℃ 的温度,而图 2-36 所示的电路可用于 4～20 mA 电流环,图 2-37 是用模拟表头显示的摄氏温度计电路。

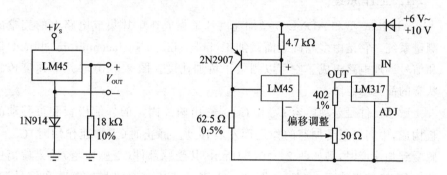

图 2-35　单电源工作时的全测量范围测量电路　　　图 2-36　4～20 mA 电流环测量电路

图 2-38 和图 2-39 是两种用于微处理机测量系统的接口电路,图 2-38 用于串行接口,图 2-39 用于标准数据总线的并行接口电路。

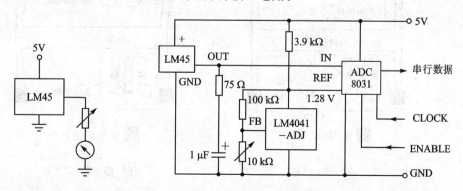

图 2-37　模拟表头显示的摄氏温度计　　　图 2-38　具有串行接口的温度-数字变换电路

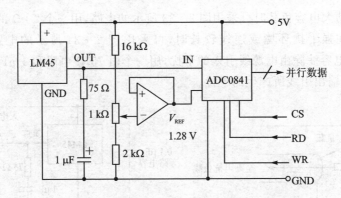

图 2-39 具有并行接口的温度—数字变换电路

2.11.2 加速度传感器 ADXL50 和 ADXL05

1. 工作原理

ADXL50 型和 ADXL05 型加速度计是集成在单片集成电路上的完整的加速度测量系统。它是由多晶硅表面微加工(poly silicon surfacemicromachined)敏感元件和信号调理电路组成。它可以测量正负加速度。图 2-40(a)是加速度传感器静止状态的简化示意图。

敏感元件是差动电容 C_{S1} 和 C_{S2}。它由两片固定的外侧极板和可移动的中间极板构成,中间极板受加速的作用而左右移动。静止时(无加速作用时)$C_{S1} = C_{S2}$。当感受到加速度时,则如图 2-40(b)所示,其受感部件(受感质量)横梁偏离中心位置向右移动,结果使 $C_{S1} < C_{S2}$。图 2-41 表示芯片内部的测量电路和信号调理电路。它由 1 MHz 方波振荡器,差动电容分压电路、跟随器、同步解调器、前置放大器、内部

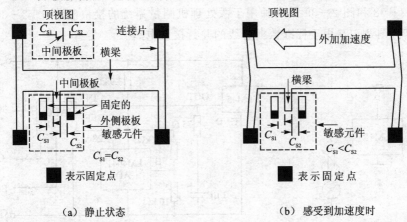

(a) 静止状态　　　　　(b) 感受到加速度时

图 2-40 加速度传感器的简化示意图

参考源、缓冲放大器(即输出放大器)和自检电路等组成。

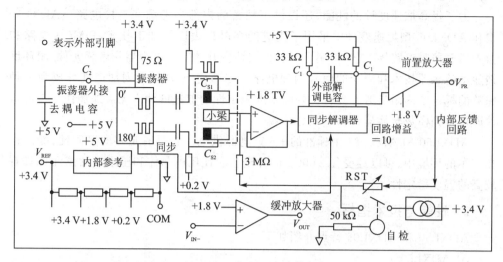

图 2 - 41　ADXL50 和 ADXL05 的内部结构框图

敏感元件差动电容 C_{S1} 和 C_{S2} 串连起来,其外侧的两个极板分别加上 1 MHz 的方波电压,它们的幅度相等、单相位相差 180°,于是 C_{S1} 和 C_{S2} 形成电容分压电路,可移动的中间极板作为中间抽头,输出的电压接到跟随器的输入端。当加速度为 0 时,输出平衡,直流电平为 +1.8 V。在加速度的作用之下,引起中间极板向左或向右偏移,其输出的幅值随加速度增加而增大,而相位则取决于加速度的方向。此输出电压经跟随器和同步解调器后,变成模拟电压再送到前置放大器的输入端。前置放大器是一个仪器放大器,以 +1.8 V 为参考电压,其输出 V_{PR} 在加速度为 0 时,等于 +1.8 V。在加速度的作用之下,V_{PR} 偏离 +1.8 V,此电压一方面经 3 MΩ 隔离电阻反馈到跟随器的输入端,另一方面它将产生一个静电力驱使中间极板(受感横梁)移向中间平衡位置。由于采用闭环反馈的力平衡技术,此静电力和加速度作用力相互抵销达到平衡,使敏感元器件差动电容的极板回到其中间平衡位置。对于 ADXL50,当加速度为 +50 g 时,$V_{PR} = 1.8 \text{ V} + 1.0 \text{ V} = 2.8 \text{ V}$;加速度为 -50 g 时,$V_{PR} = +1.8 \text{ V} - 1.0 \text{ V} = +0.8 \text{ V}$,传感器的灵敏度为 20 mV/g。由于这是一个闭环反馈随动传感器系统,其回路的带宽与反馈施加到敏感元件的时间快慢有关,故带宽可以由外接解调电容 C_1 的大小来决定。此回路能足够快的响应加速度的变化。最高可达 1 kHz,ADXL50 在 0~1 kHz 的频带内能够维持平坦的响应,可以保持敏感元件实际上不运动。这种反馈随动传感的方式消除了开环传感器中受感衡梁支撑弹簧的非线性和老化的影响。

为了改变量程和输出电压的灵活性,前置放大器之后,还配置了输出放大器(即缓冲放大器),可以设定外接电阻 R_1、R_2 和 R_3 的阻值(参看图 2 - 43),以改变加速度计的刻度系数(即量程或灵敏度)或将输出电压的灵敏度范围扩展到 +0.25~

4.75 V,也可以移动偏置(零点或 0 g)的电平。

为了提高加速度计的性能,还提供了精密的内部参考源和自检电路。ADXL50 型和 ADXL05 型加速度计中采用了先进的多晶硅表面微加工技术,BiMOS 电路和激光微调薄膜电路等工艺,使用了温度稳定性较好的差动电容器作敏感元件,闭环反馈随动传感器技术和周全的信号调理电路。因而使 ADXL 系列加速度计成为一种完整的标定了内附参考并具有良好的温度稳定性的加速度计。无需外加任何有源器件即可接到模数转换器(ADC)的输入端。

ADXL50 和 ADXL05 由标准的 +5 V 电源供电。它具有足够的坚固性,能工作在汽车的环境中,可以经受住 2 000 g 的冲击。它比压电晶体和压阻式敏感元件具有较高的温度稳定性。

2. 性能与技术指标

ADXL50 和 ADXL05 特点介绍如下。

① ADXL50。

- 满刻度量程:±50 g;
- 用数字命令可进行自检;
- 单电源工作:+5 V;
- 输出电源范围:0.25~4.75 V;
- 灵敏度:20 mV/g;
- 用户设定输出放大器的倍数和调节 0 g 的电平;
- 可改变带宽:DC~1 kHz;
- 附加滤波动能:外接无源元件构成两极点滤波器;
- 能承受 2 000 g 的冲击。

② ADXL05。

- 用户可选择满量程:从 1~5 g;
- 5 mg 的分辨力;
- 噪声水平小于 ADXL50 的 1/12;
- 输出灵敏度可选:从 200 mV/g~1 V/g;
- 全部加速度测量系统集成在单片集成电路上;
- 数字命令自检;
- +5 V 单电源工作;
- 能承受 1 000 g 的冲击。

图 2-42(a)是金属帽封装的引脚图,其金属壳接出脚"5"。图 2-42(b)是双列直插封装的引脚图。

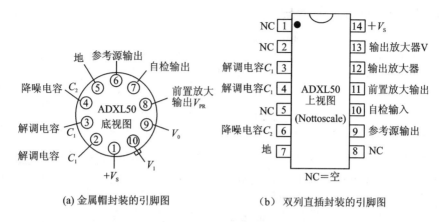

(a) 金属帽封装的引脚图　　　　（b）双列直插封装的引脚图

图 2－42　ADXL50 的引脚图

3. 应用设计

（1）灵敏度设计

ADXL50 前置放大器的输出在出厂时调整到输入 0 g 时为＋1.8 V，－50 g 时为＋0.8 V 而＋50 g 时为＋2.8 V，其输出摆幅为±1 V 而其灵敏度为 20 mV/g。参看图 2－43，用户可根据自己的需要，外接 3 个电阻 R_1、R_2 和 R_3，改变输出放大器输出电压的范围和 0 g 偏置电压（因为是＋5 V 的单电源供电，输出电压只能是单极性的）。其具体的计算方法如下：

$$\frac{R_3}{R_1} = \frac{V_{\text{ospan}}}{V_{\text{prspan}}} \qquad (2-14)$$

式中：V_{ospan} 是输出放大器输出电压的摆幅。V_{prspan} 是前置放大器输出电压的摆幅，它等于±1 V。假定要求 V_{ospan} 为±2.25 V，则：

$$R_3 = 2.25 R_1 \qquad (2-15)$$

现在再来决定 R_2。当输入加速度为 0 g 时，$V_O = +1.8$ V。输出放大器的同相输入端接到固定的＋1.8 V。输出放大器闭环负反馈时，其同相输入端与反相输入端（即出脚"10"）的电压相等（理想情况，开环增益无限大）。此时出脚"8"的电压和出脚"10"的电压相等，即：

$$V_{\text{PRO}} = V_{\text{OS}} = V_{100} = +1.8 \text{ V}$$

此时 R_1 中的电压为零。于是流过 R_2 的电流等于流过 R_3 的电流，即：

$$\begin{cases} \dfrac{V_{100}}{R_2} = \dfrac{V_{00} - 1.8}{R_3} \\[2mm] R_2 = \dfrac{V_{100} R_3}{V_{00} - 1.8} = \dfrac{1.8 R_3}{V_{00} - 1.8} \end{cases} \qquad (2-16)$$

式中 V_{100} 和 V_{00} 分别是输入为 0 g 时的引脚"10"的电压和输出放大器的零点偏置电压。为了提供输出摆幅为±2.25 V，$R_1 = 100$ kΩ，由式（2－15）得 $R_3 = 225$ kΩ。

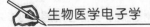
根据式(2-16),则 $R_2 = 579\ \text{k}\Omega$。

输出放大器的一般传递函数(直流)为:

$$V_0 = (1.8 - V_{PR})\frac{R_3}{R_1} + 1.8\left(1 + \frac{R_3}{R_2}\right) \tag{2-17}$$

代入上式的电阻值,则:

$$V_0 = (1.8 - V_{PR})2.25 + 2.05 \tag{2-18}$$

(2) 频响带宽的设计

如按图 2-43 的接法,解调电容 $C_1 = 25\ \text{nF}$,成为单极点(一阶)滤波,带宽为 $1\ \text{kHz}$。也可以将输出放大器接成两极点滤波器,如图 2-44 所示。按图 2-44 中的

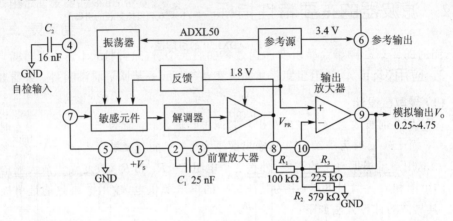

图 2-43 接口电路

元件值,其增益为 3.94,带宽为 200 Hz。

(3) 自检方法

任何时候均可使用片上自检电路。在敏感元器件间上有一个紧凑的机械间隙可以用 +5 V 的电源对受感(质量块)衡梁做静电式的控制。在 ADXL50 出脚 "7",自检输入端加上数字信号的高电平,于是受感横梁发生偏移,引起敏感元件差动电容的变化,使输出达到负满度输出值的 5% 以内,实现自检的任务。

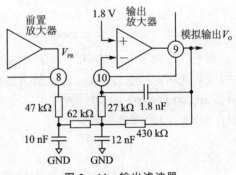

图 2-44 输出滤波器

(4) 扩展和提高 ADXL50 和 ADXL05 性能的几种方法

① 改变灵敏度和扩展量程的方法

为了将 ADXL50 的额定满量程,从 ±50 g 一挡扩展为 ±50 g,±40 g,±20 和 ±10 g 四挡;或将 ADXL05 的量程从 ±5 g 一挡扩展为 ±5 g,±4 g,±2 g 和 ±1 g 四挡,可以采用图 2-45 所示电路的连接方法。

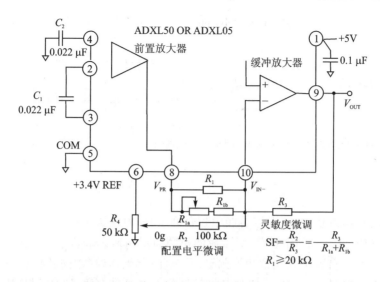

图 2-45　改变灵敏度和扩展量程的电路

在图 2-45 中用微调电位器 R_{1a} 和电阻 R_{1b} 取代固定电阻 R_1,这样可微调输出缓冲放大器的增益,使灵敏度或量程的调节可以更精确一些。如果 0 g 的偏置电平值需近似值,即可用固定值的 R_2,当需要精确的偏置电平可增加 0 g 电平微调电位器 R_4。对 ADXL05 和 ADXL50 两种加速度计的满量程和灵敏度及其相应的 R_{1a}、R_{1b} 和 R_3 的数值列在表 2-8 和表 2-9 中。

表 2-8　ADXL05 满量程和灵敏度及其相应的 R_{1a}、R_{1b} 和 R_3 的数值

满量程	灵敏度/(mV/g)	$R_{1a}/k\Omega$	$R_{1b}/k\Omega$	$R_3/k\Omega$
±1g	2 000	10	24.9	301
±2g	1 000	10	35.7	200
±4g	500	10	35.7	100
±5g	400	10	45.3	100

表 2-9　ADXL50 满量程和灵敏度及其相应的 R_{1a}、R_{1b} 和 R_3 的数值

满量程	灵敏度/(mV/g)	$R_{1a}/k\Omega$	$R_{1b}/k\Omega$	$R_3/k\Omega$
±10g	200	5	21.5	249
±20g	100	5	23.7	137
±40g	50	10	34.0	105
±50g	40	10	45.3	105

应该指出的是加速度计的灵敏度或量程虽然可改变,但其分辨力仍不会改变。分辨力是指某一加速度计可测量到最小的加速度的数值,它主要取决于加速度计本

身的噪声和带宽。它是由加速度计本身的特性所决定的,而不取决于输出放大器的增益。

② 动态加速度计的电路接法

在动态测量或应用中,只需要动态的加速度而不需要直流分量,可以采用图 2-46 所示的电路接法。动态测量只需动态部分,如图 2-46 中前置放大器的输出经过电容 C_4 接到 R_1,去掉直流分量而将交变部分信号耦合到输出放大器。实际上接入了由 R_1 和 C_4 构成的高通滤波器,其低频截止频率 F_L 等于:

$$F_L = \frac{1}{2\pi R_1 C_4} \tag{2-18}$$

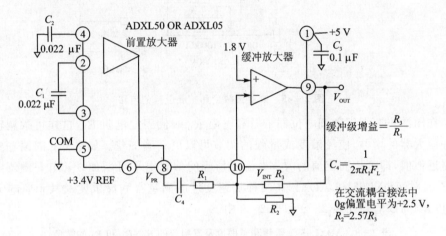

图 2-46　动态加速度计

0 g 时输出电压为 +2.5 V,正好是 +5 V 电源的中点,使正负有最大的摆幅。此偏置电平由 R_2 设定,从式(2-14)中,代入 $V_{00} = +2.5$ V 可得:

$$R_2 = \frac{1.8}{2.5 - 1.8} R_3 = \frac{1.8}{0.7} R_3 = 2.57 R_3 \tag{2-19}$$

表 2-10 和表 2-11 中列出 ADXL05 和 ADXL50 不同满量程和不同低频截止频率 F_L 时的 R_1、R_2、R_3 和 C_4 的数值。

表 2-10　ADXL05 不同满量程和不同低频截止频率 F_L 时的 R_1、R_2、R_3 和 C_4 的数值

满量程	灵敏度 /(mV/g)	低截频 /Hz	R_1/kΩ	C4 最接近值/μF	R_3/kΩ	0g,+2.5 V 时 R_2/kΩ
±2g	1 000	30	49.9	0.10	249	640
±5g	400	30	127	0.039	249	640
±2g	1 000	3	49.9	1.0	249	640
±5g	400	1	127	1.5	249	640
±5g	400	0.1	127	15	249	640

表 2-11　ADXL50 不同满量程和不同低频截止频率 F_L 时的 R_1、R_2、R_3 和 C_4 的数值

满量程	灵敏度 /(mV/g)	低截频 F_L /Hz	R_1/kΩ	C_4 最接近值/μF	R_3/kΩ	0g,+2.5 V 时 R_2/kΩ
±10g	200	30	24	0.22	249	640
±20g	100	10	24	0.68	127	326
±10g	200	3	24	2.2	249	640
±20g	100	1	24	6.8	127	326
±10g	200	0.1	24	68	249	640

　　由于 ADXL50 和 ADXL05 加速度计本身固有的谐振频率分别是 24 kHz 和 12 kHz。扩展其频带还是有余地的。用减小解调电容 C_1 的数值的方法,能够将其带宽从 1 kHz 拓宽到 10 kHz 左右。

2.11.3　霍尔效应集成电路

　　霍尔效应集成电路一般分为霍尔线性集成电路和霍尔开关集成电路两类。其代号均为"CIC"。图形符号如图 2-47 所示。

　　霍尔效应集成电路有双端输出和单端输出两种。霍尔线性集成电路一般由霍尔电压发生器、放大器和输出电路 3 部分组成,其功能框图见图 2-48。当有磁感应强度为 B_+ 的正向磁场作用于霍尔电压发生器

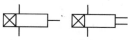

图 2-47　霍尔效应集成电路的图形符号

的磁敏感面上时(如图示的磁场),在其上就会产生几十毫伏的电压。此电压经放大器放大后去推动输出电路。为减少温度漂移和提高电路的抗干扰能力,放大器部分由差分放大电路组成。输出电路一般是由带负载能力较强的射极输出器构成。

　　霍尔开关集成电路由霍尔电压发生器、放大器、施密特触发器和输出电路 4 部分组成。如图 2-49 所示。比霍尔线性集成电路多增加施密特触发器目的是把放大器输出的电压信号整形为矩形脉冲去控制输出电路的导通与关断。

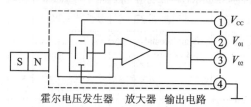

图 2-48　霍尔线性集成电路

　　当有正向磁场 B+ 作用于霍尔效应集成电路的磁敏感面上时,霍尔电压发生器产生电压,输出端 V_{01}、V_{02} 为低电平,霍尔效应集成电路导通。当无磁场或反向磁场 B- 靠近霍尔电压发生器时,输出端 V_{01},V_{02} 为高电平,霍尔效应集成电路无输出。

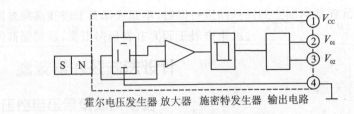

霍尔电压发生器 放大器 施密特发生器 输出电路

图 2 - 49　霍尔开关集成电路

2.11.4　集成化的光电传感器 OTP101

OTP101 是美国 B.B 公司出品的一种集成化的光电传感器,其内部的结构如图 2-50 所示。它采用单电源供电,压电输出,输出电压随照射到光敏器件上的光强度呈线性变化。

OPT101 集成化传感器具有如下的性能、特点:

● 单电源供电,$+2.7\sim+36$ V;

● 光敏二极管尺寸:0.09×0.09 inch;

● 片内放大器反馈电阻:$R=1$ MΩ;

● 光敏二极管响应:0.45 A/W(@650 nm);

● 响应带宽:14 kHz ($R=1$ MΩ);

● 静止电流:120 pA;

● 工作温度:0$\sim$70 ℃。

应用片内 1 MΩ 电阻与 3 pF 电容组成的反馈网络,即将引脚 4、5 联接构成基本应用电路,这时电路的输出幅度与照射光线波长的关系如图 2-51 所示。

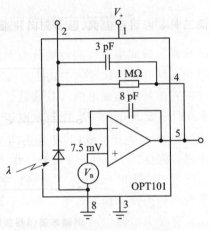

图 2 - 50　OTP101 的内部结构

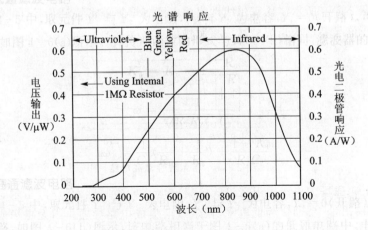

图 2 - 51　OTP101 的光谱响应

当不用片内反馈网络,使用外部反馈网络时(在 2 脚与 5 脚间),其输出特性与频率特性分别如图 2 - 52、图 2 - 53 所示。

显然,采用集成化的光电传感器可以大幅度简化电路、提高系统的抗干扰能力和性能。

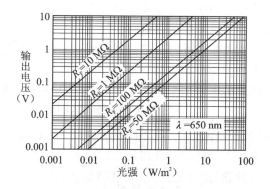

图 2 - 52   OTP101 外接反馈网络时的输出特性

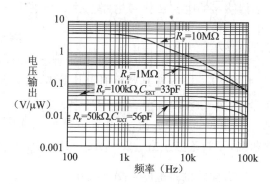

图 2 - 53   OTP101 外接反馈网络时的频率特性

思考题与习题

2 - 1   传感器的作用是什么? 如何选择传感器?

2 - 2   在医学仪器中使用的传感器与在其他领域使用的传感器有何特殊要求?

2 - 3   对传感器的接口电路有哪些要求? 为什么?

2 - 4   试将本章介绍的接口电路适用的传感器按图 2 - 1 的分类方法进行分类,讨论不同类传感器接口电路的特点。

2 - 5   常用的温度传感器有哪些? 各自的测量范围与精度如何? 相应的接口电路有哪些? 为什么它们的接口电路有各自的特殊要求?

2 - 6   什么是温度传感器的自热现象? 哪种温度传感器的自热现象对测量精度影响较大? 在设计其接口电路时有何要求?

2-7 什么是两线、三线或四线制？什么样的传感器要采用三线或四线制？采用三线或四线制有何益处？

2-8 实际的电容传感器的运算放大器测量电路应该如何实现？

2-9 请设计电容传感器的接口电路。

2-10 请查阅涡流传感器的应用场合及其测量电路的原理。

2-11 请设计差动电容传感器的接口电路。

2-12 请查阅差动电感或差动电容传感器的集成化接口电路(芯片)，分析其工作原理和其应用优势。

2-13 请查阅最新压阻传感器的集成化接口电路(芯片)，分析其工作原理和其应用优势。

2-14 压电传感器的输出特性有何特点？相应的接口电路有何要求，对使用的运放有何特殊要求？做到低频信号测量有何困难？

2-15 常用的光电二极管(光电池)的接口电路是什么？采用这样的接口电路的理由是什么？

2-16 什么是电化学传感器的电位法接口电路？什么是电化学传感器的电流法接口电路？在电化学传感器接口电路中对放大器有何特殊要求，为什么？

2-17 为什么要在电化学传感器的测量中进行温度补偿？

2-18 请查阅一下其他物理特征输出的生物传感器，有哪些物理特征输出？这些物理特征如何测量？

2-19 试列举各种可测量位移的传感器并设计相应的接口电路。

2-20 请就某一新型智能传感器说明其应用。

2-21 请给出测量心率(或脉率)可以采用哪些方法？需要采用什么样的传感器？又相应地需要什么样的接口电路？

2-22 请搜集若干医学仪器中使用的传感器及其接口电路。

第 3 章

信号放大

本章学习要点

1. 运算放大器的主要参数及其含义。在设计放大器时如何选用运算放大器。

2. 放大器的主要参数有输入阻抗和增益。采用运算放大器构成放大器的形式主要有同相放大器、反相放大器和差动放大器,它们各有不同的特点和适用场合。

3. 仪用放大器是一种高性能的差动放大器。它具有高输入阻抗、高共模抑制比和高增益等优点。主要用作传感器接口电路和前置放大器。实际应用时应考虑选用集成化的仪用放大器。

4. 增益可调节的放大器是医学仪器具有自适应性和智能的基础之一。应用时应选用集成化的增益可改变放大器。

5. 光电隔离放大器是医学仪器中经常采用的手段之一。目的在于提高系统的抗干扰和安全性能。同样,在设计时应优选集成化光电隔离放大器。

6. 目前已有不少厂家把仪用放大器、增益可改变放大器和光电隔离放大器集成在一枚芯片上。设计医学仪器时,不要把各级电路绝对地分开考虑,而应该从整体系统考虑,选用规模尽可能大、功能尽可能多的集成芯片,尽可能减少系统所用器件,使所设计的仪器结构简单、调试方便、可靠性高、性能优良。

3.1 概　述

放大器是任何一台现代测量仪器不可缺少的基本电路。越灵敏的仪器,越需要高增益高性能的放大器。根据实际仪器的功能和要求的不同,对放大器也有这样或那样的性能要求,如增益的高低,频带的宽窄,输入阻抗的高低等。放大器的种类很多,如非线性放大器,程控放大器,差动放大器,微功耗放大器,轨—轨放大器等,所以,放大器的种类举不胜举。往常,通用运算放大器是设计工程师们的"万金油"。不管什么样的放大器都用通用运算放大器来设计。虽然通用运放具有高性能低价位,应用面宽的特点,但可以说,最适合应用于某种场合的放大器一般都不是采用通用运算放大器所构成的放大器,而是采用某些有特色的运算放大器或专门设计的放大器芯片。

即使是运算放大器,也有很多种类可供选择使用:

低噪声放大器;

高速放大器;

高频放大器;

高输入阻抗放大器;

精密放大器;

低功耗与微功耗放大器;

大功率放大器;

低电流噪声、低偏置电流放大器;

电源正负限输入输出放大器;

双运算放大器;

四运算放大器等。

要选用合适的放大器,应对放大器的主要参数有所了解。因此,在介绍放大器之前,先讨论集成运算放大器的主要参数,只有掌握了运算放大器的参数,才有可能根据实际应用的具体要求,设计出合理可行的放大器。

集成运算放大器的参数名目繁多,各生产厂商所给出的参数种类也可能有所不同,但其中包括了一些最基本的参数。下面我们仅就这些基本参数做一些介绍,其中包括直流特性参数和交流特性参数。

3.1.1 集成运算放大器的主要直流参数

1. 输入失调电压 V_{IO}

集成运算放大器输出直流电压为零时,在输入端所加的补偿电压称为输入失调电压。

输入失调电压一般是毫伏数量级。采用双极型晶体管作为输入级的运算放大器,其 V_{IO} 为 $\pm(1\sim10)$ mV。采用场效应管为输入级的运放,其 V_{IO} 大得多;而对于高精度、低漂移类型的运算放大器,V_{IO} 一般低至 ±0.5mV。最新型的高精度、低漂移运放,V_{IO} 只有几微伏。

讨论:对某一型号的运放,参数手册给出的该型号运放的最大输入失调电压 V_{IO} 值;而对该型号的某枚器件而言,其 V_{IO} 必定小于手册给定值,且为某个相对固定的值。在设计直流信号前置放大器时,V_{IO} 就是可能的误差。在设计高精度前置放大器时,应该选择低 V_{IO} 的运算放大器和设计相应调零电路。调零电路可利用运算放大器本身的调零端来实现,在某些场合,也可以与传感器的调零一并考虑。图 3-1 给出了上述两种调零电路的实例。

2. 输入失调电压的温度系数 aV_{IO}

在一确定的温度变化范围内,失调电压的变化与温度变化的比值定义为输入失

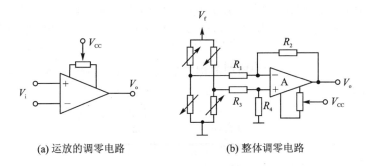

(a) 运放的调零电路　　　　　(b) 整体调零电路

图 3 - 1　两种调零电路的实例

调电压的温度系数。一般可采用下式来表示：

$$aV_{IO} = \frac{\Delta V_{IO}}{\Delta T} = \frac{V_{IO}(T_2) - V_{IO}(T_1)}{\Delta T} \qquad (3-1)$$

式中：$V_{IO}(T_1)$——T_1 温度时的输入失调电压；$V_{IO}(T_2)$——T_2 温度时的输入失调电压。

有时输入失调电压随温度变化并非呈现单调性，因此，可采用下式来计算平均温度系数：

$$aV_{IO} = \frac{V_{IOMAX} - V_{IOMIN}}{\Delta T} \qquad (3-2)$$

式中：V_{IOMAX}——$T_1 \sim T_2$ 温度范围内最大的输入失调电压；V_{IOMIN}——$T_1 \sim T_2$ 温度范围内最小的输入失调电压。

一般运算放大器的输入失调电压的温度系数约为 $\pm(10 \sim 20)\mu V/℃$；而高精度、低漂移运算放大器的温度系数在 $\pm 1 \mu V/℃$ 以下。

讨论： 一般说来，输入失调电压 V_{IO} 大的器件，其输入失调电压的温度系数 aV_{IO} 也大。但输入失调电压的温度系数 aV_{IO} 与输入失调电压 V_{IO} 不同，输入失调电压 V_{IO} 可以用调零电路基本上予以消除，而输入失调电压的温度系数 aV_{IO} 对电路精度的影响是采用简单的电路设计难以消除的，或者代价太大。

由上述介绍可知，由于输入失调电压、输入失调电流以及输入偏流均为温度的函数，所以产品手册中均应注明这些参数的测试温度。此外，需要指出的是，上述各参数均与电源电压以及运算放大器输入端所加的共模电压值有关。手册中的参数一般是指在标准电源电压值以及零共模输入电压条件下的测试值。因而在设计高精度直流或缓变信号前置放大器时，必须选择输入失调电压的温度系数 aV_{IO} 在工作范围内对精度的影响小于应用的要求的器件，或者是采用斩波稳零等形式的电路。

3. 输入偏置电流 I_{IB}

当运算放大器的输出直流电压为零时，其两输入端偏置电流的平均值定义为输入偏置电流。两输入端的偏置电流分别记为 I_{IB1} 与 I_{IB2}，而 I_{IB} 表示为：

$$I_{IB} = \frac{I_{IB1} + I_{IB2}}{2} \qquad (3-3)$$

对于双极型晶体管输入的运算放大器,其 I_{IB} 为 10 nA～1 μA;对于场效应晶体管输入的运算放大器,I_{IB} 一般小于 1 nA。

讨论:值得指出的是:

(1) 运放的输入偏置电流 I_{IB} 是不可消除的,即使是同相放大器或跟随器的输入端必须有提供输入偏置电流 I_{IB} 的通路(参考图 3－2)。

(2) 在设计高精度直流放大器或选用具有较大的输入偏置电流 I_{IB} 的运放时,必须使运放两输入端的直流通道电阻相等。

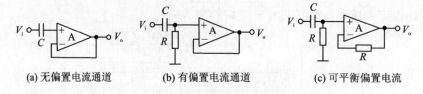

(a) 无偏置电流通道   (b) 有偏置电流通道   (c) 可平衡偏置电流

图 3－2   设计放大器时对输入偏置电流 I_{IB} 的考虑

说明:(a)由于运放正输入端没有直流通道,不能为运放提供偏置电流,所以电路不能正常工作。(b)由于电阻 R 能够为运放提供偏置电流,所以电路能够工作,但由于输入偏置电流在电阻 R 上产生明显的压降,从而影响电路的精度。(c)在运放的负输入端加上一个平衡电阻,可以使运放两个输入端由偏置电流在两电阻上产生的压降相等,从而消除偏置电流的影响。

4. 输入失调电流 I_{IO}

输入失调电流 I_{IO} 定义为当运算放大器输出直流电压为零时,两输入端偏置电流的差值,即:

$$I_{IO} = I_{IO1} - I_{IO2} \qquad (3-4)$$

一般说来,运算放大器的偏置电流越大,其输入失调电流也越大。

讨论:输入失调电流 I_{IO} 与输入失调电压 V_{IO} 都是由运放两差动输入级的不均匀所引起的。输入失调电流 I_{IO} 所产生的误差是通过两输入端来实现的,但与输入失调电压 V_{IO} 一样,可以在很大部分通过调零电路来消除。实际上,可采用一个调零电路来消除输入失调电流 I_{IO} 和输入失调电压 V_{IO} 的影响。对直流前置放大器和高精度传感器,可采用同一调零电路消除输入失调电流 I_{IO} 与输入失调电压 V_{IO} 及传感器的零点误差。

输入偏置电流和输入失调电流的温度系数,分别用 aI_{IB} 和 aI_{IO} 来表示。

讨论:由上述介绍可知,由于输入失调电压、输入失调电流以及输入偏流均为温度的函数,所以产品手册中均应注明这些参数的测试温度。此外,需要指出的是,上述各参数均与电源电压以及运算放大器输入端所加的共模电压值有关。手册中的参数一般是指在标准电源电压值以及零共模输入电压条件下的测试值。因而在设计高精度直流或缓变信号前置放大器时,必须选择输入失调电压的温度系数 aV_{IO}、输入偏置电流的温度系数 aI_{IB} 和输入失调电流的温度系数 aI_{IO} 在工作范围内对精度的影响小于应用要求的器件,或者是采用斩波稳零等形式的电路。

5. 差模开环直流电压增益 A_{VD}

当运算放大器工作于线性区域时,在差模电压输入后,其输出电压变化量 ΔV_O 与差模输入电压变化 ΔV_I 的比值,称为差模开环电压增益,即:

$$A_{VD} = \frac{\Delta V_O}{\Delta V_I} \qquad (3-5)$$

若差模开环电压增益以分贝(dB)为单位,则可用下式表示:

$$A_{VD} = 20 lg \frac{\Delta V_O}{\Delta V_I} (dB) \qquad (3-6)$$

实际运算放大器的差模开环电压增益是频率的函数,所以手册中的差模开环增益均指直流(或低频)开环电压增益。目前,大多数集成运算放大器的直流差模开环电压增益均大于 10^4 倍以上。

讨论:要注意一枚实际的运算放大器的开环增益是十分有限的,不可能是"理想的"。在设计高精度电路时千万不要忽视这一点。为给读者一个具体的印象,我们计算一个同相放大器的增益(参见图3-6)。假设 $R_1 = 1\ k\Omega$,$R_2 = 99\ k\Omega$,则按照理想的运算放大器来计算该同相放大器的增益得:$A_f = 100$。但实际上,考虑运算放大器不是理想的,其增益为有限值,假定选用的运放的增益 A 为 80 dB,电路的反馈深度 $F = 1/100$。根据负反馈放大器的增益计算公式可以得到该同相放大器的实际增益为:

$$A_f = A/(1 + AF) = 10^4/(1 + 10^4/100) = 99.01$$

因此可见:

(1)一枚实际运算放大器不可能是"理想的",设计高精度放大器时必须考虑其有限的参数值对电路精度的影响:采用准确的参数和精确的公式来计算并经过实验来确定或设计适当的调整环节。

(2)所谓高精度运放,其开环增益必定要高。所以,设计高精度放大器,应该选用高精度运放。

6. 共模抑制比 K_{CMR}

运算放大器工作于线性区时,其差模电压增益 A_{VD} 与共模电压增益 A_{VC} 之比称为共模抑制比,即:

$$K_{CMR} = \frac{A_{VD}}{A_{VC}} \qquad (3-7)$$

此处的共模电压增益是输入共模信号(运算放大器两输入端所加的共有信号)输入时,运算放大器输出电压的变化与输入电压变化的比值。

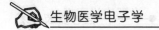

若以分贝为单位时，K_{CMR} 由下式表示：

$$K_{CMR} = 20 \lg \frac{A_{VD}}{A_{VC}} (dB) \qquad (3-8)$$

与差模开环电压增益相类似，K_{CMR} 也是频率的函数。手册中给出的参数均指直流（或低频）时的 K_{CMR}。大多数集成运算放大器的 K_{CMR} 值在 80 dB 以上。

讨论：同样，理想的运放其 K_{CMR} 值也应该是无穷大的。但一枚实际的普通运放其 K_{CMR} 值却十分有限。假定某一枚运放的 K_{CMR} 和开环差模电压增益 A_{VD} 都是 80 dB，则由（3-7）式可计算得到其共模电压增益 $A_{VC} = 1$，同样以图 3-6 所示的同相放大器为例，假设 $R_1 = 1 kΩ$，$R_2 = 99 kΩ$，$V_i = 1 mV$，则采用理想运放构成的同相放大器的计算公式来计算电路的输出 V_o，$V_o = 100 mV$。但是，如果考虑运放的 K_{CMR} 为有限值，其对输出的影响（误差）计算如下：

对运放不难得出：$V_- = V_+ = V_i = 1 mV$

所以，运放的共模输入：$V_{iC} = V_i = 1 mV$

运放输出中的共模分量为：$V_{oc} = A_{VC} \times V_{iC} = 1 mV$

因此，输出信号中有 1% 的误差。

由此可见，在设计高精度电路时应选用高共模抑制比的运放。

7. 电源电压抑制比 K_{SVR}

运算放大器工作于线性区时，输入失调电压随电源电压改变的变化率称为电源电压抑制比。用公式表示时为：

$$K_{SVR} = \frac{\frac{\Delta V_S}{A_{VD}}}{\Delta V_s} = \frac{\Delta V_O}{A_{VD} \cdot \Delta V_s} \qquad (3-9)$$

式中：A_{VD}——运算放大器开环差模电压增益；ΔV_O——电源电压变化时对应的输出电压变化，ΔV_s——电源电压的变化。

有时也可以用下式表示电源电压抑制比（以 dB 为单位），即：

$$K_{SVR} = 20 \lg \frac{\Delta V_O}{A_{VD} \cdot \Delta V_s} \qquad (3-10)$$

讨论：一般来说，提高运算放大器的共模抑制特性也有利于提高它的电源电压抑制比。需要说明的是，对于有些运算放大器，其正负电源电压抑制比并不相同，使用时应予以注意。

8. 输出峰—峰电压 V_{OPP}

它是指在特定的负载条件下，运算放大器能输出的最大电压幅度。正、负向的电压摆幅往往并不相同。目前大多数运算放大器的正、负电压摆幅均大于 10 V。

讨论：应该特别指出的是，在低电源电压工作的运放输出范围不仅要低于手册中给出的输出峰—峰电压 V_{OPP}，也要比电源电压低很多。对双极性的器件，在无负载的情况下，运放的输出范围在 $V_{SS} + 0.1 V \sim V_{CC} - 1.4 V$ 之间。比如，四运放 LM324

在＋5 V 的单电源工作时,其最大输出范围(无负载的情况下)仅为 0.1 V～3.6 V。如果有较重的负载(较小的负载电阻),其输出范围还要显著减小。

新型的轨—轨运算放大器的输出摆幅能接近电源电压。

9. 最大共模输入电压 V_{ICM}

当运算放大器的共模抑制特性显著变坏时的共模输入电压即为最大电压幅度。有时将共模抑制比(在规定的共模输入电压时)下降 6 dB 时所加的共模输入电压值,作为最大共模输入电压。

10. 最大差模输入电压 V_{IDM}

它是运算放大器两输入端所允许加的最大电压差。当差模输入电压超过此电压值时,运算放大器输入级的输入晶体管对应的结(如双极性晶体管的发射结)将被反向击穿,损坏运放。

讨论:与最大共模输入电压 V_{ICM} 不同,最大差模输入电压 V_{IDM} 是一个极限指标,一旦运放输入端接收到的信号超出最大差模输入电压 V_{IDM},将导致器件的损坏。因此,必须在设计中保证运放不会承受超出最大差模输入电压,或者采取适当的保护措施。

3.1.2 集成运算放大器的主要交流参数

1. 开环带宽 SW

运算放大器的开环电压增益值从直流增益下降 3 dB(或直流增益的 0.707 倍)所对应的信号频率称为开环带宽。

讨论:普通运放的开环带宽 SW 只有几～几十千赫兹,如果要处理较高频率的信号时,一定要选用开环带宽 SW 值较大的运放。

2. 单位增益带宽 GB

它是指运算放大器在闭环增益为1倍的状态下,使用正弦小信号驱动时,其闭环增益下降至 0.707 倍时的频率。

讨论:在运算放大器应用中,上述两个频率参数中的单位增益带宽参数显得更为重要。当运算放大器的频率特性具有单极点响应时,其单位增益带宽可表示为:

$$GB = A_{VD} \cdot f \qquad (3-11)$$

式中:A_{VD}——当信号频率为 f 时的实际差模开环电压增益值。

当运算放大器具有多极点的频率响应时,其单位增益带宽与开环带宽没有直接关系,此时采用增益带宽乘积参数表示。运算放大器闭环工作时的频率响应主要决定于单位增益带宽。

还应注意的是,这两个频率参数均指运算放大器小信号工作。如果工作在大信号时,其输入级将工作于非线性区,这时运算放大器的频率特性将会发生明显变化。

下面 3 个参数均用来描述运算放大器大信号工作的频率特性。

3. 转换速率(有时也称为压摆率)SR

在额定的负载条件下,当输入阶跃大信号时,运算放大器输出电压的最大变化率称为转换速率。此参数的含义如图 3-3 所示。

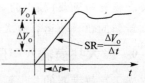

图 3-3 压摆率 SR 的定义

讨论:通常,产品手册中所给出的转换速率均指闭环增益为 1 倍时的值。实际上,在转换期内,运算放大器的输入级是处于开关工作状态,所以运算放大器的反馈回路不起作用,也即运算放大器的转换速率与其闭环作用无关。一般在运算放大器反相运用与同相运用时的转换速率是不一样的,其输出波形的前沿及后沿的转换速率也不相同。普通运算放大器的转换速率约在 1 V/μs。

在设计后级、具有阶跃形式的信号放大、驱动电路时,必须考虑运放的压摆率。

4. 全功率带宽 BW_P

在额定负载条件下,运算放大器闭环增益为 1 倍时,输入正弦信号,使运算放大器输出电压幅度达到最大(在一定的失真度条件下)的信号频率,即为功率带宽。此频率将受到运算放大器转换速率的限制。一般可用下述的近似公式估计 SR 与 BW_P 之间的关系:

$$BW_P = \frac{SR}{2\pi V_{OP}} \qquad (3-12)$$

式中:V_{OP} 运算放大器输出的峰值电压。

讨论:该指标也是用于设计后级或驱动电路时选择运放的关键指标。

5. 建立时间 t_s

运算放大器闭环增益为 1 倍时,在一定的负载条件下当输入阶跃信号后,运算放大器输出电压达到某一特定范围内所需要的时间 t_s 为建立时间。此处所指的特定值范围与稳定值之间的误差区,称为误差带,用 2ε 表示,如图 3-4 所示。此误差带可用误差电压相对于稳定值的百分数(也称为精度)表示。建立时间的长短与精度要求直接有关,精度要求越高,建立时间越长。在 0.1% 精度要求下,高速运算放大器的建立时间约为数百纳秒。

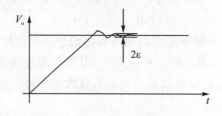

图 3-4 建立时间 t_s 的定义

讨论：在设计大信号或阶跃信号的放大、处理电路时,选择运放应该考虑其建立时间。

6. 等效输入噪声电压 E_N

屏蔽良好的、无信号输入的运算放大器,在其输出端产生的任何交流无规则的干扰电压,称为电路的输出噪声电压。此噪声电压换算到输入端时就称为输入噪声电压(有时也以噪声电流来表示)。就宽带噪声来讲,普通运算放大器的输入噪声电压有效值为 $10\sim20\ \mu V$。

讨论：常规的放大器所能检测的信号不可能小于其等效输入噪声电压 E_N。因此,如果要检测微弱的信号,要么选用等效输入噪声电压 E_N 显著小于欲检测的最小信号的运放,要么采用锁相放大等特殊的电路设计方法和数字信号处理的方法。

7. 差模输入阻抗 R_{ID}

它有时也被称为输入阻抗,是指运算放大器工作在线性区时,两输入端的电压变化量与对应的输入端电流变化量之比。输入阻抗包括输入电阻和输入电容,在低频时仅指输入电阻 R_{ID}。一般产品参数表中给出的数据均指输入电阻。

采用双极型晶体管作为输入级的运算放大器,其输入电阻在几十千欧至几兆欧范围内变化;而场效应晶体管输入级的运算放大器,其输入电阻通常大于 $10^9\ \Omega$。运算放大器若为单端输入时,单端输入阻抗记为 Z_{IS}。

讨论：应该注意区别差模输入阻抗 Z_{ID} 与输入偏置电流 I_{IB} 这两个参数。比如,对于一枚输入偏置电流为 $1\ \mu A$,差模输入电阻为 $1\ M\Omega$ 和开环增益为 10^4 的运放构成的跟随器,根据理论计算,跟随器的闭环输入电阻可达 $10^{10}\ \Omega$。该跟随器用于与具有 $100\ M\Omega$ 内阻的信号源接口似乎没有什么问题(见图 $3-5$),因为跟随器的闭环输入电阻($10^{10}\ \Omega$)远大于信号源内阻($10^8\ \Omega$),但实际上,由于运放的输入偏置电流为 $1\ \mu A$,理论上该电流在信号源内阻上产生的电压高达 $100\ V$,显然,该电路是不可能正常工作的。

8. 共模输入阻抗 Z_{IC}

当运算放大器工作于共模信号时(即运算放大器两输入端输入同一信号),共模输入电压的变化量与对应的输入电流变化量之比,称为共模输入阻抗。在低频情况下,它表现为共模输入电阻 R_{IC}。

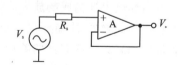

图 $3-5$　差模输入阻抗 Z_{ID} 与输入偏置电流 I_{IB} 的区别

通常,运算放大器的共模输入电阻比差模输入电阻高得多,其典型值在 $10^8\ \Omega$ 以上。

9. 输出阻抗 Z_O

当运算放大器工作于非线性区时,在其输出端加信号电压后,此电压变化量与对应的电流变化量之比,称为输出阻抗。在低频时,即为运算放大器的输出电阻。单端

输出阻抗记为 Z_{OS},双端输出阻抗记为 Z_{OD}。

讨论:通常,普通的运放输出电流小于 10 mA 左右时处于线性工作状态,此时的输出阻抗极低,完全可以忽略其对负载的影响。但是,如果工作在非线性状态,运放的输出阻抗将对电路性能产生很大的影响。

讨论:运算放大器的参数有很多,但放大器类型的选择取决于最关键指标。例如,如果要为交流应用选择一种高输入阻抗的放大器,那么电压失调和漂移可能比偏置电流的重要性小得多,而它们与带宽相比,可能都不重要了。

运算放大器的两个极端性能是最高速度和最高精度。

高速运算放大器以转换速率高、建立时间短和频带宽为特征。快速建立时间对缓冲器、DAC 和多路转换器中的快速变化或切换模拟信号等应用是特别重要的。宽小信号频带在前置放大和处理宽频带交流小信号应用中是很重要的。高转换速率与快速建立时间相关,所以它对处理大幅度失真交流信号也是很重要的,因为大信号带宽与转换速率紧密相关。

最精密单片运算放大器具有如下特性:

(1) 具有极低非调整失调电压、极低偏置电流、极低漂移、极高开环增益(作为积分器和高增益放大器具有的最高精度)和极高共模抑制比。

(2) 低偏置电流和高输入阻抗。这类放大器使用具有高输入阻抗和低漏电电流的结型场效应晶体管(JFET)来处理测量小电流或高内阻的电路,其应用范围从通用的高阻抗电路到积分器、电流电压转换器和对数函数发生器以及高输出阻抗传感器的测量电路,例如光电倍增管、火焰检测器、pH 计和辐射检测器等。

(3) 高精度。由于低失调和漂移电压、低电压噪声、高开环增益和高共模抑制(CMR)而获高精度。此类放大器用于高精度仪器、低电平传感器接口电路、精密电压比较和阻抗变换等。

在许多应用中,要求运算放大器具有非常低的功耗或由单电源供电,主要包括:极低的功耗、高速度/功耗比、单电源和低偏置电流、电源正负限输入输出运算放大器。

由运算放大器构成的放大器的基本形式有同相放大器、反相放大器和基本差动放大器。除此之外,本章还要介绍在仪器电路中有一种经常用到的放大器是具有高输入阻抗和高共模抑制比的差动放人器——仪器放大器。具有增益控制的放大器和隔离放大器也将在本章介绍。

3.2 同相放大器

同相放大器的基本形式如图 3-6 所示。

由图 3-6 不难得出同相放大器的增益 A_d 为:

$$A_d = 1 + \frac{R_2}{R_1}$$

$$(3-13)$$

同相放大器的输入阻抗 r_{i+} 为：

$$r_{i+} = r_i(1 + AF) \qquad (3-14)$$

式中，r_i 为运放的开环输入阻抗，A 为运放的开环增益，F 为电路的反馈系数，即：

$$F = \frac{R_1}{R_1 + R_2} = 1/A_d \qquad (3-15)$$

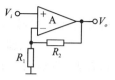

图 3-6 同相放大器的基本形式

目前，大多数集成运算放大器的直流差模开环电压增益均大于 10^4 倍以上。而采用双极型晶体管作输入级的运算放大器，其输入电阻在几十千欧至几兆欧范围内变化，场效应晶体管输入级的运算放大器，其输入电阻通常大于 $10^8\ \Omega$。以输入阻抗较低的采用双极型晶体管作输入级的运算放大器为例，假定其开环输入电阻为 $10^4\ \Omega$，开环增益为 10^4，反馈系数为 $0.1\ \Omega$ 闭环增益为 10），由（3-14）式计算得到的同相放大器的闭环输入电阻为 $10^7\ \Omega$。而如果改用场效应晶体管输入级的运算放大器设计同相放大器，计算得到的同相放大器的闭环输入电阻为 $10^{12}\ \Omega$。由此可以看出，同相放大器的一个特点是输入阻抗高。为了方便和培养同学应该具备的一个工程上的技能——估算。本书在以后涉及到同相放大器的输入阻抗时，均以 r_{i+} 来表示，即指同相放大器所具有的最低在 $10^7\ \Omega$ 以上的输入电阻，而不去刻意指明其具体的数值。实际上，除作为与传感器接口电路或前置放大器外，由于多数电路的输出阻抗都较低，后级电路有 $10^7\ \Omega$ 以上的输入电阻足以满足需要，我们只需要有一个量级上的概念。而在要求输入阻抗特别高时，我们通常都要选用结型场效应管、甚至绝缘栅场效应管输入的运算放大器。但要注意的是，虽然从理论上计算可以得到用普通的运算放大器构成的同相放大器或跟随器的输入电阻可以达到 $10^7\ \Omega$ 以上，而实际上任何一个运算放大器都需要一定的输入偏置电流和漏电电流，因而在设计特别高的输入电阻的同相放大器时，不能仅仅依据理论上由（3-14）式计算得到放大器的输入阻抗，还应选择合适的器件和工艺，才能保证达到设计的指标。

同相放大器具有高输入阻抗的同时，也有易受干扰（由于阻抗高易感应杂散电磁场）和精度低（对运算放大器来说输入端的共模信号等于输入信号）的不足，因而同相放大器常常用于前置放大器，偶尔用于电路中作为阻抗变换或隔离级。

同相放大器的输出阻抗可由下式计算：

$$r'_0 = r_0/(1 + AF) \qquad (3-16)$$

式中，r_0 为运算放大器的开环输出阻抗，一般在几百欧姆以内。由（3-16）式计算得到的闭环输出电阻很小，几乎接近于 0。运算放大器不论是作为同相放大器还是反相放大器，电路都是采用电压负反馈的形式，电路的输出阻抗（闭环输出阻抗）都可由（3-16）式计算，其值都接近于 0。因此，除非特殊要求，对于放大器，本书不再讨论输出阻抗的问题。

在电路中，由于同相放大器经常用于阻抗变换或隔离。图 3-7 所示为一低频交流放大器，为了得到较低的低端截止频率和避免使用过大的电容（电容的体积和价格基本上与其容量和耐压成正比），电路中 R_1 选用比较大的阻值（电阻的体积和价格基本上与其阻值无关）。为避免放大器的输入阻抗对高通滤波器（即阻容耦合电路）的截止频率的影响，采用了同相放大器的形式。但为了消除运算放大器的输入偏置电量的影响，反馈网络采用了"Y"型的形式，目的是使运放两输入端的电阻尽可能地相等。为简单和减少元器件的品种，实际电路中常常取 $R_1=R_2$。如果选取 R_2 远大于 R_3、R_4，则流经的电流可忽略不计，该同相放大器的增益可用下式计算（工程上常常采用这种近似计算的方法并具有足够高的精度）。

$$A = 1 + \frac{R_3}{R_4} \tag{3-17}$$

图 3-8 所示为跟随器，这是同相放大器的一种极端形式，它的电压增益为 1。图中两个电阻 R_1 和 R_2 是平衡电阻，其目的也是为了消除运算放大器的输入偏置电量的影响，如果运放本身的输入阻抗足够高（输入偏置电流足够小）或对电路输出的零点偏移要求不高时，可以省略这两个电阻。

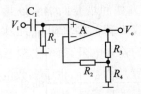

图 3-7 同相放大器的变形

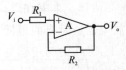

图 3-8 跟随放大器

现在已有现成的同相放大器或跟随器商品芯片，它的体积更小，精度更高，价格也便宜，可靠性更高，在设计时应该考虑选择使用。如美国 MAXIM 公司出品的 MAX4074、MAX4075、MAX4174、MAX4174、MAX4274、MAX4274，美国 BB 公司的 OPA2682、OPA3682 等芯片。这些芯片既可以作为同相放大器，又可以反相放大器。设计高输入阻抗的跟随器时，可以考虑选用美国 BB 公司的 OPA128，其输入偏置电流仅有 75 fA。

3.3 反相放大器

反相放大器的基本形式如图 3-9 所示。

对图 3-9 所示的反相放大器，其输入阻抗就等于 R_1，其增益：

$$A = -\frac{R_2}{R_1} \tag{3-18}$$

反相放大器的优点是性能稳定，缺点是输入阻抗比较低，但一般能够满足大多数场合的要求，因而在电路中应用较多。由于电阻的最大取值不能超过 10 MΩ，如果要提高反相放大器的输入阻抗，则电路的增益就要受到限制。图 3-10 所示的电路可以避免这种限制，既有较高的输入阻抗又可取得足够的增益。如果选取 R_2 远大

于 R_4、R_5，则放大器的增益可用下式近似计算。

$$A = -\frac{R_2}{R_1}\left(1+\frac{R_4}{R_5}\right)$$ (3-19)

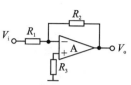

图 3-9 反相放大器的基本形式

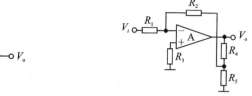

图 3-10 反相放大器的变形

任何一个放大器的带宽总是有限的，为了抑制噪声（一般说来，高频噪声影响比较大，其原因是电阻热噪声和以高频为主的电磁场干扰）和降低成本、简化结构，通常把放大器与滤波器（常常是低通滤波器）设计成一体，所以，实际使用较多的交流反相放大器是图 3-11 所示的形式。在该电路中，电路的低端的截止频率由 C_1 和 R_1 决定，电路的高端的截止频率由 R_1、R_2 和 C_1 决定。

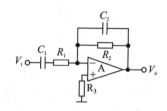

图 3-11 反相放大器的实用形式

3.4 基本差动放大器

采用电路结构完全对称的差动放大器，有利于抑制共模干扰（提高电路的共模抑制比）和减小温度漂移。图 3-12 所示为一基本差动放大器。利用电路的线性叠加原理，先计算输入信号 V_{i1} 作用时电路的输出 V_{O1}。

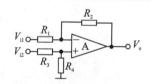

图 3-12 基本差动放大器

$$V_{O1} = -\frac{R_2}{R_1}V_{i1}$$ (3-20)

再计算输入信号 V_{i2} 作用时电路的输出 V_{O2}。

$$V_{O2} = \frac{R_4}{R_3+R_4}\frac{R_1+R_2}{R_1}V_{i2}$$ (3-21)

所以，

$$V_O = V_{O1}+V_{O2} = -\frac{R_2}{R_1}V_{i1}+\frac{R_4}{R_3+R_4}\frac{R_1+R_2}{R_1}V_{i2}$$ (3-22)

如果电路能够做到完全对称，即 $R_1=R_3$，$R_2=R_4$，则（3-22）可改写为：

$$V_O = \frac{R_2}{R_1}(V_{i2}-V_{i1})$$ (3-23)

为分析电路的共模抑制性能,我们做如下变换(参见图 3-13):

$$\begin{cases} V_{ic} = \dfrac{1}{2}(V_{i1}+V_{i2}) \\ V_{id} = (V_{i2}-V_{i1}) \end{cases} \qquad (3-24)$$

或者:

$$\begin{cases} V_{i1} = V_{ic} - \dfrac{1}{2}V_{id} \\ V_{i2} = V_{ic} + \dfrac{1}{2}V_{id} \end{cases} \qquad (3-25)$$

将(3-25)式代入(3-22)式可得:

$$\begin{aligned} V_0 &= \left(\frac{R_4}{R_3+R_4}\frac{R_1+R_2}{R_1}-\frac{R_2}{R_1}\right)V_{ic}+\frac{1}{2}\left(\frac{R_4}{R_3+R_4}\frac{R_1+R_2}{R_1}+\frac{R_2}{R_1}\right)V_{id} \\ &= A_{VC}V_{ic}+A_{VD}V_{id} \end{aligned} \qquad (3-26)$$

式中,$A_{VC}=\left(\dfrac{R_4}{R_3+R_4}\dfrac{R_1+R_2}{R_1}-\dfrac{R_2}{R_1}\right)$,共模电压增益;$A_{VD}=\dfrac{1}{2}\left(\dfrac{R_4}{R_3+R_4}\right.$
$\left.\dfrac{R_1+R_2}{R_1}+\dfrac{R_2}{R_1}\right)V_{id}$,差模电压增益。

由(3-7)式可得基本差动放大器的共模抑制比:

$$\begin{aligned} K_{CMR} &= \frac{A_{VD}}{A_{VC}} \\ &= \frac{\dfrac{1}{2}\left(\dfrac{R_4}{R_3+R_4}\dfrac{R_1+R_2}{R_1}+\dfrac{R_2}{R_1}\right)}{\dfrac{R_4}{R_3+R_4}\dfrac{R_1+R_2}{R_1}-\dfrac{R_2}{R_1}} \end{aligned} \qquad (3-27)$$

为得到最大的共模抑制比,令 $A_{VC}=0$,此时 $K_{CMR}\to\infty$,可得:

$$\frac{R_2}{R_1}=\frac{R_4}{R_3} \qquad (3-28)$$

工程上为了减少器件品种和提高工艺性,常常使:

$$\begin{cases} R_1 = R_3 \\ R_2 = R_4 \end{cases} \qquad (3-29)$$

如果电路中的电阻满足(3-29)式,则电路的差模电压增益:

$$A_{VD}=\frac{R_2}{R_1} \qquad (3-30)$$

但在实际上,电路的共模抑制比不仅仅取决于电阻的匹配精度,还取决于运算放大器的共模抑制比、开环增益和输入阻抗等参数,甚至于电路的分布参数也会影响电路的共模抑制比。再者,电阻也不可能做到完全匹配,假设电阻的误差为,也就是说,电阻的实际值分别为 $R_1(1+\delta_1)$、$R_2(1+\delta_2)$、$R_3(1+\delta_3)$ 和 $R_4(1+\delta_4)$,则可得:

$$A_{VC}=\frac{R_1(1\pm\delta_1)+R_2(1\pm\delta_2)}{R_1(1\pm\delta_1)}\frac{R_4(1\pm\delta_4)}{R_3(1\pm\delta_3)+R_4(1+\delta_4)}-\frac{R_2(1\pm\delta_2)}{R_1(1\pm\delta_1)}$$

$$(3-31)$$

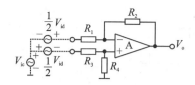

图 3 - 13　基本差动放大器的输入信号分析

在最坏的情况下,即所有的电阻都取最大的误差值 δ,并且取最不利的方向,可得最大的共模电压增益(忽略高阶小量):

$$A_{VC} = \frac{4\delta}{1 + \dfrac{R_1}{R_2}} \tag{3-32}$$

共模抑制比 K_{CMR} 为:

$$K_{CMR} = \frac{1 + |A_{VD}|}{4\delta} \tag{3-33}$$

上式表明,电阻的误差 δ 越小、差动增益 A_{VD} 越大、共模抑制比越高。

在满足(3 - 29)式时,基本差动放大器的差动输入阻抗 $r_{id} = 2R_1$,共模输入阻抗 $r_{ic} = R_1/2$。由于基本差动放大器的输入阻抗较低,它的应用受到很大的限制,通常它用于构成下面要介绍的仪用放大器。

集成化的差动放大器具有更好的性能,主要是共模抑制比和温度性能。这类芯片也有很多,如 INA105、INA106、INA117。

3.5　仪用放大器

在第 2 章中的传感器接口电路中,经常要采用具有高输入阻抗、高共模抑制比的差动放大器。这类放大器精度高、稳定性好,经常用于精密仪器电路和测控电路中,故称为仪用放大器,也称为仪器放大器。

图 3 - 14 所示为并联差动输入仪用放大器(三运放电路)。由于该电路性能优良,广泛地应用在医学仪器中。

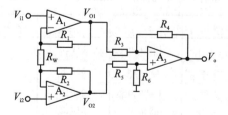

图 3 - 14　并联差动输入仪用放大器(三运放电路)

电路中,输入级由两个同相放大器并联构成。按照 3.2 节中的约定,同相放大器的输入阻抗为 r_{i+},不难得出三运放电路的输入阻抗:差动输入阻抗 $r_{id} = 2r_{i+}$,共模输

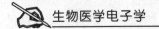

入阻抗 $r_{ic} = r_{i+}/2$。

由于运放两输入端的电压相等，所以：

$$\frac{V_{i1} - V_{i2}}{R_W} = \frac{V_{01} - V_{02}}{R_1 + R_W + R_2} \tag{3-34}$$

即：

$$V_{O1} - V_{O2} = \frac{R_1 + R_W + R_2}{R_W}(V_{i1} - V_{i2}) \tag{3-35}$$

代入(3-35)式，可得放大器前级的差模增益 A_{VD1} 和共模增益 A_{VC1}：

$$A_{VD1} = \frac{R_1 + R_W + R_2}{R_W} \tag{3-36}$$

$$A_{VC1} = 0 \tag{3-37}$$

由(3-36)式可以给出，前级电路不需要匹配电阻，理论上放大器的共模抑制比为无穷大。但这是双端输出的情况，对后级电路而言，共模信号是按系数为1的比例由第一级传输到第二级：$V_{i1} = V_{i2} = V_{iC}$，则 $V_{O1} = V_{O2} = V_{iC}$。所以，三运放总的的差模增益 A_{VD} 为($R_3 = R_5$，$R_4 = R_6$)：

$$A_{VD} = \frac{R_1 + R_W + R_2}{R_W}\frac{R_4}{R_3} \tag{3-38}$$

由上式可以看出，改变 R_W 可以在不影响共模增益的情况下改变三运放电路的差模增益。

三运放电路的共模增益表达式与基本差动放大器相同。

$$A_{VC} = \frac{R_6}{R_5 + R_6}\frac{R_3 + R_4}{R_3} - \frac{R_4}{R_3} \tag{3-39}$$

因此，三运放电路的共模抑制比在电阻匹配精度相同的情况下，要比基本差动放大器高 $\frac{R_4}{R_3}$ 倍。由此可见，由三运放组成的差动放大器具有高共模抑制比、高输入阻抗和可变增益等一系列优点，它是目前医学仪器和仪器仪表中最典型的前置放大器。

图3-15所示为一个实用的三运放电路，常常用于人体心电信号的检测。为了避免外科手术过程中可能存在的高电压进入放大器造成损坏，图中使用了两个微型的氖灯 NL_1、NL_2，作为电压限幅器。微型的氖灯价廉且具有对称性，当两端的电压低于击穿电压时其电阻接近于无穷大，所以它对电路没有负载影响。一旦两端的电压超过其击穿电压(一般为60 V)，则氖灯迅速导通(击穿后，氖灯本身呈负阻特性)，使其两端的电压降低接近于零伏，从而保护了放大器。图中电位器 R_W 用于调整电阻的比例使得电路的共模抑制比最大。调试电路是，在两输入端加载一个1 V左右的信号(一般为50 Hz)，调整电位器 R_W 使电路的输出最小，即共模电压增益最小，从而共模抑制比最大。

顺便指出，如果电路中有需要调整的参数，通常是电阻阻值(有时也需要调整电容值)，把要调整的参数分成两部分：固定部分和可调整部分。在一般的要求时，固定部分的取值为该参数总的标称值的 90%，可变部分为 20%。如图 $3-15$ 中的 R_{11} 和 R_W。在要求比较高时，固定部分的取值为该参数总的标称值的 99%，可变部分为 2%。

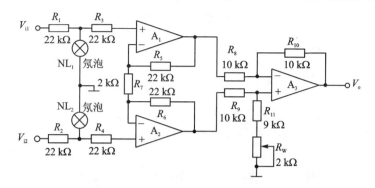

图 $3-15$ 实用并联差动输入仪用放大器(三运放电路)

图 $3-16$ 所示是串连型差动放大器的原理电路。它是由两个同相放大器串连而成，所以，又常常称之为双运放电路。

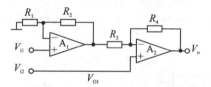

图 $3-16$ 串连差动输入仪用放大器(双运放电路)

利用电路线性叠加原理，先计算输入信号 V_{i1} 作用时电路的输出 V_{O1}。

$$V_{O1} = -\frac{R_4}{R_3}\frac{R_1+R_2}{R_1}V_{i1} \qquad (3-40)$$

再计算输入信号 V_{i2} 作用时电路的输出 V_{O2}。

$$V_{O2} = \frac{R_3+R_4}{R_3}V_{i2} \qquad (3-41)$$

所以，

$$V_O = V_{O1} + V_{O2}$$

$$= -\frac{R_4}{R_3}\frac{R_1+R_2}{R_1}V_{i1} + \frac{R_3+R_4}{R_3}V_{i2} \qquad (3-42)$$

令 $V_{i1} = V_{i2} = V_{iC}$，可得：

$$V_{OC} = (\frac{R_3+R_4}{R_3} - \frac{R_4}{R_3}\frac{R_1+R_2}{R_1})V_{iC} \qquad (3-43)$$

$$A_{VC} = \frac{R_3+R_4}{R_3} - \frac{R_4}{R_3}\frac{R_1+R_2}{R_1} \qquad (3-44)$$

令 $R_1 = R_4$，$R_2 = R_3$，则 $A_{VC} = 0$。电路的共模抑制比最大。此时 $(3-42)$ 式可以改写成：

$$V_O = -\frac{R_1 + R_2}{R_2}V_{i1} + \frac{R_1 + R_2}{R_2}V_{i2}$$

$$= \frac{R_1 + R_2}{R_2}(V_{i2} - V_{i1}) \tag{3-45}$$

令 $V_{i2} = -V_{i1} = V_{ic}/2$，则(3-45)式可以改写为：

$$V_{Od} = \frac{R_1 + R_2}{R_2}V_{id} \tag{3-46}$$

即电路的差模增益为 $(1 + R_1/R_2)$。

同样，不难得到双运放电路的输入阻抗：差动输入阻抗 $r_{id} = 2\,r_{i+}$，共模输入阻抗 $r_{ic} = r_{i+}/2$。

现在已有很多种仪用放大器，如美国 Analog Device 公司的 AD620、AD623；BB公司的 INA114、INA118、MAXIM 公司的 MAX4194、MAX4195、MAX4196、MAX4197 等，都具有十分优良的性能。

在往后的内容里，读者应该充分地注意：本教材在介绍原理所用的电路并不适合于实际应用，至少不是实际应用中较好的选择。实际应用中应该选用集成化的器件，选用那些尽可能将所需要功能集成在一个芯片上、且满足参数、性能要求的集成电路来设计所需要的电路。

3.6 可变增益放大器

为了增加医学仪器的动态范围和改变电路的灵敏度以适应不同的工作条件，经常需要改变放大器的增益。通过改变反馈网络的反馈系数，即电阻的比例，同相放大器和反相放大器都很容易改变增益。图 3-17 所示是一个可变增益的同相放大器的原理图。显然，改变变阻器 R_W 的阻值可以连续地改变放大器的增益。

在实际电路中，往往需要分段地改变放大器增益。把 R_W 换成阻值不同的若干个电阻并用开关切换，就成了实际电路中常用的可变增益放大器。图 3-18 和图 3-19 分别给出了同相可变增益放大器和反相可变增益放大器的实用形式（请注意模拟开关的公丌端接地或输出端，目的是减少模拟开关漏电的影响）。

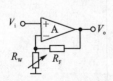

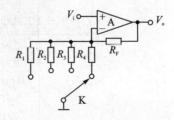

图 3-17　同相可变增益放大器的原理　　图 3-18　同相可变增益放大器的实用形式

现代医学仪器几乎无一例外地采用微处理器或微控制器作为系统的控制核心，

因而可变增益放大器总是采用数控放大器的形式。用模拟开关代替图 3-17 和图 3-18 的可变电阻或波段开关可得到数控增益放大器,如图 3-20 所示。

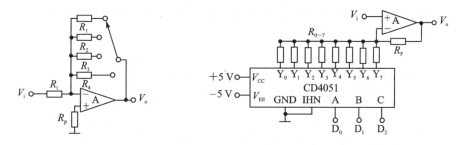

图 3-19　反相可变增益放大器的实用形式　　　图 3-20　采用模拟开关的可变增益放大器

采用模拟开关的可变增益放大器,结构复杂,可变增益级数少。如果采用数字电位器则可以简化电路,增加可变增益的级数。采用数字电位器的可变增益放大器如图 3-21 所示。

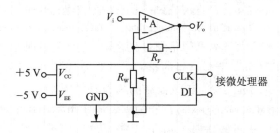

图 3-21　采用数字电位器的可变增益放大器

集成化的可变增益放大器有很多品种。单端输入的可变增益放大器有 PGA100、PGA103,差动输入的可变增益放大器有 PGA204、PGA205 等。

3.7　隔离放大器

为了提高系统的抗干扰性能、安全性能和可靠性,现代医学仪器经常采用隔离放大器。所谓隔离放大器,是指前级放大器与后级放大器之间没有电的联系,而是利用光或磁来耦合信号。目前采用较多的是光耦合器件。用光来耦合信号的器件叫光电耦合器,其内部有作为光源的半导体发光二极管和作为光接收的光敏二极管或三极管。图 3-22 给出了常见的几种光电耦合器的内部电路。

图 3-23 给出了几种不同类型的光电耦合器件的传输特性。由图可知,硅光敏二极管型具有良好的传输线性和较宽的线性范围,但由于其没有任何放大环节,故传输增益最小;硅光敏三极管型具有一定的传输增益,但其小电流增益与大电流增益严重不一致,将导致传输线性较差;达林顿型由于经过两次电流放大,故其传输增益最大,但传输线性最差。一般使用硅光敏三极管或达林顿型光电耦合器作为模拟信号

传输时,应合理地选择工作点,并将其工作范围限制在近似的线性传输区。在要求低失真和宽频带的高性能传输时,宜用光敏二极管型,这时可采用外接放大器来弥补其传输增益低的缺点。

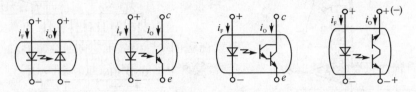

图 3-22　常见光电耦合器的内部电路

光电耦合器的传输速度是指信号由输入至输出所需的传输时间,有时也用响应速度来描述,无论是逻辑信号传输,还是模拟信号传输,都希望有较高的传输速度。几种光电耦合器中,传输速度最快的是光敏二极管型,光敏三极管型次之,最慢的是达林顿型。传输速度除与器件材料特性、电路结构有关外,也和器件的工作状态有关,例如,光敏三极管的负载增大时,将导致传输速度变慢。若将光敏三极管的基极并连一个电阻到地,使基区中的光生空穴能泄漏到地,也可明显地提高器件的传输速度。

光电耦合器由于输入与输出间是通过光来耦合的,从原理上讲,输入与输出间有完全的电气隔离,但是由于结构材料的影响以及难免的漏电与分布电容存在,使输入与输出间的隔离特性不完全,光电耦合器隔离特性通常由隔离电阻 R_{ISO}、隔离耐压 V_{ISO} 和隔离电容 C_{ISO} 来描述,光电耦合器的 R_{ISO} 通常可达 1 011 Ω 以上,V_{ISO} 可大于 2.5 kV,C_{ISO} 主要取决于封装结构,一般可小于 1 pF。

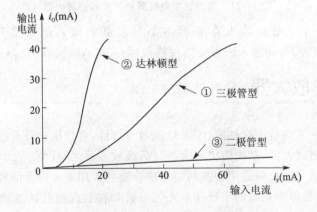

图 3-23　几种光电耦合放大器的传输特性

图 3-24 所示为采用光电耦合器的光电隔离放大器。前级电路把输入电压信号转换成与之成正比的电流信号,经光电耦合器耦合到后级,光电耦合器中的硅光敏三极管输出电流信号,运放 A_2 把电流信号转换成电压信号。图中使用三极管 T 补偿光电耦合器的非线性。即便如此,在要求较高时仍然难以消除由于光电耦合器的非线性。原因之一是晶体三极管的非线性与光电耦合器的非线性并不完全一致。

图 3-25 中的电路采用两个光电耦合器,这样可得到较高的线性。

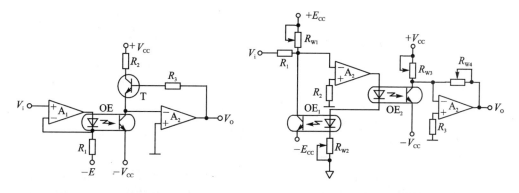

图 3-24　光电耦合放大器　　　　　图 3-25　线性光电耦合放大器

图 3-26 所示的电路不仅具有更好的线性,电路也简单。由于采用了封装在一个芯片内的一对光电耦合器,所以电路的线性更好。

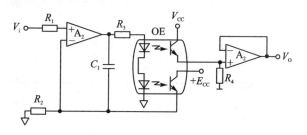

图 3-26　性能优良的线性光电耦合放大器

应该注意的是,光电隔离放大器的前、后级之间不能有任何电的连接。即使是"地线"也不能连接在一起,前、后级也不能共用电源,否则就失去了隔离的意义。一般前级放大器可以采用电池供电,或采用 DC/DC 变换器供电。

光电耦合器中的发光二极管的工作电流极限值通常为 30 mA,超过发光二极管的电流极限值将导致光电耦合器的损坏。因而光电隔离放大器的设计主要是设置光电耦合器的工作电流。

用集成化的光电隔离放大器,可以提高医学仪器的可靠性及其他性能。如美国 BB 公司出品的 ISO164、ISO174 和 ISO254 把光电耦合器和前级差动放大器、后级缓冲输出放大器全部集成在一个芯片上。而美国 ADI(Analog Device Inc.)公司的 AD215 不仅把光电耦合器和前级差动放大器、后级缓冲输出放大器全部集成在一个芯片上,还把隔离电源也集成到芯片上。采用集成化的光电隔离放大器可以大幅度地提高电路的性能。

在医学仪器中选用集成化的光电隔离放大器,必须注意对其隔离电压的要求。比如,在生物电检测类仪器(像心电图机、脑电图机等)要求隔离电压为 4 000 V。

思考题与习题

3-1 请查阅数据手册或上网搜索,找到 LM324、LF347、OP07 和 TCL7650 参数表,列出这 4 种器件的主要参数并进行对比分析。

3-2 找一找,目前在某项和某些主要参数处于领先水平的运算放大器。

3-3 请选择合适的运放、电源并设计一个同相放大器,要求其增益为 10 倍,信号源内阻为 100 MΩ 和信号幅值为 10 mV。

3-4 反相放大器与同相放大器在性能上有何不同?它们各自适合什么场合?

3-5 请选择合适的运放、电源并设计一个反相放大器,要求其增益为 100 倍和由于运放开环增益有限所引起的增益误差小于 1%,信号源内阻为 100 kΩ 和信号幅值为 10 mV。

3-6 图 3-27 所示为一个桥式放大器电路,试求该放大器的输出电压 V_o。图中 R_w 的作用是什么?

3-7 图 3-28 所示为单臂桥式电路,请推导电路 V_o 的计算公式,并根据计算公式说明其特点。如果 $V_f = 10$ V, $R_0 = 100$ Ω, $\delta = 1\%$,请计算输出电压。如果要使失调电压和失调电流所引起的输出均小于 1 mV,那么要求运放的失调电压和失调电流各为多少?

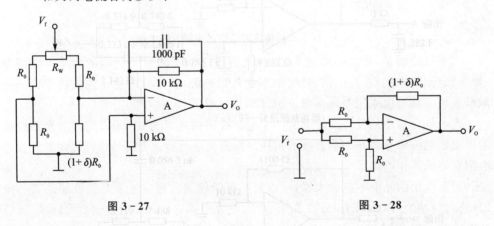

图 3-27   图 3-28

第 **4** 章

信号滤波

本章学习要点

1. 理想滤波器的幅频特性;

2. 几种滤波器的响应函数及其特点;

3. 滤波器的阶数;

4. 实际模拟滤波器的频率特性与滤波器参数的确定;

5. 常用滤波器的种类及其特点;

6. 有源滤波器的种类与特点;

7. 滤波器响应函数、阶数和电路形式的选择;

8. 几种常用的有源滤波器的设计方法:公式法、(归一化)图表法、计算机辅助设计法和类比法;

9. 数字滤波器的基本知识。

4.1 引　言

从传感器拾取的信号中,不可避免地混杂有噪声和干扰,特别是在生物医学信号的测量中,相对于十分微弱的有用信号,往往存在高出几个数量级的干扰和噪声。为了保证生物医学信号测量的正确性,必须采取抗干扰和抑制噪声的措施。一般说来,干扰指的是来自系统外部的无用信号,噪声是系统内部产生的无用信号,为了得到无污染的有用信号,需要将它们与有用信号分离开。为了方便起见,本章不去刻意区别干扰和噪声,对与有用信号混在一起的干扰信号和噪声信号统称为噪声,而将有用信号简称为信号。

信号滤波是抑制噪声的主要方法之一,其任务是在保证有用信号正常传递的情况下,将噪声对测量的影响减到所允许的程度。之所以这样说,是因为:(1)对任何具有一定带宽的信号,只有有限个频率点的信号可以用电路的方式衰减到0(而且只有在理论上),而噪声总是具有无限带宽的;(2)一个实际滤波电路,其成本、电路和工艺的复杂程度、电路的体积和重量往往与对噪声衰减的程度成正比。

按滤波器的频率特性可以分为 4 种基本类型:低通(LPF,low pass filter)、高通(HPF,high pass filter)、带通(BPF,band pass filter)和带阻(BEF,band eliminator filter)。图 4-1 表示了这 4 种滤波器的幅频特性。图中的虚线为理想特性曲线,实线为实际特性曲线。K_O 为频率特性的幅值,称为通带增益。ω_c 为幅值下降 3 dB 时所对应的频率,称为截止频率。ω_{C1} 和 ω_{C2} 分别称为低端和高端截止频率。为滤波器的固有频率,称为谐振频率或中心频率。B 称为滤波器的频带宽度,简称为带宽。

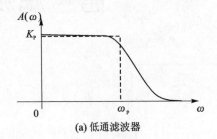

(a) 低通滤波器

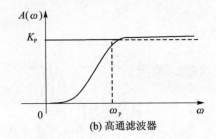

(b) 高通滤波器

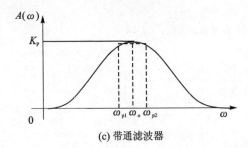

(c) 带通滤波器

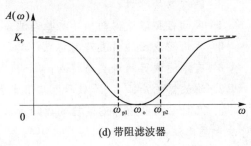

(d) 带阻滤波器

图 4-1　4 种基本滤波器的理想幅频特性和实际幅频特性

从滤波器的电路组成,可以分为

(1) LC 无源滤波器

滤波器由电感 L 和电容 C 组成的无源电抗网络。LC 无源滤波器具有良好的频率选择特性。损耗小、噪声低、灵敏度低,其缺点是电感元件体积大,特别是在低频及超低频频带范围内,电感元件的体积更加庞大、品质因素低,不便于小型化和集成化,因而在测控系统中很少应用。

(2) RC 无源滤波器

滤波器由电阻 R 和电容 C 组成。RC 无源滤波器的优点是体积小,便于集成化。缺点是损耗大。RC 无源滤波器通常只用于要求不高的场合。

(3) RC 有源滤波器

滤波器由有源器件、电阻 R 和电容 C 组成。RC 无源滤波器的缺点是损耗大,但若在 RC 无源滤波器中引入具有信号放大作用的有源器件,如晶体管、运算放大器等,补偿信号的损失,使得滤波器既损耗小,性能好,体积也小。特别是随着微电子技术的发展,已有各种形式的 RC 有源滤波器集成电路出现。实际上,由于 RC 有源滤波器具有一系列良好的特性,是目前测控系统中主要的滤波器应用形式。因而本章主要介绍 RC 有源滤波器的设计。

(4)由特殊元件构成的无源滤波

这类滤波器主要有压电陶瓷滤波器、晶体滤波器和声表面波滤波器等。这些滤波利用特殊元件通过电能与机械能、分子振动能之间的相互转换,并利用器件的固有谐振频率实现频率的选择。这类滤波器多用于对某单一频率的带通或带阻滤波,其品质因素可达数千至数十万,稳定性也很高。但由于其品种系列有限,调整不便,仅能用于少数几个频点。

4.2 滤波器的主要特性指标

1. 特征频率

$f_P = \omega_P/(2\pi)$ 为通带与过渡带边界点的频率,在该点信号的增益下降到一个人为规定的下限值,这个频率又称为通带截止频率。$f_r = \omega_r/(2\pi)$ 为阻带与过渡带边界点的频率,在该点信号的衰减下降到一个人为规定的下限值,这个频率又称为阻带截止频率。工程中常常以信号功率衰减到 1/2(信号幅值衰减 3 dB)时的频率/(2π) 作为通带和阻带的边界点,又称为转折频率。当选取 3 dB 作为增益下降的下限值时,$f_P(\omega_P)$ 就是 $f_C(\omega_C)$。图 4-2(a)、(b)分别示出了低通和高通滤波器幅频特性中的 ω_P、ω_C 和 ω_r。而对于带通和带阻滤波器,在它们的通带或阻带中心频率 $\omega_0(f_0)$ 的两侧各有一组 ω_P、ω_C 和 ω_r。分别如图 4-2(c)、(d)所示。

$f_0 = \omega_0/(2\pi)$ 为滤波器的固有频率,也就是谐振频率。对于带通和带阻滤波器,则是它们的中心频率。

2. 带宽

带通或带阻滤波器的带宽定义为:

$$B = f_{C2} - f_{C1} \tag{4-1}$$

或用角频率表示:

$$\Delta\omega = \omega_{C2} - \omega_{C1} \tag{4-2}$$

3. 增益与衰减

滤波器在通带内的增益 K_P 并非为常数。对于低通滤波器,通带增益一般是指频率 $\omega=0$ 处的增益;对于高通滤波器,通带增益一般是指频率 $\omega\to\infty$ 时的增益;对于带通滤波器,通带增益一般是指中心频率处的增益;对于带阻滤波器,则给出的是阻带衰减,通常定义为通带与阻带中心频率处增益之差。

通带增益的变化量 ΔK_P 是指通带中各点增益的最大变化量,通常用 dB 值来表示。通带增益的变化量 ΔK_P 又常常称为通带波纹。

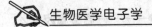

4. 阻尼系数与品质因素

阻尼系数 α 表征了滤波器对角频率为 ω_0 信号的阻尼作用,是滤波器中表示能量衰减的一项指标。

α 的倒数称为品质因素 Q,是评价带通和带阻滤波器的频率选择性的一个重要指标。可以证明:

$$Q = \frac{\omega_0}{\Delta\omega} = \frac{f_0}{B} \tag{4-3}$$

式中:ω_0 或 f_0 为滤波器中心频率,通常等于滤波器的固有频率。$\Delta\omega$ 或 B 为通带或阻带滤波器的 3 dB 带宽。

5. 灵敏度

滤波器由若干元件构成,每个元件的参数值的变化都会影响滤波器的性能。把滤波器某一性能指标 y 对某一元件参数变化的灵敏度记作 S_x^y。定义为:

$$S_x^y = \frac{\mathrm{d}y/y}{\mathrm{d}x/x} \tag{4-4}$$

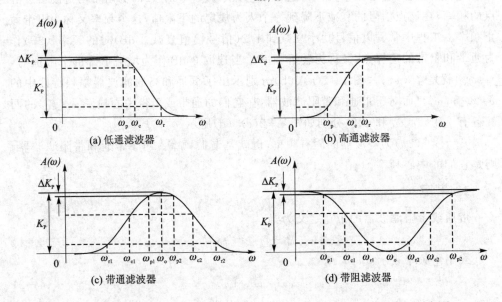

(a) 低通滤波器

(b) 高通滤波器

(c) 带通滤波器

(d) 带阻滤波器

图 4-2 4 种基本滤波器的实际幅频特性及其主要特性指标

6. 群延时函数

在对信号波形失真有较高要求时,则不仅需要滤波器的幅频特性满足设计要求,滤波器的相频特性也要满足一定的要求。在滤波器的设计中常用滤波器的群延时函数来评价信号经滤波器后相位失真的程度。群延时函数定义为:

$$\tau(\omega) = \frac{\mathrm{d}\Phi(\omega)}{\mathrm{d}\omega} \tag{4-5}$$

其中,$\Phi(\omega)$是滤波器相频特性。

4.3 滤波器的传递函数与频率特性

滤波器的理想特性是不可能在物理上实现的,但可以用下式的传递函数对理想特性加以逼近。

$$K(S) = \frac{b_0 S^m + b_1 S^m + \cdots + b_{m-1}S + b_m}{S^n + a_1 S^{n-1} + \cdots + a_{n-1}S + a_n} \tag{4-6}$$

式中:$S = \sigma + j\omega$ 为拉氏变量,分子和分母中的各系数 a_1、b_k 是由电路结构与元件参数值所决定的实常数。为保证线性网络的稳定性,分母中的各系数均应为正,并且要求 $m > n$。n 称为网络(传递函数)的阶数,反映了电路的复杂程度。滤波器的幅频特性逼近理想频率特性的程度取决于传递函数的阶数 n,图 4-3 给出了不同阶数的巴特沃斯低通滤波器的幅频特性。

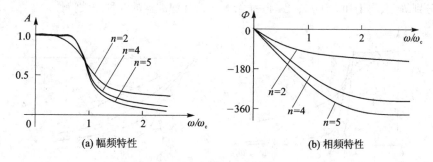

(a) 幅频特性   (b) 相频特性

图 4-3 不同阶数的巴特沃斯低通滤波器的频率特性

对于高阶滤波器的传递函数,可以把它分解为多个二阶函数(当 n 为偶数时)或一个一阶函数和多个二阶函数(当 n 为奇数时)的乘积。也就是说,一个 n 阶的滤波器可以用多个二阶滤波器(当 n 为偶数时)或一个一阶滤波器和多个二阶滤波器(当 n 为奇数时)级联而成。因此,二阶滤波器是基本的滤波器。

二阶滤波器传递函数的一般形式为:

$$K(S) = \frac{b_0 S^2 + b_1 S + b_2}{S^2 + a_1 S + a_2} \tag{4-7}$$

为了使其具有更为明显的物理意义,令 $a_1 = \alpha\omega_0$,$a_2 = \omega_0^2$,则(4-2)式可以改写成:

$$K(S) = \frac{b_0 S^2 + b_1 S + b_2}{S^2 + \alpha\omega_0 S + \omega_0^2} \tag{4-8}$$

式中:α 为阻尼系数,为固有频率。当系数 b_k 取不同的值时,可以得到不同特性的滤波器。

1. 低通滤波器：$b_0 = b_1 = 0$，$b_2 = K_0 \omega_0^2$

$$K(S) = \frac{K_0 \omega_0^2}{S^2 + \alpha \omega_0 S + \omega_0^2} \qquad (4-9)$$

2. 高通滤波器：$b_0 = K_0$，$b_1 = b_2 = 0$

$$K(S) = \frac{K_0 S^2}{S^2 + \alpha \omega_0 S + \omega_0^2} \qquad (4-10)$$

3. 带通滤波器：$b_0 = b_2 = 0$，$b_1 = K_0 \alpha \omega_0$

$$K(S) = \frac{K_0 \alpha \omega_0 S}{S^2 + \alpha \omega_0 S + \omega_0^2} \qquad (4-11)$$

4. 带阻滤波器：$b_0 = K_0$，$b_1 = 0$，$b_2 = K_0 \omega_0^2$

$$K(S) = \frac{K_0 (S^2 + \omega_0^2)}{S^2 + \alpha \omega_0 S + \omega_0^2} \qquad (4-12)$$

当(4-7)式中的 α_1 和 α_2 取值不同时，同一形式的滤波器又具有不同的滤波性能，其区别主要取决于阻尼系数的不同，使得滤波器的通带波纹、阻带衰减速度和相位等特性不同。按滤波特性可将滤波分为3种类型：最大平坦型、纹波型和恒延时型，对应的阻尼系数 α 分别等于、小于和大于$\sqrt{2}$。图4-4给出了低通滤波器的3种滤波特性。

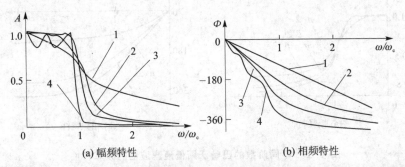

(a) 幅频特性 　　　　 (b) 相频特性

1-五阶贝塞尔滤波器　2-五阶巴特沃斯滤波器　3-五阶通带波纹为0.5dB的切比雪夫滤波器
4-五阶通带波纹为2dB的切比雪夫滤波器

图4-4　不同逼近函数的低通滤波器的频率特性

这3种类型的滤波器又分别称为巴特沃思(逼近)滤波器、切比雪夫(逼近)滤波器和贝塞尔(逼近)滤波器。

1. 巴特沃思逼近

这种逼近的原则是使滤波器的幅频特性在通带内最为平坦，并且单调变化。但这种滤波器在阻带的衰减较为缓慢，选择性较差。

图4-3给出了 n=2,4,5 阶3种巴特沃思低通滤波器的幅频与相频特性。由图4-4(a)可知，幅值 A 随频率单调下降，随着电路阶数 n 的增加逐渐向理想的矩形逼近。这种规律也适用于其他逼近方法。滤波器的截止频率定义为幅值下降3 dB时所对应的频率，其值等于固有频率，即 $\omega_c = \omega_0$。滤波器的相频特性是非线性的，如

图 4-4(b)所示,所以,不同频率的信号通过滤波器后会有不同的相移,而且随着电路阶数 n 的增加,相频特性的非线性逐渐增加,相频特性变坏。

对于二阶的滤波器,巴特沃思滤波器的 $\alpha=\sqrt{2}$。

2. 切比雪夫逼近

这种逼近的原则是允许滤波器的幅频特性在通带内有一定的波动量 ΔK_P,所以,在电路阶数一定的情况下,其幅频特性更接近理想的矩形。切比雪夫滤波器的幅频特性在阻带内具有较陡的衰减特性,选择性好,且波动越大,选择性越好。由于切比雪夫滤波器的幅频特性在通带内存在波纹,所以又称之为波纹型滤波器。

对于二阶的滤波器,切比雪夫滤波器的 $\alpha<\sqrt{2}$。

3. 贝塞尔逼近

与前两种不同,这种逼近的原则是使滤波器的相频特性在通带内具有最高的线性度。群延时函数最接近于常量,从而使因滤波器的相频特性引起的失真最小。这种滤波器通常用于要求信号失真小、信号频率较高的场合。

对于二阶的滤波器,贝塞尔滤波器的 $\alpha=\sqrt{3}$。

4.4 有源滤波器的设计

在设计滤波器之前,先要确定滤波器的如下性能:

(1)滤波器的类型。包括所设计的滤波器为低通,还是高通、带通、或是带阻,和滤波器的逼近函数:是巴特沃斯,还是切比雪夫,或是贝塞尔。

(2)滤波器的通带截止频率和阻带截止频率、以及通带增益和阻带衰减。

(3)滤波器的阶数。

(4)滤波器的其他要求,如通带波纹、线性相频特性等。

由于高阶的滤波器可以由若干二阶或/和三阶有源滤波电路构成,而用一个运算放大器专门构成一个一阶的滤波器不划算(在同相或反向放大器中加一个电容就实现了具有一定增益的一阶滤波器,或者说放大器和滤波器合而为一)。因此,本节主要讨论二阶和三阶或以上的有源滤波电路设计。

有源滤波器的设计方法通常有公式法、(归一化)图表法、计算机辅助设计法和类比法。公式法概念清晰明确,但计算复杂、工作量大。图表法是长期以来工程上常用的方法,简单易行,但需要一套完整复杂的表格,由于计算机辅助设计的发展,图表法已逐渐被人放弃。图 4-5 是压控电压源滤波电路基本结构,点划线框内由运算放大器与电阻组成。计算机辅助设计法可以在计算机的辅助下得到有源滤波器中的各个元件的参数,并可利用计算机进行仿真得到滤波器的幅频和相频特性。如果对设计的滤波器特性不满意,还可以反复优化,直到得到满意的滤波器为止。类比法是以经实践证明效果良好的滤波器为蓝本,按照一定的规则改变滤波器的元件参数,得到所需性能的新滤波器,类比法经常在实际工作中采用。

4.4.1 滤波器的公式法设计

1. 压控电压源型滤波电路

R 和 R_0 构成的同相放大器称为压控电压源,压控电压源也可以由任何增益有限的电压放大器实现,如使用理想运算放大器,压控增益 $K_f = 1 + R_0/R$,该电路传递函数为:

$$H(s) = \frac{K_f Y_1 Y_2}{(Y_1 + Y_2 + Y_3 + Y_4)Y_5 + [Y_1 + (1 - Kf)Y_3 + Y_4]Y_2} \quad (4-13)$$

式中,$Y_1 \sim Y_5$——所在位置元件的复导纳,对于电阻元件 $Y_i = 1/R_i$,对于电容元件 $Y_i = (C_i (i = 1 \sim 5)$。

$Y_1 \sim Y_5$ 选用适当电阻 R、电容 C 元件,该电路可构成低通、高通与带通 3 种二阶有源滤波电路。

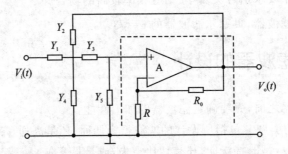

图 4-5 压控电压源型二阶滤波器的基本结构

(1) 低通滤波电路

在图 4-5 中,取元件 Y_1 与 Y_2 为电阻,Y_3 与 Y_5 为电容,$Y_4 = 0$(开路),可构成低通滤波电路,如图 4-6(a)所示。其传递函数的形式与式(4-9)相同,滤波器的参数为:

$$K_p = K_f = 1 + \frac{R_0}{R} \quad (4-14)$$

$$\omega = \frac{1}{\sqrt{R_1 R_2 C_1 C_2}} \quad (4-15)$$

$$\alpha \omega_0 = \frac{1}{C_1}\left(\frac{1}{R_1} + \frac{1}{R_2}\right) + \frac{1 - K_f}{R_2 C_2} \quad (4-16)$$

(2) 高通滤波电路

在图 4-5 中,取元件 Y_3 与 Y_5 为电阻,Y_1 与 Y_2 为电容,$Y_4 = 0$(开路),可构成高通滤波电路,如图 4-6(b)所示,该电路相当于图 4-6(a)的低通电路中,电阻 R 与电容 C 位置互换,其传递函数的形式与式(4-10)相同,滤波器参数为:

$$K_p = K_f = 1 + \frac{R_0}{R} \tag{4-17}$$

$$\omega = \frac{1}{\sqrt{R_1 R_2 C_1 C_2}} \tag{4-18}$$

$$\alpha\omega_0 = \frac{1}{R_2}\left(\frac{1}{C_1} + \frac{1}{C_2}\right) + \frac{1-K_f}{R_1 C_1} \tag{4-19}$$

(3) 带通滤波电路

用压控电压源构成的二阶带通滤波电路有多种形式,以图 4 - 4 为基本结构可构成两种带通滤波电路。如果取 Y_2 与 Y_4 为电容,其余为电阻,如图 4 - 6(c)所示,其传递函数形式与式(4 - 11)相同,滤波电路参数为:

$$K_p = K_f\left[1 + \left(1 + \frac{C_1}{C_2}\right)\frac{R_1}{R_3} + (1-K_f)\frac{R_1}{R_2}\right]^{-1} \tag{4-20}$$

$$\omega_0 = \sqrt{\frac{R_1 + R_2}{R_1 R_2 R_3 C_1 C_2}} \tag{4-21}$$

$$\frac{\omega_0}{Q} = \frac{1}{R_1 C_1} + \frac{1}{R_3 C_1} + \frac{1}{R_3 C_2} + \frac{1-K_f}{R_2 C_1} \tag{4-22}$$

(4) 带阻滤波电路

用压控电压源构成的二阶带阻滤波器也有多种形式,图 4 - 7 是一种基于 RC 双 T 网络的二阶带阻滤波器,为使其传递函数具有式(4 - 12)的形式,双 T 网络必须具有平衡式结构,$R_1 R_2 C_3 = (R_1 + R_2)(C_1 + C_2)R_3$,或 $R_3 = R_1 // R_2$,$C_3 = C_1 // C_2$。可以证明,在这样的电路中 R、C 元件位置互换,仍为带阻滤波电路。通常情况下,电容取值为 $C_1 = C_2 = C_3/2 = C$,$R_1 = R_2 = 2R_3 = R$。在上述条件下,滤波器参数为:

$$K_p = K_f = 1 + \frac{R_0}{R} \tag{4-23}$$

$$\omega_0 = \frac{1}{RC} \tag{4-24}$$

$$\frac{\omega_0}{Q} = \frac{2}{RC} \quad (K_f = 1 \text{ 时}) \tag{4-25}$$

图 4 - 7(a)所示的电路不便于调节电路的 Q 值和电路容易自激振荡(正反馈过强)。采用图 4 - 7(b)所示的电路可以改进上述问题。在采用图 4 - 7(b)所示的带阻滤波电路时,相应的滤波电路参数计算改用下列各式。

$$K_p = 1 \tag{4-26}$$

$$\omega_0 = \frac{1}{RC} \tag{4-27}$$

$$\frac{\omega_0}{Q} = \frac{4}{RC}(1-\beta) \tag{4-28}$$

式中:β 为电位器的分压比(反馈系数)。

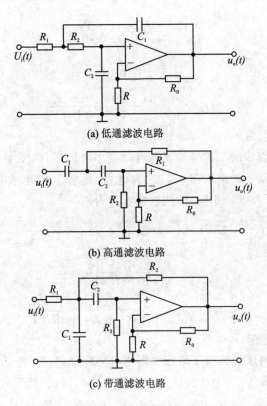

(a) 低通滤波电路

(b) 高通滤波电路

(c) 带通滤波电路

图 4 - 6　压控电压源型二阶滤波电路

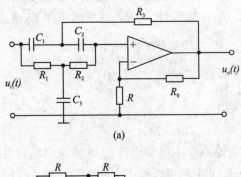

(a)

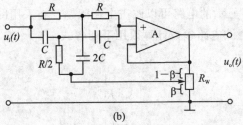

(b)

图 4 - 7　压控电压源型二阶带阻滤波电路

2. 无限增益多路反馈型滤波电路

无限增益多路反馈型滤波电路是由一个理论上具有无限增益的运算放大器与多路反馈网络构成的滤波电路。无限增益多路反馈型滤波电路与压控电压源电路一样,也可以构成多种二阶滤波电路。图4-8是由单一运算放大器构成的无限增益多路反馈二阶滤波电路的基本结构,其传递函数为:

$$H(s) = -\frac{Y_1 Y_2}{(Y_1 + Y_2 + Y_3 + Y_5)Y_4 + Y_2 Y_3} \tag{4-29}$$

式中:$Y_1 \sim Y_5$ 为各元件的复导纳,其意义与式(4-13)相同。

$Y_1 \sim Y_5$ 选用适当 RC 元件,可构成低通、高通或带通二阶滤波电路,但不能构成带阻滤波电路。

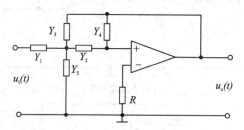

图4-8 无限增益多路反馈型二阶滤波电路基本结构

(1) 低通滤波电路

在图4-8中,取 Y_4 与 Y_5 为电容,其余为电阻,可构成低通滤波电路,如图4-9(a)所示,其传递函数的形式与式(4-9)相同,滤波器参数为:

$$K_p = -\frac{R_3}{R_1} \tag{4-30}$$

$$\omega_0 = \frac{1}{\sqrt{R_2 R_3 C_1 C_2}} \tag{4-31}$$

$$\alpha \omega_0 = \frac{1}{C_1}\left(\frac{1}{R_1} + \frac{1}{R_2} + \frac{1}{R_3}\right) \tag{4-32}$$

(2) 高通滤波电路

在图4-8中,取 Y_4 与 Y_5 为电阻,其余为电容,可构成高通滤波电路,如图4-9(b)所示,其传递函数的形式与式(4-10)相同,滤波器参数为:

$$K_p = -\frac{C_1}{C_3} \tag{4-33}$$

$$\omega_0 = \frac{1}{\sqrt{R_1 R_2 C_2 C_3}} \tag{4-34}$$

$$\alpha \omega_0 = \frac{C_1 + C_2 + C_3}{R_2 C_2 C_3} \tag{4-35}$$

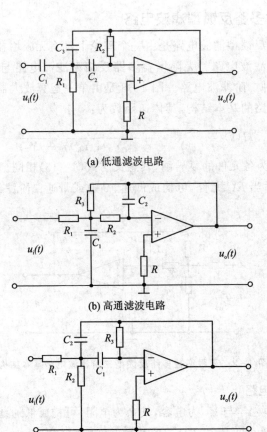

(a) 低通滤波电路

(b) 高通滤波电路

(c) 带通滤波电路

图 4-9　无限增益多路反馈型电路

(3) 带通滤波电路

在图 4-8 中,取 Y_2 与 Y_3 为电容,其余为电阻,可构成二阶带通滤波电路,如图 4-9(c)所示,其传递函数的形式与式(4-11)相同,滤波器参数为:

$$K_p = -\frac{R_3 C_1}{R_1(C_1 + C_3)} \tag{4-36}$$

$$\omega_0 = \sqrt{\frac{R_1 + R_2}{R_1 R_2 R_3 C_1 C_2}} \tag{4-37}$$

$$\frac{\omega_0}{Q} = \frac{1}{R_3}\left(\frac{1}{C_1} + \frac{1}{C_2}\right) \tag{4-38}$$

3. 双二阶环滤波电路

双二阶环电路利用两个以上的运算放大器构成的加法器、积分器等组成。其突出的特点是电路灵敏度低,因而性能非常稳定,并可实现多种滤波功能,经过适当改进,还可将运算放大器数目减少到两个。这里介绍 3 种典型的双二阶环滤波电路。由于双二阶环滤波电路可以同时实现两种以上的滤波特性,所以又被成为状态可调节滤波器。

(1) 可实现低通和带通滤波功能的双二阶环电路

图 4－10 所示电路可实现两种滤波功能,从 u_3 点输出为带通滤波电路,从 u_2 与 u_1 点输出为低通滤波电路,滤波器参数为:

$$K_{p1} = -\frac{R_1}{R_0}, K_{p2} = \frac{R_1 R_4}{R_0 R_5}, K_{p3} = -\frac{R_2}{R_0} \tag{4-39}$$

$$\omega_0 = \sqrt{\frac{R_5}{R_1 R_3 R_4 C_1 C_2}} \tag{4-40}$$

$$\alpha \omega_0 = \frac{\omega_0}{Q} = \frac{1}{R_2 C_1} \tag{4-41}$$

K_{p1}、K_{p2}、K_{p3} 分别为由 u_1、u_2、u_3 输出时的通带增益。可以用 R_5 调节 ω_0,用 R_2 调节 Q,用 R_0 调节 K_{pi},各参数间互相影响很小。

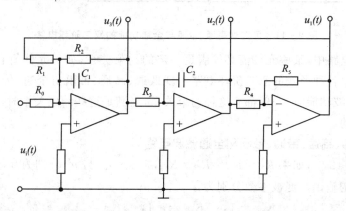

图 4－10　具有低通与带通功能的双二阶环电路

(2) 可实现高通、带阻和全通滤波功能的双二阶环电路

图 4－11 是一种非常实用的电路双二阶环电路,该电路从 u_0 输出时,其传递函数为:

$$H(s) = \frac{-\dfrac{R_4}{R_{02}}s^2 + \dfrac{R_4}{C_1}\left(\dfrac{1}{R_{01}R_3} - \dfrac{1}{R_{01}R_2}\right)s - \dfrac{R_4}{R_{03}R_1R_3C_1C_2}}{s^2 + \dfrac{1}{R_2C_1}s + \dfrac{R_4}{R_1R_3R_5C_1C_2}} \tag{4-42}$$

如果令 R_{03} 开路,并使 $R_{01} = R_{02}R_2/R_3$,则该电路为高通滤波电路。如果使 $R_{03} = R_{02}R_5/R_4$,并保持 $R_{01} = R_{02}R_2/R_3$,则该电路为带阻滤波电路。如果同时采用 $R_{01} = R_{02}R_2/(2R_3)$,$R_{03} = R_{02}R_5/R_4$,则该电路为全通滤波电路。该电路所实现的各种滤波特性电路的滤波参数均为:

$$K_p = -\frac{R_4}{R_{02}} \qquad\qquad (4-43)$$

$$\omega_0 = \sqrt{\frac{R_4}{R_1 R_3 R_5 C_1 C_2}} \qquad\qquad (4-44)$$

$$\alpha\omega_0 = \frac{\omega_0}{Q} = \frac{1}{R_2 C_1} \qquad\qquad (4-45)$$

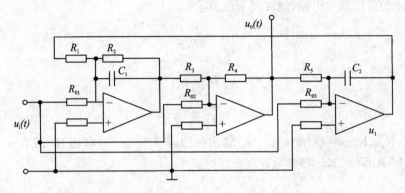

图 4-11 可实现高通、带阻与全通功能的双二阶环电路

在上述电路中,某些元件值必须满足一定的约束关系,如果元件值有误差,将会影响其特性。各种形式的双二阶环电路实现低通、高通、带阻与全通(传递函数分子含二次项)滤波功能时,一般都有这种约束关系,当满足这些约束关系时,它们的灵敏度也是很低的。

(3) 低通、高通、带通、带阻和全通滤波电路

在图 4-12 中,如果 $R_{01} = R_{02} = R_{03} = R_{04}$,则 u_h、u_b、与 u_1 分别为高通、带通与低通滤波电路的输出。滤波参数分别为:

$$K_{ph} = 1, \quad K_{pb} = -1, \quad K_{pl} = 1 \qquad\qquad (4-46)$$

$$\omega_0 = \frac{1}{\sqrt{R_1 R_2 C_1 C_2}} \qquad\qquad (4-47)$$

$$\alpha\omega_0 = \frac{\omega_0}{Q} = \frac{1}{R_1 C_1} \qquad\qquad (4-48)$$

这里 K_{ph}、K_{pb}、K_{pl} 分别为构成高通、带通、低通滤波器时的通带增益。如果令 R_{07} 开路(虚线断开),并且命令 $R_{05} = R_{06} = R_0$,则 u_x 为带阻滤波器的输出。如果接入 $R_{07} = R_0$,则 u_x 为全通滤波器的输出,增益均为 $K_p = -1$,ω_0 与 Q 不变。

4. 有源滤波器的公式法设计

有源滤波器的设计,主要包括确定传递函数、选择电路结构、选择有源器件与计算无源元件参数 4 个过程。

(1) 传递函数的确定

确定电路传递函数应首先按照应用特点,选择一种逼近方法。由前一节讨论可

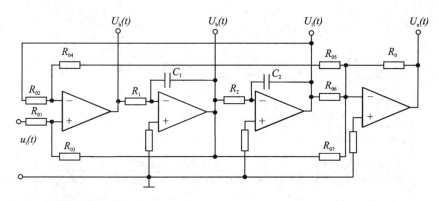

图 4 - 12 可实现低通、带通、高通、带阻与全通功能的双二阶环电路

知,在电路复杂性一定的条件下,各方面特性难以兼顾。在一般测试系统中,巴特沃思逼近与切比雪夫逼近的应用比贝塞尔更逼近理想的特性。当阶数一定时,切比雪夫逼近过渡带比较陡峭,阻带衰耗比巴特沃思大 $6(n-1)$ dB,但通过切比雪夫逼近滤波器的信号失真较严重,对元件准确度要求也更高,也即切比雪夫逼近滤波器的参数灵敏度最高。

电路阶数一般可根据经验确定,或根据实践(实验)后确定。对带通增益与阻带衰耗有一定要求时,应根据给定的通带截止频率 ω_p、阻带截止频率 ω_r、通带增益变换量 ΔK_p 来确定电路阶数。设计巴特沃斯和切比雪夫逼近的低通滤波器时,可相应地采用下列两式之一确定滤波器的阶数。

$$A(\omega) = \frac{K_p}{\sqrt{1 + \left(\dfrac{\omega}{\omega_C}\right)^{2n}}} \tag{4-49}$$

$$A(\omega) = \frac{K_p}{\sqrt{1 + \varepsilon^2 c_n^2\left(\dfrac{\omega}{\omega_P}\right)}} \tag{4-50}$$

对于巴特沃斯和切比雪夫逼近的高通滤波器,上两式相应的变为:

$$A(\omega) = \frac{K_p}{\sqrt{1 + \left(\dfrac{\omega_C}{\omega}\right)^{2n}}} \tag{4-51}$$

$$A(\omega) = \frac{K_p}{\sqrt{1 + \varepsilon^2 c_n^2\left(\dfrac{\omega_p}{\omega}\right)}} \tag{4-52}$$

应该指出的是,当采用上述公式确定滤波器的阶数 n 时,实际采用的 n 值应该比理论计算值大为宜。

在确定电路阶数后,可根据下列两式之一确定滤波器的传递函数。

$$H(s) = \begin{cases} K_{\mathrm{p}} \displaystyle\prod_{k=1}^{N} \dfrac{\omega_{\mathrm{c}}^2}{S^2 + 2\omega_{\mathrm{c}}\sin\theta_{\mathrm{k}}S + \omega_{\mathrm{c}}^2} & n = 2N \\[3ex] \dfrac{K_{\mathrm{p}}\omega_{\mathrm{c}}}{S + \omega_{\mathrm{c}}} \displaystyle\prod_{k=1}^{N} \dfrac{\omega_{\mathrm{c}}^2}{S^2 + 2\omega_{\mathrm{c}}\sin\theta_{\mathrm{k}}S + \omega_{\mathrm{c}}^2} & n = 2N+1 \end{cases} \tag{4-53}$$

$$H(s) = \begin{cases} K_{\mathrm{p}} \displaystyle\prod_{k=1}^{N} \dfrac{\omega_{\mathrm{p}}^2(\sinh^2\beta + \cos^2\theta_k)}{S^2 + 2\omega_{\mathrm{p}}\sinh\beta\sin\theta_{\mathrm{k}}S + \omega_{\mathrm{p}}^2(\sinh^2\beta + \cos^2\theta_k)} \\ n = 2N \\[3ex] \dfrac{K_{\mathrm{p}}\omega_{\mathrm{p}}\sinh\beta}{S + \omega_{\mathrm{p}}\sinh\beta} \displaystyle\prod_{k=1}^{N} \dfrac{\omega_{\mathrm{p}}^2(\sinh^2\beta + \cos^2\theta_k)}{S^2 + 2\omega_{\mathrm{p}}\sinh\beta\sin\theta_{\mathrm{k}}S + \omega_{\mathrm{p}}^2(\sinh^2\beta + \cos^2\theta_k)} \\ n = 2N+1 \end{cases} \tag{4-54}$$

为了构成品质因子较高的具有窄带的带通或带阻滤波器,也可利用 n 级具有相同品质因子的 Q 的电路级联,级联后总的品质因子 $Q_{2\mathrm{n}}$ 为:

$$Q_{2\mathrm{n}} = \frac{Q}{\sqrt{\sqrt[n]{2}-1}} \tag{4-55}$$

(2) 电路结构选择

同一类型的电路,特性基本相同,因此掌握各种基本电路性能特点对于滤波电路设计是十分重要的。

压控电压源型滤波电路使用元件数目较少,对于有源器件特性理想程度要求较低,结构简单,调整方便,性能比较优良,应用十分普遍。但压控电压源电路利用正反馈补偿 RC 网络总能量损耗,反馈量过强将降低电路稳定性,因为在这类电路中,Q 值表达式均包含 $1-K_{\mathrm{f}}$ 项,表明 K_{f} 过大,可能会使 Q 值趋向无穷大或变负,导致电路的自激振荡。此外这种电路灵敏度较高,且均与 Q 值成正比,如果电路 Q 值较高,外条件变化将会使电路性能发生较大变化。特别是电路在临界稳定条件下工作时,很容易导致自激振荡。

无限增益反馈型滤波电路与压控电压源滤波电路使用元件数目相近,由于没有正反馈,故稳定性高,其不足之处是对有源器件特性要求较高,而且调整不如压控电压源滤波电路方便。对于低通与高通滤波电路,二者灵敏度相近,但对于图 4-9(c) 所示的带通滤波电路,其 Q 值相对 R,C 变化的灵敏度小于 1,因而可实现更高的 Q 值。但考虑到实际运放开环增益并非无限大,特别是当信号频率较高时,受单位增益带宽的限制,其开环增益会明显降低。因此这种滤波电路也不允许 Q 值过高,一般不应超过 10。

双二阶环电路使用元件数目较多,但电路性能稳定,调整方便,灵敏度低,以图 4-10 从 u_1 输出的低通滤波电路为例,可求出电路灵敏度:$S_{R_1}^{K_P} = -S_{R_0}^{K_P} = 1$,$S_{R_3}^{\omega_0} = S_{R_4}^{\omega_0} = S_{C_1}^{\omega_0} = S_{C_2}^{\omega_0} = -S_{R_5}^{\omega_0} = -1/2$,$S_{R_2}^{Q} = 1$,$S_{R_1}^{Q} = S_{R_3}^{Q} = S_{R_4}^{Q} = S_{C_2}^{Q} = -S_{R_5}^{Q} = -S_{C_1}^{Q} = -1/2$,并且与电路参数 K_{p}、Q、ω_0 无关。实际上,所有的二阶电路,其灵敏范围均为 ± 1,电路允许的 Q 值可达数百。高性能有源滤波器以及许多集成的有源

滤波器,多以双二阶环电路为原型。

电路结构类型的选择与特性要求密切相关。特性要求较高的电路应选择灵敏度较低的电路结构。设计特别电路时特别应注意电路的品质因子,因为许多电路当 Q 值较高时灵敏度也比较高。即使低灵敏度的电路结构,如果 Q 值过高,也难以保证电路稳定。一般来说,低阶的低通与高通滤波电路 Q 值较低,灵敏度也较低。高阶的低通与高通滤波电路某些基本环节 Q 值较高,如果特性要求较高,必须选择灵敏度较低的电路结构。窄带的带通与带阻滤波电路 Q 值较高,也应该选择灵敏度较低的电路结构。从电路布局方面考虑,多级滤波器电路级联时应将高 Q 值的电路安排在前级。

(3) 有源器件的选择

有源器件是有源滤波电路的核心,其性能对滤波器特性有很大影响。上述电路均采用运算放大器作有源器件,被认为具有无限大的增益,其开环增益在传递函数中没有体现。实际应用时应考虑以下几个方面:①器件特性不够理想,如单位增益带宽太窄,开环增益过低或不稳定,这些将会改变其传递函数性质,一般情况下会限制有用信号频率上限。②有源器件不可避免会引入噪声,降低信噪比,从而限制有用信号幅值下限。有时还应考虑运放的输入输出阻抗。

目前受有源器件自身带宽的限制,有源滤波器只能应用于较低的频率范围,但对于多数实用的测控系统,基本能够满足使用要求。随着集成电路制造工艺的进步,这些限制也会不断得到改善。

(4) 无源元件参数计算

当所选有源器件特性足够理想时,滤波电路特性主要由 R、C 元件值决定。由传递函数可知,电路元件数目总是大于滤波器特性参数的数目,因而具有较大的选择余地,需要先选定一个或若干个无源元件的参数,然后根据公式计算其余元件的参数。在实际设计计算时往往非常复杂,计算工作量很大。这是公式法设计滤波器的最大缺点。

由于电容的系列值较少,即商品电容器的容量值的数量较少,可选择范围受到限制,因而设计滤波器时尽可能先选定电容值。选定电容时,可在给定的 f_c 下,参考表 4-1 选择。

应该指出的是,0.01 μF 以上容量的电容器的体积和价格与容量成正比,而且 0.1 μF 到几 μF 的电容不易购买,一般几 μF 以上的电容器均为电解电容,漏电大、容值误差大,尽量不要选用。选用小于 100 pF 的电容时要考虑到电路的分布电容影响较大,设计时要避免选用小于 100 pF 的电容,或在电路工艺上要考虑分布电容的影响。而电阻器阻值的范围为 1 Ω~10 MΩ,体积与价格均与阻值无关。但电阻的阻值不宜过小或过大:过小则增加运放或前级电路的负载,严重时电路不能工作,一般应取几千欧以上;过大时阻值误差较大和运放输入阻抗有限等都将影响滤波器的精度。

在选定好一个或若干个电容器的容值之后,下一步就可以根据有关公式计算其他元件的参数值。

表 4 - 1 二阶有源滤波器设计电容选择用表

f_c/Hz	<100	100~1 000	(1~10)×10³	(10~100)×10³	>100×10³
$C_1/\mu F$	10~0.1	0.1~0.01	0.01~0.001	$(1\,000{\sim}100)\times10^{-6}$	$(100{\sim}10)\times10^{-6}$

下面举例说明公式法设计滤波器的具体方法与步骤。

例 4 - 1 试设计一低通滤波器,要求通带截止频率 $\omega_p = 1\,000$ Hz,通带内增益 $K_p = 1\,000$ 且保持平坦,在阻带截止频率 $\omega_r = 1\,500$ Hz 处至少衰减 20 dB。

设计:

(1) 传递函数的确定。

依题意要求,滤波器在通带内增益平坦,因而选用巴特沃斯滤波器。

根据式(4 - 49)和 $\omega_p = 1\,000$ Hz、$\omega_r = 1\,500$ Hz 以及 ω_r 处的衰减 20 dB,可得:

$$A(\omega_C) = \frac{K_p}{\sqrt{1 + \left(\dfrac{\omega}{\omega_C}\right)^{2n}}} = \frac{K_p}{\sqrt{2}}$$

$$A(\omega_r) = \frac{K_p}{\sqrt{1 + \left(\dfrac{\omega_r}{\omega_C}\right)^{2n}}} = \frac{K_p}{\sqrt{1 + (1500/1000)^{2n}}} = \frac{K_p}{\sqrt{1 + 1.5^{2n}}}$$

由上面计算可得:$n = 5.7$,实际可取 $n = 6$。

(2) 电路结构选择

选用图 4 - 13 所示二阶压控电压源型低通滤波器。这种滤波器调整方便,截止频率与增益各自独立(即调整时相互影响很小),也满足题意中有一定增益的要求。采用 3 个图示二阶压控电压源型滤波器串联,每个通带截止频率都为 1 000 Hz,增益为 10。

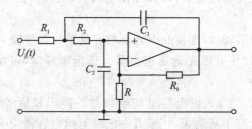

图 4 - 13 二阶压控电压源型低通滤波器

(3) 有源器件的选择

运算放大器可以选用 LM347。这种运算放大器的开环增益较高,失调较小,其频率特性也可满足要求。

(4) 无源元件参数计算

选取 $R = 10$ kΩ,则根据式 4 - 14 可得:$R_0 = 90$ kΩ。根据表 4 - 1,选取 $C_1 = C_2 =$

0.01 μF。再根据式 4－15 和式 4－16、$\alpha=\sqrt{2}$、$K_f=10$ 可计算得：$R_1=7.2$ kΩ 和 $R_2=35$ kΩ。

实际设计中，电阻、电容设计值很可能与标称系列值不一致，而且标称值与实际值也会存在差异。灵敏度较低的低阶电路，元件参数相对设计值误差不超过 5%，一般可以满足设计要求；对 5 阶或 6 阶电路，元件误差应不超过 2%；对于 7 阶或 8 阶电路，元件误差应不超过 1%。如对滤波器特性要求较高或滤波器灵敏度较高，对元件参数精度要求还应进一步提高。

4.4.2 滤波器的归一化设计

前面介绍了滤波器的公式法设计。显然，采用公式法设计滤波器十分繁杂，工程上往往采用一种更简单的方法：归一化法。这种方法把所有的有源滤波器的设计归结成截止频率为 1(角频率，rad/s)的低通滤波器的设计，然后通过一定的规则把归一化的低通滤波器变换成最终所需要的实用滤波器。由于在归一化的滤波器设计过程中，需要用到许多图表，因此，这种滤波器的设计方法又称为图表法。下面详细介绍滤波器的归一化设计方法。

1. 滤波器的要求归一化

可以按某些数学规则来选择传递函数，使相应的低通滤波器曲线的 3 dB 点都在 1 rad($\omega=1$)处。每一曲线代表一组有源滤波器的元件值。这样就说滤波器及其响应"归一化"到 1 rad。

设计滤波器的一般技术是首先是将滤波器的要求变换为归一化的低通要求。然后把可得到的各指标与归一频率响应曲线比较，来选择一满意的低通滤波器；并把相应的低通元件值再扩展到所需频率范围。如果要设计高通、带通或带阻滤波器，还必须进行电路变换。

(1) 低通滤波器的归一化

为把低通滤波器的 3 dB 截止频率归一到 1 rad，首先计算滤波器的陡度系数 A_s，它是阻带截止频率 F_s 与 3 dB 截止频率 F_c 之比。

$$A_s = \frac{F_s}{F_c} \qquad (4-56)$$

然后看归一化曲线，并选择在 A_s 弧度处满足要求的最小阻带衰减的设计。

例 4－2 要求低通滤波器的 3 dB 截止频率为 600 Hz，在 1 800 Hz 的最小衰减为 50 dB。把这些指标归一化到 1 rad，然后把它与归一化低通曲线族加以比较，并选择合适的滤波器。

解：

利用式(4-56)计算低通滤波器的陡度系数：

$$A_s = \frac{F_s}{F_C} = \frac{1\ 800\ \text{Hz}}{600\ \text{Hz}} = 3$$

利用图 4-14 的样本曲线族，确定哪个滤波器在 3 rad 处有 50 dB 的最小衰减。显然 $n=5$ 的归一化滤波器(5 阶滤波器)是满足这一要求的最低阶滤波器。

(2) 高通滤波器的归一化

每一个归一化低通滤波器都可变换为归一化高通滤波器且 3 dB 截止频率在 1 rad 处。图 4-15 表示归一化低通滤波器和相应的、由变换得到的高通滤波器之间的关系。两个滤波器在互为倒数的频率上有相同的衰减。例如，低通滤波器的12 dB 点在 2 rad 处，而变换所得的高通滤波器的 12 dB 点在 0.5 rad 处。

由于归一化高通滤波器和低通滤波器之间的这种关系，所以高通滤波器的陡度系数可以定义为低通陡度系数的倒数。对高通滤波器，有：

$$A_s = \frac{F_C}{F_s} \tag{4-57}$$

这样可以直接用归一化低通滤波器曲线来选择在 A_s 弧度处有所要求衰减的滤波器的设计。

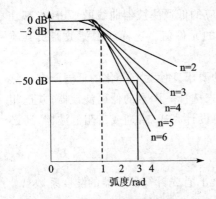

图 4-14　归一化曲线的使用

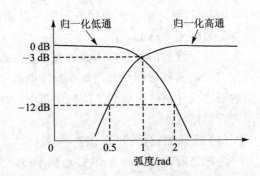

图 4-15　低通到高通变换

例 4-3　要求高通滤波器的 3 dB 截止频率为 900 Hz，且有 300 Hz 时最小衰减为 50 dB。请把这一要求归一化到 1 rad 并利用图 4-14 的曲线族来确定所需的最低阶滤波器。

解：

用(19-8)式计算高通滤波器的陡度系数：

$$A_s = \frac{F_C}{F_s} = \frac{900\ \text{Hz}}{300\ \text{Hz}} = 3$$

利用图 4-14 的曲线，选择在 3 rad 处有 50 dB 最小衰减的滤波器。五阶滤波器可满足这一要求。这一归一化低通滤波器应在实际设计过程中变换为高通滤波器。

(3) 带通滤波器的归一化

带通滤波器一般分为两类,即宽带和窄带滤波器。惯常的做法是把高截止频率与低截止频率之比大于 1.5 的滤波器都看作是宽带带通滤波器。

宽带滤波器的指标可以分解为对低通滤波器和高通滤波器的要求,然后再把这些要求分别归一化,选择满意的低通和高通设计,再把所得的滤波器级联起来以满足总指标。

在线性——对数(频率轴取对数)坐标上的带通滤波器的频率响应曲线的形状是几何对称的,即围绕中心频率对称。中心频率 F_0 可按下式计算。

$$F_0 = \sqrt{F_1 F_2} \qquad (4-58)$$

对于窄带滤波器,在 F_2 与 F_1 之比小于 1.1 时,带通滤波器的频率响应曲线的形状接近于算数对称。中心频率 F_0 可按下式计算。

$$F_0 = \frac{F_1 + F_2}{2} \qquad (4-59)$$

例 4-4 要求带通滤波器的 3 dB 点在 150 Hz 和 300 Hz,且在 50 Hz 和 900 Hz 处最小衰减为 50 dB。请归一化这些要求并从图 4-14 的曲线来选择合适的滤波器。

解:

$$\frac{高截止频率}{低截止频率} = \frac{300 \text{ Hz}}{150 \text{ Hz}} = 2$$

滤波器是宽带型,可分解为如下的低通与高通要求:

低通:3 dB 频率为 300 Hz,在 900 Hz 处有最小衰减 50 dB。

高通:3 dB 频率为 150 Hz,在 50 Hz 处有最小衰减 50 dB。

计算陡度系数:

低通陡度系数:$A_s = 900/300 = 3$

高通陡度系数:$A_s = 150/50 = 3$

由图 4-14 的归一化曲线,采用 $n=5$ 的设计可以满足低通和高通两者的衰减要求。

在窄带带通滤波器中,高截止频率与低截止频率之比小于 1.5。这些滤波器不能作为分开的低通和高通滤波器来设计。

前面我们看到怎样把低通滤波器变换为高通滤波器。这一关系可使我们通过把高通的要求直接变换为一个归一化低通滤波器的指标、选择一个低通滤波器、然后再把它变换为所求高通滤波器的方法来设计一个高通滤波器。

在低通和带通之间也存在一个特定的关系。低通滤波器的频率响应变换为具有同样衰减的带通滤波器带宽。图 4-16 表明如何把一典型带通滤波器响应与低通滤波器联系起来。应注意带通滤波器的 10 Hz 和 15 Hz 带宽点和低通滤波器的 10 Hz 及 15 Hz 截止频率有相同的衰减。

这一关系可使我们设计一个窄带带通滤波器。方法是把带通的要求变换为低通的指标,然后利用归一化低通曲线。

带通到低通的变换步骤如下。

利用式(4-58)或式(4-59)计算几何中心频率 F_0。

在 F_0 两边的等衰减点,两频率必须有几何关系,即它们必须满足以下关系:

$$F_a F_b = F_0^2 \qquad (4-60)$$

式中,F_a 和 F_b 分别是低于和高于 F_0 且有相等衰减的两个频率。

利用式(4-60),对每一规定的阻带频率计算相应的几何频率来修正带滤波器的指标。对每一对阻带频率会得到两对新频率,选择间隔最小的一对,它表示了更严格的要求。若 F_a 与 F_b 之比小于 1.1 且两者距 F_0 的距离相同($F_0-F_a=F_b-F_0$),则不需用式(4-58)计算,可以用式(4-59)计算。

计算带通陡度系数。

$$A_s = \frac{\text{阻带带宽}}{\text{3 dB 带宽}} \qquad (4-61)$$

阻带带宽是上面计算过的频率间距。

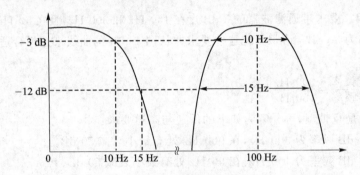

图 4-16 低通带通关系

然后查归一化低通曲线,选择在 A_s 弧度处具有所需阻带衰减的滤波器。

例 4-5 要求带通滤波器 3 dB 点在 900 Hz 和 1 100 Hz,在 700 Hz 和 1 300 Hz 的最小衰减是 50 dB。请把滤波器归一化为低通滤波器要求并由图 4-14 的曲线选择满意的归一化曲线。

解:

① 计算几何中心频率 F_0。

② 计算两对几何上有关联的阻带频率。

利用:$F_1 = 700$ Hz

$$F_2 = \frac{995^2}{700} = 1\,414\text{ Hz}$$

$$F_2 - F_1 = 714\text{ Hz}$$

利用:$F_2 = 1\,300$ Hz

$$F_1 = \frac{995^2}{1\,300} = 762\text{ Hz}$$

$$F_2 - F_1 = 538 \text{ Hz}$$

显然第二对频率代表更严格的要求。

③ 计算带通的陡度系数。

$$A_s = \frac{538 \text{ Hz}}{200 \text{ Hz}} = 2.69$$

④ 选择归一化低通滤波器。

如果用图 4-14 的归一化曲线,$n=6$ 的设计会在 2.69 rad 达到 50 dB 以上的衰减。所选的归一化低通滤波器还须变换为所需的带通滤波器。

(4) 带阻滤波器的归一化

前面讨论窄带带通滤波器时说明了怎样利用归一化低通曲线来进行带通滤波器的设计。类似的方法也可用来设计带阻滤波器。

带阻滤波直接关联到高通滤波器。高通滤波器的频率响应变换为具有相同衰减的带阻滤波器的带宽。图 4-17 表明一典型滤波器的高通和带阻的关系。可以看到,带阻滤波器的 10 Hz 与 15 Hz 带宽与高通滤波器在 10 Hz 与 15 Hz 截止频率上有相同的衰减。

这一关系可用来设计带阻滤波器,方法是首先把带阻的要求变换为陡度系数,然后直接利用归一化低通曲线,像设计高通滤波器时一样。步骤归纳如下:

① 利用式 (4-58) 或 (4-59) 由 3 dB 点计算几何中心频率 F_0。

② 和带通情况一样,必须按 (4-60) 式把各阻带频率几何地联系起来。利用这一关系修正阻带指标并对每一规定的频率计算两对阻带频率。选择间距最宽的一对频率,因为它表示较严格的要求(更陡的滤波器)。

③ 计算带阻陡度系数:

$$A_s = \frac{通带带宽}{阻带带宽} \qquad (4-62)$$

④ 查归一化低通曲线,选择一个在 A_s 弧度具有所需阻带衰减的滤波器。

⑤ 在实际设计时必须把归一化的低通电路变换为高通滤波器,然后再变换为合适的带阻滤波器。在带阻滤波器设计一节中还要讨论这一点。

例 4-6 要求带阻滤波器的 3 dB 点在 900 Hz 和 1 100 Hz 而在 970 Hz 及 1 030 Hz 衰减至少应为 50 dB。请把该滤波器归一化到低通要求,并由图 4-17 的曲线中选择一个归一化滤波器。

解:

① 计算几何中心频率 F_0:

$$F_0 = \sqrt{900 \times 1100} = 995 \text{ Hz}$$

② 计算两对几何关联的阻带频率:

利用 $F_a = 970$ Hz $\qquad F_b = \frac{995^2}{970} = 1\,021$ Hz

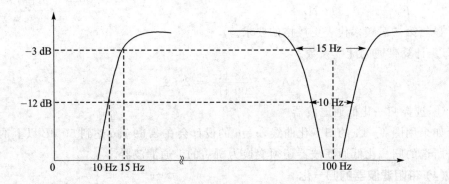

图 4 - 17　高通带阻关系

$$F_b - F_a = 51\text{Hz}$$

利用 $F_a = 1\ 030\ \text{Hz}$　　$F_b = \dfrac{995^2}{1\ 030} = 961\ \text{Hz}$

$$F_b - F_a = 69\ \text{Hz}$$

第二对频率是更严格的要求。

③ 计算带阻陡度系数：

$$A_s = \frac{200\ \text{Hz}}{69\ \text{Hz}} = 2.9$$

④ 选择一个归一化低通滤波器。

如果用图 4 - 14 的归一化曲线,则 $n = 5$ 的设计会满足在 2.9 rad 处衰减大于 50 dB 的要求。所选择的滤波器必须变换为一高通滤波器,然后再变换为带阻滤波器,这点将在后面说明。

2. 频率和阻抗换算

定义频率变换因子 FSF 如下：

$$\text{FSF} = \frac{\text{换算响应的参考频率}}{\text{现有响应的参考频率}} \tag{4-63}$$

如果把电阻器和电容器的值由 FSF 除,就可以把有源滤波器的频率响应移到不同的频率范围。如前面所定义,FSF 是所需换算响应的某一具体参考频率与相应的现有滤波器频率之比。

图 4 - 18(a)是一个归一化低通有源滤波器及其响应。当 3 dB 频率由 1 rad 换算到 10 kHz 时,FSF 为 62 800,得到电路如图 4 - 18(b)所示。

虽然图 4 - 18(b)的电路有所需的响应,但其元件值不切实际。若这些电阻均乘 Z,电容值除以 Z,则电路可能进行阻抗换算而并不改变频率响应。利用 $Z = 10\ 000$,最后得到了图 4 - 18(c)的电路。

可利用下面的公式把频率和阻抗换算结合起来：

$$C = \frac{C\ \text{的归一值}}{Z \times \text{FSR}} \tag{4-64}$$

$$R = R \text{ 的归一值} \times Z \qquad\qquad (4-65)$$

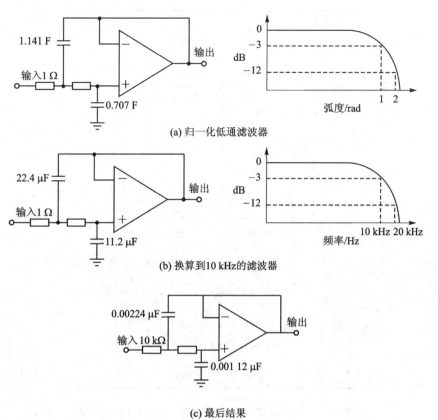

(a) 归一化低通滤波器

(b) 换算到10 kHz的滤波器

(c) 最后结果

图 4-18　低通有源滤波器的归一化设计

3. 低通滤波器设计

为设计一个有源低通滤波器,首先是要求归一化,然后选择合适的响应函数。表 4-2 到表 4-6 包含相应于每一响应函数的归一化有源低通过滤波器元件值。

表 4-2　巴特沃思归一化有源低通元件值

阶数 N	C_1	C_2	C_3
2	1.414	0.707 1	
3	3.546	1.392	0.202 4
4	1.082 2.613	0.924 1 0.382 5	
5	1.753 3.235	1.354 0.309 0	0.421 4

续表 4 - 2

阶数 N	C_1	C_2	C_3
6	1.035	0.966 0	
	1.414	0.707 1	
	3.863	0.258 8	
7	1.513	1.336	
	1.604	0.623 5	0.488 5
	4.493	0.222 5	
8	1.020	0.980 9	
	1.202	0.831 3	
	1.800	0.555 7	
	5.125	0.195 0	
9	1.455	1.327	
	1.305	0.766 1	
	2.000	0.500 0	0.517 0
	5.758	0.173 6	
10	1.012	0.987 4	
	1.122	0.890 8	
	1.414	0.707 1	
	2.202	0.454 0	
	6.390	0.156 3	

表 4 - 3　0.1 dB 波纹切比雪夫归一化有源低通元件值

阶数 N	C_1	C_2	C_3
2	1.638	0.695 5	
3	6.653	1.825	0.134 5
4	1.900 0	1.241	
	4.592	0.241 0	
5	4.446	2.520	
	6.810	0.158 0	0.380 4
6	2.553	1.776	
	3.487	0.491 7	
	9.531	0.111 0	
7	5.175	3.322	
	4.546	0.333 1	0.569 3
	12.73	0.081 94	

阶数 N	C_1	C_2	C_3
8	3.270	2.323	
	3.857	0.689 0	
	5.773	0.239 8	
	16.44	0.062 92	
9	6.194	4.161	
	4.678	0.465 5	0.748 3
	7.170	0.181 2	
	20.64	0.049 80	
10	4.011	2.877	
	4.447	0.875 6	
	5.603	0.335 3	
	8.727	0.141 9	
	25.32	0.040 37	

表 4 – 4　0.5 dB 波纹切比雪夫归一化有源低通元件值

阶数 N	C_1	C_2	C_3
2	1.950	0.653 3	
3	11.23	2.250	0.089 5
4	2.582	1.300	
	6.233	0.180 2	
5	6.842	3.317	0.303 3
	9.462	0.114 4	
6	3.592	1.921	
	4.907	0.374 3	
	13.40	0.079 02	
7	7.973	4.483	
	6.446	0.242 9	0.470 0
	18.07	0.057 78	
8	4.665	2.547	
	5.502	0.530 3	
	8.237	0.171 4	
	23.45	0.044 09	
9	9.563	5.680	
	6.697	0.341 9	0.626 0
	10.26	0.127 9	
	29.54	0.034 75	

续表 4 - 4

阶数 N	C_1	C_2	C_3
10	5.760	3.175	
	6.383	0.677 3	
	8.048	0.240 6	
	12.53	0.099 52	
	36.36	0.028 10	

表 4 - 5 最大平坦时延归一化有源低通元件值

阶数 N	C_1	C_2	C_3
2	0.906 6	0.680 0	
3	1.423	0.988 0	0.253 8
4	0.735 1	0.674 6	
	1.012	0.390 0	
5	1.010	0.871 2	0.309 5
	1.041	0.310 0	
6	0.635 2	0.610 0	
	0.722 5	0.483 5	
	1.073	0.256 1	
7	0.853 2	0.779 2	0.302 7
	0.725 0	0.415 1	
	1.100	0.216 4	
8	0.567 3	0.554 0	
	0.609 0	0.486 1	
	0.725 7	0.359 0	
	1.116	0.185 7	
9	0.756 4	0.707 0	0.285 1
	0.604 8	0.435 2	
	0.730 7	0.315 7	
	1.137	0.162 8	
10	0.517 2	0.509 2	
	0.541 2	0.468 2	
	0.600 0	0.389 6	
	0.732 6	0.279 2	
	1.151	0.143 7	

表 4-6   椭圆函数有源低通滤波器各有关值

N	Ω_s	ω_s	R_1	R_2	R_3	R_4	R_5	C_1	C_2	C_3	C_4	C_5	K
						$R_{dB}=0.01$ dB							
3	5.241	41.00	0.3620	0.7240	2.805	12.62	1.000	2.340	0.5199	0.1342	0.0671	0.6193	1.206
3	3.628	31.14	0.3922	0.7844	1.481	6.662	1.000	2.183	0.4851	0.2570	0.1285	0.5968	1.343
3	2.459	20.4	0.4561	0.9121	0.8258	3.716	1.000	1.930	0.4290	0.4783	0.2369	0.5438	1.658
5	1.701	40.81	0.3866	0.7732	1.613	7.259		3.583	0.7963	0.3817	0.1908		1.050
			0.4848	0.9695	0.7114	3.201		2.590	0.5756	0.7845	0.3923	1.039	2.145
5	1.414	30.17	0.4239	0.8479	1.039	4.679		3.133	0.6962	0.5678	0.2839		1.247
			0.5443	1.088	0.5733	2.580	1.000	2.364	0.5253	0.9974	0.4987	0.9260	2.471
7	1.192	40.54	0.3909	0.7819	1.508	6.786		4.187	0.9305	0.4825	0.2412		1.039
			0.5157	1.031	0.6258	2.828		2.846	0.6325	1.038	0.5190		2.153
			0.5902	1.180	0.5107	2.298	1.000	2.396	0.5325	1.230	0.6153	1.229	2.837
						$R_{dB}=0.1$ dB							
3	3.628	40.77	0.3655	0.7311	2.522	11.34	1.000	3.166	0.7036	0.2040	0.1020	0.9897	1.313
3	2.559	31.13	0.3980	0.7961	1.367	6.152	1.000	2.924	0.6497	0.3783	0.1892	0.9484	1.465
3	1.788	20.53	0.4651	0.9301	0.7845	3.530	1.000	2.540	0.5645	0.6692	0.3346	0.8544	1.807
5	1.440	40.90	0.3873	0.7745	1.596	7.181		4.346	0.9659	0.4688	0.2344		1.215
			0.5048	1.009	0.6543	2.945	1.000	2.776	0.6170	0.9518	0.4759	1.501	2.318
5	1.236	30.59	0.4243	0.8485	1.036	4.666		3.756	0.8347	0.6831	0.3415		1.420
			0.5600	1.120	0.5490	2.470	1.000	2.531	0.5625	1.147	0.5793	1.323	2.626
7	1.155	46.24	0.3774	0.7547	1.905	8.571		5.264	1.169	0.4635	0.2318		1.139
			0.5058	1.011	0.6517	2.933		3.115	0.6922	1.074	0.5372		2.211
			0.5886	1.177	0.5124	2.306	1.000	2.491	0.5536	1.272	0.6359	1.823	2.860
						$R_{dB}=0.28$ dB							
3	2.924	39.48	0.3719	0.7438	2.142	9.638	1.000	3.538	0.7861	0.2730	0.1365	1.282	1.410
3	2.130	30.44	0.4069	0.8137	1.229	5.533	1.000	3.239	0.7198	0.4764	0.2382	1.221	1.578
3	1.556	20.58	0.4739	0.9479	0.7490	3.371	1.000	2.797	0.6215	0.7865	0.3933	1.093	1.927
5	1.305	39.17	0.3942	0.7884	1.439	6.477		4.572	1.015	0.5564	0.2782		1.360
			0.5280	1.056	0.6027	2.712	1.000	2.757	0.6127	1.073	0.5368	1.831	2.479
5	1.166	30.46	0.4284	0.8568	1.001	4.507		3.982	0.8848	0.7570	0.3785		1.551
			0.5781	1.156	0.5249	2.362	1.000	2.531	0.5624	1.238	0.6194	1.623	2.756
7	1.155	50.86	0.3696	0.7393	2.263	10.18		5.919	1.315	0.4297	0.2148		1.206
			0.4958	0.9916	0.6782	3.052		3.274	0.7276	1.063	0.5319		2.214
			0.5825	1.165	0.5195	2.338	1.000	2.548	0.5661	1.270	0.6349	2.352	2.843

有源低通滤波器分为两类:全极点型和椭圆函数型。全极点型包括巴特沃思型、切比雪夫型和最大平坦时延型。椭圆函数型滤波器独立算作一类。

(1) 全极点滤波器

全极点归一化低通滤波器由图 4-19 所示的双极点和三极点滤波节组成。若滤波器阶数 n 是偶数,则用 n/2 个双极点节;若 n 是奇数,则利用(n-3)/2 个双极点节和 1 个三极点节。

每一节直流增益为 1 且可能在通带内有很尖锐的响应。所有各节的组合响应给出所需的响应函数。运算放大器输出阻抗接近于零,故各节可直接级连起来。

设计有源低通滤波器应按以下步骤进行:

① 算出 A_s 来把低通要求归一化;

② 选择满意的响应函数和相应的滤波器。

把归一化的设计进行频率和阻抗换算,得到所求的截止频率和合适的阻抗值。

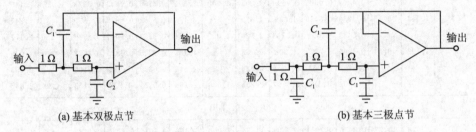

(a) 基本双极点节   (b) 基本三极点节

图 4 - 19　全极点归一化低通滤波器的滤波节

例 4 - 7　请设计一个有源低通滤波器,要求它的 3 dB 截止频率为 100 Hz,而且在 300 Hz 至少衰减 55 dB。

① 计算陡度系数 A_s

$$A_s = \frac{300 \text{ Hz}}{100 \text{ Hz}}$$

② 选择响应函数并把设计归一化

按有关资料的归一化曲线,$n=5$ 的 0.5 dB 切比雪夫滤波器在 3 rad 处衰减大于 55 dB。图 4 - 20 示出由表 4 - 4 得到的归一化设计。

③ 把归一化滤波器进行频率与阻抗换算

计算 $\text{FSF} = 2\pi \times 100 = 628$

选择 $Z = 10\ 000$。

$$C = \frac{C \text{ 的归一值}}{Z \times \text{FSF}}$$

$$R = R \text{ 的归一值} \times Z$$

最后得到如图 4 - 20(b)所示的滤波器。

(2) 椭圆函数有源低通滤波器

椭圆函数有源低通滤波器是由图 4 - 21 所示的基本节组成的。构成完整滤波器所需的总节数是 $(n-1)/2$,n 是滤波器阶数。在表 4 - 6 中只给出奇数阶有源滤波器,因为这样可以最有效地使用每一个运算放大器。注意 R_5 和 C_5 只是出现在输出节中。

设计有源椭圆函数低通滤波器的步骤与设计全极点型滤波器的步骤类似。

① 计算 A_s,把低通要求归一化。

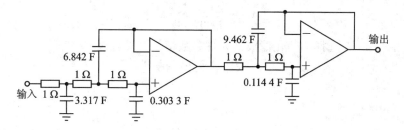

（a）归一化的 $n=5$、0.5 dB 切比雪夫通滤波器

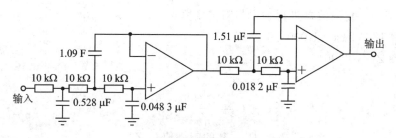

（b）椭圆函数滤波器的最后设计结果

图 4 - 20 例 4 - 7 的设计图

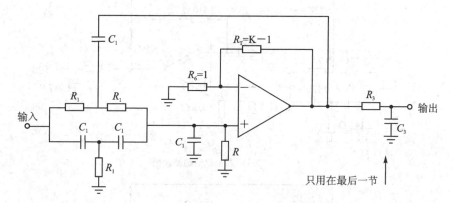

图 4 - 21 椭圆函数归一化低通滤波器节

② 由表 4 - 6 选择一满意的滤波器,使其 R_{dB} 小于所需通带波纹、ω_s 小于计算的陡度系数 A_s 且 A_{dB} 高于所要求的最小阻带衰减。

③ 把归一化设计进行频率与阻抗换算,变化到要求的截止频率和合适的阻抗值。

例 4 - 8 设计一个有源低通滤波器,要求它在直到 1 000 Hz 的频率上最大波纹为 0.5 dB,高于 3 000 Hz 时应至少衰减 35 dB。

解:

① 计算陡度系数 A_s。

$$A_s = \frac{3\ 000\ \text{Hz}}{1\ 000\ \text{Hz}} = 3$$

② 由表 4 - 6 选择归一化滤波器元件参数值。

$$R_{dB} = 0.28\ \text{dB}$$

$$N = 3$$

$$\omega_s = 2.924$$

$$A_{dB} = 39.48\ \text{dB}$$

归一化设计示如图 4 - 22(a)。

③ 把归一化滤波器进行频率与阻抗换算。

计算 FSF = $2\pi \times 1\ 000 = 6\ 280$

选择 $Z = 10\ 000$

故：

$$C = \frac{C\ \text{的归一值}}{Z \times \text{FSF}}$$

$$R = R\ \text{的归一值} \times Z$$

最后得到图 4 - 22(b)所示的滤波器。

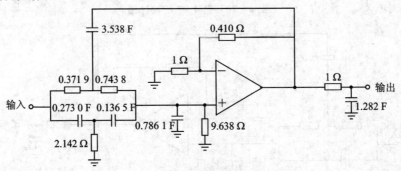

（a）归一化低通滤波器

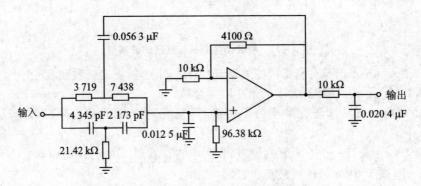

（b）去归一化低通滤波器

图 4 - 22　有源椭圆函数低通滤波器的设计

4. 高通滤波器设计

有源高通滤波器直接由归一化低通滤波电路来设计,要把归一化低通滤波器变换为归一化高通滤波器之后,再对电路进行频率与阻抗换算。其步骤为:

① 首先计算高通陡度系数 As,把高通要求归一化。

② 然后选择满意的响应函数,并由表 4-2 到表 4-6 选择合适的有源低通滤波器。

③ 把归一化低通滤波电路变换为归一化高通滤波器。方法是把每一个电阻器 R 用容量为 $(1/R)F$ 的电容器取代,把每一个电容 C 以 $(1/C)\Omega$ 的电阻器取代。

④ 最后把归一化高通滤波器进行频率和阻抗换算,变换到所求的截止频率和阻抗值。

例 4-9 请设计一个高通滤波器,要求它在 1 000 Hz 时衰减小于 3 dB,在 350 Hz时衰减大于 45 dB。

解:

① 计算高通陡度系数 A_s。

$$A_s = \frac{1\,000}{350} = 2.86$$

② 选择响应函数和归一化低通滤波器。如图 4-14 的归一化曲线所表明的那样,$n=5$ 的巴特沃思滤波器在 2.86 rad 处衰减大于 40 dB。图 4-23(a)是由表 19-7 得到的归一化低通滤波器。

③ 把归一化低通滤波器变换为归一化高通滤波器,方法是以 $(1/R)F$ 的电容取代每一个电阻 R,以 $(1/C)\Omega$ 的电阻取代每一个电容 C。图 4-23(b)是所得的归一化高通滤波器。

④ 把归一化滤波器进行频率和阻抗换算

计算 $FSF = 2\pi \times 1\,000 = 6\,280$

选择 $Z = 10\,000$

故

$$C = \frac{C\text{ 的归一值}}{Z \times FSF}$$

$$R = R\text{ 的归一值} \times Z$$

最后得到图 4-23(c)的滤波器。

5. 带通滤波器设计

有源带通滤波器可分为宽带和窄带两类。若高 3 dB 频率与低 3 dB 频率之比大于 1.5,则滤波器的要求属于宽带型的。

(1) 宽带带通滤波器

为设计宽带型滤波器,可把要求分解为低通和高通指标,分别设计低通和高通滤波器并把它们互不影响地级联起来。

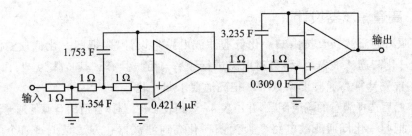

(a) 归一化低通滤波器

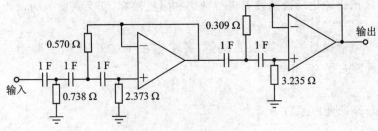

(b) 变换的归一化高通滤波器

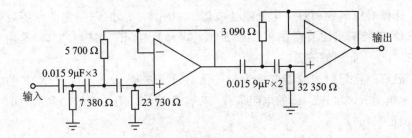

(c) 最后得到的高通滤波器

图 4-23 有源高通滤波器的设计

例 4-10 请设计一个带通滤波器,要求它的 3 dB 频率是 1 000 Hz 和 3 000 Hz,在 300 Hz 和 9 000 Hz 的衰减大于 25 dB。

解:

① 把带通要求分解为低通和高通指标。

低通滤波器:3 dB 频率是 3 000 Hz,9 000 Hz 的最小衰减是 25 dB。

高通滤波器:3 dB 频率是 1 000 Hz,300 IIz 的最小衰减是 25 dB。

② 计算低通和高通指标的陡度系数 A_s。

低通: $A_s = \dfrac{9\ 000}{3\ 000} = 3$

高通: $A_s = \dfrac{1\ 000}{300} = 3.33$

③ 选择归一化设计满足低通和高通要求。按照图 4-14 的曲线,$n=3$ 的巴特沃思设计在 $A_s=3$ 和 $A_s=3.33$ 处能给出大于 25 dB 的衰减。

④ 图 4-24(a)表示归一化低通和高通滤波器。归一化高通滤波器是从 $n=3$ 的巴特沃思低通滤波器导出的,其中每一电阻以 $1/R$ 的电容取代,每一电容以 $1/C$ 的电阻取代。

⑤ 把低通和高通换算为所需的截止频率和阻抗值,计算 FSF。

低通:FSF$=2\pi\times3\,000=18\,850$

高通:FSF$=2\pi\times1\,000=6\,280$

选 $Z=10\,000$,把所有电阻乘以 Z,把所有电容除以 $Z\times$FSF,其中 FSF 各利用合适的低能与高通值。图 4-24(b)是所得到的带通滤波器。

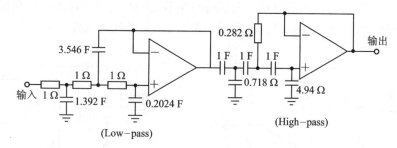

(a) 归一化滤波器

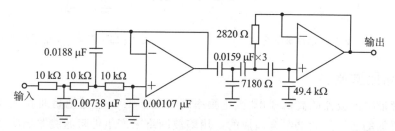

(b) 最后得到的带通滤波器

图 4-24 宽带带通滤波器的设计

(2) 窄带带通滤波器

当高低 3 dB 截止频率之比小于 1.5 时,需要按窄带型来设计。

对任意带宽 BWx 的响应可计算如下:

$$dB = 10\log\left[1 + \left(\frac{BW_X}{BW_{3\,dB}}\right)^2\right] \qquad (4-66)$$

式中,BW_{3dB} 是 F_0/Q。上式对应于图 4-14 中 $n=1$ 的情况,图中的 $BW_X/BW_{3\,dB}$。

图 19-25 的电路设计公式是:

$$R_1 = \frac{Q}{2\pi F_0 C} \qquad (4-67)$$

$$R_2 = \frac{R_1}{2Q^2 - 1} \tag{4-68}$$

$$R_3 = 2R_1 \tag{4-69}$$

例 4 - 11 请设计一个带通滤波器,它的中心频率是 1 000 Hz,3 dB 带宽为 50 Hz。确定在带宽为 200 Hz 时的衰减。

解:

选择 $C=0.01\ \mu F$,则

$R_1 = 318\ k\Omega$

$R_2 = 398\ \Omega$

$R_3 = 636\ k\Omega$

图 4 - 26 是所得到的滤波器。为能进行调节,选 R_2 为可调电阻。可利用示波器的李萨育图形监测输入输出之间的相移。调节 R_2 来得到退化的椭圆。

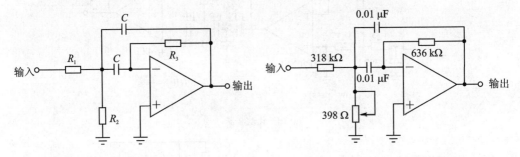

图 4 - 25 窄带带通滤波器电路   图 4 - 26 例 4 - 11 的设计结果

5. 带阻滤波器

宽带带阻滤波器的高低 3 dB 截止频率之比大于 1.5,它是把高通和低通滤波器与一个附加的运算放大器组合而成的。用陷波网络来产生带阻滤波器响应特性。

宽带带阻滤波器为设计宽带带阻滤波器,首先应把指标要求分解为高通和低通指标,然后设计高通和低通滤波器并用运算放大器加以组合,如图 4 - 27 所示。

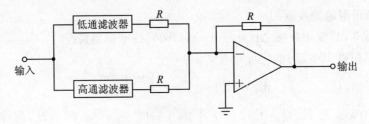

图 4 - 27 宽带带阻滤波器结构

例 4 - 12 请设计一个带阻滤波器,要求它的 3 dB 频率为 300 Hz 和 3 000 Hz,在 600 Hz 和 1 500 Hz 之间衰减大于 12 dB。

解:把指标分解为低通和高通的要求。

低通滤波器:3 dB 频率为 300 Hz,在 600 Hz 的最小衰减为 12 dB。

高通滤波器:3 dB 频率为 3 000 Hz,在 1 500 Hz 的最小衰减为 12 dB。

计算两个滤波器的陡度系数 A_s。

低通:

$$A_s = \frac{600}{300} = 2$$

高通:

$$A_s = \frac{3\,000}{1\,500} = 2$$

图 4-14 指出 $n=2$ 的巴特沃思设计在 $\omega=2$ 时衰减为 12 dB。这个归一化滤波器满足低通和高通要求。

低通滤波器按"低通有源滤波器"一节来设计,而高通滤波器是按"高通有源滤波器"一节所讲的步骤来设计。所得到的低通和高通滤波器利用图 4-27 的电路加以组合,最后得到图 4-28 的电路。

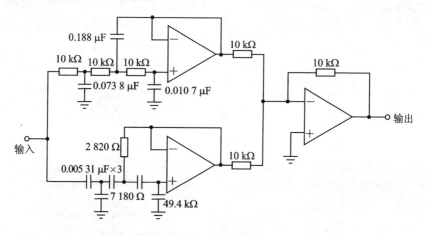

图 4-28　宽带带阻滤波器

4.4.3　滤波器的计算机辅助设计

现在有许多电路仿真和辅助设计软件,这些软件中的多数可以用于滤波器的设计,但最方便使用的是专门的滤波器设计软件,而这类软件中,使用方便、效果好的是一些国际著名的 IC 公司推出的滤波器设计软件,如 MAXIM 公司、凌特(Linear Technology)公司等。这些软件的特点是紧密结合各自公司的产品,实用性强,但往往受公司产品种类的限制,使得设计的类型受到限制和一些特定的要求难以满足。

由于 Linear Technology 公司生产的集成滤波器器件品种较多,基本覆盖了一般应用的滤波器种类和要求。Linear Technology 公司出品的滤波器辅助设计软件名称为 FilterCAD 3.0。FilterCAD 3.0 是一个电脑辅助设计程序,为采用凌特公司滤波器器件进行滤波器设计。FilterCAD 旨在帮助没有特别经验的用户以最少的努力设计出优良的滤波器。它还可帮助富有经验的滤波器设计师随意调整配置及各元件的参数,并立刻观察到结果,从而获得更佳的设计。利用 FilterCAD,可以设计出各种响应曲线的低通、高通、带通及陷波滤波器,包括巴特沃兹(Butterworth)、贝塞耳(Bessel)、切比雪夫(Chebychev)、椭圆、最小 Q 椭圆以及客户定制的响应曲线用于设计滤波器时特别方便快捷。下面简要介绍 FilterCAD 的安装与使用。

1. FilterCAD 的安装

图 4 - 29　FilterCAD 3.0
的图标

在 Linear Technology 公司的网页 http://www.linear.com.cn/software/可以找到 FilterCAD 3.0,下载到计算机中某个合适的文件夹中,其图标如图 4 - 29 所示。这是一个自解压文件,双击后将文件释放到一个文件夹中,比如 E:/电路设计/ FilterCAD/中。释放过程出现的对话框如图 4 - 30 所示。

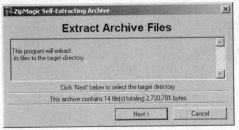

(a) 对话框1

(b) 对话框2

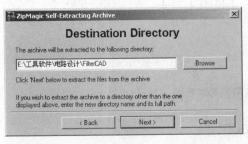

(c) 对话框3

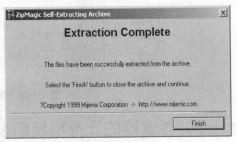

(d) 对话框4

图 4 - 30　文件释放过程出现的对话框

自解压文件将自动生成一个名为"Open this folder to INSTALL FCAD to a hard disk"的文件夹,并将所有释放出来的文件放在该文件夹中。在该文件夹中双击安装程序 SETUP 的图标,将出现图 4 - 31 所示的程序安装对话框。

按照 FilterCAD 安装程序的引导,很容易将程序安装好。

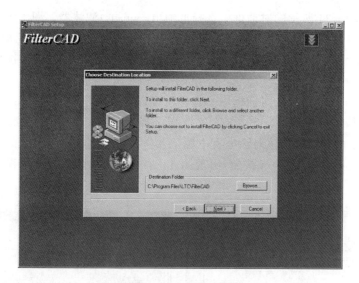

图 4 - 31　程序安装对话框

2. FilterCAD 的应用

安装好程序后,在计算机"开始"菜单中选择"程序→FilterCAD→FilterCAD"(见图 4 - 32)。

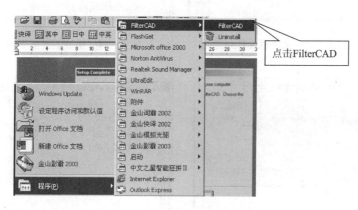

图 4 - 32　运行 FilterCAD 程序

单击后出现图 4 - 33 所示的对话框。程序提供两种设计模式:快速设计和增强设计。两种设计大同小异。下面用快速设计一个低通滤波器为例,说明应用 Filter-CAD 设计滤波器的步骤和方法。

例 4 - 14　设计一个低通滤波器,要求其通带截止频率 $F_c = 32$ HZ,$F_s = 50$ Hz,在 F_s 处至少衰减 20 dB。

设计:

① 选择 Quick Design,单击 Next 按钮(见图 4 - 33),出现图 4 - 19 所示的对话框。

② 在图 4-34 所示的对话框中选择低通(Lowpass)滤波器。图中示意出低通滤波器的主要参数的含义。单击 Next 按钮,出现图 4-35(a)所示的对话框。

③ 在图 4-35 所示的对话框中有低通滤波器的主要参数供选择,选择符合题意低通滤波器的参数。单击 Next 按钮,出现图 4-36 所示的对话框。

④ 在图 4-36 所示的对话框中需选择所设计滤波器是线性相位(Linear Phase)或最高直流精度(DC Accurate)。这里选择选择线性相位。单击 Next 按钮,出现图 4-37 所示的对话框。该对话框有电源(±5 V 电源供电或低功耗)的选择。选择±5 V 电源供电并单击 Next 按钮,出现图 4-38 所示的对话框,这是程序给出的几种设计结果。

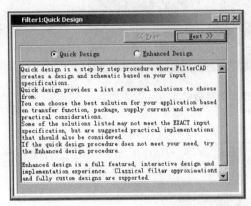

图 4-33　FilterCAD 的滤波器设计对话框

图 4-34　滤波器类型选择对话框

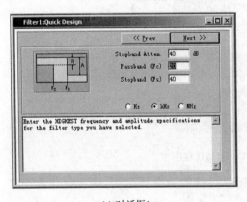

(a) 对话框1

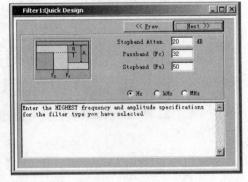

(b) 对话框2

图 4-35　滤波器参数选择对话框

⑤ 在图 4-38 所示的器件选择对话框中,给出的器件分为两大类:开关电容滤波器(Switched)和有源滤波器(Active)。但本例只有开关电容滤波器。在开关电容滤波器中选择 LTC1269 并单击 Next 按钮,出现图 4-39 所示的器件封装选择对话框。

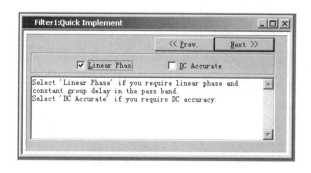

图4-36 滤波器线性相位和最高直流精度选择对话框

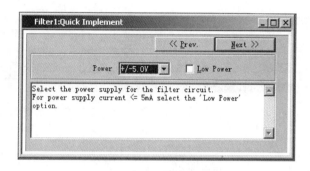

图4-37 滤波器的电源选择对话框

⑥ 在图4-39所示的器件封装选择对话框选择SO8封装，单击Next按钮，出现图4-40所示的对话框，填入一个文件名保存设计，单击Done按钮，得到图4-41所示的滤波器电路图。

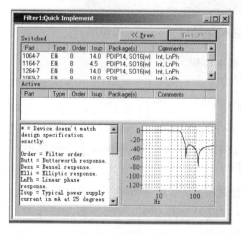

图4-38 器件选择对话框

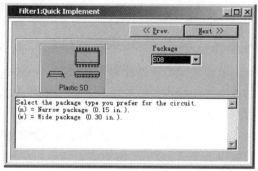

图4-39 器件封装选择对话框

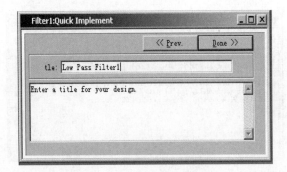

图 4-40 保存文件对话框

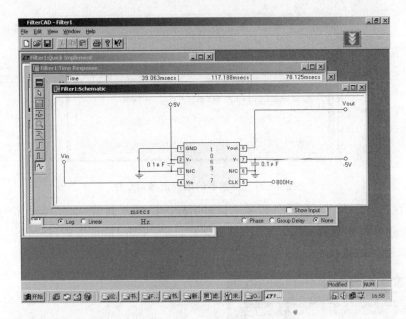

图 4-41 滤波器电路图

4.4.4 滤波器的类比设计

滤波器的类比设计方法是依据一个成熟、实用的有源滤波器,通过一定的规则把该滤波器的截止频率变换到实际所需的数值,但滤波器的其他特性不变。这种设计方法的依据如下:

① 频率变换定理:如果滤波器中的所有储能元件(即电容和电感)的电抗值增加或减少若干倍,则滤波器的截止频率相应地减少或增加若干倍,但滤波器的其他特性保持不变。

② 阻抗变换定理:如果滤波器中的所有元件的阻抗值增加或减少若干倍,则滤波器的截止频率和其他特性均保持不变。

实际上,这也是有源滤波器的归一化设计方法的基础,这里就不再予以证明了。

在实际应用滤波器的类比设计方法时,可以参照有源滤波器的归一化设计方法中频率变换和去归一化的步骤和方法。

思考题与习题

4-1 4种理想的滤波器的幅频特性如何?能否用电路实现,为什么?

4-2 理想的滤波器的有哪些参数,实际滤波器又有哪些参数?理想的滤波器与实际滤波器有哪些不同?

4-3 常用滤波器的响应有哪些?各有何特点?有什么实际意义(对信号有何影响)?

4-4 如何选择滤波器的阶数?

4-5 常用的滤波器设计方法有哪几种?它们各有哪些优缺点?

4-6 采用图4-42所示的一阶有源低通滤波器电路,若要求 $H_0 = 10$、$f_0 = 100\ Hz$,试选择其电路参数。

4-7 若在一个二阶带通成滤波器的输入端加上一个理想阶跃信号,试问输出端的信号波形将呈什么形状?

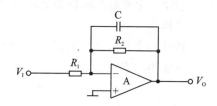

图4-42 一阶低通有源滤波器

4-8 试问一个二阶的带通滤波器是否可由一个一阶低通滤波器和一个一阶高通滤波器串联而成,为什么?

4-9 二阶无限增益多反馈环型带通滤波器如图4-43所示。试推导该滤波器的传输函数 $H(s) = \dfrac{V_O(s)}{V_i(s)}$,并写出滤波器的特性参数 H_0、ω_0^2、Q、B 的计算公式。

$(B = \dfrac{f_0}{Q})$

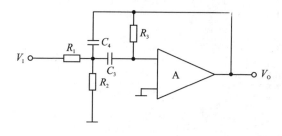

图4-43 二阶无限增益多反馈环型带通滤波器

4-10 VCVS型高通滤波器的电路如图4-44所示,试推导该滤波器的传输函数 $H(s)$,并写出该滤波器的特性参数 H_0、ω_0^2、Q。

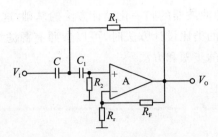

图 4 - 44　VCVS 型高通滤波器

4 - 11　带阻滤波器与带通滤波器之间的关系为:

$$H_{BE}(s) = H_0 - H_{BP}(s)$$

试采用一个带通滤波器和一个加法器电路构成一个带阻滤波器。

4 - 12　设计一个有源二阶多反馈环型带通滤波器,要求中心频率 $f_0 = 300$ Hz,通带 $B = 75$ Hz。

4 - 13　设计一个有源二阶低通滤波器,要求 $B = 75$ Hz,$H_0 = 8$,希望通带内的特性平坦。

4 - 14　设计一个五阶通滤波器,$f_0 = 30$ Hz,允许带内有 ± 1 dB 等值纹波,带外有尽可能小的衰减。

第 5 章

信号运算

本章学习要点

1. 信号运算分为线性运算和非线性运算两大类。
2. 运算放大器是运算电路的核心部件。
3. 运算电路的应用。
4. 元件参数的误差与运算电路的精度之间的关系。
5. 运算电路主要参数、误差与电路设计。
6. 注意在设计中采用专用的运算电路芯片,了解专用运算电路芯片的主要参数、选择及其外围电路设计。
7. 模拟运算电路的优点和缺点,模拟运算电路适用场合。

5.1 引 言

医学仪器和其他仪器仪表中需要对信号进行各种处理。这些处理不仅是放大和滤波,也要对信号进行各种运算。如对信号进行电平平移需要加法或减法电路,医学仪器和其他仪器仪表中经常采用 PID 控制需要微分和积分电路。虽然采用数字信号运算是发展方向,但模拟信号运算以速度快、容易实现等优势在测控系统中有它的一席之地。在不少情况下,模拟信号还不可能完全被数字信号运算所取代,如为使信号满足模数转换器的输入范围而进行的电平平移(加法运算)和锁相放大器中的乘法器。

对信号运算电路的共同要求是输出/输入满足所设计的运算关系,误差要小。运算误差的主要来源是外围器件,如电阻和电容的精度,对数/指数放大器中的晶体管的温度系数等。在高精度的运算电路中,也要考虑运算放大器本身的性能,主要是输入阻抗与输入偏置电流,增益和共模抑制比的影响。

5.2 加减运算电路

顾名思义,加减运算电路就是用于对电压信号的进行代数加减运算的电路。如采用热电偶测温是要把热电偶的输出信号与补偿端(冷端)的信号相加。在进行光谱测量时,经常要扣除背景光强或进行差动测量以提高灵敏度和测量精度。更经常的情况是要把信号进行电平平移,即把信号叠加一个固定电平,以方便后续电路的处理。

5.2.1 加法运算电路

若干个电压信号的相加可以通过一个反向运算放大器来实现,如图 5-1 所示。输入电压 U_1,U_2,$\cdots$,U_n 通过电阻接入反向输入端,由于此点为虚地点,故根据节点电流原理可得如下关系式:

$$\begin{cases} \dfrac{U_1}{R_1} + \dfrac{U_2}{R_2} \cdots + \dfrac{U_n}{R_n} + \dfrac{U_0}{R_f} = 0 \\ U_0 = -\left(\dfrac{R_f}{R_1}U_1 + \dfrac{R_f}{R_2}U_2 + \cdots + \dfrac{R_f}{R_n}U_n \right) \end{cases} \tag{5-1}$$

由此可见,电路的输出相当于完成了 $y = -(a_1 x_1 + a_2 x_2 + \cdots + a_n x_n)$ 的运算。当取 $R_1 = R_2 = \cdots = R_n$ 时,则式(5-1)成为:

$$U_0 = -\frac{R_f}{R_1}(U_1 + U_2 + \cdots + U_n) \tag{5-2}$$

也可以通过一个同相放大器来实现加法运算,如图 5-2 所示。

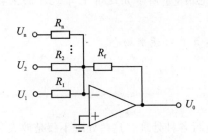

图 5-1　反向加法电路

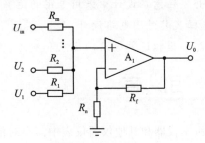

图 5-2　同相加法电路

为了方便起见,通常令 $R_1 = R_2 = \cdots\cdots = R_m$,$R_f = [m(m-1)-1]R_n$,可得:

$$U_0 = -(U_1 + U_2 + \cdots + U_m) \tag{5-3}$$

当 $m = 2$ 时,$R_1 = R_2$,$R_f = R_n$,$U_0 = U_1 + U_2$,电路完成两个信号的加法运算。

5.2.2 减法运算电路

图 5-3 所示电路的输出电压可以利用线性叠加原理计算,即:

$$U_0 = k_1 U_1 + k_2 U_2 \tag{5-4}$$

当 $U_2 = 0$ 时,电路为反向放大器,输出电压为 $U_0 = (R_f/R_1 U_1$,从而可以得到 $k_1 = -R_f/R_1$。当 $U_1 = 0$ 时,电路为同相放大器,输出电压为 $U_0 = \dfrac{R_P}{R_2 + R_P} \times$

$\left(1 + \dfrac{R_f}{R_1}\right)U_2$,即:$k_2 = \dfrac{R_P}{R_2 + R_P}\left(1 + \dfrac{R_f}{R_1}\right)$。将此两种情况的输出电压叠加,就可得到

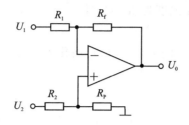

图5-3 减法运算电路(基本差动放大电路)

整个电路输出电压的表达式。

$$U_0 = \frac{R_P}{R_2 + R_P}\left(1 + \frac{R_f}{R_1}\right)U_2 - \frac{R_f}{R_1}U_1 \qquad (5-5)$$

当电阻的比值相同,即 $R_f/R_1 = R_P/R = \alpha$ 时,则有:

$$U_0 = \alpha(U_2 - U_1)$$

该电路的特点是有较大的共模输入电压。为了提高运算精度,要求放大器要有较高的共模抑制比。

5.3 对数与指数运算电路

对数与指数运算电路是属于非线性运算电路。非线性运算电路的应用价值丝毫不亚于线性电路。在自然界,人们的听觉和视觉都是对数特性的,光经过介质的衰减也是对数特性的,阻容电路的充、放电的过程是指数特性的。对数与指数运算电路在测控电路中的主要应用是:

(1)实现对被测信号的对数与指数特性的拟合,或用反函数方式实现对具有对数与指数特性的信号的线性测量。

(2)利用对数运算电路对信号进行压缩处理,以提高系统处理信号的动态范围;或利用指数运算电路对信号进行展宽处理,以提高系统检测信号的灵敏度。

(3)实现复杂的信号运算。如实现对信号进行乘、除法运算、求 n 次幂或 n 次方根、多项式运算,等等。

5.3.1 对数运算电路

对数运算电路的输出电压与输入电压的对数成正比。通常利用半导体二极管PN节的特性来实现对数运算电路。

根据半导体二极管特性,流过二极管的电流和其上的压降成指数关系:

$$I = I_s(e^{\frac{U}{mU_T}} - 1) \qquad (5-6)$$

式中:

I_s—PN 结的反向饱和电流;

U_T—温度电压当量,在温度为 28.6℃时,$U_T = 26$ mV;

m—校正系数,其值为 1~2 之间。

通常情况下,$U \gg U_T$,于是式(5-6)可简化为:

$$I = I_s e^{\frac{U}{mU_T}} \tag{5-7}$$

从而有:

$$U = mU_T \ln \frac{I}{I_s} \tag{5-8}$$

根据这一关系构成的基本对数运算电路如图 5-4 所示。运算放大器通过 R_1 将输入电压 U_i 转换为电流 $I = U_i/R_1$,输出电压为 $U_0 \approx -U$,则:

$$U_0 = -mU_T \ln \frac{U_i}{I_s R_1} \tag{5-9}$$

这个基本电路存在的问题是:①因为 U_T 和 I_s 都是温度的函数,所以运算精度受温度影响;②在小信号时误差较大,因为这时 $e^{\frac{U}{U_T}}$ 和 1 相差不是很多;③二极管具有内阻,当电流较大时,压降也较大,其伏安特性与对数关系有较大的偏差;④电流的变化对校正系数 m 有影响。鉴于以上情况,该电路只有在某一段电流范围内能达到满意的精度,该范围只能达到一个至两个数量级。

利用双极型晶体管 T 代替图 5-4 中反馈支路中的二极管可以减小 m 变化带来的影响,如图 5-5 所示。在 $U_{cb} = 0$ 的情况下,集电极电流 I_c 可写为:

$$I_c = \alpha I_e = \alpha I_s (e^{\frac{U_{be}}{mU_T}} - 1) \tag{5-10}$$

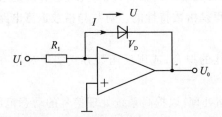

图 5-4 由二极管组成的对数电路   图 5-5 由晶体管组成的对数电路

由于电流对 α(V 的电流放大系数)与 m 的影响基本可以抵消,则:

$$I_c = \gamma I_s (e^{\frac{U_{be}}{U_T}} - 1) \tag{5-11}$$

γ 是一个接近 1 的数值,不随电流大小而变化。所以当 $U_{be} \gg U_T$ 时:

$$I_c \approx I_s e^{\frac{U_{be}}{U_T}} \tag{5-12}$$

那么:

$$U_0 = -U_{be} = -U_T \ln \frac{I_c}{I_s} = -U_T \ln \frac{U_i}{I_s R_1} \tag{5-13}$$

可见随电流变化的 m 没有出现在公式中,使得晶体管型对数电路的输入范围远远超过二极管型对数电路。一般情况下,集电极电流的工作范围为 pA 到 mA 数量级,即 9 个数量级。当然,只有在运算放大器的输入失调电流很小的情况下,才能充分利用此优点。

上述对数电路的缺点是受温度影响较大,其主要原因是 U_T 和 I_s 随温度变化,当温度从 20℃升到 50℃时,U_T 增大 10%,I_s 增加近 10 倍。为了消除 I_s 的影响,可以采用图 5-6 所示的由两个晶体管组成的具有温度补偿功能的对数电路。

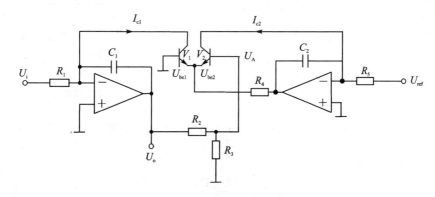

图 5-6　具有温度补偿的对数放大器

由图可知:

$$U_A + U_{be2} - U_{be1} = 0 \tag{5-14}$$

$$I_{c1} = I_s e^{\frac{U_{be1}}{U_T}}, I_{c2} = I_s e^{\frac{U_{be2}}{U_T}} \tag{5-15}$$

那么:

$$\frac{I_{c1}}{I_{c2}} = e^{-\frac{U_A}{U_T}}, I_{c1} = \frac{U_i}{R_1}, I_{c2} = \frac{U_{ref}}{R_5}$$

当 R_3 较小时,可以认为流入晶体管 V_2 发射结的电流远小于流入 R_3 的电流,这样 $U_A = \dfrac{U_0 R_3}{(R_2 + R_3)}$,于是可得:

$$U_0 = -U_T \frac{R_2 + R_3}{R_3} \ln \frac{R_5 U_i}{R_1 U_{ref}} \tag{5-16}$$

当 R_3 断路时:

$$U_0 = U_A = -U_T \ln \frac{R_5 U_i}{R_1 U_{ref}} \tag{5-17}$$

图中,电阻 R_4 的作用是用来限制电流 I_{c1}、I_{c2}。电容 C_1 和 C_2 是作相位补偿用的。R_3 可选合适的正温度系数(0.3%/K)热敏电阻以补偿 U_T 受温度的变化。

5.3.2　指数运算电路

指数运算电路是对数运算电路的反运算。图 5-7 所示是简单指数运算电路,它与图 5-6 所示的对数电路很相似,只是将晶体管和电阻对换,若在输入端加以负电压,根据式(5-12)可得流入晶体管的电流为:

$$I_c = I_s e^{\frac{U_{be}}{U_T}} = I_s e^{-\frac{U_i}{U_T}} \qquad (5-18)$$

于是得到输出电压：

$$U_0 = I_c R_1 = I_s R_1 e^{-\frac{U_i}{U_T}} \qquad (5-19)$$

与对数运算电路一样,指数运算电路也可采用差动的办法来改善其温度稳定性,如图 5-8 所示。图中, $I_{c1} = \frac{U_{ref}}{R_1}$, $I_{c2} = \frac{U_0}{R_5}$, 当 R_3 较小时, $U_A = \frac{U_i R_3}{(R_3 + R_4)}$。将它们代入式(5-19)则有：

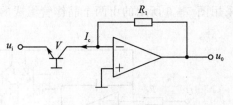

图 5-7　指数运算电路

$$U_0 = \frac{U_{ref} R_5}{R_1} e^{\frac{R_3}{R_3+R_4} \cdot \frac{U_i}{U_T}} \qquad (5-20)$$

当 R_4 断路时：

$$U_0 = \frac{U_{ref} R_5}{R_1} e^{\frac{U_i}{U_T}} \qquad (5-21)$$

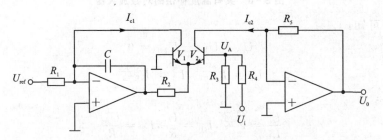

图 5-8　具有温度补偿的指数运算电路

可见, U_0 与 I_s 无关,但应尽可能保证 V_1 和 V_2 的特性一致,否则不相等的反向饱和电流仍会带来一定的温度误差。 R_2 的作用是用来限制电流 I_{c1}、I_{c2}。

上述运算电路具有以 e 为底的指数运算功能,即完成 $y = e^{ax}$ 形式的运算,根据 $b^{ax} = e^{ax \cdot \ln b}$,通过将输入信号 x 乘以系数 $\ln b$,就可以实现任意底数的指数运算。

实际上,采用运算放大器构成的对数和指数运算电路,稳定性较差、很难取得高精度。在实际应用时,也应该优先考虑选用集成对数和指数运算电路。如美国 ADI 公司的 AD8304 的信号输入范围可达 160 dB,精度可达 0.1 dB,只需 3.0～5.5 V 的单电源工作,但它的温度漂移仅有 0.02 mV/℃。

5.4　乘除与乘方、开方运算电路

乘除与乘方、开方运算电路也是测控系统中常用的电路之一,如测量功率,或进行多项式运算等。

5.4.1 乘除运算电路

有多种电路可以实现乘除运算,如对数、指数乘除运算电路、跨导乘法器、参数控制式乘除电路、时间分割式乘法电路等。这里主要介绍用对数和指数运算电路构成的乘除运算电路。

由数学知识可知,乘除法可通过对数的加减运算来实现,即:

$$\frac{xy}{z} = \exp[\ln x + \ln y - \ln z] \tag{5-22}$$

上述函数可以用 3 个对数电路、1 个指数电路和 1 个加法电路来实现。

1. 单象限乘除运算电路

由图 5-6 对数电路和图 5-8 指数电路构成的乘除电路,只要将其参考电压端作为一个信号输入端即可。在图 5-6 的对数电路中,取 $R_1 = R_5$,$R_3 \rightarrow \infty$,$R_2 = 0$,$U_i = U_z$ 及 $U_{ref} = U_y$,那么:

$$U_A = -U_T \ln \frac{U_z}{U_y} \tag{5-23}$$

将此输出 U_A 送入图 5-8 所示指数电路的输入端,并取 $U_{ref} = U_x$,电阻的选取与上面相同,则可以得到输出电压:

$$U_0 = U_x e^{\frac{U_A}{U_T}} = \frac{U_x U_y}{U_z} \tag{5-24}$$

其电路原理图如图 5-9 所示。由于所有的输入电压必须总是正的,因此称为单象限乘除运算电路。这种电路无须进行温度补偿。

2. 四象限乘法器

为了使乘法器的二个输入量的符号是任意的,并且输出也与之相对应,可以通过复杂的电路控制输入和输出端的符号的方法来实现,但电路速度较慢。如果将输入电压 U_x 和 U_y 分别与常数电压 U_{xC} 和 U_{yC} 相加后再相乘,就可使得输入到乘法器的电压总在允许范围内,此时输出电压为:

$$U_0 = \frac{(U_x + U_{xC})(U_y + U_{yC})}{E}$$

则,

$$\frac{U_x U_y}{E} = U_0 - \frac{U_{xC}}{E} U_y - \frac{U_{yC}}{E} U_x - \frac{U_{xC} U_{yC}}{E}$$

式中,E 为固定电压。由此可见,在这种乘法电路的输出端还需减掉一个电压常量和两个分别与两输入端成正比的电压。

图 5-10 是四象限乘法器原理框图,图中的常数电压和系数的选取是为了充分利用放大器的线性范围。若输入电压 U_x、U_y 的范围分别是 $-E \leqslant U_x \leqslant +E$ 和 $-E \leqslant U_y \leqslant +E$,取 $U_1 = 0.5U_x + 0.5E$,$U_2 = 0.5U_y + 0.5E$,那么 $0 \leqslant U_1 \leqslant E$,$0 \leqslant U_2 \leqslant$

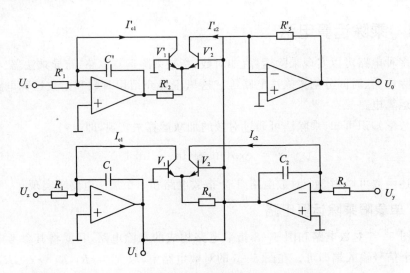

图 5-9   由对数电路和指数电路构成的乘除电路

E 此时输出电压为：

$$U_0 = \frac{(U_x + E)(U_y + E)}{E} - U_x - U_y - E = \frac{U_x U_y}{E}$$

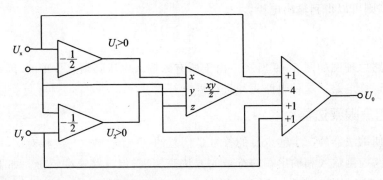

图 5-10   四象限乘法器

3. 除法运算电路

利用乘法运算电路构成除法电路的原理图如图 5-11 所示，由电路可得：

$$\frac{U_0 U_z}{E} = U_x$$

则，

$$U_0 = E \frac{U_x}{U_z}$$

若 U_x、均为正，此电路只有在 $U_z > 0$ 的情况下才能正常工作。当 $U_z < 0$ 时，由于正反馈会使输出电压很快达到饱和而无法正常工作。

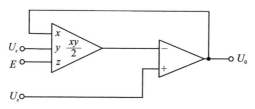

图 5 - 11　利用乘法运算电路构成除法电路

4. 集成乘、除法运算电路

集成乘法器有不少的品种。如美国 ADI 公司的 AD632、AD534 可以实现 $U_0 = A\left[\dfrac{(x_1 - x_2)(y_1 - y_2)}{SF} - (z_1 - z_2)\right]$ 的运算，AD532、AD633、AD838 可以实现 $U_0 = A\left[\dfrac{(x_1 - x_2)(y_1 - y_2)}{10} - z\right]$ 的运算，而 MLT04 具有 4 路乘法器。AD539、AD734 可以同时实现乘法和除法运算。

5.4.2　乘方和开方运算电路

利用乘法器很容易实现平方运算，这时只要取 $U_x = U_y$ 即可。

开方运算电路也可以用乘法器实现。图 5 - 12 所示是由乘法器构成的开平方电路原理图，由图中可得 $\dfrac{U_0^2}{E} = U_i$，则 $U_0 = \sqrt{EU_i}$。此电路也只适用于正输入和正输出的情况，当输入端出现负电压时，输出端电压很快达到负饱和，电路就不能正常工作。此外在这种电路中输出电压可能为正或为负，为了得到正向 U_0 输出可在输出端加一个箝位二极管 V_D。

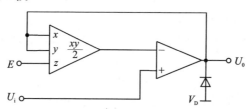

图 5 - 12　由乘法器构成的开平方电路

美国 ADI 公司的 AD538 可以实现 $U_0 = V_y\left(\dfrac{V_x}{V_z}\right)^m$ 的运算，而且几乎不需要任何分立元件。因此，设计时应尽可能采用集成运算电路。

5.5　微分与积分运算电路

5.5.1　积分运算电路

积分电路的应用很为广泛，它不仅用作积分运算，而且利用它的充放电过程还可

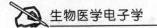

以实现延时、定时,以及产生各种波形。

1. 反向积分电路

典型的积分电路如图 5-13(a)所示,与反向放大电路不同的是,在积分电路中,负反馈回路中是一个积分电容 C,而不是电阻,这种积分电路称为反向积分电路,其输出电压为:

$$U_0 = \frac{Q}{C} = \frac{1}{C}\left[\int_0^t I_c(t)\,\mathrm{d}t + Q_0\right] \tag{5-25}$$

式中的 Q_0 是 $t=0$ 时电容器存储的电荷,由 $I_C = -I_i = -U_i/R$,得到:

$$U_0 = -\frac{1}{RC}\int_0^t U_i(t)\,\mathrm{d}t + U_{00} \tag{5-26}$$

常量 U_{00} 根据初始条件确定,即 $t=0$ 时,$U_0 = U_{00} = \dfrac{Q_0}{C}$。

当输入电压 U_i 为常数时,则输出电压 U_0 为:

$$U_0 = -\frac{U_i}{RC}t + U_{00} \tag{5-27}$$

U_0 随时间线性上升,所以积分电路非常适用于做三角波和锯齿波发生器。

当输入 $u_i = U_m\cos\omega t$ 时,输出电压可表示为

$$u_0(t) = -\frac{1}{RC}\int_0^t U_m\cos\omega t\,\mathrm{d}t + U_{00} = -\frac{U_m}{\omega RC}\sin\omega t + U_{00} \tag{5-28}$$

由此可见,输出电压的幅度与角频率成反比,其幅频特性曲线在对数坐标系中为一条 $-6\,\mathrm{dB}$/倍频程直线。这一特性也是确定积分电路的简单准则。

实际上,运算放大器的输入偏置电流 I_b 和输入失调电压 U_{0s} 也随时间而积分,它对积分器有较大的影响。当输入电压 $U_i=0$ 时,通过积分电容的误差电流为:

$$\Delta I_C = \frac{U_{0s}}{R} + I_b$$

由此产生输出电压的变化为:

$$\frac{\mathrm{d}U_0}{\mathrm{d}t} = \frac{1}{C}\left(\frac{U_{0s}}{R} + I_b\right) \tag{5-29}$$

若取 $C=1\,\mu\mathrm{F}$,$1\,\mu\mathrm{A}$ 的误差电流使 U_0 以 $1\,\mathrm{V/s}$ 的速度增长。由式(5-29)可见,在积分时间常数 $\tau = RC$ 一定的情况下,C 越大 I_b 的影响越小,而 U_{0s} 的影响是不变的。C 不能取无限大,为了使 I_b 的影响不超过 U_{0s} 的影响,则:

$$I_b < \frac{U_{0s}}{R} = \frac{U_{0s}C}{\tau}$$

例如,若想用 $C=1\,\mu\mathrm{F}$ 的积分电容构成 $\tau=1\,\mathrm{s}$ 的积分器,运算放大器的 U_{0s} 为 $1\,\mathrm{mV}$,那么输入偏置电流应满足 $I_b<1\,\mathrm{nA}$。由双极型晶体管构成的运算放大器很少具有这样低的输入偏置电流。为了补偿误差电流,可采用 5-13(b)所示电路。图

中,电阻 R_P 阻值应与 R 相同,其上的压降为 $I_b R$。当 $U_i=0$ 时,由于 $U_N \approx U_P$,通过电阻 R 的电流为:

$$I = \frac{U_N}{R} = \frac{I_b R}{R} = I_b$$

这一电流提供了偏差电流,于是误差电流被补偿了。

积分电路的另一个误差源是电容器的漏电电流。电解电容的漏电电流为微安量级,所以不能做积分电容。一般采用薄膜电容,但这种电容的容量很难超过 $10~\mu F$。

图 5 - 13(c)为预设、保持积分电路,它可以实现设置初始积分输出电压以及控制停止积分(保持)。首先设置初始状态,使开关 S_1 断开,S_2 接通,此时积分器工作在反相放大状态,输出为:

$$U_O = -\frac{R_f}{R_2}U_2$$

当然达到这个数值要有一定的延时,延时大小与 $R_f C$ 有关。然后将开关 S_1 接通,S_2 断开,电路就是一个积分器,对 U_1 进行积分。再断开 S_1,积分电流为零,积分器输出保持不变,电路处于保持状态。实际电路中,开关 S_1 和 S_2 一般由场效应管构成。

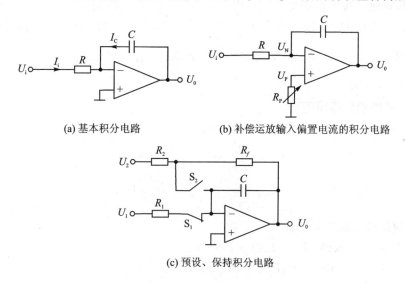

(a) 基本积分电路   (b) 补偿运放输入偏置电流的积分电路

(c) 预设、保持积分电路

图 5 - 13　反相积分电路

2. 具有特殊性能的积分电路

(1) 增量积分电路

若在图 5 - 13(b)中的积分电容 C 上串一个小电阻 R_2,即得增量积分电路。如图 5 - 14(a)所示。这时:

$$U_O = -\frac{R_2}{R_1}U_i - \frac{1}{R_1 C}\int U_i dt \qquad\qquad (5 - 30)$$

(5 - 30)式等式右边的第一项是由于电流 $I_1 = U_i/R_1$ 流经 R_2 而产生的,第二项

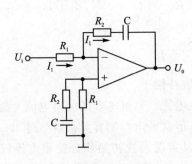

(a) 增量积分电路原理　　　　　　(b) 电路工作波形

图 5 - 14　增量积分电路

是由于电流 I_1 对电容 C 充电而产生的。这种电路比一般积分电路的输入多了一项与 U_i 成正比的项,故称增量积分电路,又称比例积分电路。它利用这一微小增量 $(R_1 \gg R_2)$ 去补偿由于积分器复原和比较器滞后带来的误差。这种电路在精密模数转换和其他一些场合获得广泛应用。

当输入方波时,在转折处由于电流反向改变,式(5 - 30)中等号右边第一项 $-(R_2/R_1)U_i$ 由正值变负,或反之,出现一个跳变,总越变量为 $+2\left(\dfrac{R_2}{R_1}\right)|U_i|$,如图 5 - 14(b)所示。

(2) 多重积分运算电路

图 5 - 15(a)为多重积分运算电路。图中:

$$U_1 = \frac{I_2}{2sC} = \frac{I_1 - I_3}{2sC} = I_3 R \qquad (5-31)$$

$$U_2 = -\frac{I_3}{sC} = \frac{I_4 R}{2} = \frac{I_3 - I_5}{2} R \qquad (5-32)$$

式中:s 为拉式变换的变量符号。

由式(5 - 31)可得:$I_1 = I_3(1 + 2sRC)$

$U_i = (I_1 + I_3)R = 2I_3 R(1 + sRC)$

由式(5 - 32)可得:

$$I_5 = I_3\left(1 + \frac{2}{sRC}\right)$$

$$U_O = -\left(\frac{I_3}{sC} + \frac{I_5}{sC}\right) = -\frac{2I_3}{sC}\left(1 + \frac{1}{sRC}\right)$$

所以:

$$U_O = -\frac{U_i}{s_2 R^2 C^2}$$

即:

$$U_O(t) = -\frac{1}{R^2 C^2} \iint U_i(t)(\mathrm{d}t)^2 \qquad (5-33)$$

图 5 - 15(b)为三重积分运算电路。其方程式的推导与上述类似,不再重复。

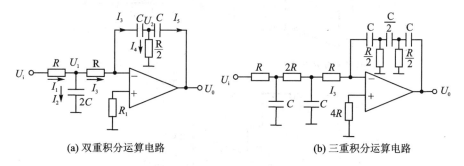

(a) 双重积分运算电路   (b) 三重积分运算电路

图 5 - 15   多重积分运算电路

在为积分运算电路选用运算放大器时,应优先选用高精度的运算放大器。这类运算放大器的主要选择参数是:输入偏置电流、失调电压和开环增益等。

5.5.2　微分运算电路

通过变换图 5 - 13(a)中电阻和电容的位置,就可得到如图 5 - 16(a)所示的微分运算电路。根据节点电流原理,由电路可得:

$$C\frac{\mathrm{d}U_i}{\mathrm{d}t} + \frac{U_o}{R} = 0 \qquad (5-34)$$

$$U_O = -RC\frac{\mathrm{d}U_i}{\mathrm{d}t} \qquad (5-35)$$

当输入信号为正弦波 $u_i = U_m \sin\omega t$ 时,输出电压为:

$$u_o = -\omega RC U_m \cos\omega t \qquad (5-36)$$

输出电压与输入电压的幅度比为 ωRC,在幅频特性图中为一条＋6 dB/倍频程的直线。通常用它来判别一个电路是否是微分电路。

图 5 - 16(a)所示的微分电路,其反馈回路对高频产生接近 90°的相位滞后,它与运算放大器的滞后结合在一起,很容易使电路自激振荡。因此在实际应用中,通常采用如图 5 - 16(b)所示电路,在输入回路中串连电阻 R_1,在反馈回路中加接 C_1 与 R 并联,且使 $RC_1 = R_1 C$,以限制噪声和输入突变电压,并进行相位补偿。

上述微分电路的输入阻抗是呈容性的,在有些情况下会影响电路的正常工作,例如当运算放大电路作为激励电压源使用时,很易进入不稳定状态。图 5 - 16(c)所示为高输入阻抗微分电路,其传递函数为 $R_s C(1 + R_s C)/(R_s C + 1) = R_s C$。低频时信号通过输入端的 RC 微分电路微分,输出 $U_o = RC(\mathrm{d}U_i/\mathrm{d}t)$,运放电路相当于放大倍数为 1 的电压跟随器,高频时信号全部通过输入电容 C,反馈回路中的 RC 将其微分,电路的输入阻抗也不会低于 R。如果两部分的时间参数相同,低频和高频的微分效果是没有差别的。

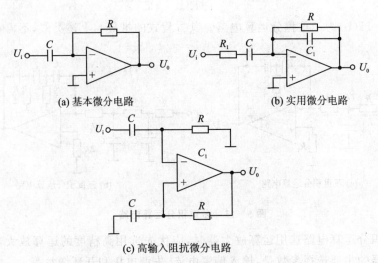

(a) 基本微分电路　　　　(b) 实用微分电路

(c) 高输入阻抗微分电路

图 5 - 16　微分运算电路

　　在为微分运算电路选用运算放大器时,应优先选用高精度的运算放大器,同时也要适当地考虑运算放大器的带宽,以保证电路可稳定地工作,不至于产生自激振荡。这类运算放大器的主要选择参数是:输入偏置电流、失调电压、开环增益和单位增益带宽等。

5.5.3　PID 电路

　　PID(比例－积分－微分)电路又称为 PID 调节器,是一种常见的控制电路。调节器的任务是将一定的物理量(被调节参数 X)调节到预先给定的理论值(或称额定值 W),并克服干扰的影响保持这一值。

　　图 5-17 所示是简单的调节环。干扰信号 Z 与调节参数 Y 迭加作用于对象。调节器借助于调节参数 Y 影响被调节参数 X,使调节偏差 $W-X$ 尽可能的小。最简单的调节器就是一个放大器,它将调节偏差 $W-X$ 放大。当被调节参数 X 超过额定值 W 时,$W-X$ 变负,从而使调节量 Y 变小。调节器的放大倍数越大,调节偏差就越小,根据图 5-17 可得线性系统的关系:

$$Y = A_R(W - X), X = A_S(Y + Z) \tag{5-37}$$

其中,A_R 为调节器的放大倍数,A_S 为对象的放大倍数。被调节参数 X 则为:

$$X = \frac{A_R A_S}{1 + A_R A_S} W + \frac{A_S}{1 + A_S} Z \tag{5-38}$$

可见,该调节环的闭环放大倍数:

$$K_f = \frac{\partial X}{\partial(W - X)} = A_R A_S \tag{5-39}$$

所以,K_f 越大,控制特性 $\partial X/\partial W$ 越趋近于 1;调节器的 A_R 越大,干扰特性 $\partial X/\partial Z$ 越趋近于 0。

但是当系统中存在相移环节时,对于一定频率的分量负反馈会变成正反馈,闭环放大倍数 K_f 太大,容易产生振荡。调节技术的主要任务就是在这种限制的情况下获得尽可能小的调节偏差和尽可能好的过渡状态。为此目的,在比例放大器(P 调节器)的基础上增加了积分器和微分器,从而构成 PI 和 PID 调节电路。

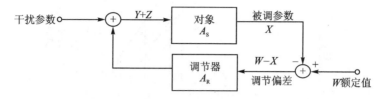

图 5-17　调节环框图

1. P 调节器

P 调节器是一个比例放大器,在其频率范围内所产生可得相移可以忽略不计,调节回路的闭环放大倍数 K_f 大于 1,这种 P 调节器可以由运算放大器和反馈电阻组成。

为了确定比例放大器的放大倍数 A_P 的最大值,下面以图 5-18 所示典型被调对象的伯德图为例说明。图中,当频率 $f=3.3$ kHz 时,对象的放大倍数 $|A_S|=0.01$,以分贝表示时约为 -40 dB,相移位 $180°$,负反馈变成正反馈。若取 $A_P=100$,近似为 $+40$ dB,则闭环放大倍数 $|K_f|=|A_S|\cdot A_P=1$,将产生 $f=3.3$ Hz 的持续振荡。若取 $A_P>100$,振荡幅度将以指数规律上升。当 $A_P<100$,则产生衰减振荡。问题是 A_P 下降到什么程度才能产生一个最佳的过渡过程。实践中,常从伯德图中读取相位裕度 α 来评价过渡过程。相位裕度定义为闭环放大倍数 $|K_f|=1$ 时,相位滞后与 $180°$ 间的余量。此时的频率称为临界频率 f_k。相位裕度可表示为:

$$\alpha = 180° - |\varphi K_f(f_k)|$$

从图 5-18 可以看到,在 $f=1$ kHz 时,相位滞后 $135°$,对象增益 $A_s=-20$ dB,如果将 P 调节器的放大倍数设为 $A_P=10$,即约 20 dB,这时获得的闭环放大倍数为 1,相位裕度为 $\alpha=45°$,对应该频率为临界频率 f_k。

2. PI 调节器

从上可知,基于系统稳定性的原因,不能将比例调节器的放大倍数做得任意大。为了改善调整精度,可在低频范围内提高闭环放大倍数。当 $\lim\limits_{f\to0}|K_f|\to\infty$,调节系统的稳定偏差趋近于零。如图 5-19 所示,闭环放大倍数的幅频特性在临界频率 f_k 附近是不会由此而改变得,所以振荡的状态也不受此影响。

为了实现这一频率特性,在 P 调节器上并联一积分器 I,如图 5-20(a)所示。图 5-20(b)是其简化伯德图。当频率较低时,PI 调节器是积分器,而在高频时相当于一个线性放大器。过渡特征可通过 PI 调节器的积分临界频率 f_1 表示,在此频率下的相移为 $-45°$,调节器放大倍数 A_R 比 A_P 大 3 dB。

公式(5-40)为调节器的复放大倍数。

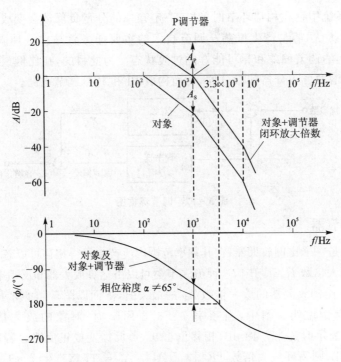

图 5-18 P 调节器的伯德图

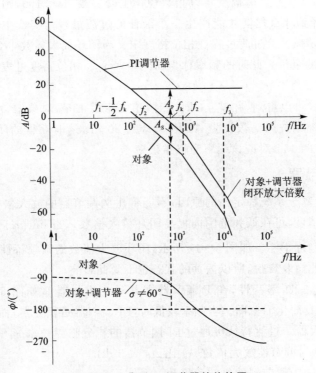

图 5-19 典型 PI 调节器的伯德图

$$\begin{cases} A_R = A_P + (\dfrac{1}{j\omega\tau_I A_P}) \\[3mm] A_R = A_P(1 + \dfrac{\omega_I}{j\omega}) \end{cases} \qquad (5-40)$$

式中 ω_I 为 PI 调节器的积分临界角频率,$\omega_I = 2\pi f_I = 1/(\tau_I A_P)$。

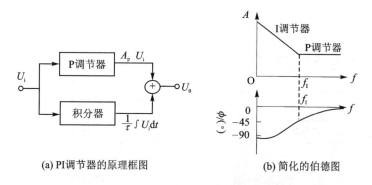

(a) PI调节器的原理框图　　　　　　(b) 简化的伯德图

图 5 - 20　PI 调节器的原理框图与简化伯德图

图 5 - 21 所示为单个运算放大器构成的 PI 调节器,它的复放大倍数为:

$$A_R = -\frac{R_2 + \dfrac{1}{j\omega C_1}}{R_1} = -\frac{R_2}{R_1}(1 + \frac{1}{j\omega C_1 R_2})$$

与式(5 - 40)比较,可得到调节数据为:

$$A_P = -\frac{R_2}{R_1}$$

$$f_I = \frac{1}{2\pi C_1 R_2}$$

图 5 - 21　单个运算放大器构成的 PI 调节器

3. PID 调节器

将 PI 调节器并联一个微分环节就可以得到如图 5 - 22 所示的 PID 调节器。其复放大倍数为:

$$A_R = A_P + j\omega\tau_D + \frac{1}{j\omega\tau_I} = A_P[1 + j(\frac{\omega}{\omega_D} - \frac{\omega_I}{\omega})] \qquad (5-41)$$

式中,$\omega_D = A_P/\tau_D$,$\omega_I = 1/(A_P\tau_I)$,于是有:

$$f_D = \frac{\omega_D}{2\pi} = \frac{A_P}{2\pi\tau_D}, f_I = \frac{\omega_1}{2\pi} = \frac{1}{2\pi A_P \tau_I} \tag{5-42}$$

在微分临界频率 f_D 以上,该电路的作用相当于微分器。从图 5-22 所示的伯德图可知,相移最大可达 $+90°$。可以利用高频相位超前,部分地补偿对象的相位滞后,从而可获得较高的比例放大倍数和较高的临界频率 f_D,加快了过渡过程。

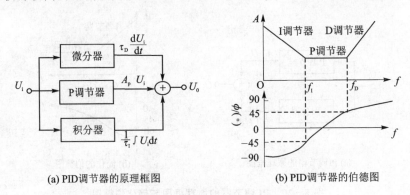

(a) PID调节器的原理框图   (b) PID调节器的伯德图

图 5-22 PID调节器的原理框图和伯德图

下面以图 5-23 所示的 PID 调节器和对象的伯德图为例说明 PID 参数确定方法。首先提高比例放大倍数直到相位裕度 α 为 $15°$,此时 $A_S = -34$ dB,则可得 $A_P = 50$。即约 34 dB,$f_K \approx 2.2$ kHz 若取微分临界频率 $f_D \approx f_K$,此处调节器的相移约为 $+45°$,即相位裕度从 $15°$增加到 $60°$,从而得到了较理想的过渡过程。

确定积分临界频率 f_I 的方法与 PI 调节器中的方法一样,即一般取 $f_I \approx f_K/10$。PID 调节器闭环放大倍数的频率特性如图中点划线所示。

图 5-24 所示为单个运算放大器构成的 PID 调节器电路,通常 C_D 很小,$R_2\omega C_D$ $\ll 1$,这时其复放大倍数可简化为:

$$A_R = -\left[\frac{R_2}{R_1} + \frac{C_D}{C_I} + j\omega C_D R_2 + \frac{1}{j\omega C_1 R_1}\right]$$

当 $C_D/C_I \ll R_2/R_1$ 时,有:

$$A_R = -\frac{R_2}{R_1}\left[1 + j(\omega C_D R_1 - \frac{1}{\omega C_1 R_2})\right]$$

对照式(5-41)有:

$$A_P = -\frac{R_2}{R_1}, f_D = \frac{\omega_D}{2\pi} = \frac{1}{2\pi C_D R_1}, f_I = \frac{\omega_1}{2\pi} = \frac{1}{2\pi C_1 R_2} \tag{5-43}$$

4. 参数独立可调 PID 调节器

确定不同类型调节器的参数时,调节对象的数据应是已知的。但对于变化较慢的对象,测量这些数据常常是困难的,所以,通常采用实验的方法找出调节器的最佳参数。由于上述电路在改变 A_P,它们的临界频率 f_I 和 f_D 都随之改变,因此很难调整到最佳状态。

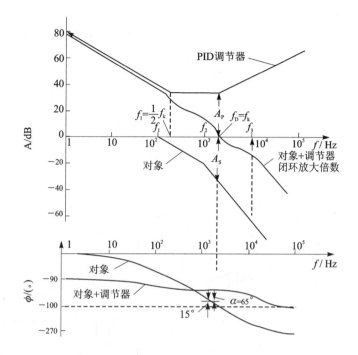

图 5 - 23　PID 调节器和对象的伯德图举例

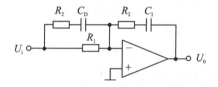

图 5 - 24　单个运算放大器构成的 PID 调节器

图 5 - 25(a)所示电路中,所有的参数都可以独立地调整。由于 R_1 很小,可忽略不计,它的复放大倍数为:

$$A_R = \frac{R_P}{R_3}\left[1 + j\left(\omega C_D R_D - \frac{1}{\omega C_I R_I}\right)\right]$$

对照式(5 - 41),可得到调节数据:

$$A_P = \frac{R_P}{R_3}, f_D = \frac{1}{2\pi C_D R_D}, f_I = \frac{1}{2\pi C_I R_I}$$

电路的调整和校准如下。首先,闭合开关 S,使积分电容 C_I 充分放电;调整 R_D = 0,使微分器无输出,此时电路相当于纯比例调节器。然后在输入端加入方波信号,调节 R_P,使 A_P 从零逐渐增大,直到产生如图 5 - 25(b)上方曲线所示的有轻度衰减的振荡,这相当于无微分环节时,相位裕度 $\alpha = 15°$。再通过逐步增加 R_D 来降低微分临界频率 f_D,使其从无穷大下降,直到出现图 5 - 25(b)中下部曲线为止。最后,调节偏差 $W - X$ 的过渡状态,这时断开开关 S,调节 R_1 使积分临界频率 f_I 增加,直到过渡状态持续时间最短。

随着 SoC(System on Chip,单片系统,或片上系统)的发展,出现了越来越多的所谓混合信号微处理器,即在一枚芯片上集成了 ADC(模拟/数字转换器,简称模数转换器)、DAC(数字/模拟转换器,简称数模转换器)和微处理器。把这些混合信号微处理器直接取代模拟电路实现 PID 调解,具有稳定、一致性好、调整容易、可实现诸如自整定系数、专家系统、模糊和神经网络等性能优良的高级调节器。因此,模拟的 PID 调节器必将被数字式调节器所取代。

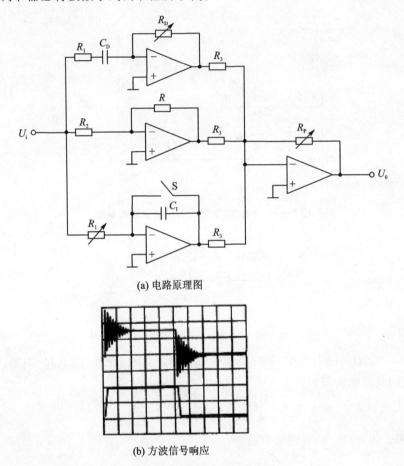

(a) 电路原理图

(b) 方波信号响应

图 5-25   参数独立可调 PID 调节器

5.6   特征值运算电路

在测控仪器中,经常需要获得某些特征值,如信号瞬时值、正负峰值、绝对值、算术平均值和有效值等。而获得这些特征值的电路,相应地有采样/保持电路、峰值运算电路等,这些电路统称为特征值运算电路。

5.6.1 采样/保持电路

数字化是测控系统发展的必然方向。但测控系统的测量和控制对象绝大多数是模拟量。为了把模拟量转换为数字量,需要采用 ADC。但转换速度再快的 ADC,也需要一定的工作时间。这个时间称为 ADC 的转换时间,又称为孔径时间。如果要对图 5-26 所示的信号进行采样,假定 ADC 的转换时间为 τ。在 t_n 时刻启动 ADC,经过 τ 时间后 ADC 完成转换,但信号 U_x 由 U_n 变为 U_{n+1},变化量为 ΔU。如果 ΔU 过大,轻则使转换结果的产生显著的误差,重则使转换结果面目全非(参考第八章 模拟/数字转换器有关转换原理的内容)。一般说来,应该保证在 ADC 的转换时间内 ΔU 小于相当于 ADC 的 LSB/2(Least Significant Bit,最低有效位)的电压值。

假设有一 ADC,其输入范围为 U_f,分辨率 $n=10$,转换时间 $\Delta t=10\ \mu s$(即转换速度为 100 kHz)。下面我们计算它可以处理多高频率的信号。

假设 $U_x = U_{am}\sin\omega t$。式中 $U_{am}=U_f$。对信号求微分可得:

$$\Delta U_x = U_{am}\cos\omega t \cdot \omega\Delta t \tag{5-44}$$

$$\frac{\Delta U_x}{U_{am}} = \cos\omega t \cdot \omega\Delta t \tag{5-45}$$

按照前面所讨论,ΔU 小于相当于 ADC 的 LSB/2 的电压值,也即 $\dfrac{\Delta U_x}{U_{am}} \leqslant \dfrac{1}{2^{n+1}} = \dfrac{1}{2\ 048}$。式(5-45)中,当 $\cos\omega t = 1$,$\dfrac{\Delta U_x}{U_{am}}$ 取最大值,此时有:

$$\omega\Delta t \leqslant \frac{1}{2\ 048} \tag{5-46}$$

将 $\Delta t=10\ \mu s$ 代入(5-46)式,可得转换速度为 100 kHz 的 ADC 只能处理频率为 7.77 Hz 的正弦信号。

但根据纳奎斯特采样定律,100 kHz 的 ADC 应该能够处理 50 kHz 的信号。为了充分发挥 ADC 的性能,在 ADC 的输入端需要增加一种称为采样/保存的电路。采样/保存电路的作用是对输入信号的进行瞬时值采样,然后把采样保持在一段时间内不变,使得在 ADC 转换时间内输入信号的变化不再影响 ADC 的转换,从而提高了 ADC 处理信号的频率。

采样/保持电路的电路原理图如图 5-27 所示。从原理上来看,采样/保持电路十分简单,仅有一个开关 K 和一支电容构成,如图中间的虚框所示。采样/保持电路的工作分为两步:第一步采样,开关 K 闭合,把信号 U_x 在尽可能短的时间内保存到电容 C 中。第二步,开关 K 断开,U_x 保存在电容 C 中不变。

但实际上,在采样阶段,由于信号内阻 R_s(包括开关 K 的导通电阻)的存在,只有在足够长的时间内电容 C 上的电压 U_C 才有可能与 U_x 足够接近。为了保证采样精度,即使 U_C 与 U_x 的误差足够小,我们来讨论电路参数与精度的关系。不难由图 5-27 得到:

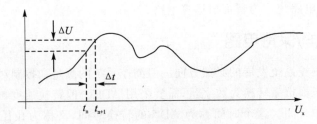

图 5 - 26　采样的孔径误差

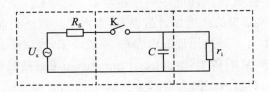

图 5 - 27　采样/保持电路的原理图

$$U_C = \frac{1}{j\omega R_s C + 1} U_x \qquad (5-47)$$

根据精度要求（参照前面的讨论）：

$$\frac{U_C}{U_X} \geqslant \frac{2^{n+1} - 1}{2^{n+1}} \qquad (5-48)$$

式中 n 为后续电路的精度。带入式(5-47)可得：

$$\omega R_s C \geqslant \frac{1}{2^{n+1} - 1} \qquad (5-49)$$

式(5-49)为设计电路时选择器件参数的关系式。

同样,由于后续电路的输入电阻有限,电容也必定存在漏电电阻,开关和电路板等都存有漏电,从而导致电路在保持期间电容上的电压发生变化。为了讨论简便起见,这里把所有的漏电都归结到 r_i 中,并假定电容 C 经 r_i 放电。在保持期间电容上的电压为：

$$U_C = U_{CO} e^{-\frac{t}{r_i C}} \qquad (5-50)$$

式中: U_{CO} 为保持期间电容 C 上的起始电压。为得到在保持期间终了时刻(Δt)电容 C 上的电压的变化量 ΔU_C,对式(5-50)微分可得：

$$\Delta U_C = -\frac{U_{CO}}{r_i C} e^{-\frac{t}{r_i C}} \Delta t \qquad (5-51)$$

考虑精度要求：

$$\left| \frac{\Delta U_C}{U_{CO}} \right| = \frac{1}{r_i C} e^{-\frac{t}{r_i C}} \Delta t \leqslant \frac{1}{2^{n+1}} \qquad (5-52)$$

或近似成：

$$\frac{\Delta t}{r_i C} \leqslant \frac{1}{2^{n+1}} \qquad (5-53)$$

上式也是选择电路参数的一个关系式。在设计采样/保持电路必须同时满足(5-52)式或(5-53)式与(5-49)式。

例 5-1 假定输入信号的频率为 1 000 Hz,信号源内阻＝1 Ω,后续模数转换电路的输入阻抗为 100 MΩ,转换精度为 10 位(模数转换的精度为 10 位),转换时间为 10 μs。请选择采样/保持电路中的采样电容。

解:

由(5-49)式带入有关参数可得:$C \leqslant 0.078\ \mu F$。再由(5-53)式可得:$C \geqslant 0.49\ \mu F$。可见由(5-49)式和由(5-53)式计算得到的结果互相矛盾,由给出的条件不能设计出实用的采样/保持电路。

例 5-1 至少是明显地说明以下两点:

① 信号源阻抗(包括开关 K 的导通电阻)必须足够低;

② 后续电路的输入阻抗和电容漏电电阻及其他漏电电阻必须足够高。

在例 5-1 的采样/保持基本原理电路中,只要开关是采用模拟开关(机械开关的速度最高只有几十赫兹),要做到几十欧姆就有相当大的困难,r_i 要再提高,也非易事。因此,简单的采样/保持电路几乎就没有什么实用价值。

图 5-28 是改进后的采样/保持电路。该电路采用了两个运算放大器 A_1 和 A_2,两个模拟开关 K_1 和 K_2,一枚电阻 R 和一枚采样电容 C 组成。

电路的工作过程是:当控制端输入的控制信号为高电平时,开关 K_1 和 K_2 闭合,信号经过运放 A_1 缓冲后对电容 C 充电。而当控制端输入的控制信号为低电平时,开关 K_1 和 K_2 断开,电容 C 保存信号。该电路的改进在于:

(1) 采样期间,开关 K_1 和 K_2 闭合,运算放大器 A_1 和 A_2 形成闭环,不仅保证了电容上的电压 $U_C = U_i$。更重要的是,由于开关 K_1 和 K_2 处于闭环之内,消除开关 K_1 和 K_2 的导通电阻的影响,包括运放 A_1 的开环输出电阻 r_0、K_1 和 K_2 的导通电阻 r_{ON} 在内,对电容 C 充电的信号源内阻 $r_s = (r_0 + r_{ON})/(1+A)$。其中 A 为运放 A_1 的开环增益。一般 $r_0 \approx r_{ON} \approx 100\ \Omega$,运放的开环增益可达 10^5,因而 $r_s \approx 1\ M\Omega$。

(2) 在保持期间,仅仅提高后继电路的输入阻抗并不太难,如采用 CMOS 型的运算放大器构成跟随器,其输入电阻可以高达 $10^{12}\ \Omega$ 以上,但由于模拟开关在断开时的漏电电阻略高于 $10^8\ \Omega$,因而在保持期间电路的漏电电阻不会大于模拟开关的漏电电阻。换句话说,保持期间电路的漏电电阻只取决于模拟开关的漏电电阻。图 5-28 的电路巧妙地利用电阻 R 将使模拟开关两端的电压保持相等,相当于消除了模拟开关的漏电电阻,大大地提高了总的等效漏电电阻的阻值。使得本来保持期间电路的漏电电阻只取决于模拟开关的漏电电阻,变成只取决于后续电路(运算放大器)的输入电阻。

例 5-2 假定其他条件与例 5-1 中相同,但信号源内阻＝1 MΩ,后续模数转换电路的输入阻抗为 $10^{10}\ \Omega$,请选择改进后采样/保持电路中的采样电容。

解:

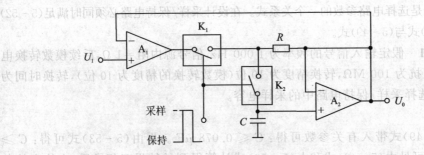

图 5－28　实用的采样/保持电路

由(5-49)式带入有关参数可得：$C \leqslant 78~\mu\mathrm{F}$；再由(5-53)式可得：$C \geqslant 49~\mathrm{pF}$，即电容可在 49 pF ～ 78 μF 的范围内任意选取一个值可以满足要求。

实际设计采样/保持电路时，应尽量选用集成化采样/保持电路。如果是为 ADC 设计或选用采样/保持电路，则应尽可能选用本身具有采样/保持电路的 ADC。

5.6.2　绝对值运算电路

从电路上看,取绝对值就是对信号进行全波或半波整流。绝对值电路的传输特性曲线应具有如图 5-29 所示的形式。整流二极管的非线性会带来严重影响,特别是在小信号的情况下。为了精确地实现绝对值运算,必须采用线性整流电路,图 5-30 所示为全波线性绝对值电路。

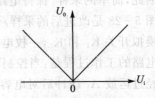

图 5－29　绝对值运算电路的特性

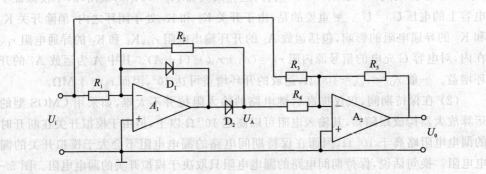

图 5－30　全波线性绝对值电路

对 A_1 和 R_1、R_2、D_1、D_2 构成的半波整流电路,在 $U_i > 0$ 时,由于 D_1 导通,D_2 截止,所以 $U_A = 0$。$U_i < 0$ 时,由于 D_1 截止,D_2 导通,所以 $U_A = -\dfrac{R_2}{R_1} U_i$。在输入 U_i 为正弦信号时的输出波形如图 5-31 所示。

A_2 和 R_3、R_4 和 R_5 则构成的一个反相加法电路,把 U_i 和 U_A 相加后输出。如果令 $R_1 = R_2 = R_3 = 2R_4 = R_5 = R$,则 $U_O = -|U_i|$。

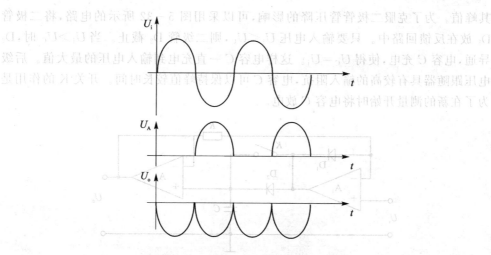

图 5 − 31　全波线性绝对值电路的输出波形

之所以该电路能够消除普通二极管存在的非线性和死区的影响是由于二极管处于运放的闭环之中和运放具有很高的开环增益。

5.6.3　均值运算电路

在测控电路中有两种求平均值的情况。一种是求若干信号的加权平均值,它可用相加电路实现。另一种是求一个信号在某一时段内的平均值。

从第 4 章可知,对于截止频率为 f_P 的低通滤波器,当输入信号频率 $f \gg f_P$ 时,低通滤波器的输出电压与输入电压的比很小。对于不对称的交流电而言,无论如何不会有 $f \gg f_P$ 的情况,因为输入信号的傅里叶变换常数项不为零,而是信号的算术平均值,即:

$$\overline{U_i} = \frac{1}{T} \int_0^T U_i(t) \, dt \qquad (5-54)$$

其中 T 为周期。将傅里叶级数的所有其他项之和记为 $U_i'(t)$,则 $U_i'(t)$ 与输入电压 $U_i(t)$ 有相同的形状,只是相当于在纵轴方向平移了 $\overline{U_i}$,输入电压可写成 $U_i(t) = \overline{U_i} + U_i'(t)$ 的形式,只要将 f_P 选得足够低,$U_i'(t)$ 就能满足 $f \gg f_P$ 的条件,经过低通滤波器时,它被积分,而直流部分线性通过,输出电压可写成:

$$U_o = \frac{1}{RC} \int_0^t U_i'(t) \, dt + \overline{U_i} \qquad (5-55)$$

当选取时间常数 $\tau = RC$ 足够大时,滤波后的信号纹波相对于平均值可以忽略,则 $U_o \approx \overline{U_i}'$。因此,利用低滤波器滤除波动信号,就获得了信号的平均值。

5.6.4　峰值运算电路

峰值运算电路的基本原理就是利用二极管单向导电特性,使电容单向充电,记忆其峰值。为了克服二极管管压降的影响,可以采用图 5-32 所示的电路,将二极管 D_1 放在反馈回路中。只要输入电压 $U_i < U_C$,则二级管 D_2 截止。当 $U_i > U_C$ 时,D_2 导通,电容 C 充电,使得 $U_C = U_i$。这样电容 C 一直充电到输入电压的最大值。后级电压跟随器具有较高的输入阻抗,电容 C 可以保持峰值较长时间。开关 K 的作用是为了在新的测量开始时将电容 C 放电。

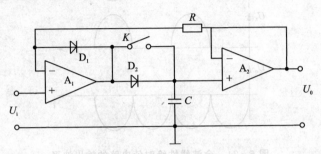

图 5-32　峰值运算电路

电阻 R 和二极管 D_1 的加入,是为了在输入电压 $U_i > U_C$ 时,避免 A_1 负向饱和、D_2 承受较大的反向电压,从而减小经 D_2 的漏电。

图 5-32 所示的峰值运算电路可以检出输入信号中的峰值,或称为极大值。如果要检出输入信号中的谷值,或称为极小值,只需将两枚二极管 D_1 和 D_2 反向即可。

5.6.5　有效值运算电路

交变信号 $u(t)$ 的有效值被定义为平方平均值(或称方均根值,RMS)。

$$U = \sqrt{\frac{1}{T}\int_0^T u^2(t)\,\mathrm{d}t}$$

其中 T 为测量时间。为了使有效值 U 不随 T 而变化,T 的选取应大于信号中谐波分量的最大周期。对于正弦信号:

$$U = U_m / \sqrt{2}$$

U_m 是正弦信号的幅值,也就是说,可以通过测量其幅值求得有效值。对于其他输入信号,可以通过图 5-33(a) 所示电路来获得有效值,输入信号为 $U_i = u(t)$,图中 A_1 构成同相积分器。A_2 实现开方,电路的输出 U_o 与有效值成正比。

此电路的不足之处在于它的动态范围较小,例如,在输入端加 10 mV 的电压,取计算单位 $E = 10$ V,则平方电路的输出为 10 μV,这个值已低于平方电路的噪声电压。可以用输入端的除法代替输出端的开平方,如图 5-33(b) 所示。在此电路中,同相积分器 A_2 的输出电压为:

$$U_o = \int_0^T \frac{u^2(t)}{U_o}\,\mathrm{d}t$$

当过渡状态结束后:

$$U_o = \frac{\int_0^T u^2(t)\,\mathrm{d}t}{U_o}$$

所以：

$$U_o = \sqrt{\int_0^T u^2(t)\,\mathrm{d}t} = U$$

这种方法的优点在于输入电压不与因子 U_i/E 相乘，而是与因子 U_i/U_o 相乘，在输入电压较小时，前面的因子小于 1，而后面的因子接近 1，从而可以获得较大的动态范围。缺点是只允许输入电压为正。在前级加入精密的全波整流电路可以实现交流信号的测量。

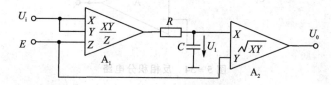

(a) 有效值测量电路之一

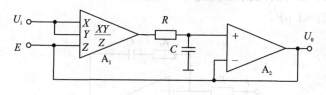

(b) 有效值测量电路之二

图 5-33 有效值运算电路

基于上述工作原理，美国 ADI 公司出品了多种有效值测量集成电路：AD536、AD637、AD736 和 AD737 等。

思考题与习题

5-1 运算电路有哪些应用？

5-2 各运算电路的主要参数，在采用运算放大器构成运算电路是如何选用运算放大器，如何选用外围分立器件？

5-3 找一找目前可选用的集成运算电路芯片，它的工作原理、性能和应用电路及其应用场合。

5-4 试设计一个能实现 $U_o = \frac{1}{5}(U_{i1}+U_{i2}+\cdots+U_{i5}) - \frac{1}{5}(U'_{i1}+U'_{i2}+\cdots+U'_{i5})$

的加减混合运算电路。

5-5 在粗糙度的标准中,平均波长 λ_a 定义为 $\lambda_a=2\pi R_a/\Delta_a$,现有代表 R_a 和 Δ_a 的电压信号 $U_{Ra},U_{\Delta a}$,试设计一电路,使其输出电压代表平均波长 λ_a。

5-6 如何用乘法器构成立方运算电路?

5-7 图5-34所示的积分电路中,积分电容 $C=1\ \mu\text{F}$,$\tau=100\ \text{ms}$,若放大器的 $U_{00}=2\ \text{mV}$,如果要求输入偏置电流 I_b 对积分器的影响不超过 U_{0s} 的影响,试选择运算放大器的 I_b 并给出可能的型号。

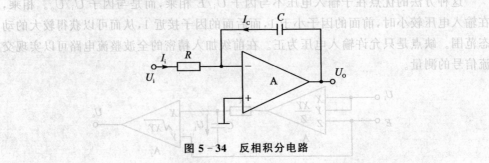

图5-34 反相积分电路

5-8 图5-35所示的积分电路中,若 U_i 为占空比1:1的方波信号,其幅值为 $\pm2\ \text{V}$,周期为20 ms,试画出相应的 U_0 波形图。设 $t=0$ 时,$U_0=0$,$R_1=R_2=10\ \text{k}\Omega$,$C_1=1\ \mu\text{F}$。

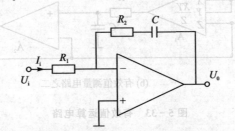

图5-35 单个运算放大器构成的 PI 调节器

5-9 试说明串联电阻提高微分电路高频稳定性的原理。

5-10 如何通过实验校准 PID 调节器。

5-11 试设计能检测一个任意波形的正向峰值电压的电路原理图。

5-12 试查找一种新型乘法器的集成电路,了解该器件的参数和应用电路。

第 **6** 章

信号线性变换

本章学习要点

1. 信号线性变换的条件与结果；
2. 信号线性变换的应用；
3. 各种电压/电流变换电路的特点与设计；
4. 各种电流/电压变换电路的特点与设计；
5. 波形变换电路的设计及应用；
6. 电压/频率变换与频率/电压变换的原理、电路设计与应用。

6.1 概　述

在信号的测量、处理、传输、记录与显示以及控制等领域中，为了抗干扰、提高传输效率和满足不同设备及电路连接等需要，广泛地应用各类信号变换技术。

按变换的方式分，信号变换可分线性变换与非线性变换两大类。线性变换是采用线性电路来完成的，线性变换只能改变信号频谱分量的相对大小，而不会产生新的频率成分，某些波形变换、电压－电流变换可依靠线性变换电路来完成。非线性变换是采用非线性电路来完成的，利用非线性电路可以实现频率变换，例如混频、分频和倍频，都必须采用非线性变换技术。信号的非线性变换主要应用于信号的传输方面，特别是信号的远距离传输，也就是信号的遥传。由于信号的非线性变换的内容较多，因此把这部分的内容集中在第 12 章"信号遥传"中介绍。

信号线性变换电路的一般要求与信号检测与处理电路的基本要求相同，即：

① 输出信号与输入信号成线性关系；

② 有足够高的输入阻抗。这里的输入阻抗指广义输入阻抗，也即信号变换电路对信号源或前级电路的影响要足够小，不至于使信号源或前级电路的状态产生过大的改变以至影响测量结果；

③ 有足够的驱动能力和动态范围；

④ 满足应用的其他要求。如电源、功耗、频率以至于工艺、成本等要求。

按信号线性变换的内容分,信号变换可分为电量与非电量间的变换、模拟量与数字量间的变换、电压(或电流)与频率(或时间)间的变换、交流与直流间的变换、功率变换、波形变换和频率变换(包括变频、各类信号调制及解调、倍频与分频)等。

本章将按变换的内容来分别讨论实现各类变换的方法及电路,其中包括:

① 电压/电流变换(VCC)和电流/电压变换(CVC)的变换方法与电路;

② 电压/频率变换(VFC)与频率/电压变换(FVC);

③ 方波、三角波和正弦波之间的相互变换;

④ 交流与直流间的变换;

⑤ RMS(功率)/直流变换;

其他的信号变换则分别在第 2 章"传感器接口电路"(非电量/电量信号变换)、第 8 章"ADC 与 DAC"(模拟量与数字量间的信号变换)中。

6.2 电压/电流变换器(VCC)和电流/电压变换器(CVC)

6.2.1 电压/电流变换器(VCC)

电压/电流变换器(VCC)用来将电压信号变换为与电压成正比的电流信号。VCC 按负载接地与否可分为负载浮地型和负载接地型两类,分述如下。

1. 负载浮地型电压/电流变换器

负载浮地型电压/电流变换器常见的电路形式如图 6-1 所示。其中图 6-1(a)是反相式,图 6-1(b)是同相式,图 6-1(c)是电流放大式。反相式负载浮地型 VCC 中,输入电压 u_1 加在反相输入端,负载阻抗 Z_L 接在反馈支路中,故输入电流 i_1 等于反馈支路中的电流 i_L,即

$$i_1 = i_L = \frac{u_1}{R_1} \tag{6-1}$$

式(6-1)表明,负载阻抗中的电流 i_L 与输入电压 u_1 成正比,而与负载阻抗 Z_L 无关,从而实现了电压与电流变换。

这个电路的缺点是,要求信号源和运算放大器都能给出要求的负载电流值,这是由于信号 v_1 加于运算放大器反相输入端所造成的。图(b)所示的同相式负载浮地型 VCC 中,信号接于运算放大器的同相端,由于同相端有较高的输入阻抗,因而信号源只需提供很小的电流。不难得出:负载电流 $i_1 = i_L = \frac{u_1}{R_1}$,即负载电流 i_L 与输入电压 u_1 成正比,且与负载阻抗无关。图(c)所示为电流放大式负载浮地型 VCC,在这个电路中,负载电流 i_L 大部分由运算放大器提供,只有很小一部分由信号源提供,且有:

$$i_L = i_F + i_R \tag{6-2}$$

式中反馈电流 i_F 和电阻 R_3 中的电流 i_{R_3} 为:

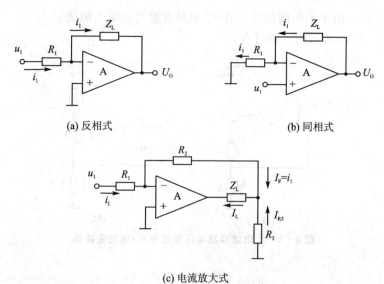

(a) 反相式   (b) 同相式

(c) 电流放大式

图 6-1　负载浮地型电压/电流变换器

$$i_F = i_1 = \frac{u_1}{R_1}$$

$$i_{R_3} = \frac{-u_O}{R_3} = \frac{\left(u_1\dfrac{R_2}{R_1}\right)}{R_3}$$

分别代入式(6-2)中,则有:

$$i_L = \frac{u_1}{R_1} + \frac{u_1 R_2}{R_1 R_3} = \frac{u_1}{R_1}\left(1 + \frac{R_2}{R_3}\right) \tag{6-3}$$

由式可知,调节 R_1、R_2 和 R_3 都能改变 VCC 的变换系数,只要合理地选择参数,电路在较小的输入电压 u_1 作用下,就能给出较大的与 u_1 成正比的负载电流 i_L。但该电路要求运算放大器给出较高的输出电压。

当需要较大的输出电流,或较高的输出电压(负载 Z_L 有较大的阻抗值)时,普通的运放可能难以满足要求。图 6-1 所示为大电流和高电压输出电压/电流变换器。对图 6-1(a)所示的电路,不难得出:

$$i_L = i_1 = \frac{u_1}{R_1} \tag{6-4}$$

由于采用了三极管 T 来提高驱动能力,其输出电流可高达几安培,甚至于几十安培。

当负载 Z_L 的阻抗值较高时,图 6-2(a)所示的电路中的运放仍然需要输出较高的电压。普通运算放大器的输出最高幅值不超过 ±18 V。即使是高压运算放大器,其输出最高幅值一般不超过 ±40 V,而且价格昂贵。采用图 6-2(b)所示的电路可以满足负载 Z_L 的阻抗值较高时需要较高输出电压的要求,该电路同时也能给出较大的负载电流。由于采用同相输入方式,也具有很高的输入阻抗。

对图6-2(b)所示的电路可有:

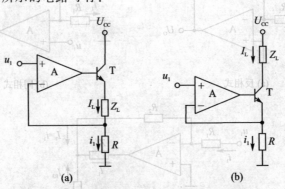

图6-2 大电流和高电压输出电压/电流变换器

$$i_L = \frac{\beta}{1+\beta} i_1 = \frac{\beta}{1+\beta} \frac{u_1}{R_1} \qquad (6-5)$$

式中,β为晶体管T的直流电流增益。选用β值较大的晶体管,可有$\beta \gg 1$,则:

$$i_L = \frac{u_1}{R_1} \qquad (6-6)$$

所以,对图6-2(b)所示的电路应选用β值较大的晶体管才能得到较高的精度。应该指出的是,图6-2所示的电路只能用于$u_i > 0$的信号。

2. 负载接地型电压-电流变换器

图6-3所示为一种典型的负载接地型VCC电路。利用叠加原理,可以写出:

$$v_O = -u_1 \frac{R_F}{R_1} + u_L (1 + \frac{R_F}{R_1}) \qquad (6-7)$$

式中u_L为负载阻抗Z_L两端的电压,它也可看成是运算放大器输出电压u_O分压的结果,即:

$$u_L = i_L Z_L = u_O \frac{R_2 // Z_L}{R_3 + (R_2 // Z_L)} \qquad (6-8)$$

由式(6-7)和(6-8)可解得:

$$i_L = \frac{-u_1 \frac{R_F}{R_1}}{\frac{R_3}{R_2} Z_L - \frac{R_F}{R_1} Z_L + R_3} \qquad (6-9)$$

若取$\frac{R_F}{R_1} = \frac{R_3}{R_2}$,则有:

$$i_L = -\frac{u_1}{R_2} \qquad (6-10)$$

该式表明:只要满足$\frac{R_F}{R_1} = \frac{R_3}{R_2}$,该电路便能给出与输入电压$u_1$成正比的电流$i_L$

输出,而且与负载阻抗无关。该电路的输出电流 i_L 将会受到运算放大器输出电流的限制,负载阻抗 Z_L 的大小也受到运算放大器输出电压 u_O 的限制,在最大输出电流 $i_{L.max}$ 时,应满足:

$$u_{Omax} \geqslant u_{R3} + i_{L.max} Z_L \qquad (6-11)$$

为了减小电阻 R_3 上的压降,应将 R_3 和 R_F 取小一些,而为了减小信号源的损耗,应选用较大的 R_1 和 R_2 值。

该电路最大的缺点是引入了正反馈,使得电路的稳定性降低。

图 6-4 所示为高性能负载接地型 VCC,既可以在负载接地的情况下得到很高的变换精度,又具有很高的工作稳定性。

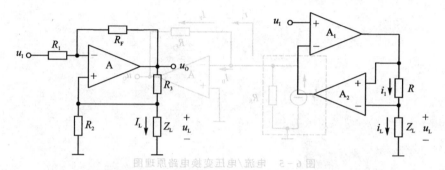

图 6-3 负载接地型 VCC   图 6-4 高性能负载接地型 VCC

电路中 A_1 为普通运算放大器,A_2 为仪器放大器(如 AD620)。假定 A_2 的增益为 K,则有:

$$u_1 = KRi_1 = KRi_L \qquad (6-12)$$

所以:

$$i_L = \frac{1}{KR} u_1 \qquad (6-13)$$

电压-电流变换器常用作传感器或其他检测电路中的基准(参考)恒流源,或在磁偏转的示波装置中常用来将线性变化电压变换成扫描用的线性变化电流,或在控制系统中作为可控电流源驱动某些执行装置,如记录仪记录笔的偏转和电流表的偏转。

6.2.2 电流/电压变换器(CVC)

电流-电压变换器(CVC)用来将电流信号变换为成正比的电压信号。图 6-5 所示为电流-电压变换器的原理图。图中 I_S 为电流源,R_S 为电流源内阻。理想的电流源的条件是输出电流与负载无关,也就是说电流源内阻 R_S 应很大。若将电流源接入运算放大器的反相输入端,并忽略运算放大器本身的输入电流 i_B,则有:

$$i_F = I_S - i_B \approx I_S \qquad (6-14)$$

也即输入电流 I_S 全部流过反馈电阻 R_F,电流 I_S 在电阻 R_F 上的压降就是该电路的输出电压:

$$u_O = -I_S R_F \qquad (6-15)$$

式(6-14)表明输出电压 u_O 与输入电流 I_S 成正比,即实现了电流-电压的变换。若运算放大器的输出阻抗很低,那么可用一般的电压表在输出端直接测定输入电流值大小,其变换系数就是 R_F 值。若被测电流 I_S 很小,为了要有一定的输出电压数值应该取较大的 R_F 值,但 R_F 值越大,必然带来两个问题:一是大阻值的电阻不容易找到,精度也差;二是输出端的噪声也越大。在实际应用上,一是采用"T"型电阻网络替代大阻值电阻,这时可采用较小阻值的电阻;二是为了要降低噪声,可在电阻 R_F 的两端并接一个小电容来解决,该电容本身的漏电流应足够小。图6-6给出了测量微弱电流信号的电流/电压变换电路。

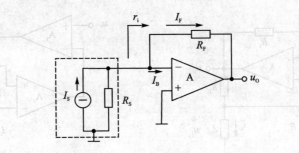

图6-5　电流/电压变换电路原理图

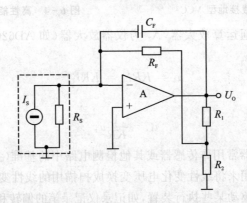

图6-6　实用测量微弱电流信号的电流/电压变换电路

由式(6-13)可知,测量电流 I_S 的下限值受运算放大器本身的输入电流 i_B 所限制,i_B 值越大,则带来的测量误差也越大,通常希望 i_B 的数值应比被测电流 I_S 低1~2个数量级以上。一般通用型集成运算放大器本身的输入电流在数十至数百纳安(nA)的量级,因此只适宜用来测量微安(μA)级电流,若需测定更微弱的电流,可采用CMOS场效应管作为输入级的运算放大器,该运算放大器的输入电流 i_B 可降至数皮安(pA)级以下。

图6-7所示的两个电路按照一定的规则可以相互等效。图中 A 为一理想的放大器(输入阻抗无限大),其增益为 K。两个电路相互等效的含义是在输入信号相同

的情况下,输入电流和输出电压均对应相同。因而有:

$$u_O = Ku_i \tag{6-16}$$

和:

$$\frac{u_i - u_O}{R} = \frac{u_i}{R'} \tag{6-16}$$

将(6-15)式带入(6-17)式可得:

$$R' = \frac{R}{1-K} \tag{6-18}$$

上式就是密勒定律的结论。下面我们来利用密勒定律对电流/电压变换电路进行一些讨论。

实际上,最简单的电流/电压变换电路是一只电阻,根据欧姆定律,流过电阻的电流会在电阻两端产生压降。但在测量微弱的电流或要得到较大的灵敏度时,则需要采用较大阻值的电阻,而较大阻值的电阻又反过来会改变被测电路的状态,即影响了精度。因此,采用这种最简单的电流/电压变换电路很难在灵敏度和精度之间平衡。于是人们根据密勒定律引入运算放大器。由于运算放大器有极高的增益,在上述电路中虽然采用了很大阻值的反馈电阻,但等效到输入端仅相当于一个很小阻值的电阻。比如,运放的开环增益为 10^5,反馈电阻为 1 MΩ,则等效到输入端的电阻(也就是图 6-5 中的 r_i)仅有 10 Ω。显然,由于运放的引入,使得上述电流/电压变换电路在灵敏度和精度上得到很好的统一。

上述讨论也为设计高精度、高灵敏度电流/电压变换电路选择运算放大器时指明方向:不仅要求运放的输入阻抗高、偏置电流小,还要求运放有尽可能高的增益。

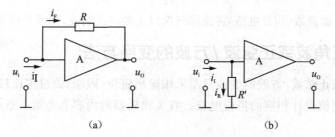

(a)   (b)

图 6-7 密勒定律

电流/电压变换器可作为微电流测量装置来测量漏电流,或用在在使用光敏电阻、光电池等恒电流传感器的场合,是一个常见的光检测电路。CVC 也可作为电流信号的相加器,这在数字/模拟转换器中是一种常见的输出电路形式。

6.3 波形变换

方波、三角波和正弦波是测控系统中常见的波形,也经常需要在它们之间进行变换（如图6-8所示）。很多参考资料介绍几十种波形变换的方法,但这些方法中绝大多数没有实用价值。以三角波/正弦波的变换为例,仅采用非线性变换的方法就有二极管折线近似电路、模拟近似计算法、利用场效应管等元器件的非线性等,这些方法只能对特定幅值的波形进行变换,超过或小于设定的幅值将不能进行变换。即便如此,波形变换仍然有很多有实用价值的方法,限于篇幅和课时,本节介绍几种经典的变换方法。

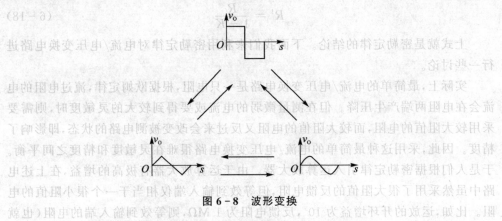

图6-8   波形变换

6.3.1   三角波/正弦波的变换方法

对于周期性的三角波,按傅里叶级数展开时,有:

$$u(\omega t) = \frac{8}{\pi^2} U_m \left(\sin\omega t + \frac{1}{3!}\sin3\omega t + \frac{1}{5!}\sin5\omega t + \cdots \right) \quad (6-19)$$

若用低通滤波器(积分电路)将滤除三次以上的高次谐波,则可获得正弦信号输出。

6.3.2   三角波或正弦波/方波的变换方法

三角波或正弦波/方波的变换只需采用输出箝位(限幅)的过零比较器即可,按照需要的方波幅值设计相应的箝位电路。有关比较器的内容参考第7章非线性信号处理的有关内容。

6.3.3   方波/三角波或正弦波的变换方法

对于周期性的方波变换成三角波,可以直接采用图6-9所示的积分器。为了准确地实现变换,应该使图中元件的参数满足下式:

$$RC >> \frac{1}{f} \quad (6-20)$$

式中,f为方波的频率。RC乘积(即积分常数 τ)越大,变换精度越高,但三角波的输出幅值越小。

图中的电阻R_f是为了提供直流负反馈而加上的。没有R_f会使电路的输出基线

随着时间越来越偏离零点。但它的取值
应该尽量地大。

同样,C_i 也是为了消除输入方波中的
直流分量,避免电路的输出基线随着时间
越来越偏离零点而加的。C_i 的取值也应
该尽量地大,同时要选用漏电小的电容。

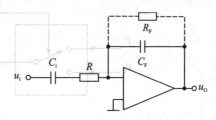

图 6-9　方波/三角波变换电路(积分器)

对于周期性的方波变换成正弦波,也
可以像三角波/正弦波的变换一样,采用低通滤波器滤除方波中三次以上的高次谐
波,就可获得正弦信号输出。但应注意的是,由于方波中的高次谐波的幅值比三角波
中的要高不少,为了得到较好的变换效果,应该采用更高阶数的低通滤波器。对有较
大直流分量的方波,甚至是单向的方波,也要采用隔直电路(高通滤波)以避免输出基
线偏离零点。

6.4　电压/频率变换与频率/电压变换

电压/频率变换电路(VFC,Voltage to Frequency Convertor)在不同的应用领域
有不同的名称:在无线电技术中,它被称为频率调制(FM,Frequency Modulation);
在信号源电路中,它被称为压控振荡器(OSC,Voltage Controlled Oscillator);在信
号处理与变换电路中,它又被称为电压/频率变换电路和准模/数转换电路。电压/频
率变换电路有这么多的称呼,说明电压/频率变换电路的应用十分广泛。电压/频率
变换电路与频率/电压变换电路是一对变换电路,经常相伴出现。相对应的频率/电
压变换电路也有几种不同的名称:鉴频器(Frequency Discrimination),准数/模转换
电路和频率/电压变换电路(FVC,Frequency to Voltage Convertor)。

与其他线性变换电路一样,电压/频率变换与频率/电压变换电路主要技术指标
也是线性度和灵敏度。稍为不同的是,由于不存在负频率,因此,在电压/频率变换电
路只能在第 1 和第 2 象限。

6.4.1　电压/频率变换电路

绝大多数的电压/频率变换电路都可以采用如图 6-10 所示的原理框图来说明。

图中模拟开关在比较器输出的控制下将输入信号 V_i 输入到积分器,积分器通常
采用线性积分电路,积分器的输出与参考电压 V_R 相比较,当积分器的输出达到 V_R
时,比较器翻转,其输出控制模拟开关切换到 V_F,是与 V_i 相反的电压,且幅值较高,
或者模拟开关把积分器短路,使积分器的输出迅速回零。

假定 $V_i > 0$,在对 V_i 积分时积分器的输出:

$$V_C = \frac{1}{\tau} \int V_i \, dt \qquad\qquad (6-21)$$

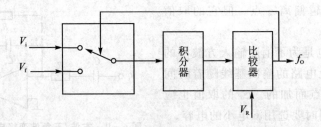

图 6 - 10   电压/频率变换电路的原理框图

式中：τ 为积分器的时间常数。假定在积分期间内 V_i 保持不变，在经过 T_1 时间后，$V_C = V_R$，比较器翻转，此时有：

$$V_C = \frac{1}{\tau} V_i T_1 = V_R \qquad (6-22)$$

比较器翻转后控制模拟开关使积分器迅速回零，这个期间需时为 T_2。在设计电路时使 $T_2 \ll T_1$，则比较器输出的频率：

$$f_O = \frac{1}{T_1 + T_2} \approx \frac{1}{T_1} \approx \frac{1}{\tau V_R} V_i \qquad (6-23)$$

由式(6-22)可以看出，电路的输出频率 f_O 与输入信号 V_i 的幅值成正比。

图 6-11 所示为一实际 VFC 电路。电路由积分器，电压比较器和恢复单元(模拟开关)等部分组成。当电源接通后，比较器 A_2 的反相端加有电压 $|V_B|$，所以输出电压 $v_{02} = -v_{02max}$，它使电压输出级处于截止状态，v_0 为负值 $-V_{0max}$，同时由于 v_{02} 为负值，所以二极管 D 导通，负电压使作为开关的场效应晶体管 FET 处于截止状态。当加入输入电压 v_I（假设 $v_I > 0$）后，A_1 反相积分，输出电压 v_{01} 负向增加，当 v_{01} 略小于 $-V_B$ 值时，比较器 A_2 翻转，输出电压 v_{02} 由 $-V_{02max}$ 跳变至 $+V_{02max}$，该电压使输出级 T 饱和导通，v_0 为 $+V_{0max}$。同时 $+V_{02max}$ 使二极管 D 截止，场效应晶体管 FET 导通，积分器中的电容 C_1 通过 FET 迅速放电至零值，此时比较器 A_2 的反相端的电压又恢复为 $+V_B$，使比较器的输出电压再次变为 $-V_{02max}$，并再度进行反相积分，只要输入电压维持在某一电平，上述过程将持续不断地进行，从而产生一定频率的脉冲振荡。

由于该电路的积分器放电时间常数为 $R_{on} C_1$（R_{on} 是 FET 的导通电阻，阻值很小）很小，所以该电路的振荡周期 T 主要决定于反相积分的时间 T_1，该时间发生在 v_{01} 下降到 $-V_B$ 时，故振荡周期可由下式计算：

$$T = T_1 + T_2 \approx T_1 - \frac{C_1}{I} V_B$$

式中 I 为电容 C_1 的充电电流值，由图可知，$I = \frac{V_I}{R_1}$，因此振荡周期：

$$T \approx R_1 C_1 \frac{V_n}{V_I} \qquad (6-24)$$

振荡频率为：

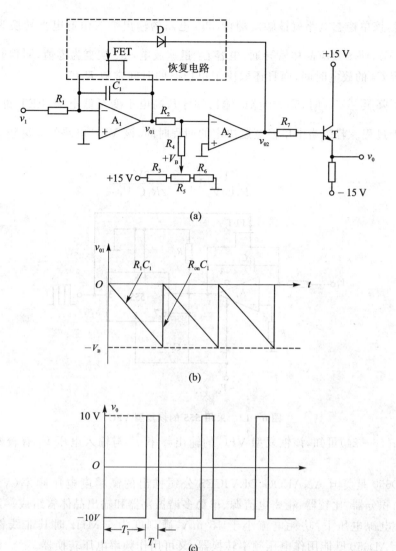

(a)

(b)

(c)

图 6-11 恢复型 VFC 电路

$$f_0 = \frac{1}{T} = \frac{V_1}{R_1 C_1 V_B} \qquad (6-25)$$

由式(6-24)可知,该恢复型 VFC 的输出频率 f_0 与输入电压 V_1 有较好的线性关系,调节电阻 R_1,电容 C_1 和基准电压 V_B,可以调整该 VFC 的输出频率和变换灵敏度。

采用集成时基电路(例如 555)可构成定恢复时间的恢复型 VFC,其电路形式如图 6-12 所示。集成时基电路 555 工作在单稳态工作状态,③端处于低电平(接近 $-V_{CC}$),场效应晶体管 FET 截止。当输入电压 $V_1(V_1 > 0)$加至运算放大器的反相输入端时,该反相积分器的输出 v_A 下降,一旦 v_A 下降到 555 电路②端的触发电平 $V_A =$

$\frac{2}{3}V_{\mathrm{CC}}$ 时,该单稳态电路就被触发翻转,555 电路的输出端③由低电平转换为高电平(接近 0 V),使场效应晶体管导通,电容 C_1 迅速放电,v_A 恢复为零值,回程时间不单决定电容 C_1 的放电时间,而且还取决于单稳态的时间常数 R_2C_2,只有当电容 C_2 上的电压下降至 $\frac{1}{3}V_{\mathrm{CC}}$ 时,555 电路的输出端才从高电平变至低电平,FET 再次截止,循环以上过程。若忽略由单稳宽度决定的回程时间,该 VFC 电路的振荡频率为:

$$f_0 = \frac{1}{R_1 C_1 V_A} V_I = \frac{3V_I}{2R_1 C_1 V_{\mathrm{CC}}} \tag{6-26}$$

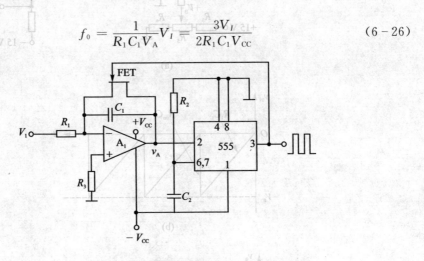

图 6-12 采用 555 的恢复型 VFC

由式(6-24)可知,该恢复型 VFC 的输出频率 f_0 与输入电压 V_I 有较好的线性关系。

AD650 是美国 ANALOG DEVICES 公司推出的高精度电压频率(V/F)转换器,它由积分器、比较器、精密电流源、单稳多谐振荡器和输出晶体管组成。该电路在 ±15 V 电源电压下,功耗电流小于 15 mA,满刻度为 1 MHz 时其非线性度小于 0.07%。AD650 既能用作电压频率转换器,又可用作频率电压转换器。

6.4.2 频率/电压变换电路

与电压/频率变换(VFC)相反,频率/电压变换(FVC)用来将输入信号的频率 f_i 变换成与之成比例的电压 V_0 输出,若令 k 为频率/电压变换系数,则有:

$$V_0 = kf_i \tag{6-27}$$

调频(FM)的解调过程实质上是将频率变换为电压输出的过程。但是,一般 FM 解调电路对输入频率的响应范围较窄,而对于 FVC,则要求在较宽的频率范围内具有良好的线性。

图 6-13 给出了采用模拟变换方式的 FVC 电路及工作波形。该电路首先将输入信号用过零比较器变换成脉冲信号,然后去触发单稳态电路,从而得到宽度为 T_1、

幅度为 V_R 的恒压定时脉冲(即各个脉冲的面积恒定,即 $S = T_1V_R$),再通过低通滤波器得到输出电压 V_0,对于频率为 f_i 的输入信号来说,其输出电压 V_0 为:

$$V_0 = T_1V_Rf_i \tag{6-28}$$

如输入频率 f_i 是变化的,那么输出电压 V_0 也跟随着发生变化。这里采用低通滤波器 LPF 的截止频率 f_c 应比最低输入信号的频率还低,以保证输出电压只反映由于 f_i 变化而引起的直流变化。模拟变换方式电路简单,但变换精度较低。

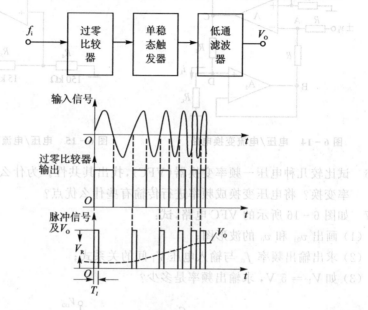

图 6 - 13 模拟变换式 FVC

不管是 VFC 还是 FVC,一般情况下应采用集成器件,这样可以得到精度高,电路简单,工艺性好,调整方便等特点。

思考题与习题

6-1 什么叫线性变换?什么叫非线性变换?为什么频率变换一定要用非线性元件,而波形变换则可用线性元件?

6-2 请查阅数据手册或上网搜索,找一片电流/电压变换电路的芯片,讨论其主要参数并与普通运放构成的电流/电压变换电路相对比。

6-3 试采用光电池及电流—电压变换器(CVC)组成一个光检测电路。

6-4 图 6-14 所示为一个电压—电流变换器,试证明该电路的输出电流 i_L 正比于输入电压 V_I (提示:先证明 $v_{Rs} = v_{Io}$)。

6-5 图 6-15 所示也是一个电压—电流变换器,即 Howland 电流泵电路。试证明

该电路的输出电流 i_L 正比于输入电压 V_I。(提示:$V_L \approx \dfrac{R_L}{R_6 + R_L} V_O$)

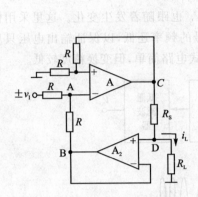

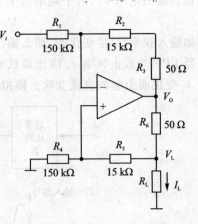

图 6 - 14 电压/电流变换电路　　　　图 6 - 15 电压/电流变换电路

6 - 6　试比较几种电压-频率变换器(VFC),找出其共性。为什么要采用电压-频率变换? 将电压变换成频率进行传输有些什么优点?

6 - 7　如图 6 - 16 所示的 VFC 电路,试:

(1) 画出 v_{o1} 和 v_0 的波形图;

(2) 求出输出频率 f_0 与输入电压 V_I 间的关系式;

(3) 如 $V_I = 5\,V$,求输出频率是多少?

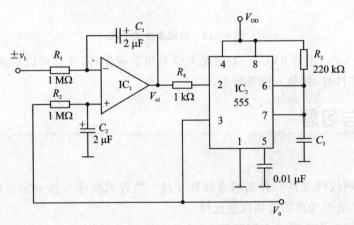

图 6 - 16　由 555 构成的 VFC 电路

6 - 8　在图 6 - 17 所示电路中,若 $R_F = 10\,k\Omega$,$V_I = 10\,V$,$I_j = 2\,mA$,$f_0 = 10\,kHz$,试求定时脉冲周期 T_j 应选多大。

6 - 9　在图 6 - 18 所示为 ADI 公司出品集成 VFC 电路 AD652 的内部结构,试分析电路的工作原理并求电路输出频率与输入电压 V_{IN} 的关系。

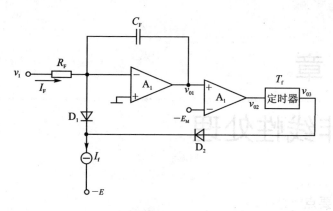

图 6-17 恒流源恢复型 VFC 电路

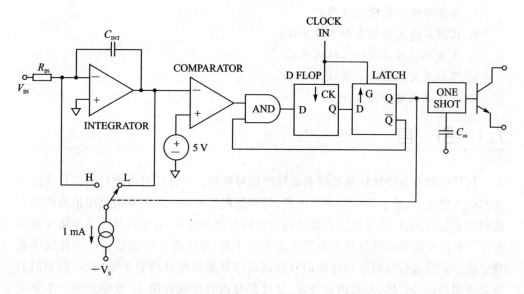

图 6-18 集成 VFC 电路 AD652 的内部结构

第 **7** 章

信号非线性处理

本章学习要点

1. 信号非线性处理的应用；
2. 比较器的主要构成和工作原理；
3. 集成比较器选用和电路设计；
4. 限幅放大器电路的设计；
5. 死区放大电路的设计。

7.1 引 言

信号处理分为线性信号处理和非线性信号处理。线性信号处理包括信号线性放大和线性滤波等，是生物医学测量电路，特别是现代生物医学测量电路中最常用的手段和最重要的内容，故线性信号处理的有关内容分为几章，分别在第 3 章至第 6 章中介绍。但信号的非线性处理也是经常需要的手段，故本章集中介绍信号的非线性处理电路。正弦波信号调制和脉冲信号调制是信号非线性处理的重要内容，但它们的主要应用是信号遥传，而且内容较多，故这部分内容单独在第 12 章中介绍。本章主要介绍信号非线性处理中的比较电路、限幅放大和死区电路等。

7.2 电压比较器

电压比较器用来对输入信号进行鉴别和比较，以判别其大于还是小于给定信号。在现代测控电路中，往往采用集成电压比较器。采用集成电压比较器的优点是速度快、精度高和输出为逻辑电平。运算放大器可以说是最简单的电压比较器，所以，电压比较器的符号与运算放大器是一样的。实际电压比较器可以采用图 7 - 1 所示的电路图来说明其工作原理和功能。

v_P 与 v_N 是待比较的输入信号，比较器的核心是开环的运算放大器 A。为了提高比较器的速度和减少在两信号相等及其附近比较器出现振荡现象，比较器电路往

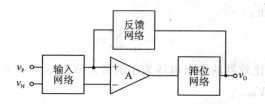

图 7－1 电压比较器的电路框图

往需要一定的正反馈,正反馈由反馈网络来实现。比较器的后续电路往往是数字电路(比较器的输出就是数字量,这也是有时把比较器称为 1 bit 模数转换器的原因),因此比较器的输出需要是某种逻辑电平,如 0～5 V 的电平。输出的箝位网络就是保证比较器的输出为一定的逻辑电平。

在采用普通开环运算放大器作为最基本的电压比较器电路时,电路的输出为:

$$\begin{cases} v_O = v_{Omax}^+ & v_P > v_N \\ v_O = v_{Omax}^- & v_P < v_N \end{cases} \tag{7-1}$$

式中:V_{Omax}^+ 和 V_{Omax}^- 为运算放大器的输出饱和电压。运算放大器用作电压比较器时,为此提高响应速度,可采用下列措施:

(1) 运算放大器中一般不加由电阻和电容组成的相位校正网络;

(2) 可选用转换速率($S_R = \dfrac{\Delta v_O}{\Delta t}$)较快的运算放大器;

(3) 加接钳位电路,防止运算放大器的输出级工作于深度饱和,以提高翻转速度;

(4) 加入一定的正反馈。

下面分别讨论电压比较器的输入、反馈和箝位电路的构成形式,一个实用的比较器电路可以由这三者组成电路。

7.2.1 比较器的输入电路

最简单的比较器的电路如图 7－2 所示。两个信号 v_i 和 v_R 直接输入到比较器的两个输入端。当 $v_i < v_R$ 时,比较器的输出电压为正的最大值 V_{Omax}^+;当 $v_i > v_R$ 时,比较器的输出为负的最大值 V_{Omax}^-。如果 v_i 与 v_R 对调,则输出信号的极性反向。

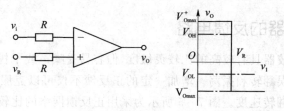

图 7－2 最简单的比较器

图 7－3 所示为求和比较器。所有的输入信号 $v_{i1} \sim v_{in}$ 相加后与 v_R 相比较。比

较器负输入端的电压：

$$v_- = \frac{1}{n} \sum v_{ij} \qquad (7-2)$$

当 $v_- < v_R$ 时，比较器的输出电压为正的最大值 V_{Omax}^+；当 $v_- > v_R$ 时，比较器的输出为负的最大值 V_{Omax}。

图 7-4 所示为斜率比较器。斜率比较器可用来鉴别输入信号的变化率 $\frac{dv_1}{dt}$ 小于或是大于某一给定值，由图可知：

$$i_F = i_1 + i_2 = C\frac{dv_1}{dt} + \frac{v_R}{R} \qquad (7-3)$$

当反馈支路中的电流 $i_F > 0$ 时，比较器的输出电压 v_0 为负值，而当 $i_F < 0$ 时，v_0 为正值，所以 $i_F = 0$ 是该电路产生翻转的条件。令 $i_F = 0$，即：

$$C\frac{dv_1}{dt} + \frac{v_R}{R} = 0$$

$$\frac{dv_1}{dt} = -\frac{v_R}{RC} \qquad (7-4)$$

由式(2-5-5)可知，当输入电压 v_1 的斜率大于 $-\frac{v_R}{RC}$ 值时，v_0 为负值；v_1 的斜率等于 $-\frac{v_R}{RC}$ 时，输出电压翻转，v_0 由负变正的斜率小于 $-\frac{v_R}{RC}$ 时，v_0 为正值，如图 7-4 所示。

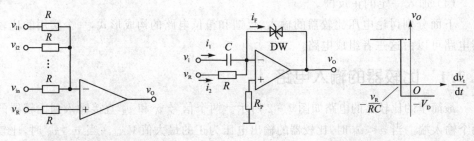

图 7-3　求和比较器　　　　　　　　图 7-4　斜率比较器

7.2.2　比较器的反馈电路

最简单的比较器具有较高的比较灵敏度，但容易受噪声或干扰的影响，在比较门限附近容易产生误翻转和振荡。增加一定的正反馈不仅可以克服这一缺陷，还有利于提高比较器的翻转速度。图 7-5 所示为采用正反馈网络的比较器，这种比较器也称为迟滞比较器或施密特比较器。

由图 7-5 可见，当输入电压 v_1 由负至正变化时，若 $v_1 < v_P$，则 v_0 为正值 $V_0^+ = V_{Omax}^+ = V_{OH}$，此时的 v_P 值也为正值 v_P^+，且：

$$v_P^+ = V_O^+ \frac{R_3}{R_2 + R_3} \qquad\qquad (7-5)$$

又：

$$V_O^+ = v_Z + v_N = v_Z + v_P^+ \qquad\qquad (7-6)$$

故有：

$$V_O^+ = v_Z + V_O^+ + \frac{R_3}{R_2 + R_3} \qquad\qquad (7-7)$$

$$v_O^+ = \frac{v_Z}{\dfrac{R_2}{R_3 + R_2}} \qquad\qquad (7-8)$$

只要 $v_1 < v_P^+$，输出电压 v_O 维持在 $V_O^+ = V_{O\max}^+ = V_{OH} = \dfrac{v_Z(R_2 + R_3)}{R_2}$。

当 v_1 由负变正，且 $v_1 = v_P^+$ 时，输出电压 v_O 由正值 $v_O^+ = V_{OH}$ 突变至负值 $v_O^- = V_{O\max}^- = v_{OL}$，此时的 v_P 值为负值：

$$v_P^- = V_O^- \frac{R_3}{R_2 + R_3} \qquad\qquad (7-9)$$

$$v_O^- = \frac{v_Z}{\dfrac{R_2}{R_3 + R_2}} \qquad\qquad (7-10)$$

只要 $v_1 > v_P^-$，输出电压 v_O 将维持在 $v_O^- = v_{O\max}^- = v_{OL} = \dfrac{v_Z(R_2 + R_3)}{R_2}$。

当 v_1 由正变负，且 $v_1 < v_P^-$ 时，输出电压 v_O 由负值 $v_O^- = v_{OL}$ 重新突变回正值 $v_O^+ = v_{O\max}^+ = V_{OL}$，$v_P^-$ 变回 v_P^+，只要 $v_1 < v_P^+$，这个状态将维持下去。因而获得图 7-5(b) 中所示的滞回特性。v_P^+ 一般称为上门限电压，可以 E_{mH} 表示，而 v_P^- 称为下门限电压，以 E_{mL} 表示，上、下门限电压值之差称为门限宽度 $v_H = v_P^+ - v_P^- = E_{mH} - E_{mL}$。例如，在 $v_Z = 6$ V，$R_2 = 20$ kΩ，$R_3 = 10$ kΩ 时，$V_{omax} = 9$ V，而 $V_P = 3$ V，即 $V_O^+ = V_{OH} = +9$ V，$V_O^- = V_{OL} = -9$ V，$V_P^+ = E_{mH} = +3$ V，$V_P^- = E_{mL} = -3$ V，$V_H = 6$ V。

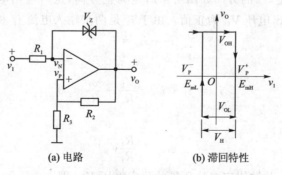

(a) 电路   (b) 滞回特性

图 7-5 迟滞比较器

图 7-7 所示的电路为具有加速电容的迟滞比较器。图中的小电容可以显著地

提高比较器的翻转速度。

具有滞回特性的迟滞比较器可用来作为施密特触发器,可以对输入信号进行整形,图7-7给出了用迟滞比较器将正弦信号整形变换成方波的示意图。

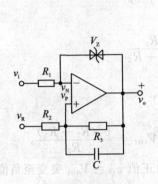

图7-6　具有加速电容的迟滞比较器

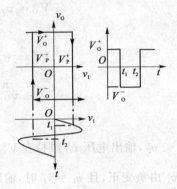

图7-7　迟滞比较器对输入信号整形

7.2.3　比较器的输出箝位

为了避免后续电路出现过压和保证迟滞比较器的滞回特性稳定,比较器需要在其输出加上箝位电路。图7-8(a)所示为采用稳压二极管的输出端钳位电路。由图7-8(a)可知,当 $v_1 > V_R$ 时,输出电压 v_O 为正,且被钳定在稳压管的稳定电压 E_w 上;当 $v_1 < V_R$ 时,输出电压 v_O 为负,且被钳定在二极管正向压降 V_D 上,如图所示。图7-8(b)所示电路采用的是所谓反馈钳位法,将稳压二极管置于负反馈支路中,若令 $V_R = 0$($V_R = 0$ 时的单限比较器常称为过零比较器),由图可见,当 $v_1 < V_R$(即 $v_1 < 0$ 时,)比较器的输出为正值,且被钳定在稳压管的稳定电压 E_w 上;当 $v_1 > 0$ 时,比较器的输出为负值,且被钳定在二极管的正向压降 V_D 上,采用反馈钳位法且又要使比较电平能为任意值 E_R,可采用图7-8(c)所示的电路。由图可知,输出电压的极性由电流 i_3 的方向决定,i_3 的方向如图所示时定为正方向,这时输出电压 V_O 为负值,而 i_3 为反方向时,输出电压 V_O 为正值。由于 i_3 是两个输入电流 i_1 和 i_2 之和,即:

$$i_1 + i_2 = i_3$$

则当 $i_3 < 0$ 时,有:

$$i_3 = i_1 + i_2 - \frac{V_R}{R_1} + \frac{v_1}{R_2} < 0$$

即:

$$v_1 < -\frac{R_2}{R_1}V_R$$

时,输出电压为正,并被钳定在稳压管的稳定电压 E_w 上,即:

$$v_o = E_w$$

而当 $i_3 > 0$ 时,也即:

单纯公式上才会有的现象,但是工作速度很慢,这些比较器不仅性能优于下面常用通运放做成的比较器,而且价格也很低。根据用户电路的不同的技术要求采用对应的比较器就成为设计中十分重要的一环。在比较器中常用的有:LM311,MAX913,MAX961,MAX9201,MAX942,MAX996,AD790,AD53510以及高速比较器;AD790C使用单片比较器、AD8611C等低功耗单电路比较器;AD8561(四片)超高速单电路比较器)、AD8611/AD8816C)超高速电压比较器、AD9696、AD9666(超高速ECL电平比较器)、LM119(超高速精密比较器)。

7.3 限幅放大电路

限幅放大器的功能是当输入信号较小时,限幅放大器处于线性放大工作状态,输出跟随输入线性变化;当输入信号足以使其达到一电平时,输出状态不随输入信号的增加而改变,而保持在一定值上。具有限幅放大功能的电路,当它与只对称地输入 v_1 一输出关系特性如图7 - 10(b)所示,如图中。

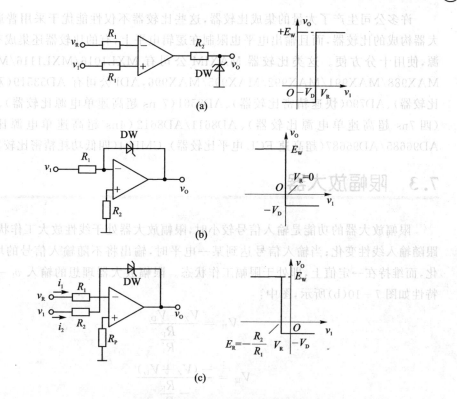

图 7 - 8 采用稳压二极管的比较器输出钳位电路

$$v_1 > -\frac{R_2}{R}V_R$$

时,输出电压为负,并被钳定在二极管正向压降 V_D 上,也即:

$$v_o = -V_D$$

令 $-\frac{R_2}{R_1}V_R = E_R$,则 E_R 就是该比较器的门限电平,只要合适地选择 R_1 和 R_2 的比值,就可获得任意的门限电平,以适应不同的需要。

图 7 - 9 所示为采用二极管的比较器输出箝位电路。电路中采用了两个普通二极管和两个箝位电源 V_{C1} 和 V_{C2}。比较器的最后输出范围:

$$V_{C2} - 0.6\,V \leqslant v_o \leqslant V_{C1} + 0.6\,V$$

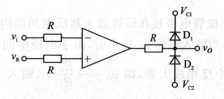

图 7 - 9 采用二极管的比较器输出钳位电路

许多公司生产了大量的集成比较器,这些比较器不仅性能优于采用普通运算放大器构成的比较器,而且输出电平也限制在逻辑电平上,有的比较器还集成有基准电源,使用十分方便。这类比较器 MAXIM 公司有 MXL1016/MXL1116/MAX987/MAX988/MAX991/MAX992/MAX995/MAX996,ADI 公司有 AD53519(双超高速比较器)、AD790(快速精密比较器)、AD8561(7 ns 超高速单电源比较器)、AD8564(四 7ns 超高速单电源比较器)、AD8611/AD8612(4ns 超高速单电源比较器)、AD96685/AD96687(超高速 ECL 电平比较器)、CMP04(四低功耗精密比较器)。

7.3   限幅放大器

限幅放大器的功能是输入信号较小时,限幅放大器处于线性放大工作状态,输出跟随输入线性变化;当输入信号达到某一电平时,输出将不随输入信号的增加而变化,而维持在一定值上,即处于限幅工作状态。限幅放大器理想的输入 v_1 — 输出 v_0 特性如图 7-10(b)所示,图中:

$$V_{I1} = \frac{V_Z + V_D}{-\dfrac{R_F}{R_1}} \tag{7-11}$$

$$V_{I2} = \frac{-(V_Z + V_D)}{-\dfrac{R_F}{R_1}} \tag{7-12}$$

限幅放大器在测控电路中可用来对信号进行整形、过电压保护等。

图 7-10(a)为采用稳压二极管的反馈式限幅放大电路。当输入信号 v_1 较小,输出电压的绝对值 $|v_0| < V_Z + V_D$ 时,稳压二极管支路不通,这时电路的增益为 $A_{v0} = -\dfrac{R_F}{R_1}$,输出电压 $|v_0|$ 随输入电压 v_1 的增加而线性增加,当输入信号 v_1 到达一定值时,若输出增加至 $|v_0| = V_Z + V_D$ 时,稳压二极管支路导通,输出电压 v_0 被钳定在 $V_Z + V_D$ 上,随后 v_0 将不随 v_1 增加而变化。显然,相对于转折点的电压 $|v_1| = \dfrac{V_Z + V_D}{A_{v0}}$。该电路的优点是简单,但放大区的斜率易受稳压管的漏电流的影响,稳压管的反向击穿起始特性不陡直,限幅电压不准,限幅电压调节也不方便,故只能应用在要求不高的场合。

图 7-11(a)为将二极管电桥接在运算放大器反馈回路内的限幅放大器电路,它有助于克服上述缺点。当输入电压 v_1 较小时,由于电桥中的二极管 $D_1 \sim D_4$ 处于全导通状态,该电路是一个反相放大器,即 $v_O = -\dfrac{R_F}{R_1}v_1$,输入—输出呈线性关系。当输入电压增长到一定大小时,若电路中的 $v'_O > +V_R$,则电桥中的二极管 D_4 和 D_2 截止,D_3 和 D_1 导通。这时的输出电压为:

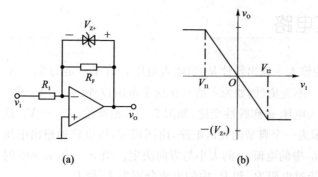

(a)　　　　　　　　　　　(b)

图 7 - 10　采用稳压二极管的反馈式限幅放大电路

$$V_{O1} = \frac{R_L \mathbin{/\!/} R_F}{R_2 + R_L \mathbin{/\!/} R_F} V_R = \frac{R_F R_L}{R_F R_L + R_F R_2 + R_L R_2} V_R \qquad (7-13)$$

若 $v'_O < -V_R$ 时，D_1 和 D_3 截止，D_2 和 D_4 导通，输出电压为：

$$V_{O2} = -\frac{R_L \mathbin{/\!/} R_F}{R_3 + R_L \mathbin{/\!/} R_F} V_R = \frac{R_F R_L}{R_F R_L + R_F R_3 + R_L R_3} V_R \qquad (7-14)$$

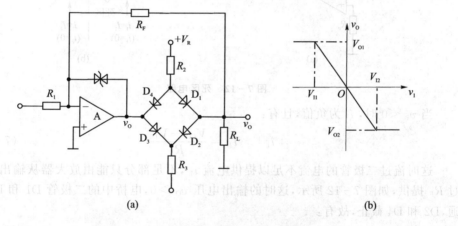

(a)　　　　　　　　　　　(b)

图 7 - 11　采用二极管电桥的反馈式限幅放大电路

输出电压 V_{O1} 和 V_{O2} 分别为恒定的正和负值。因此该限幅放大器的特性，如图 7 - 11(b) 所示。显然相对于转折点的输入电压 V_{I1} 和 V_{I2} 分别为：

$$V_{I1} = \frac{V_{O1}}{-\dfrac{R_F}{R_1}} = -\frac{R_1}{R_F} V_{O1} = -\frac{R_1 R_L}{R_F R_L + R_F R_2 + R_L R_2} V_R \qquad (7-15)$$

$$V_{I2}^{*} = \frac{V_{O2}}{-\dfrac{R_F}{R_1}} = -\frac{R_1}{R_F} V_{O2} = +\frac{R_1 R_L}{R_F R_L + R_F R_3 + R_L R_3} V_R \qquad (7-16)$$

7.4　死区电路

死区电路的输入—输出特性是:当输入电压 v_1 在某一定的范围($V_{11} < v_1 < V_{12}$),输出电压 v_O 为一不变值(例如为零值),在这个范围以外($v_1 < V_{11}$ 和 $v_1 > V_{12}$)时,输出电压 v_O 随输入电压 v_i 作线性变化,如图 7-12(a)所示。$V_{11} - V_{12}$ 这一区域为死区。图 7-12(b)所示为一个典型的死区电路,由图可知,该电路的输出电压 v_O 的大小和方向由反馈电阻 R_F 中的电流 i_F 的大小与方向决定。当 $v_1 = 0$,$i_F = 0$ 时,图中 4 个二极管全导通,这时流过电阻 R_1 和 R_2 中的电流分别为 I_1 和 I_2。

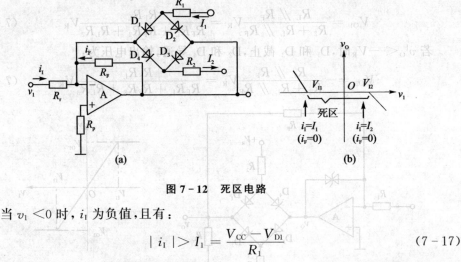

图 7-12　死区电路

当 $v_1 < 0$ 时, i_1 为负值,且有:

$$| i_1 | > I_1 = \frac{V_{CC} - V_{D1}}{R_1} \tag{7-17}$$

这时流过二极管的电流不足以提供电流 i_1,不足部分只能由放大器从输出端通过 R_F 提供,如图 7-12 所示,这时的输出电压 $v_O > 0$,电桥中的二极管 D1 和 D3 导通,D2 和 D4 截止,故有:

$$I_1 + i_F = -i_1 \tag{7-18}$$

输出电压 v_O 为:

$$v_O = A_{fl} v_1 = -\frac{R_F}{R_r} v_1 \tag{7-19}$$

当输入电压 v_O 由负向零方向变化时,输出电压 v_O 下降,R_F 中的电流 i_F 也跟着下降,当 v_O 下降至零值时,R_F 中的电流 $i_F = 0$,输入电流 i_1 全部由电流 I_1 提供,$i_1 = I_1$,这时的电压 $v_1 = V_{11}$,故有:

$$-\frac{V_{11}}{R_r} = \frac{V_{CC} - V_{D1}}{R_1} \tag{7-20}$$

即这时的输入电压为:

$$v_1 = V_{11} = -\frac{R_r}{R_1}(V_{CC} - V_{D1}) \tag{7-21}$$

当输入电压 $v_1 > 0$，且 $i_1 > I_2 = \dfrac{V_{EE} - V_{D3}}{R_2}$ 时，有 $i_1 = I_2 - i_F$ 的方向如图 7-12 所示，输出电压 $v_O < 0$，二极管 D_2 和 D_4 导通，D_1 和 D_3 截止，这时的输出电压 v_O 为：

$$v_O = A_{f2} v_1 = -\frac{R_F}{R_r} v_1 \tag{7-22}$$

当输入电压 v_1 自正值下降时，输出电压 v_O 由负变向趋于零值，$i_F = 0$，$i_1 = I_2$，这时的电压 $v_1 = V_{I2}$，故有：

$$\frac{V_{I2}}{R_r} = \frac{1}{R_2}(V_{EE} - V_{D3}) \tag{7-23}$$

即有：

$$v_1 = V_{I2} = -\frac{R_r}{R_2}(V_{EE} - V_{D3}) \tag{7-24}$$

当输入电压 v_1 在 V_{I1} 和 V_{I2} 之间，即 $V_{I1} < v_1 < V_{I2}$ 时，有 $I_1 < i_1 < I_2$，输入电流 i_1 全部为二极管桥路所吸收，4 个二极管 $D_1 \sim D_4$ 全导通，反馈电阻 R_F 中的电流 $i_F = 0$，输出电压 $v_O = 0$。

V_{I1} 到 V_{I2} 的区间为死区，V_{I1} 为死区的起始边界电压，V_{I2} 为死区的上限边界电压。由于 V_{I1} 和 V_{I2} 值分别与 R_1 和 R_2 有关，故可改变的 R_1 和 R_2 来改变 V_{I1} 和 V_{I2} 之值，从而调整死区的范围。

思考题与习题

7-1 请查找 AD8561(7 ns 超高速单电源比较器)的数据手册，讨论该器件的性能和厂商推荐应用电路。

7-2 设计一个比较器，要求对两个输入信号(V_{i1} 和 V_{i2})之和的幅值进行判断，当两个输入信号之和的幅值大于 2.5 V 时比较器输出高电平，反之输出低电平。比较器的滞回电压 0.1 V，输出箝位在 0~5 V。

7-3 设计一个窗口比较器，要求能获得如图 P7-1 所示的输入-输出特性。

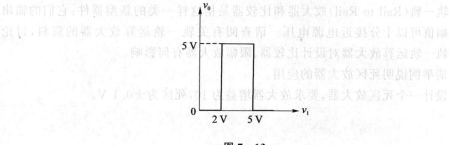

图 7-13

7-4 求图 P7-2 所示各迟滞比较器上、下门限电压、门限宽度,对图(b)的比较器需求出输出电压的最大、最小值。画出各比较器的传输特性(注:图(C)电路中 A_1、A_2 输出电压 V_{OH}、V_{OL} 分别相当于数字电路的 1 电平和 0 电平)。

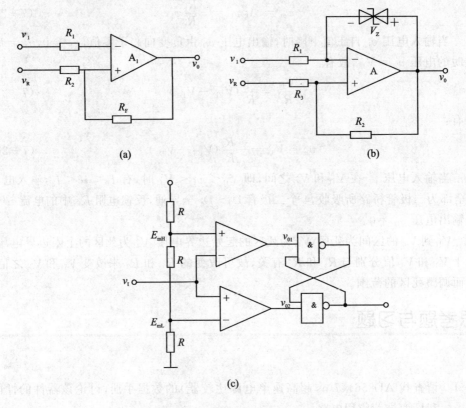

图 7-14

7-5 设计一个限幅放大器,要求其增益为 20,输出范围为 0~5 V,正常输入信号范围 ±0.2 V。放大器的电源采用 ±12 V。(提示:1. 给放大器叠加一个直流电平使其无输入信号时放大器输出 2.5 V;2. 输出箝位采用比较器的二极管输出箝位方式,忽略二极管的管压降)

7-6 轨—轨(Rail to Rail)放大器和比较器是指这样一类的新型器件:它们的输出幅值可以十分接近电源电压。请查阅有关轨—轨运算放大器的资料,讨论轨—轨运算放大器对设计比较器、限幅放大器有何影响。

7-7 请举例说明死区放大器的应用。

7-8 设计一个死区放大器,要求放大器增益为 10,死区为 ±0.1 V。

第 **8** 章

模/数转换与数/模转换

1. 数/模转换和模/数转换在现代医学仪器和测控系统中的作用；
2. 数/模转换器和模/数转换器的工作原理；
3. 数/模转换器和模/数转换器的主要性能和选用。

8.1 引 言

现代医学仪器和测控系统,几乎无一例外地使用计算机(微处理器)作为系统的控制核心。然而,计算机(微处理器)只能对数字信号进行处理,而测控系统需要处理的信号中的绝大多数是模拟信号。因此,现代测控系统中必不可少的一个电路是把模拟信号转换为数字信号的电路——模/数转换电路,简称模/数转换电路或 A/D 转换电路。集成化的模/数转换电路芯片称为模/数转换器或 ADC。

在医学仪器和测控系统中,经过计算机(微处理器)处理后的信号又经常需要以模拟信号的方式输出显示或控制。因此又需要一个电路将数字信号转换为模拟信号,完成数字信号转换为模拟信号的电路称为模/数转换电路,简称数/模转换电路或 D/A 转换电路。集成化的数/模转换电路芯片称为数/模转换器或 DAC。模/数转换可用如下的关系式表示:

$$D = KU_i$$

式中,D 为数字量,通常为小于 1 的二进制数:$d_{n-1}d_{n-2}\cdots\cdots d_1 d_0$;$K$ 为模/数转换器的变换系数,通常等于模/数转换器的基准电压的倒数,在此还有对被转换值 U_i 取整的作用。

8.2 模/数转换器

任何模/数转换器(ADC)都包括 3 个基本功能:抽样、量化和编码。抽样过程将模拟信号在时间上离散化使之成为抽样信号;量化将抽样信号的幅度离散化使之成为数字信号;编码则将数字信号最终表示成数字系统所能接受的形式。如何实现这3个功能就决定了 ADC 的形式和性能。同时,ADC 的分辨率越高,需要的转换时间就越长,转换速度就越低,故 ADC 的分辨率和转换速度两者总是相互制约的。因而,在发展高分辨率 ADC 的同时要兼顾高速,在发展高速 ADC 的同时要兼顾高分辨率,在此基础上还要考虑功耗、体积、便捷、多功能、与计算机及通讯网络的兼容性以及应用领域的特殊要求等问题,这样也使得 ADC 的结构和分类错综复杂。现有的模/数转换技术主要包括以下几种:并行比较型、逐次逼近比较型、积分型、压频变换型、流水线型和 $\sum-\Delta$ 型。下面分别介绍这几种模/数转换技术。

8.2.1 并行比较型模/数转换器

并行比较 ADC 是现今速度最快的模/数转换器,采样速率可达 1 Gsps(每秒采样)以上,通常称之为"闪烁式"(flash)。它由电阻分压器、比较器、缓冲器及编码器 4 部分组成。这种结构的 ADC 所有位的转换同时完成,其转换时间主要取决于比较器的开关速度、编码器的传输时间延迟等。随着分辨率的提高,需要高密度的模拟设计以实现转换必需的数量很大的精密电阻分压和比较器电路。输出数字增加一位,精密电阻数量就要增加一倍,比较器也近似增加一倍。

并行比较型 ADC 的分辨率受管芯尺寸、过大的输入电容、大量比较器所产生的功率消耗的限制。结构重复的并联比较器如果精度不匹配,还会造成静态误差。这类 ADC 的优点:具有最高的转换速度;缺点:分辨率不高,功耗大,成本高。

下面以两位分辨率的并行比较型模/数转换器来说明其工作原理。图 8-1 所示为两位分辨率并行比较型模/数转换器原理框图。参考电压(基准电压)U_{REF} 由电阻 R_1、R_2、R_3 和 R_4 分压后输入到比较器 A_1、A_2 和 A_3 的负输入端,而被转换的信号 U_i 则输入到 3 个比较器的正输入端。如果使 $R_1 = R_2 = R_3 = R_4 = R$,则 $U_{F1} = \frac{3}{4}U_{REF}$,$U_{F2} = \frac{2}{4}U_{REF}$,$U_{F3} = \frac{1}{4}U_{REF}$。当输入信号 U_i 为不同的值时,比较器和编码器(也就是并行比较型模/数转换器)的输出数字量列于表 8-1 中。

表 8-1 两位分辨率并行比较型模/数转换器输入信号 U_i 与比较器、编码器输出的关系

U_i 幅值	比较器输出			编码器输出	
	U_{O1}	U_{O2}	U_{O3}	D_1	D_0
$0 < U_i < \frac{1}{4}U_{REF}$	低电平(0)	低电平(0)	低电平(0)	0	0
$\frac{1}{4}U_{REF}\ 0 < U_i < \frac{2}{4}U_{REF}$	高电平(1)	低电平(0)	低电平(0)	0	1
$\frac{2}{4}U_{REF} < U_i < \frac{3}{4}U_{REF}$	高电平(1)	高电平(1)	低电平(0)	1	0
$\frac{3}{4}U_{REF}\ 0 < U_i$	高电平(1)	高电平(1)	高电平(1)	1	1

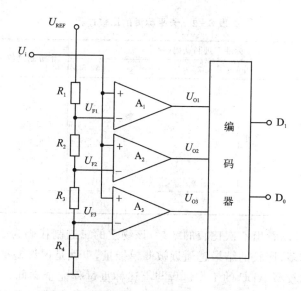

图 8－1　并行比较型模数转换器原理框图

　　由于并行比较型模/数转换器从输入模拟信号到输出数字信号只有比较器和编码器的延时时间,所以比较型模/数转换器的速度非常快,在所有的模/数转换器中速度是最高的。但对于 n 位的并行比较型模/数转换器,需要 (2^n-1) 个比较器。所以并行比较型模/数转换器的结构是最复杂的。比如一个 8 位的并行比较型模/数转换器其内部需要 255 个比较器。因此,并行比较型模/数转换器的分辨率最高不会超过 8 位。商品化并行比较型模/数转换器的分辨率常常为 6 位。

　　美信(MAXIM)公司的 MAX108 为 8 位、1.5 Gsps 带有片上 2.2 GHz 采样/保持放大器。NS 公司的 ADC083000 也是 8 位的模/数转换器,其采样速率高达 6 Gsps。

8.2.2　逐次逼近比较型模/数转换器

　　逐次逼近比较型 ADC 是应用非常广泛的模/数转换技术,它由比较器、D/A 转换器、比较寄存器 SAR、时钟发生器以及控制逻辑电路组成,它对采样输入信号与已知电压不断进行比较,然后转换成二进制数。

　　逐次逼近比较型 ADC 的原理可由天平称重原理来说明。采用天平称重时,某一未知重量(模拟量)将与一组标准二进制重量砝码进行逐次比较,每比较一次,重量砝码的总值更进一步逼近被测重量。例如,采用一组 6 种二进制砝码(2 g、1 g、0.5 g、0.25 g、0.125 g、0.062 5 g,两相邻砝码的重量比为 2,即可称为二进制)来测量被测量,其方法是将被测量(例如 $W=3.562\ 7$ g)放在天平的一侧,而将二进制标准砝码由大至小顺序逐个投入天平的另一侧,两侧逐次比较,若被测量大于标准砝码的总重量,则保留刚加入的砝码,并记以代码 1,若被测量小于标准砝码的总重量,则取出刚投入的砝码,并记以代码 0。整个比较的过程可由表 8－2 来说明。

表 8-2　天平称重的比较过程

比较步骤	标准二进制砝码(权重)						十进制读数	比较器判定
	2 g	1 g	0.5 g	0.25 g	0.125 g	0.062 5 g		
1	1						2g	1
2	1	1					3g	1
3	1	1	1				3.5g	1
4	1	1	1	0			3.75g	0
5	1	1	1	0	0		3.625g	0
6	1	1	1	0	0	1	3.562 5g	1
比较结果	1	1	1	0	0	1	3.562 5g	

由表 8-2 可以看出 6 次比较的结果,该物重的二进制代码为 111001,显然二进制的砝码数量越多,比较的结果越逼近被测模拟量,也就是说误差越小。

逐次逼近比较型 ADC 的工作过程与上述称重过程完全类同。即用被转换的模拟电压与一系列基准电压相比较,由高位至低位逐次确定各位数码是 1 还是 0,图 8-2 可用来说明逐次逼近比较型 ADC 的原理。当被测模拟电压 V_x 输入至 ADC 时,它将与参考(标准)电压 V_R 相比较,参考电压是一个标准二进制电压砝码,当 $V_R > V_x$ 时,逻辑控制系统将刚加上去的"码"舍去,而若 $V_R < V_x$ 时,则将刚加去的"码"保留。如此逐次比较逼近,最终使 $V_R \approx V_x$ (相差一个量化误差),这时 ADC 所输出的数字量对应于最终参考电压 V_R 值,也就代表了被测模拟量 V_x 值。

由于逐次逼近比较型 ADC 同时具有较高的速度和较高的分辨率,因而应用最广、品种最多。分辨率从 8 位到 16 位,采样速度从几十千赫兹(kHz)到几十兆赫兹(MHz)。

逐次逼近比较型 ADC 应用最广,型号最多,几乎到了难以统计的地步,因而不在此例举。

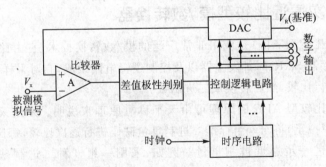

图 8-2　逐次逼近比较型 ADC 组成方框

8.2.3　积分型模/数转换器

间接变换型模/数转换器也是常用的一类模/数转换器。所谓间接变换型是把模拟量先转换成一个中间量,然后再把中间量转换成数字量。常见的间接变换型模/数转换器按中间量来分有两大类:时间和频率。中间量为时间的间接变换型模/数转换器又称为积分型。而积分型数/模转换器又分为单积分、双积分和多(重)积分型,有时又被相应地称为单斜率、双斜率和多斜率数/模转换器。积分型中双积分模/数转换器是应用比较广泛的一种转换器类型。双积分模/数转换器通过两次积分将输入的模拟电压转换成与其平均值成正比的时间间隔。与此同时,在此时间间隔内利用计数器对时钟脉冲进行计数,从而实现 A/D 转换。

双积分式 ADC 的原理框图如图 8-3 所示。工作开始时,控制逻辑电路给出清零脉冲,使积分器和二进位计数器输出为零,在启动脉冲作用下,计数器对时钟脉冲进行计数,同时开关 S_1 闭合,S_4 断开,输入的模拟电压 v_x(幅度为 V_X)加到积分器的输入端进行反向积分,积分器的输出电压为:

$$v_{01}(t) = -\frac{1}{RC}\int_0^t V_x \mathrm{d}t$$

$t=t_1$ 时,计数器计满 N_1 个数后自动复零,并输出溢出脉冲,该溢出脉冲作用于控制逻辑电路,使 S_1 断开,此时积分器的输出电压为:

$$v_{01}(t_1) = -\frac{V_x}{RC}t_1 = -\frac{V_x}{RC}T_1$$

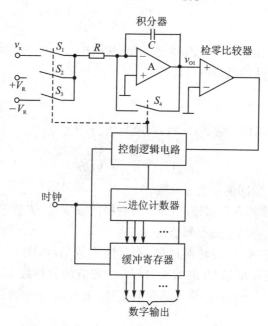

图 8-3 双积分型 ADC

与此同时,积分器输出 v_{01} 经检零比较器给控制逻辑电路一个指令,例如,若 $V_X<0$ 时,v_{01} 为正,比较器输出高电平,在高电平的作用下,控制逻辑电路发出一个执行指令,使开关 S_2 闭合(当 $V_X>0$ 时,比较器输出为低电平,使开关 S_3 闭合),基准电压

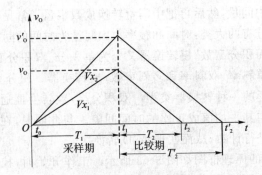

图 8 - 4 双积分型 ADC 的转换过程图

$+V_R$ 对积分器中的电容进行反方向充电,积分器输出不断减小直至零值,检零比较器翻转,翻转时所产生的跳变电压经控制逻辑电路使计数器停止计数,同时使开关 S_4 闭合,为下一次转换做好准备。

显然,时间 $t = t_2$ 时,积分器的输出为零值,即有:

$$v_0(t_2) = v_{01}(t_1) + \frac{1}{RC}\int_{t_1}^{t_2} V_R dt = -\frac{V_x}{RC}T_1 + \frac{V_R}{RC}T_2 = 0$$

所以有:

$$T_2 = \frac{T_1}{V_R}V_X = kV_X \qquad\qquad (8-1)$$

式(8-1)表明,由于 T_1 和 V_R 为已知值,故时间 T_2 正比于输入模拟电压的幅值 V_X,在 T_2 期间计数脉冲数为 N_2,且有:

$$N_2 = \frac{T_2}{T}$$

式中 T 为时钟脉冲周期。故式(8-1)可改写为:

$$\frac{T_2}{T_1} = \frac{N_2}{N_1} = \frac{V_x}{V_R} \qquad\qquad (8-2)$$

式中 N_1 为 T_1 期间的计数脉冲数。

脉冲数 N_2 经缓冲寄存器输出,即为所转换的数字量,该数字量就反映输入的模拟电压值 V_X(因 N_1 和 V_R 是已知值)。

因此,双积分型 ADC 的转换过程,共有两个节拍,如图 8-4 所示。在第一拍 $(t_0 \sim t_1)$ 时,ADC 将模拟量 V_X 转换成时间 T_1(相应的脉冲数 N_1),这一时期常称为采样期。第二节拍 $(t_1 \sim t_2)$ 时,输入基准电压 V_R 进行比较,到 T_2 时刻,比较完毕,这一时期称为比较期。

不同的输入电压幅度 V_X,积分器输出的电压斜率不同,V_X 越大,斜率越大,但采样期 T_1 不因 V_X 值不同而改变,因为 T_1 是反映满刻度值 N_1,它应是确定的数。V_X 越大,积分器在 T_1 时的输出电压值 v_{01} 越大,在比较器,将需更长的时间 $(t_1 \sim t_2')$,t_2' 相应的计数脉冲数 N_2' 也就越大。

积分型主要应用于低速、精密测量等领域,例如:数字电压表。其优点:分辨率较高,可达 16 位;功耗低,成本低。缺点是:转换速度低,转换速度在 12 位时为 100～300 sps。常用的商品有 ICL7106/7107:3 位半(最大值为 1 999)带 LED/LCD 显示器驱动输出的双积分模/数转换器。ICL7135:4 位半(最大值为 19 999)带 BCD 码输出的双积分模/数转换器。

8.2.4　压频变换型模/数转换器

压频变换型模/数转换器也是常见的一种间接变换型模/数转换器。这类 ADC 是先将输入模拟信号的电压转换成频率与其成正比的脉冲信号,然后在固定的时间间隔内对此脉冲信号进行计数,计数结果即为正比于输入模拟电压信号的数字量。

从理论上讲,这种 ADC 的分辨率可以无限增加,只要采样时间长到满足输出频率分辨率要求的累积脉冲个数的宽度。其优点是精度高、价格较低,功耗较低。其缺点与积分型 ADC 类似,转换速率受到限制,12 位时为 100～300 sps。

压频变换型模/数转换器实质上就是电压/频率变换电路＋计数器。电压/频率变换电路在第 7 章"信号变换"中做了详细的介绍。在此不做赘述。

8.2.5　流水线型模/数转换器

流水线型(Pipeline)ADC 又称为子区式 ADC,它由级联的若干级电路组成,每一级包括一个采样/保持放大器,一个低分辨率的 ADC 和 DAC,以及一个求和电路,其中求和电路还包括可提供增益的级间放大器。快速精确的 n 位转换器分为两段以上的子区(流水线)来完成。首级电路的采样/保持器对输入信号取样后先由一个 m 位分辨率的粗 A/D 转换器对输入进行量化,接着用一个至少 n 位精度的数/模转换器(DAC)产生一个对应于量化结果的模拟电平送至求和电路,求和电路从输入信号中扣除此模拟电平,并将差值精确放大某一固定增益后送交下一级电路处理。经过 p 级这样的处理后,最后由一个较高精度的 k 位细 A/D 转换器对残余信号进行转换。将上述各级粗、细 A/D 的输出组合起来构成高精度的 n 位输出。如图 8-5 所示,为一个 14 位 5 级流水线 ADC 的原理图及每级内部结构图。流水线型 ADC 必须满足 $p \cdot m + k > n$ 不等式,以便纠正重叠错误。其中 p 为级数,m 为各级中 ADC 的粗分辨率,k 为精细 ADC 的细分辨率,n 是流水线 ADC 的总分辨率。

流水线 ADC 不但简化了电路设计,它还具有如下优点:每一级的冗余位优化了重叠误差的纠正,具有良好的线性和低失调;每一级具有独立的采样/保持放大器,前一级电路的采样/保持可以释放出来用于处理下一次采样,因此允许流水线各级同时对多个采样进行处理,从而提高了信号的处理速度,可达 10 Msps;功率消耗低;多级转换提高了 ADC 的分辨率。同时,流水线型 ADC 也有一些缺点:复杂的基准电路和偏置结构;输入信号必须穿过数级电路造成流水线延迟;同步所有输出需要严格的锁存定时;对工艺缺陷敏感,对印刷线路板更为敏感,会影响增益的线性、失调及其他参数。

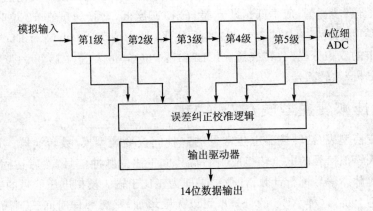

(a) 14位5级流水线ADC的原理图

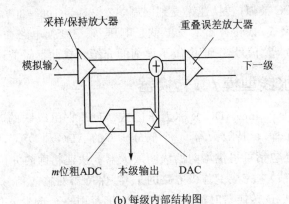

(b) 每级内部结构图

图 8 - 5　14 位 5 级流水线及其每级结构示意图

8.2.6　$\Sigma-\Delta$ 型模/数转换器

　　$\Sigma-\Delta$ 型模/数转换器由 $\Sigma-\Delta$ 调制器(又称总和增量调制器)和数字抽取滤波器组成,总体框图如图 8-6 所示。

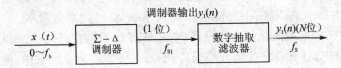

图 8-6　$\Sigma-\Delta$ 型模/数转换器总体框图

　　设输入带限模拟信号 $x(t)$ 的最高频率为 f_b ,$\Sigma-\Delta$ 调制器以非常高的采集频率 f_{S1} 对 $x(t)$ 进行采样,f_{S1} 就要比通常的奈奎斯特频率 $f_S(f_S = 2f_b)$ 高许多倍,常取 $f_{S1} = 256 f_S$ 。$\Sigma-\Delta$ 调整器的输出 $y_1(n)$ 为 1 位数字信号,这种高采样频率的 1 位数字信号再经过数字抽取滤波器进行抽取和滤波,转换成采样频率等于奈奎斯特采样率的高分辨率(如 $N=20$ 位)数字信号,下面将详细说明 $\Sigma-\Delta$ 调制器和数字抽取滤波的原理。

(1) $\Sigma-\Delta$ 调制器量化原理

$\Sigma-\Delta$ 调制器是一种改进的增量调制器,与传统的 A/D 转换器的量化过程不同,其量化对象不是信号采样点的幅值,而是相邻的两个采样点的幅值之间的差值,并将这种值编码为 1 位的数字信号输出。图 8-7 说明了这种量化编码的概念,图中 $x(t)$ 代表输入模拟信号,把时间轴按采样间隔 Δt 分成相等的小段,把纵轴分成许多相等的电压间隔,每个间隔为 Δ;用阶梯信号 $x_1(t)$ 来近似 $x(t)$,当 Δt 和 Δ 很小时,$x_1(t)$ 就可以用来代替 $x(t)$。观察 $x_1(t)$ 有两个特点:①在 Δt 间隔内 $x_1(t)$ 的幅值相等;②两个相邻间隔的幅值差为 Δ,此差值称为"增量"。由此可将 $x_1(t)$ 用 1 位编码来表示。当 $x_1(t)$ 上升一个 Δ 时编码为 1,下降 Δ 时编码为零,如图 8-7(d)所示。为了能用 $x_1(t)$ 来近似 $x(t)$,前提条件是 Δt 非常小,也就是说要求采样频率非常高。

图 8-8 是增量调制的电原理图,图中 $x_1(t)$ 信号经 1 位 D/A 转换而获得。Δ 的上升或下降由差值信号 $e(t)$ 大于或小于零来决定,$e(t)$ 则由 $x(t)$ 与 $x_1(t)$ 经比较器得出,然后由量化编码器在采样频率 f_{s1},控制下进行量化编码。

通常图 8-8 中的 1 位 D/A 转换器可用积分器来完成,同时为了改进增量调制器的高频性能,先将输入信号 $x(t)$ 进行积分后再进行增量调制,从而得到如图 8-9 所示的总和增量调制器。

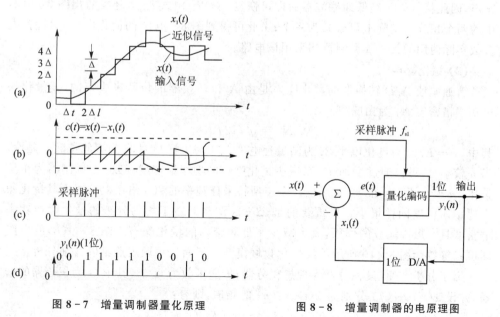

图 8-7 增量调制器量化原理　　　　　图 8-8 增量调制器的电原理图

由图 8-9 可以求出输出 1 位数字信号 $y_1(n)$ 与输入模拟信号的关系:

$$e(t) = \int x(t)\,dt - x_1(t) = \int x(t)\,dt - \int y_1(n)\,dt = \int [x(t) - y_1(n)]\,dt$$

$$(8-3)$$

故有：

$$y_1(n) = x(t) - de(t)/dt \qquad (8-4)$$

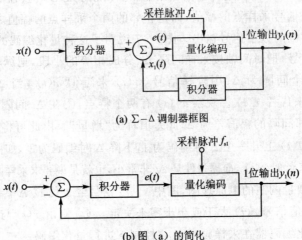

(a) Σ−Δ 调制器框图

(b) 图 (a) 的简化

图 8 - 9   Σ−Δ 调制器电原理图

上式表明，除 $de(t)/dt$ 项外，$y_1(n)$ 代表原始模拟信号，$de(t)/dt$ 实际上代表量化的噪声，因此将 $y_1(n)$ 经低通滤波器后即可恢复 $x(t)$。由式 8−3 还可看出图 8−9(a) 中的两个积分器实际上可合并为一个；由此可得到图 8-9(b) 的简化电路。目前，大多数实际使用的 Σ−Δ 调制器均采用该电路。

(2) 量化噪声

普通幅值 A/D 转换器的量化噪声是由 A/D 转换器的位数来决定的，其量化噪声功率谱密度 N_1 为白噪声。

$$N_1 = q^2/12 f_{s1} \qquad (8-5)$$

其中，$q = E/2^n$ 为量化电平，E 为满量程电平，f_{s1} 为采样频率，n 为编码位数。显然，当 n 较小时，可以通过增加 f_{s1} 来减少量化噪声的功率谱密度。Σ−Δ 调制器为 1 位量化，$n = 1$，但 f_{s1} 很大（常用值在奈奎斯特采样频率的 256 倍以上），因而其量化噪声功率谱密度同样很小。更重要的是，Σ−Δ 调制器对于均匀分布的量化噪声功率谱密度具有形成滤波的作用，大大减少了低频带内的量化噪声。图 8−9(b) 的电路图可以等效为图 8−10 所示的线性化频域模型。下面从频域观点给以详细分析。

为了分析方便，设积分器为理想积分器，传递函数为 G/f，其中 G 为积分器的增益，并设 $x(f)$、$y_1(f)$ 分别为 $x(t)$、$y_1(n)$ 的频谱，则有：

$$y_1(f) = [x(f) - y_1(f)]G/f + Q \qquad (8-6)$$

$Q = \sqrt{N_1}$ 为量化噪声谱平均电平，由此可得：

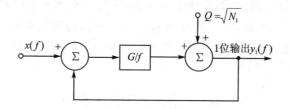

图 8 - 10 ∑ - Δ 调制器频域模型

$$y_1(f) = x(f) \cdot G/(f+G) + Q \cdot f/(f+G) \tag{8-7}$$

式 (8-7) 的第一部分代表有用信号,而第二部分代表量化噪声。显然,当 $f = 0$ 时,$y_1(f) = x(f)$,即为无噪声信号,随着频率增高,有用信号减小,而噪声增大;当 $f \to \infty$ 时,有用信号趋于零,完全变为噪声。上述分析表明:∑ - Δ 调制器对量化噪声进行了成形滤波,对信号表现为低通滤波,对噪声表现为高通滤波,极大地减少了 A/D 转换器中低频带的量化噪声,而高频段的噪声则可通过随后的数字低通滤波器去掉,从而提高了量化信噪比,其示意图如图 8-11 所示。

(3) 数字抽取滤波器

数字抽取滤波器具有数字抽取(重采样)和低通滤波的双重功能,它有 3 个作用:

① 低通滤波经噪声成形滤波后的 ∑ - Δ 调制器输出噪声减至最小,其作用在图 8-11 中已示意表明。

② 滤除奈奎斯特频率以上的频率分量以防止由于数字抽取产生的混叠失真。

③ 进行抽取和滤波运算,减少数据率,并将 1 位数字信号转换为高位数字信号。

由于 ∑ - Δ 调制器的输出 $y_1(n)$ 的数据率非常高,为了减少数据率,就必须进行二次采样,将一次采样的频率 f_{s1} 降低到奈奎斯特

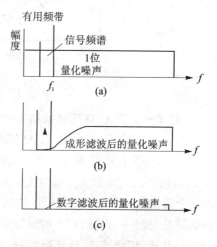

图 8 - 11 ∑ - Δ 调制器噪声成形滤波

频率 f_s。降低 $M = f_{s1}/f_s$ 倍,即进行 M:1 的整数倍抽取。根据采样定理,为了防止混叠失真,在进行抽取之前,必须首先进行低通滤波,将 $f_s/2$ 以上的频率分量滤除。

混叠失真是关于 1/2 采样频率对称的。∑ - Δ A/D 具有两次采样,对于第一次采样,由于 $f_{s1} \gg f_b$,因此,允许 $f_{s1} \sim f_b$ 之间的频率分量存在,而不会因混叠失真影响 $0 \sim f_b$ 的有用频带,如图 8-12 所示。因此,几乎所有采用 ∑ - Δ A/D 转换器的前端都不需要采用抗混叠低通滤波器,但对于第二次采样,由于 $f_s/2$ 已接近(或等于)f_b,所以,必须进行抗混叠低通滤波。

滤波器的第 3 个作用是减小数据率的抽取与提高分辨率的滤波,这两项工作是同时完成的。为了保证输入信号的波形不失真,要求滤波器具有很好的线性相位特

性;同时为了保证 A/D 转换器的精度要求,滤波器还必须具有极好的幅度特性。因此,$\Sigma-\Delta$ A/D 中的低通滤波器,一般采用具有线性相位特性的有限脉冲响应(FIR)数字滤波器。设滤波器的单位脉冲响应为 $h(n),n=0\cdots(N-1)$,抽取滤波过程实际上是进行下述运算:

$$y(n) = \sum_{k=0}^{N-1} y_1(nM-k)h(n) \qquad (8-8)$$

式中:N 为滤波器的节数,M 等于抽取比($M=f_{s1}/f_s$),由于 $y_1(n)$ 的取值实际仅为 0 或 1,因此,式(8-8)实际上为累加运算。由式(8-8)可见,经过滤波运算,A/D 输出 $y(n)$ 就变成了高位低抽样率的数字信号,从而实现了高分辨率的 A/D 转换,转换的位数实际上由数字滤波器系数的有限字长来保证。上述滤波过程可采用专用的数字集成芯片或数字信号处理器芯片(DSP)来完成。

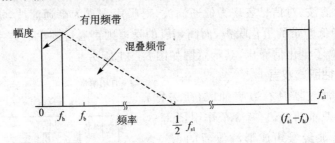

图 8-12　二次采样与混叠失真

(4) $\Sigma-\Delta$ 型 A/D 加转换器的使用

图 8-13 表明了传统的 A/D 转换器与 $\Sigma-\Delta$ 型 A/D 转换器在使用上的差别。图 8-13(a)为在采集系统中使用传统的 A/D 转换器,图 8-13(b)为使用 $\Sigma-\Delta$ 型 A/D 转换器。二者最大的差别是:传统的 A/D 转换器可以多通道模拟信号输入共用一个转换器,而 $\Sigma-\Delta$ 型 A/D 转换器,是一个通道一个转换器。其原因在于 $\Sigma-\Delta$ 调制器是对同一信号的相邻两采样点幅度之差进行量化的,因此,不能采用时分复用技术。此外,传统的 A/D 转换器每一道的前端都需一个抗混叠滤波器,而采用 $\Sigma-\Delta$ 型 A/D 转换器则不需要这种滤波器。

8.2.7　模/数转换器的选用

综上所述,传统方式的 ADC,例如:逐次逼近型、积分型、压频变换型主要应用于中速或较低速、中等精度的数据采集和智能仪器中。在并行基础上发展起来的分级型和流水线型 ADC 主要应用于高速情况下的瞬态信号处理、快速波形存储与记录、高速数据采集术等领域。这些高速 ADC 的不足之处就是分辨率不高,无法实现大动态范围及微弱信号的检测。90 年代以来获得很大发展的 $\Sigma-\Delta$ 型 ADC 利用高抽样率和数字信号处理技术,将抽样、量化、数字信号处理融为一体,从而获得了高精度的 ADC,目前可达 24 位以上,其主要应用于高精度数据采集特别是数字音响系统、

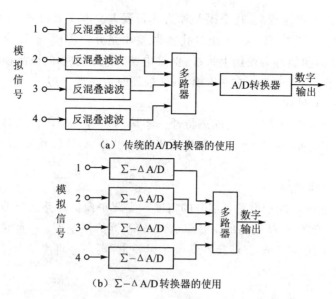

（a）传统的A/D转换器的使用

（b）∑－Δ A/D转换器的使用

图 8 - 13　多通道信号转换时的使用对比

地震勘探仪器、声纳等电子测量领域。∑－Δ型 ADC 由于其极高的分辨率,在很多应用领域可以直接对传感器的输出信号进行转换处理而不需要任何信号调理(放大和滤波)电路;∑－Δ型 ADC 不断提高的转换速度和相对低廉的价格,日益拓宽它的应用领域,对测控电路的设计必将带来深刻的影响和变革。目前,这一类型的 ADC 的主要缺点是转换速度还不高,很难实现高频信号的检测。

选择模/数转换器时主要考虑下列因素:

(1)系统的采样速度

系统的采样速度表示了系统的实时性能。系统的采样速度取决于模拟信号的带宽、数据通道数和最高频率信号每个周期的采样数等。

根据奈奎斯特(Nyquist)采样定理,在理想的采样系统中,为了使采样信号能无失真的复现原输入信号,必须使采样频率至少为输入信号最高频率的两倍,否则,将会出现频率混叠现象。

奈奎斯特采样定理是实现无信息损失而重现原信号的必要条件,要求原始数据的采样以及数据重建都是理想状态。实际上,一个现实的信号和系统都不可能具有这样的理想情况。为了保证数据的采样精度;一般要求:

① 在 A/D 转换前必须设置低通消除信号中无用的高频分量;

② 采样频率应该 10 倍于信号中可能的最高频率;

③ 对于要直接显示或记录的信号波形,采样频率应更高一些。

(2)孔径误差

将模拟量转换成数字量要有一个过程,速度再快的 A/D 转换器完成转换也总是需要一定的时间,这个时间称为孔径时间。一个动态信号在孔径时间内会发生变化,从而引起输出的不确定误差,这个误差称为孔径误差。有关孔径误差的讨论可参考 5.6.1 小节采样/保持电路。为了减少孔径误差和充分发挥模/数转换器的性能,一般在模/数转换器前面都必须加上采样/保持电路。现在多数的商品模/数转换器芯片都集成有采样/保持电路。在选用模/数转换器时应注意选用。

(3) 系统的通过率

系统的通过率决定了系统的动态特性。系统的通过率是由模拟多路选择器、输入放大器的稳定时间、采样/保持电路的采集时间以及 A/D 转换器的稳定和转换时间等来决定的。

(4) A/D 转换精度

A/D 转换精度取决于电路各部分的精度。主要是模拟多路选择器的误差、输入放大器的误差、采样/保持电路的误差和 A/D 转换器的误差等。一般说来,上述误差的总和应该小于或等于 A/D 转换器的量化误差,否则高分辨率 A/D 转换器就失去了意义。

8.3 数/模转换(DAC)器

8.3.1 DAC 的原理

数字/模拟转换器(DAC)用来将数字量转变为模拟量。DAC 按照输入信号的形式可分为并行 DAC 和串行 DAC 两种,图 8-14 给出的并行数/模转换器组成方框可用来说明 DAC 的工作原理。二进制的数字信号 D 并行输入并控制模拟开关。模拟开关将电阻网络与基准电源 V_R 接通,电阻网络根据模拟开关的通断,将相应的数字转换成模拟电压输出,相加器将电阻网络的各输出分量求和,得到模拟输出信号 A(电压 v_O),从而实现了数字(D)和模拟(A)的转换。

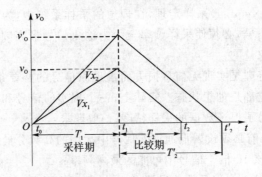

图 8-4 双积分型 ADC 的转换过程图

数/模转换器的输入和输出关系可写成:

$$v_O = V_R(a_1 \times 2^{-1} + a_2 \times 2^{-2} + a_3 \times 2^{-3} + \ldots + a_n \times 2^{-n}) = V_R \sum_{i=1}^{n} a_i \times 2^{-i}$$

$$(8-9)$$

式中，V_R 为基准电压；a_i 为第 i 位状态的系数或称数字代码（a_i 为 0 或 1）；2^{-1}，2^{-2}，…，2^{-n} 代表二进制中相应数码的位置，也代表该码位的加权值。式（8-9）表明，数／模转换器的输出电压 v_O 是二进制分量 $a_i \times 2^{-i} V_R$ 的总和。该式也可改写为：

$$v_O = \frac{V_R}{2^n}(a_n \times 2^0 + a_{n-1} \times 2^1 + \ldots + a_1 \times 2^{n-1}) \qquad (8-10)$$

或写成另一种形式：

$$v_O = \frac{V_R}{2^n}(a_n \times 2^0 + a_1 \times 2^1 + \ldots + a_{n-1} \times 2^{n-1}) = \frac{V_R}{2^n} \sum_{i=0}^{n=1} a_i \times 2^i \quad (8-11)$$

式中 $\dfrac{V_R}{2^n}$ 称为数／模转换器的量化单位。

由式（8-11）可知，当 $a_1 = a_2 = a_3 = \ldots = a_n = 1$，有：

$$v_O = V_R(1 - 2^{-n})$$

当位数 $n \rightarrow \infty$ 时，$v_O = V_R$。

当 n 为有限值时，则：

$$v_O = V_R - \frac{V_R}{2^n} \qquad (8-12)$$

式中 $\dfrac{V_R}{2^n}$ 表示 n 为有限值时出现的误差，它决定于最低位的权值。位数 n 越小，误差越大。

DAC 的电阻网络有多种形式，常见的有：权电阻网络、T 型电阻（R-2R）网络和它们的变型电阻网络。

图 8-15 所示为一个采用权电阻网络的 DAC 电路。在权电阻网格中，每一位的电阻值与这一位的权值相对应，权值越大，对应的电阻越小，例如，最高位（MSB）的权值为 2^n，对应的电阻值最小 $2^0 R$。权是二进制的，所以电阻网络中的电阻值也是二进制，这就是权电阻网络的由来。模拟开关 S 的个数决定数码信号的位数，数码信号的每一位输入信号控制一个开关，使开关将基准电压 V_R 与权电阻接通（当码元为 1 时），或将地与权电阻接通（当码元为 0 时）。当码元为 1 时，权电阻中产生电流，其电流决定权电阻值与基准电压；当码元为 0 时，权电阻中的电流为 0。各位所产生的电流在放大器中求和，得 $\sum I$，并通过电流-电压变换器（CVC）变换成模拟电压输出 v_O。

由图 8-15 可以看出 DAC 的输出电压为：

$$v_O = -\sum I R_F$$

而：

$$\sum I = I_0 + I_1 + I_2 + \ldots + I_i + \ldots + I_{n-1} + I_n + \ldots + \frac{a_0 V_R}{2^n R} = \frac{V_R}{2^n R}$$

$$= \frac{a_n V_R}{2^0 R} + \frac{a_{n-1} V_R}{2^1 R} + \frac{a_{n-2} V_R}{2^2 R} + \ldots \frac{a_i V_R}{2^{n-i} R} + \ldots + \frac{a_0 V_R}{2^n R}$$

$$= \frac{V_R}{2^n R} (a_n \times 2^n + a_{n-1} \times 2^{n-1} + a_{n-2} \times 2^{n-2} + \ldots + a_i \times 2^i + \ldots a_0 \times 2^0)$$

$$= \frac{V_R}{2^n R} \sum_{i=0}^{n} a_i \times 2^i \qquad (i = 0,1,2,3,\cdots,n)$$

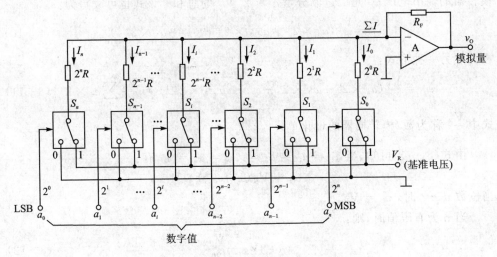

图 8-15 采用权电阻网络的 DAC($n+1$ 位)

故 DAC 的输出电压可写为:

$$v_O = -\frac{V_R R_F}{2^n R} \sum_{i=0}^{n} a_i \times 2^i \qquad (8-13)$$

由此可知,权电阻网络 DAC 的模拟输出电压 v_O 与输入二进制码的数值 $\sum_{i=0}^{n} a_i \times 2^i$ 成正比。

当输入二进制码的数值最大时,即 $a_1 = a_2 = \ldots = a_n = 1$ 时,表示所有开关均接基准电压 V_R,这时流入 CVC 的电流值将是最大值:

$$\sum I = I_{max} = \frac{V_R}{2^n R} \sum_{i=0}^{n} a_i \times 2^i - \frac{V_R}{2^n R}(2^{n+1} - 1)$$

此时输出的幅值亦最大:

$$v_O = v_{Omax} = -\sum I R_F = -I_{max} R_F = \frac{-V_R R_F}{2^n R}(2^{n+1} - 1)$$

例 8-1 若基准电压 $V_R = 10$ V,电阻 $R = 10$ kΩ,$R_F = 5$ kΩ,$n = 9$(表示有 $n+1 = 10$ 位),则权电阻网络 DAC 的最大输出位为 $v_{Omax} = \frac{10 \times 5}{2^9 \times 10} \times (2^{10} - 1) = 9.990$ V;而若位数 $n+1 = 4$,则:

$$v_{Omax} = \frac{10 \times 5}{2^3 \times 10} \times (2^4 - 1) = 9.375 \text{ V}$$

由此可见,在原理上,只要位数足够多,权电阻网络 DAC 输出电压就会有较高的精度,但实际上,由于电阻值总有一定误差,而且受温度的影响,况且模拟开关 S 不可能是理想开关,也会造成误差,所以原理上的误差只是实际误差的很小一部分。

权电阻网络中的各个电阻值是不相同的,阻值分散性很大,若 $R = 10 \text{ k}\Omega$,$n = 11$ 时,最大的电阻值将是 $2^{11}R = 20 \text{ M}\Omega$,故难以实现集成和保证精度。为了保证输出电压的精度,阻值的精度要求很高,这给制造带来较大的困难。为了克服权电阻网络 DAC 的上述缺点,通常采用 T 型($R - 2R$)电阻网络。

T 型($R - 2R$)电阻网络中电阻只有 R 和 $2R$ 两种,整个网络是由相同的电路环节组成。图 8-16 给出了 T 型电阻网络组成的 DAC 电路。T 型电阻网络的每一节有两个电阻和一个模拟开关,开关由该位的代码所控制,由于电阻接成 T 型,故称 T 型电阻网络。

在图 8-16 中,当最高位(MSB)开关 S_{n-1} 接通 V_R,而其余各位接地时(即 a_{n-1} 为 1,而其余位为 0 时)其相应的等效电路如图 8-16(a)所示。节点①的电压为 $\dfrac{V_R R}{2R + R}$ $= \dfrac{1}{3}V_R$,考虑到反相放大器的增益为 $A_f = \dfrac{-R_F}{2R} = \dfrac{-3R}{2R} = -\dfrac{3}{2}$,故最高位在输出端的电压为 $-\dfrac{1}{2}V_R$。当次高位开关 S_{n-2} 将 V_R 接入 T 型网络,而其余各位接地时,其等效电路如图 8-16(b)所示,节点②的电压为 $-\dfrac{1}{3}V_R$,经电阻分压衰减一次,节点①的电压为 $\left(\dfrac{1}{2}\right)\dfrac{V_R}{3} = \dfrac{V_R}{6}$,故次高位在输出端的电压为 $-\dfrac{V_R}{4} = \dfrac{-V_R}{2^2}$。依次类推,当最低位(LSB)的开关 S_0 接通 V_R,而其余各位接地时,节点 n 的电压为 $\dfrac{V_R}{3}$,经逐级分压衰减 $n-1$ 次,在节点①的电压为 $\left(\dfrac{1}{2}\right)^{n-1}\dfrac{V_R}{3}$,运算放大器输出的电压为 $-\dfrac{V_R}{2^n}$。当任一开关 S_i 接 V_R,而其余均接地时,运算放大器的输出为:

$$v_{Oi} = \frac{V_R}{3}\left(\frac{1}{2}\right)^{(n-1)-i} A_f$$

由于 $A_f = -\dfrac{3}{2}$,故有:

$$v_{Oi} = 2^i\left(-\frac{V_R}{2^n}\right)$$

考虑到一般情况,即某些开关接 V_R,而某些开关接地,则利用叠加原理,可得模拟输出电压 v_O 为:

$$v_O = \sum_{i=0}^{n-1} a_i \times 2^i\left(-\frac{V_R}{2^n}\right) = -\frac{V_R}{2^n}\sum_{i=0}^{n-1} a_i \times 2^i \qquad (8-14)$$

由式(8-14)表明,T 型($R-2R$)网络 DAC 的输出电压 v_O 与输入的二进制码的

数值 $\sum\limits_{i=0}^{n-1} a_i \times 2^i$ 成正比。

当所有开关均接 V_R，即 $a_0 = a_1 = a_2 = \ldots = a_{n-1} = 1$ 时，输出电压 v_O 到达最大值，即：

$$v_O = v_{O\max} = -\frac{V_R}{2^n}\sum_{i=0}^{n-1} a_i \times 2^i$$

$$= -\frac{V_R}{2^n}(2^0 + 2^1 + 2^2 + \ldots + 2^{n-1})$$

$$= -\frac{V_R}{2^n}(2^n - 1) \tag{8-15}$$

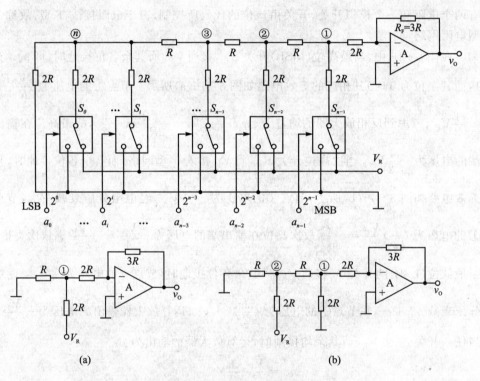

图 8-16 T型电阻网络 DAC

由式可知，只要位数 n 值足够大，$v_O \approx V_R$。

与权电阻网络相比，T型电阻网络中采用 $R-2R$ 的 T 型电阻结构，每一节的分压衰减均为 1/2，从而产生二进制的标准电压输出。T 型网络中的电阻类别少（R 和 $2R$ 两种），制作方便，而且各位的模拟开关均在同一工作电流下工作，电子开关容易设计。权电阻网络的电阻类别多，各位开关的电流有很大的差别，在电阻上产生的功耗也相差十分悬殊。所以目前在集成 DAC 电路中广泛地采用 T 型电阻网络结构。

对 T 型网络来说，模拟开关所带来的误差，取决于 T 型网络中的电阻值。电阻值越大，开关误差越小，但电阻值选择过大将使流进运算放大器的电流越小，放大器的偏移影响就越大,而且电阻值过大还将影响 DAC 的转换速度。

　　若将 T 型电阻网络与模拟开关的顺序倒过来,将模拟开关安置在电阻网络和运算放大器之间,如图 8-17 所示,则可构成反 T 型 DAC。显然,只作电阻网络与模拟开关在顺序上的变更,不会改变 DAC 的工作状态。由图 8-17 可知,反 T 型 DAC 中,开关的切换是在地和"虚地"之间进行,进入 T 型电阻网络的电流是恒定的,不随输入的数码变更而变化。

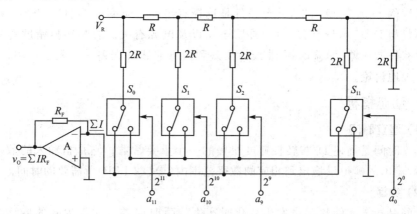

图 8-17　反 T 型 DAC

　　并行方式的 DAC 只能用来转换并行输入的数码信号,在有些场合,例如 PCM 调制信号则是串行数码信号,要将串行数码信号转换成相应的模拟量输出,可采用加接串并缓冲器,将串行数码转换成并行数码,然后再送到并行方式的 DAC 中进行 D/A 转换,也可直接采用串行方式的 DAC 电路。

　　但新近生产的 DAC 器件又采用了新的原理——开关电容来实现。采用开关电容实现的 DAC 器件集成度更高、体积更小、功耗更低。

8.3.2　DAC 的主要性能

1. 静态指标

(1) 分辨率

　　当输入的数字信号发生单位数码变化,即最低位(LSB)产生一次变化时,所对应的输出模拟量(电压或电流)的变化量即为分辨率。对于线性的 DAC 来说,其分辨率(与数字输入的位数 n 有如下的关系:

$$\Delta = \frac{\text{模拟输出的满量程值}}{2^n} \tag{8-16}$$

　　在实际使用中,更经常的方法是采用输入数字量的位数来表示。如 8 位二进制 DAC,常简称其分辨率为 8 位。对 BCD 码输入的 DAC,如 3 位半的 DAC,是指其最大输入码位 1999。

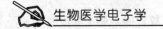

(2) 标称满量程与实际满量程

标称满量程是指对应数字量标称值的模拟输出量。对于二进制的 DAC,其实际数字量最大值为 $2n-1$,要比标称值小 1 个 LSB,因此,实际满量程要比标称满量程小一个相当于 1 个 LSB 的模拟量。

(3) 精度

如果不考虑 DAC 的误差,DAC 的转换精度即为其分辨率的大小。因此,要获得一定精度的 D/A 转换结果,首要条件是选择有足够分辨率的 DAC。当然,DAC 的精度不仅与 DAC 本身有关,也与外围电路以及电源有关。影响转换精度的主要误差因素有失调误差、增益误差、非线性误差和微分非线性误差等。限于篇幅,这里不打算详细地讨论。

2. 动态指标

(1) 建立时间

建立时间是描述 D/A 转换速度快慢的一个重要常数。它是指输入的数字量变化之后,输出的模拟量稳定到相应的数字范围内($\pm 1/2$ LSB)所需要的时间。

(2) 尖峰

尖峰是指输入的数字量发生变化时产生的瞬时误差。通常尖峰的持续时间很短,但幅度很大,在许多应用场合是不允许有尖峰存在的,应采取措施予以避免。

3. 其他指标

影响 D/A 转换误差的其他因素有环境温度和电源电压的变化等。环境温度对各项指标的影响分别用其温度系数来描述,如失调温度系数、增益温度系数等。电源变化对 DAC 的影响用电源变化抑制比(PSRR)来描述,它用电源变化 1 V 时所产生的输出误差相对满量程的比值来表示,其单位为 $\times 10^{-6}/\text{V}$。

在选择 DAC 芯片时,不仅要考虑上述的性能指标,也要考虑 DAC 芯片的结构特性和应用特性。这些特性主要是:

(1) 数字输入特性
包括接收数码制式、数据格式和逻辑电平等。

(2) 模拟输出特性
是电流输出还是电压输出,满量程电压或电流,最大输出短路电流(或是否允许输出短路),以及输出电压允许的范围。

(3) 锁存特性及转换特性
是否具有锁存缓冲器,是单缓冲还是双缓冲,如何启动转换,等等。

(4) 基准电源
是否具有内部基准电压,或需要外部基准电源,基准电源的大小、极性,等等。

(5) 电 源
功耗的大小,是否具有降低功耗的模式,正常工作需要几组电源及其电压的高低,这些都是选用 DAC 器件的重要因素。

8.3.3　专用集成 DAC 器件简介

DAC 还有许多衍生器件,如调整 DAC、音频 DAC、视频 RAM DAC 和数字电位器,等等。这些 DAC 具有某种特殊的结构或性能,特别适合于某些特殊的场合,在这些场合应该尽可能地选用这类特殊的 DAC,可使电路得到更好的性能,还能简化电路的设计。

(1) 调整 DAC

调整 DAC 又称为 Trim DAC,例如 DAC-8800 是为了取代电路中手工调整的电位器而设计的。它将简单的数字接口和输出结构组合起来,从而使其具有可变电阻器的功能。这种 DAC 即可用于静态(直流)调整,也可用于动态(交流)调整信号的幅度和相位等多种用途。

(2) 数字电位器

类似于 Trim DAC,如 ADI 公司的 AD8402/AD8403 数字电位器,也称为 RDAC。它具有 2 个或 4 个通道 8 位分辨率数控电位器和分压器功能,现有 10 kΩ、50 kΩ 和 100 kΩ　3 种规格。

(3) 音频 DAC

这种经过优化的电位器是为了把数字化的音频信号(例如来自激光唱盘)转换成常规的模拟信号。它含有一个串行口、输出放大器以及辅助电路。这种 DAC 常有 16 位、18 位、20 位和 24 位等几种规格。

(4) 视频 RAM DAC

某些工业视频显示 DAC(例如 ADV7xx 系列)含有大容量的内部随机存储器(RAM)。这种 RAM 用作调色板来存贮要求显示的颜色数据,当显示图像数据需要时再取出来。这些集成电路通常含有三通道的 DAC 和相应的 RAM 调色板,以支持含有红、绿、蓝输出的全色显示。当要求正常线性输出时,这种 DAC 也可以含有 g 校正电路,它可以精细地修正 CRT 荧光粉发光强度及非线性输出产生的输出失真。

思考题与习题

8-1　请查阅数据手册或上网搜索,找到一种 DAC 和 ADC 器件的数据手册,说明其工作原理、主要参数及其应用接口。

8-2　请对比几种不同工作原理的模/数转换器的特点。

8-3　将模拟信号变换成数字信号传输有些什么优点?模/数转换器(ADC)是否可由数/模转换器(DAC)来构成?试采用逐次逼近式 ADC 来加以说明。

8-4　双积分式 ADC 的两个节拍(采样期与比较期)各起什么作用?

8-5 $\Sigma-\Delta$ 型模/数转换器有何特点,为什么说 $\Sigma-\Delta$ 型模/数转换器将给测控电路的设计带来深远的影响和变革?

8-6   已知某信号中最高信号频率为 15 kHz,需要 1% 的测量精度,请选用模/数转换器。

8-7   PN 结热敏传感器的输出为 $-2mV/℃$,如果在环境温度 $-40\sim+60℃$ 的范围内要求测量分辨率为 0.5℃,应如何选择模/数转换器的分辨率,选择何种工作原理的模/数转换器? 如果要求测量精度为 0.5℃,又应如何选择?

8-8   如果采用电压/频率变换方式实现模/数转换器,如何评价它的主要性能? 这种方式的模/数转换器有什么特点。

8-9   为了实现电阻的数字化测量,请给出 3 种以上的测量方案。在每一种方案中你选用什么样的模/数转换器,为什么?

8-10   考察一下实验室里的仪器,了解这些仪器所采用的模/数转换器和数/模转换器,与同学一起讨论。对早年的仪器中的模/数转换器和数/模转换器,能否为它选用新型号的模/数转换器和数/模转换器,替换的可行性和由此而带来哪些改进?

8-11   某公司需开发一种低频数字存储示波系统,信号的最高频率为 32 Hz,要求分辨率为 1‰,定标信号为 1 Hz 正弦波。请选择模/数转换器和数/模转换器。

8-12   如果要求一个 D/A 转换器能分辨 5 mV 的电压,设其满量程电压为 10 V,试问其输入端数字量要多少数字位?

8-13   一个 6bit 的 D/A 转换器,具有单向电流输出,当 $D_{in}=110100$ 时,$I_0=5$ mA,试求 $D_{in}=110011$ 时的 I_0 值。

8-14   一个 6bit 逐次逼近式 A/D 转换器,分辨率为 0.05 V,若模拟输入电压 $U_i=2.2$ V,试求其数字输出量的数值。

8-15   一个 12bit 逐次逼近式 A/D 转换器,参考电压为 4.096 V,若模拟输入电压 $U_i=2.2$ V,试求其数字输出量的数值。

8-16   用频率/电压变换方式和 PWM 方式实现数/模转换各有何优点和缺点?

8-17   请查找一种 $\Sigma-\Delta$ 型数/模转换器并说明其工作原理与特点。

8-18   图 8-18 所示为一个采用场效应管作模拟开关的 DAC,试绘出 $a_1\sim a_4$ 端的数字量 D 自 0000 逐次增加至 1111 时该电路的数/模转换特性曲线 $v_0=f(D)$。

8-19   图 8-19 所示为加权电阻网络 D/A 转换器,若取 $n=8$,$U_R=10$ V,$R=2R_1$,试求 $D_{in}=110011$ 时的值。

8-20   图 8-20 所示为一个单片 DAC,它由 $R-2R$ 电阻网络及模拟开关组成,试将该电路加接基准电源和相加器,构成一个完整的数/模转换器。

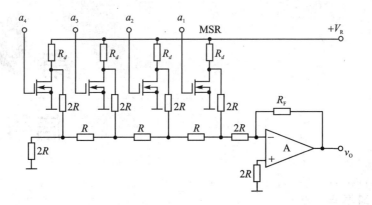

图 8-18

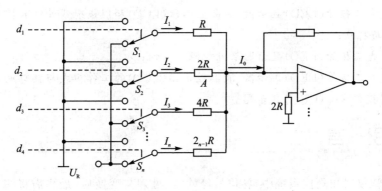

图 8-19 加权电阻网络 D/A 转换器

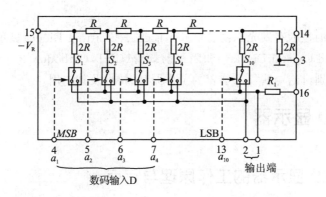

图 8-20 一个完整的数/模转换器

第 **9** 章

信号显示

9.1 引 言

在医学仪器和测控系统中,各信号经检测、处理与变换后,最终需将测量结果用便于观察的方式进行显示,测控系统自身的运行状态、或人机对话也需要一定的方式进行显示。

现代常见的显示有发光二极管(LED,Light - Emitting Diode)显示器、液晶显示器(LCD,Liquid Crystal Display)和阴极射线管(CRT,Cathode - Ray Tube)显示器等。本章将分别讨论这些显示装置的工作原理、特点及其应用。

9.2 LED 显示器

9.2.1 LED 显示器的工作原理与特点

发光二极管是一种恒压器件,它具有二极管的特性,发光二极管的两端加上反向电压时,发光二极管截止,仅有很微弱的漏电流,不会发光;当发光二极管两端加上正向电压,且正向电压超过某一阈值时,二极管导通并发光,此时若再增高电压,则发光二极管的端电压便是一个稳定值(1.6~2.4 V)。发光二极管的特点是亮度高、体积小、重量轻、功耗低、寿命长,且可以做成各种不同颜色,它既能单个使用,作为仪器所处工作状态或方式的指示器,也可将多个发光二极管(LED)组合起来使用。

图 9 - 1 所示为发光二极管(LED)的电路图符号。为了简洁起见,在不至于混淆时,LED 经常直接采用普通二极管的电路图符号来替代。

图 9 - 1 发光二极管 (LED)的符号

若将 7 个(或 8 个)LED 如图 9 - 2 所示封装在一个外壳中,则构成一个七段字符显示器,可用它来显示 0~9 十个数字及少量的字母。七段字符显示器可用于显示测量的结果,并可用作字符提示所显示参数的性质,例如用"F"表示频率等。七段字符显示器具有电路简单、使用方便、价格低廉等优点,但它只能显示数字及有限的字母或符号,显示的字形不够逼真,因此在要求显示多种字母或对字形要求较高的场合,可采用十六段字符显示器或者点阵字符显示器。

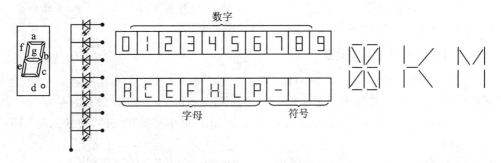

图 9 - 2 LED 七段字符显示器及显示字形

将一些发光二极管排列成矩阵格式并封装在一个外壳中,便构成点阵字符显示器。常用的点阵字符显示器有 5×7、7×9 等形式,它们分别由 36 只或 64 只 LED 组成而成(其中有一只 LED 小数点)。图 9 - 2 为七段字符显示器。当点阵中某个二极管导通被点亮时,在显示器上呈现一个亮点,若使一些位置上的二极管导通被点亮时,这些亮点就形成了字符。点阵字符显示器电路由存储器阵列、显示器、缓冲器和驱动器组成。

9.2.2 LED 显示器的工作模式与接口电路

发光时,LED 的正向导通电压为 1.6~2.4 V,且相当稳定,工作电流随发光管大小和型号不同,一般在几 mA~几十 mA。比如常用的直径 φ3 mm 的发光管的工作电流约为 10 mA,直径 φ5 mm 的发光管的工作电流约为 15~20 mA。LED 有两种工作模式:静态模式和动态模式。

1. LED 静态工作模式

LED 在静态工作模式时,只要是点亮的 LED 就一直维持有工作电流,每一枚 LED 需要一个口线(驱动线)来驱动。因此,通常在需要较少的 LED 时采用这种工作方式。

工作在这种驱动模式的 LED 需要外加限流
电阻,如图 9-3 所示。限流电阻由下式得到:

$$R_L = \frac{V_{CC} - V_D - 0.3\ \text{V}}{I_L} \qquad (9-1)$$

式中:V_{CC} 为电源电压;V_D 为 LED 的正向压降;
0.3 V 为驱动电路(T)的饱和压降;I_L 为 LED 的
工作电流。

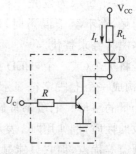

图 9-3　LED 的静态工作模式

在计算限流电阻时,流过发光二极管的电流
绝对不允许超过 LED 数据手册上给出的极限
值。一般 φ3 mm 的发光管的电流极限值为 30 mA。φ3 mm 的发光管的工作电流通
常在 5~20 mA 的范围内选择:在室内工作和要求长寿命工作时选较小的工作电流;
在室外工作或工作时间较短时可选较大的工作电流。

2. LED 动态工作模式

LED 在静态工作模式时,每一枚 LED 需要一根口线(一个驱动电路)。这在需
要较多的 LED 时电路就变得过于复杂。比如需要 8 位 7 段 LED 数码管显示,则需
要 56 根口线(=LED 枚数)。为了在需要多个 LED 显示时简化电路,常常使用 LED
的动态模式。

LED 的动态模式是利用人眼的视觉暂留效应,使要点亮的 LED 以 50 Hz 左右
的频率轮流快速显示,就如同看电影一样,虽然银幕上的图像是一幅幅断续投影上去
的,但人们的感觉依然是连续的图像。对于由多位 LED 数码管组成的显示器来说,
虽然每个瞬间只有一位 LED 数码管被点亮,但所有的 LED 数码管都被快速、依次轮
流点亮,人们感觉就好像所有的 LED 数码管一直都被同时点亮一样。

在大型的 LED 显示屏上,LED 是排成阵列形式的,如图 9-4 所示。如果把多
位 LED 数码管的同名段(如 a 段、b 段、……)连接在一起,看作为行;把多位 LED 数
码管的公共端(位)看作为列,则可以不分它们是多位 LED 数码管组成的显示器还是
大量的 LED 组成的显示屏,都可以抽象成同样的动态显示模式。

对于动态显示模式的 LED 显示器,所需要的口线数仅为行数+段数。对同样的
8 位 7 段 LED 数码管显示,只需要 15 根口线,相比于静态显示模式所需要的 56 根
口线大大地减少了口线数目和简化了驱动电路。

图 9-4 示意出一个 5×7 的 LED 显示器阵列在显示字母"A"时的情况。白色
的 LED 表示被点亮。右边是各行各段的驱动波形。上面是各行的驱动波形,下面是
各段的驱动波形。

首先来看段驱动信号,段驱动信号是依次出现低电平,每个时段只允许一段出现
低电平。在出现低电平的段,需点亮的 LED 所对应的行应该给出高电平的驱动信
号,不需点亮的 LED 所对应的行应该给出低电平的驱动信号。在图 9-4 中,当第一
段出现有效的低电平驱动信号时,a、b 行的 LED 不亮,所以 a、b 行应该给出低电平

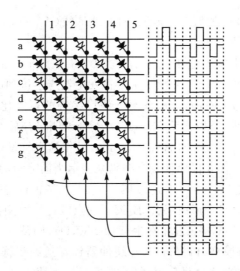

图 9-4　LED 的动态工作模式

的驱动信号,这两行上的 LED 所得到的电压不是"0"就是反向电压,不能被点亮。而第一段 c,d,e,f 和 g 行所对应的 LED 能够得到正向驱动电压而被点亮。其他段的 LED 所得到的电压不是"0"就是反向电压,不能被点亮。

　　与 LED 的静态显示模式类似,LED 的动态显示模式也应该加限流电阻,限流电阻应该加在行驱动线上。限流电阻的计算也可由(9-2)式得到,但 I_L 值是平均电流值。应该注意的是,LED 的瞬时值不应该超过 LED 器件所允许的绝对极限值。

　　由于 LED 器件的绝对极限值的限制,在设计 LED 显示驱动电路时需要在 LED 亮度和组成阵列的 LED 枚数以及段的扫描速度(同时受显示亮度和人眼的视觉效果的限制)、电路的复杂程度等因素中平衡。

　　常用的点阵字符显示器有 5×7、7×9 等形式,它们分别由 36 只或 64 只 LED 组成而成(其中有一只 LED 小数点)。图 9-5 为 5×7 点阵字符显示器电路。当点阵中某个二极管导通被点亮时,在显示器上呈现一个亮点,若使一些位置上的二极管导通被点亮时,这些亮点就形成了字符。点阵字符显示器电路由存储器阵列、显示器、缓冲器和驱动器组成。存储器阵列是一个只读存储器(ROM),它是一个字符发生器,用来产生所要显示的字符代码。常见的 ROM 的存储单元字长为 8 比特。对于 5×7 点阵显示方式,每个字符可分为 5 列,每一列需要一个 7bit 字长的存储单元来存储这一列中各点的状态,称为字符某一列点阵比特模型,所以每一个字符需要 ROM 中的 5 个存储单元来存储一个字符的各点状态,称为字符的点阵比特模型。预先需将要显示的各种字符点阵比特模型按一定编码作地址写入 ROM 中。存储器阵列的大小,取决于显示字符种类的多少,对于 128 个字符的字符发生器,需要 $5\times128=640$ 个存储单元,每个存储单元存放一列点阵比特模型。存放一个字符点阵比特模型的 5 个存储单元,在存储器阵列中,低 7 位地址($A_0\sim A_6$)相同,常用字符的 ASCII

码作为该字符在 ROM 中的低 7 位地址,而用地址线($A_7 \sim A_9$)的编码来表示字符中点阵比特模型的列序号。

点阵字符显示的控制过程如下:显示一个 5×7 点阵形式的字符,需要分 5 次逐列选通显示器中的发光二极管,并同时由字符发生器产生该列的字符点阵比特模型,经缓冲器输出到显示器 LED 点阵的各行。假设字符的点阵比特模型在 ROM 中以字符的 ASCII 码为地址,并以显示字母"B"为例来说明字符显示过程。

① 把需要显示的字符"B"的 ASCII(1000010)作为字符发生器(ROM)低 7 位地址($A_6 \sim A_0$),而用 $A_9 \sim A_7$ 3 根地址线上编码来表示当前显示的列序号。产生显示字符点阵的第 1 列,因此 $A_9 \sim A_7$ 上送编码 000,$A_6 \sim A_0$ 上送字符"B"的 ASCII 码 (1000010),将此两部分组合形成字符"B"第 1 列点阵比特模型在 ROM 中的地址,送到字符发生器的地址线 $A_0 \sim A_9$,并发生读命令(RD),则从字符发生器中读出字符"B"的第 1 列点阵比特模型(1111111),经缓冲器锁存送到字符显示器的各行线。同时 $A_9 \sim A_7$ 地址线上的状态经译码器译码,选通显示器第 1 列,此时显示器的第 1 条列线为低电平,其余各列线均为高电平,所以第 1 列各发光二极管均被点亮,保持显示时间约 1ms。

② 保持字符发生器低 7 位地址不变,而令 $A_9 \sim A_7$ 为 001,则从 ROM 中读出字符"B"的第 2 列比特模型(1001001),并将 $A_9 \sim A_7$ 线上状态译吗,选通显示器的第 2 列,则比特模型中的 1 所对应的发光二极管被点亮,即处于第 2 列中的第 1、4、7 行位置上的二极管发光。

③ 继续保持字符发生器 $A_6 \sim A_0$ 地址不变,而令 $A_9 \sim A_7$ 为 010,则从字符发生器中读出字符"B"的第 3 列比特模型(1001001),并在显示器的第 3 列点亮相应的发光二极管。

④ 保持字符发生器地址线 $A_6 \sim A_0$ 不变,再令 $A_9 \sim A_7$ 为 011,则从字符发生器中读出字符"B"的第 4 列比特模型(1001001),并在显示器的第 4 列得到显示。同样当令 $A_9 \sim A_7$ 为 100,则可读出字符"B"的第 5 列比特模型(0110110),并在显示器的第 5 列显示出来。这样在点阵字符显示器上便显示出完整的字符"B"。

若要改变所显示的字符,只要改变字符发生器低 7 位地址 $A_6 \sim A_0$,重复上述步骤(1)～(4),改变列序号,使 $A_9 \sim A_7$ 线上状态从 000→001→010→011→100→000 周而复始地变化,则可显示出新的字符。

对多个点阵字符显示器,可以逐个字符进行显示和更新,但扫描速度要保证一秒钟内每个字符重复显示 25 次以上,以免字符发生闪烁。

点阵字符显示器可以显示各种字符,字形比较逼真,但显示控制比较复杂,显示器较贵。

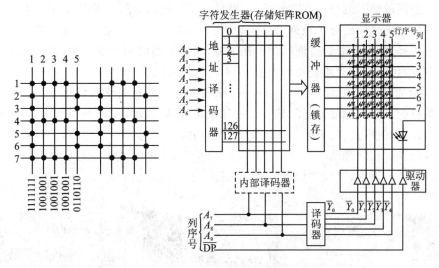

图 9 - 5 LED 的动态工作模式

9.3 LCD 显示器

9.3.1 LCD 显示器的工作原理与特点

顾名思义,液晶显示器(Liquid Crystal Display,简称 LCD)就是使用了"液晶"(Liquid Crystal)作为材料的显示器,那什么是液晶呢?其实,液晶是一种既像固态(它是一种晶体材料)又像液态的物质,可它既不是固体(没有固定的形状)也不是液体(它的分子结构是有序的)。液晶是具有规则性分子排列的有机化合物。液晶按照分子结构排列的不同分为 3 种:类似粘土状的 Smectic 液晶、类似细火柴棒的 Nematic 液晶、类似胆固醇状的 Cholestic 液晶。这 3 种液晶的物理特性都不尽相同,用于液晶显示器的是第二类的 Nematic 液晶,分子都是长棒状的,在自然状态下,这些长棒状的分子的长轴大致平行。

随着研究的深入,人们开始掌握液晶的许多其他性质:当向液晶通电时,液晶体分子排列得井然有序,可以使光线容易通过;而不通电时,液晶分子排列混乱,阻止光线通过。通电与不通电就可以让液晶像闸门般地阻隔或让光线穿过。这种可以控制光线的两种状态是液晶显示器形成图像的前提条件,当然,还需要配合一定的结构才可以实现光线向图像转换。

液晶显示器有很多种不同的结构,但从原理来看,基本上是相似的,下面先以透射式 LCD 显示器说明其工作原理。

透射式 LCD 显示器是把液晶灌入两个列有细槽的、镀有透明电极平面玻璃之间。这两个平面玻璃是光学起偏器,玻璃上的槽互相垂直(相交成 $90°$)。也就是说,若一个平面玻璃上的分子南北向排列,则另一平面玻璃上的分子东西向排列,而位于两个平面玻璃之间的分子被强迫进入一种90°扭转的状态。由于光线顺着分子的排列方向传播,所以光线经过液晶时也被扭转90°。但当液晶上加一个电压时,分子便会重新垂直排列,使光线能直射出去,而不发生任何扭转。

LCD是依赖极化滤光器(玻璃片)和光线本身。自然光线的极化方向是朝四面八方随机的。极化滤光器实际是一系列越来越细的平行线。这些线形成一张网,阻断不与这些线平行的所有光线。极化滤光器的线正好与第一个垂直,所以能完全阻断那些已经极化的光线。只有两者极化方向平行,或者光线本身已扭转到与第二个极化滤光器相匹配,光线才得以穿透,如图9-6(a)所示。

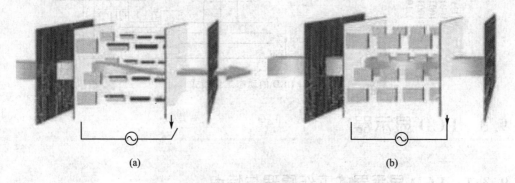

(a)　　　　　　　　　　　　(b)

图9-6　透射型 LCD 工作示意图

LCD正是由这样两个相互垂直的极化滤光器构成,所以在正常情况下应该阻断所有试图穿透的光线。但是,由于两个滤光器之间充满了扭曲液晶,所以在光线穿出第一个滤光器后,会被液晶分子扭转90°,最后从第二个滤光器中穿出。另一方面,若为液晶加一个电压,分子又会重新排列并完全平行,使光线不再扭转,所以正好被第二个滤光器挡住。总之,加电将光线阻断,不加电则使光线射出,如图9-6(b)所示。

然而,可以改变LCD中的液晶排列,使光线在加电时射出,而不加电时被阻断。但由于屏幕几乎总是亮着的,所以只有"加电将光线阻断"的方案才能达到最省电的目的。

上述原理主要用于大规模LCD显示器,如计算机的显示屏上。而在小型的LCD显示器中采用的是反射型结构。图9-7所示为反射型LCD显示器的结构示意图。

在反射型LCD显示器中也是采用两层镀有透明电极玻璃中间夹有液晶的结构。上层玻璃实际上是起偏器,自然光中只有与起偏器偏振(极化)方向相同的光线得以通过。下层玻璃是反射镜。两层玻璃中间的液晶的分子在不加电的常温状态下是随机排列的,因此,经过上层起偏器玻璃的极化光进入液晶并被下层反射镜反射后再经过液晶后,由于液晶分子对偏振光的偏转作用(晶体的特性之一),其极化方向又变为随机的,成为自然光。在再次经过上层起偏器玻璃时,总有部分出射光的偏振方向与上层起偏器玻璃的起偏方向相同。但在加电后,两层玻璃中间的液晶的分子被强制成规律排列,经过上层起偏器玻璃的极化光进入液晶并被下层反射镜反射后再经过液晶后,由于液晶分子对偏振光的偏转作用(晶体的特性之一),其极化方向被强制偏转90°左右,在再次经过上层起偏器玻璃时,由于出射光的偏振方向与上层起偏器玻璃的起偏方向相差90°,几乎所有的光线都被上层起偏器玻璃所阻隔,看上去是黑色的。

所以,反射式LCD显示器与透射式LCD显示器有如下几点的显著不同:

① 透射式LCD显示器必须有内部光源才能工作,而反射式LCD显示器可以依靠外部的自然光工作。由于LCD本身的功耗极低(几 $\mu W/cm^2$),反射式LCD显示器的工作电流仅有几至几十微安,而透射式LCD显示器由于有内部光源,而光源的功耗要比LCD本身要大几个数量级,透射式LCD显示器的功耗几乎就是过光源的功耗,因而透射式LCD显示器的功耗要比反射式LCD显示器大得多。

② 透射式LCD显示器常常做成大规模点阵式显示器,采用动态显示方式(后面将详细讨论LCD的显示模式)。而反射式LCD显示器通常做成小规模点阵式或字段式显示器,采用静态模式驱动。

总而言之,LCD显示器具有功耗低、无电磁辐射和轻便防震的特点,在测控系统中越来越多地得到应用。

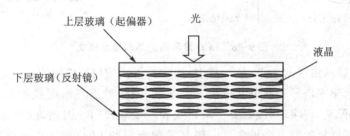

图 9-7 反射型 LCD 显示器的结构示意图

9.3.2 LCD 显示器的工作条件

上一小节介绍了LCD显示器的工作原理,但并不是简单地给LCD显示器加上电压就能工作的。要使LCD显示器正常工作,加在两电极玻璃的电压必须满足下列条件:

① 合适的工作电压。LCD显示器正常工作有一个最小的电压阈值,只有超过该阈值的电压才能使液晶分子有序地排列。这个阈值通常在3 V左右。但也绝对不允许加在LCD显示器上的电压过高,过高的电压将击穿液晶屏从而导致LCD显示器的损坏。

② 驱动信号必须是交流电压。一般情况下不允许长时间加直流电压,否则将使液晶分子电离从而导致LCD显示器的损坏。

③ 合适的驱动信号频率。频率过低,同样使液晶分子电离从而导致LCD显示器的损坏;而频率过高,液晶分子来不及响应。通常驱动信号的频率在 50~500 Hz

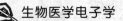

之间。

为了满足 LCD 显示器的工作条件,就不可能采用像 LED 显示器那样简单的驱动电路。下面分别介绍 LCD 显示器的两种工作模式和响应的驱动电路。

9.3.3 LCD 显示器的静态显示模式

为了满足 LCD 显示器的工作条件,可以采用图 9-8 所示的 LCD 驱动电路和工作波形。图中 A 为显示频率信号,C 为显示控制信号。从中可以看出,当 LCD 两极间电压为零时,不显示;而当 LCD 两端为交替变化的电压时,LCD 显示。这就是 LCD 显示器的静态显示模式。

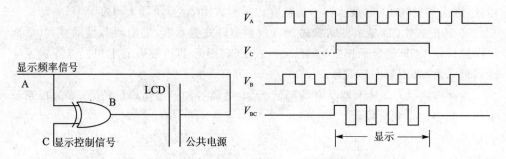

图 9-8 LCD 显示器的静态显示模式

在静态显示模式的 LCD 显示器中,通常将下面的玻璃电极连接在一起作为公共电极,将显示频率信号加在公共电极上。显然,对于静态显示模式的 LCD 显示器的每一个显示像素(或字段)就需要一根口线和一个异或门。因此,LCD 显示器的驱动电路要比 LED 显示器复杂得多。一般都采用专门的 LCD 驱动集成电路,如驱动四位字段的 ICL7211 等。

静态驱动的特点是对比度高,显示均匀,响应速度快,易于控制。但是,由于每一段都是单独驱动,所以电极数目较多。对于大规模点阵式 LCD 显示器,像素点可达几十万至上百万。如 1024×768 点阵的彩色 LCD 显示器,像素点高达 2 359 296 个。对于这样多像素点的 LCD 显示器要采用上述显示模式显然是不可能的。人们从 LED 显示器的动态方式得到启发,于是有了 LCD 显示器的动态显示模式。

9.3.4 LCD 显示器的动态显示模式

LCD 显示器动态驱动方式的实质是用矩阵驱动法来驱动像素的显示。LCD 显示器的动态显示模式常用的方法是分时驱动。

由于是交流驱动,因而不能采用象 LED 的动态驱动方法,即用 LCD 的公共电极作为显示的开关控制极;也不能将 LCD 驱动线悬空,否则在悬空线与选通线交点上的非选通点则会由于液晶所具有的电容特性而产生交叉显示效应,使清晰度下降。一般做法是在非选通点上加上低于 LCD 显示阈值的电压信号,以消除交叉效应的影响,如偏压法。图 9-9 以 2×2 矩阵为例说明采用偏压法时只有 D、S 线交点显示的情形。各线上所加电压及其相位如图 9-9(b),各显示点的电压如图 9-9 (c)所示。从中可知,在显示点上有工作电压 Vc,其他点上的最高电压只有 1/2Vc。因此,当显示阈值电压大于 1/2Vc 而小于 Vc 时仅显示点显示。

由以上可知,动态 LCD 驱动与控制较为复杂,因而在实际应用中,动态模式的 LCD 显示器通常都是使用专用集成电路,如字符型 LCD 的驱动集成电路 MC145000 和 MC145001 等,大规模图形型的 LCD 的驱动集成电路有 HD61830、SED1335 等。

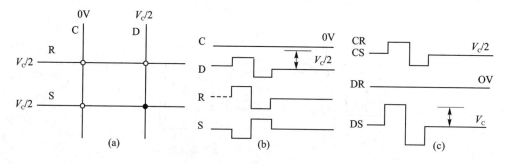

图 9-9 1/2 偏压法驱动原理

9.4 CRT 显示技术

CRT 显示器,即采用阴极射线管(CRT 或显象管)的显示设备。它可以在 CRT 屏幕上显示操作人员输入的数据、命令和程序,也可以将测量结果以数字或曲线形式显示在屏幕上,还可以在屏幕上提供各种程序或命令的清单,以及各种出错或故障信息,使人与机器间的"对话"更加方便。

9.4.1 CRT 显示器的工作原理

1. CRT

CRT 由电子枪、偏转系统和荧光屏 3 部分组成,它们都被密封在真空玻璃壳内,基本结构如图 9-10 所示。电子枪产生并向内壁涂有荧光物质的荧光屏发射聚焦良好的高速电子束,荧光物质被电子束击中的部位会发出荧光而显示出电子束的打击位置。而偏转系统则在被测信号的作用下控制电子束上下左右移动,从而控制电子束打击到荧光屏上的位置。因此,可以形象地把电子枪比作画图的笔,把荧光屏比作画图的纸,而偏转系统相当于握笔的手,电子束则像一支笔的笔尖,在被测信号的控制下在荧光屏上描绘出被测信号瞬时值的变化曲线。

(1) 电子枪

电子枪由灯丝 F,阴极 K,栅极 G_1 和 G_2,阳极 A_1 和 A_2 组成,当灯丝加热阴极后,涂有氧化物的阴极发射大量的电子,控制栅极 G_1 包围着阴极,并在面向荧光屏的方向开一个小孔让电子通过射向荧光屏。G_1 对 K 的负电位是可变的,改变这个电位可以改变通过小孔的电子数目,从而调节荧光屏上光点的亮度。G_1 的电位越负,通过小孔打到荧光屏上的电子数越少,光点越暗,调节 G_1 电位的(通过称为"辉度"或"亮度"电位器旋钮)。G_2,A_1,A_2 的电位均远高于 K,它们与 G_1 组成聚焦系统,对电子束进行聚焦和加速,使得高速电子打击到荧光屏上时恰好能聚成很细的一束,即电子束的焦点恰好落在荧光屏上,焦点位置的调节通过调节第一阳极 A_1 的电位来实现,调节 A_1 电位的电位器通常称为"聚焦"旋钮。

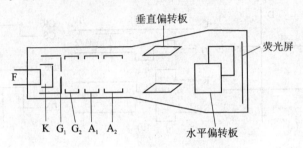

图 9-10　CRT 结构示意图

(2) 偏转系统

CRT 的偏转系统由两对相互垂直的偏转板——水平偏转板(X 偏转板)和垂直偏转板(Y 偏转板)构成,每对偏转板都由基本平行的两块金属板构成。每对偏转板的两板间相对电压的变化将影响电子运动的轨迹。当两对偏转板上的电位差都为零时,电子束打到荧光屏的正中,Y 偏转板上电位的相对变化只能影响电子在垂直方向的运动,因而 Y 偏转板只能影响光点在荧光屏上的垂直位置,而 X 偏转板则只影响光点的水平位置,两对偏转板共同作用,才决定了任一瞬间光点在荧光屏上的位置。

下面以 Y 偏转板为例讨论光点在荧光屏上的位移与什么因素有关。

图 9-11 为 Y 偏转板对电子束的影响示意图,在垂直偏转电压 U_y 的作用下,光点在垂直方向的偏转距离 y 为:

$$y = \frac{LS}{2bU_a}U_y \qquad (9-2)$$

式中:L——偏转板的长度;

S——偏转板中心到荧光屏中心的距离;

b——两偏转板之间的距离;

U_a——第二阳极的电压。

由上式可见 y 与 U_y,L,S 成正比,与 b,U_a 成反比,从物理意义上讲,偏转电压 U_y 越大,则偏转电场越强;偏转板长度越长,偏转电场的作用距离越长,这都使得偏转距离加大,电子束通过偏转电场后获得了一定的垂直方向的速度,在脱离偏转电场后,也会有垂直方向的匀速运动分量,所以偏转板到荧光屏的距离 S 越长,偏转距离

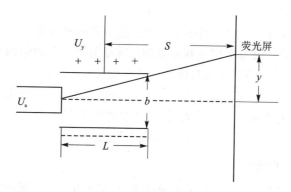

图 9-11　电子束的偏转

越大。对于同样的偏转电压 U_y，若板间距离 b 越大，则电场强度越小，从而偏转距离也越小。若第二阳极电压 U_a 越高，电子在水平方向的运动速度越高，穿过偏转电场所用时间越小，电场对它的作用越小，偏转距离也会减小。

当 CRT 制成后，L, S, b 均为常数，第二阳极的电压 U_a 也基本不变，所以垂直方向的偏转距离 y 正比于偏转板上的偏转电压 U_y，即：

$$y = h_y \cdot U_y \tag{9-3}$$

比例系数 h_y 称为 CRT 的垂直偏转因数，单位为 cm/V，它的倒数 $S_y = 1/h_y$ 称为 CRT 的垂直偏转灵敏度，单位为 (V/cm)，它表示光点在荧光屏的垂直方向偏转单位距离所需要的垂直偏转电压，即荧光屏垂直方向上每厘米表示的电压数值。对于水平偏转板同样有水平偏转灵敏度 S_x(V/cm)。偏转灵敏度是 CRT 的重要参数；它越小，CRT 越灵敏，观察微弱信号的能力越强。在一定范围内，荧光屏上光点的偏转距离与偏转板上所加电压成正比，这是用 CRT 观测波形的理论根据。

上述采用静电场偏转系统的 CRT 经常用于示波器中。而采用磁场偏转系统的 CRT 常用于电视机和计算机的监视器中。相比与静电场偏转系统的 CRT，磁场偏转系统的 CRT 具有偏转角度大，因而可以做成大屏幕，容易制成彩色 CRT。因此，磁场偏转系统的 CRT 的应用远远多过静电场偏转系统的 CRT。

(3) 荧光屏

荧光屏位于 CRT 的终端，通常是矩形的。CRT 的荧光屏内壁涂有一层荧光物质，因而，光屏上受到高速电子冲击的点就显出荧光，光点的亮度取决于电子束电子的数目、密度和速度。

当电子束从荧光屏上移去后，光点仍能在荧光屏上保持一定的时间才消失，从电子束移去到点亮度下降为原始值的 10%，所延续的时间称为余辉时间，用符号 I_s 表示。人们正是利用余辉时间和人眼的视觉暂留特性，才能在荧光屏上看到光点的移动轨迹。

荧光屏余辉时间的长短随着各种荧光物质的不同而不同，一般分为：

短余辉：$I_s = 10\ \mu s \sim 10\ ms$，适用于观察高频信号的高频示波器和计算机监视器、电视机；

中余辉：$I_s=1\ ms\sim 0.1\ s$ 适用于一般用途的普通示波器；

长余辉：$I_s=0.1\sim 1\ s$ 适用于观察低频或非重复慢变化信号的示波器；

极长余辉：$I_s>1\ s$ 适用于观察极缓慢变化信号的示波器。

注意：在使用示波器时不能让电子束长时间停留在荧光屏的某一点上，因为电子束打在荧光屏上，荧光屏不仅会发光，而且还会产生大量的热量，减弱荧光物质的发光效率，严重时会把荧光屏上的荧光物质烧成黑点。

2. 波形显示原理

由 CRT 的偏转原理可知，电子束通过垂直（或水平）偏转板间电场后，光点在荧光屏上垂直（或水平）方向偏转的距离，正比于加在垂直（或水平）偏转板上的电压，这是示波器能够用来观测被测信号波形的基础。所谓被测信号波形，就是指被测信号随时间变化的函数图形。那么，要满足哪些条件才能真实而稳定地显示出被测信号的波形呢？

下面来分析这个问题。

电子枪射出的电子束进入偏转系统后，要受 X，Y 两对偏转板间静电场力的控制而产生偏转。X，Y 偏转板的控制有如下几种情况：

① 两对偏转板上都不加任何电压，即 $U_x=U_y=0$，则亮点出现在荧光屏的中心位置，不产任何偏移，如图 9-12(a)所示。

② 在 Y 偏转板加一个固定电压 U_y，X 偏转板不加电压，即 $U_x=0$，则亮点距荧光屏中心在垂直方向有一偏移，偏移的距离正比于 U_y，在水平方向则没有偏移，如图 9-12（b）所示。

③ 在 X 偏转板加一固定电压 U_x，Y 偏转板不加电压，即 $U_y=0$，则亮点距荧光屏中心在水平方向有一偏移，偏移的距离正比于 U_x，在垂直方向则没有偏移，如图 9-13（c）所示。

④ 在 X，Y 偏转板上均加上固定电压 U_x 和 U_y，则亮点距荧光屏中心在水平方向和垂直方向均有一定的偏移，在水平方向和垂直方向的偏移距离分别正比于 U_x 和 U_y，如图 9 13 （d）所示。

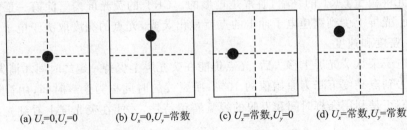

(a) $U_x=0,U_y=0$　(b) $U_x=0,U_y=$常数　(c) $U_x=$常数,$U_y=0$　(d) $U_x=$常数,$U_y=$常数

图 9-12　偏转电压与光点偏移的关系

9.4.2 CRT 字符显示器

  CRT 字符显示器主要由字符发生器、显示存储器及一些附加电路组成,图 9 - 13 给出了 CRT 字符显示器的一般框图。

  要在 CRT 屏幕上显示字符,首先要将欲显示的字符的 ASCII 码送至图中的显示存储器。显示存储器中的每一个存储单元对应显示屏幕上的一个字符位置。故需将要显示的字符存入显示存储器相应的映象存储单元。

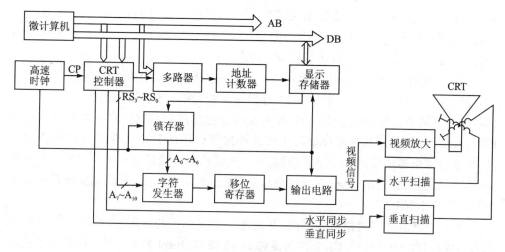

图 9 - 13 CRT 字符显示器原理框图

  当显示扫描时,CRT 控制器在高速时钟作用下,发出垂直同步和水平同步信号,触发显示管的行扫描和帧扫描,同时发出行地址至字符发生器,并通过多路转换器控制显示 RAM 地址计数器,依次从显示存储器中读出该行中各个字符的 ASCII 码,作为字符发生器的地址。从字符发生器中读出对应的字符点阵比特模型,送到移位寄存器,并通过输出电路输出视频信号加至 CRT 显示器的控制栅极。

  字符发生器实质上是一个只读存储器(ROM),如前所述,每个字符的字形可由一些点阵来表示,称这种点阵为字符的"点阵比特模型"。和发光二极管点阵字符显示不同的是,CRT 显示是逐次扫描显示,所以要显示一个完整的字符,需要分若干行来显示,对于 7×9 点阵组成的字符,需要分 9 行显示,每行"比特模型"存放在一个存储单元(用其中 7 个比特),需要 9 个存储单元存放一个字符的"点阵比特模型",为了显示时寻址方便,令这 9 个存储单元具有相同的低 7 位地址($A_6\sim A_0$),即该字符的 ASCII 码,而用另外 4 位地址($A_{10}\sim A_7$)为行先择线,分别与来自 CRT 控制器的 $RS_3\sim RS_0$ 相接。当 $RS_3\sim RS_0$ 为(0000)时,则从字符发生器中读出该字符的第一行"比特模型";当 $RS_3\sim RS_0$ 为(0001)时,则从字符发生器中读出该字符的第二行"比特模型";当 $RS_3\sim RS_0$ 为(0010)时,读出字符第三行"比特模型",其余依次类推,当 $RS_3\sim RS_0$ 为(1001)时,读出该字符的第九行"比特模型",从而形成一个完整的字形。

当显示扫描时,CRT 控制器在高速时钟作用下,发出垂直同步和水平同步信号,触发显示管的行扫描和帧扫描,同时发出行地址至字符发生器,并通过多路转换器控制显示 RAM 地址计数器,依次从显示存储器中读出该行中各个字符的 ASCII 码,作为字符发生器的地址。从字符发生器中读出对应的字符点阵比特模型,送到移位寄存器,并通过输出电路输出视频信号加至 CRT 显示器的控制栅极。

下面以显示字符"CRT"为例,进一步说明字符显示的原理。在第一行扫描开始后,CRT 控制器向字符发生器发出行地址选择 $RS_3 \sim RS_0$(0000),并经多路器令更新地址计数器计数,从显示存储器依次读出"C","R","T"各字符的 ASCII 码,作为地址锁存起来,并从字符发生器(ROM)中依次读出各字符的第一行"比特模型",经过字符发生器中的输出缓冲器送移位寄存器,输出串行的线代码(视频信号),加至 CRT 显示器的控制栅,用来控制显示光点的亮暗,从而在荧光屏上形成字符串的第一点行。第一行扫描正程结束后,进入行扫描逆程,控制栅上加有消隐信号,以消除回扫线。行同步信号触发扫描发生器进入第二行扫描时,CRT 控制器送出行选择 $RS_3 \sim RS_0$ 为(0001),从显示存储器中依次读出字符串的各个字符 ASCII 码作为地址,从字符发生器中读出各个字符的第二行"比特模型",经输出后在荧光屏上显示出字符的第二点行。依次类推,逐行扫描显示,经过 9 次行扫描,便能完整地在荧光屏上显示字符串"CRT"。

CRT 控制器的逻辑相当复杂,随着大规模集成技术的发展,现已能将该电路集成为一单片,如 MC6845 CRT 控制器和 Intel 8275、Intel 8276 CRT 控制器等。即便如此,自行研制字符型 CRT 显示器仍然需要完成大量繁重的工作且难以取得满意的效果。需要时应选用成品的 CRT 显示器。

9.4.3 数字存储示波器

数字存储示波器是数据采集和 CRT 显示技术的综合应用,它与一般常规示波器不同,它是首先将被测的模拟信号经模/数转换器转换成数字信号,然后将它顺次储存到存储器中,再以一定的速度顺序读出,经数/模转换器恢复出原信号进行显示。数字存储示波器可对波形进行各种方式显示,常用的显示方式有:

① 实时波形显示:即对输入信号进行常规显示。

② 冻结显示:将某一时刻显示的画面"冻结"在荧光屏上,以便进行仔细观察。

③ 存储显示:将某一事件(如某一触发信号或某一失常信号发生时)的前一段或后一段的信号存储下来,需要时可将存储的信号调至荧光屏上显示。

数字存储示波器也可实现多迹显示,显示多道信号波形,根据需要对这些波形进行比较、叠加及特征参数分析等处理。数字存储示波器也可用于对生理信号的数据采集,将信号的采样数据以数字形式通过接口电路送至计算机进行分析处理。也可通过数/模转换器转换成模拟信号,用记录器进行波形记录。

数字存储示波器包括数据采集及显示两大部分,下面分别加以讨论。

1. 数据采集部分

数据采集部分由采样/保持电路、多路模拟开关及模/数转换电路（ADC）等部分组成，如图 9-14 所示。这些电路的原理已在第 8 章模拟/数字转换与数字/模拟转换等有关章节中讨论。

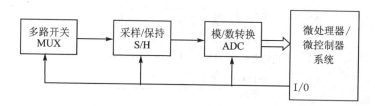

图 9-14 数据采集电路框图

2. 显示部分

数字存储示波器的显示方式常见的有垂直光栅显示方式、电视扫描方式和随机偏转方式等。

（1）光栅显示方式

这种显示方式中，电子束在垂直方向上进行快速扫描（扫描频率为 16 kHz），在水平方向进行慢扫描，即在一个水平扫描周期内有很多条垂直扫描线（垂直光栅），形成一帧画面显示，所以水平扫描频率相当于帧频，而垂直扫描频率远高于要显示的信号频率。显示的方法是采用电压-时间（$V-T$）调辉法，如图 9-15 所示。信号电压经 $V-T$ 转换后去调辉，使亮点在垂直方向上进行采样显示，先将要显示的信号与垂直扫描锯齿波通过比较器比较，当锯齿波低于显示信号时，比较器输出低电平；当锯齿波电压达到并大于显示信号时，比较器输出高电平，显然比较器输出波形的上升沿位置将被显示信号电压（v）的幅度所调制，比较器输出波形的上升沿触发整形单稳电路，输出一个脉冲位置（T）随信号电压（v）而变化的窄脉冲序列，若将该窄脉冲序列加到 CRT 的控制栅极，则在每一条对应的垂直扫描线的不同位置上出现一系列与信号相应的亮点，如图 9-15(b)所示。由于垂直扫描频率很高，垂直扫描线很密，因而仍能观察到完整的信号波形。

图 9-16 所示为一个完整的双通道数字存储示波器框图，它包含数据采集与垂直光栅显示两大部分。输入信号 v_{11} 和 v_{12} 经采样/保持和模/数转换后，将采集到的数据送至双端口显示存储器进行存储、处理或分析。显示器的工作由视频控制电路所控制，在外部时钟作用下，产生垂直同步及水平同步信号触发垂直扫描和水平扫描。在某一条垂直光栅扫描正程时间内，一方面产生当前光栅上的视频信号，另一方面控制双端口显示 RAM，将下一条光栅要显示的数据读入缓冲寄存器，在垂直光栅扫描逆程，将已经读入缓冲寄存器的下一条光栅显示数据，经数/模转换（DAC）、多路开关及采样/保持电路转换成模拟信号，为下一条光栅显示作好准备。采用垂直光

栅扫描显示方式容易实现多路波形或波形与字符的同屏显示。

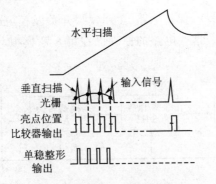

（a）$V-T$调辉显示法原理图

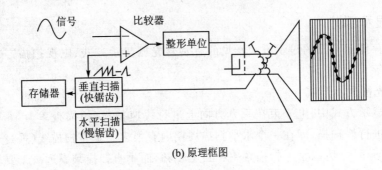

（b）原理框图

图 9-15　垂直光栅显示方式

（2）电视扫描显示

电视扫描显示采用一般电视的扫描方式,即采用快速的行扫描和慢速的帧扫描。采用电视扫描方式的数字存储示波器中,屏幕映象存储器是其核心部件。若将 CRT 屏幕分成 m 列(例如 512 列)和 n 行(例如 480 行),则在显示屏上有 $m \times n$(512×480)个像素点。屏幕映象存储器中的每一位和显示屏上的一个像素点相对应。电视扫描显示的过程是:将需要显示的波形送至映象存储器后,在视频控制电路控制下进行类似前述 CRT 字符显示的过程,当一帧开始时,在行同步信号的触发下,开始第一行扫描,将映象存储器中第一行存储单元的信息依次送移位寄存器,通过输出电路加至 CRT 显示器显像管的控制栅,显示出第一行像素点,逐行进行扫描,最后在屏幕上便能得到与映象存储器中所存储的信息相对应的一幅完整图像。

（3）随机偏转显示方式

随机偏转显示方式存储示波器采用随机存储与常规示波器相结合的一种显示方式。图 9-17 可用来说明随机偏转显示的原理。被测信号经采样后的模拟量送到模/数转换电路(ADC),ADC 有两个控制端:读控制端$\overline{RD}$(低电平有效)和写控制端 $\overline{WR}$(低电平有效)。将模/数转换器的$\overline{RD}$和$\overline{WR}$端相连,接到控制单元的$\overline{WR}$命令端(输出线)。当控制单元发出'写'命令,即$\overline{WR}$为低电平时,模拟信号送入 ADC。当

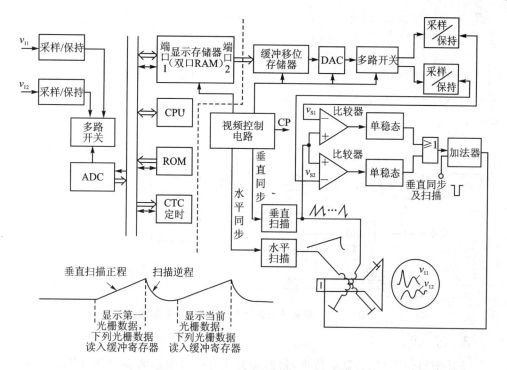

图 9 - 16 双通道数字存储示波器框图

$\overline{WR}$变为高电平,ADC 电路对送入的模拟量进行模/数转换,$\overline{WR}$高电平持续时间必须满足模/数转换速度的要求,模/数转换结果存放在 ADC 的输出锁存器中。当控制单元再次发出'写'命令时,$\overline{WR}$输出低电平,此时 ADC 的$\overline{RD}$端和$\overline{WR}$端同时为低电平,一方面将 ADC 的输出锁存器中的数据读出,呈现在数据线上,并被写入 RAM 中相应的存储单元;另一方面,因$\overline{WR}$为低电平,输入信号经采样/保持电路,送入ADC,为新的一次模/数转换作好准备,当控制单元发出转换命令即$\overline{WR}$为高电平时,ADC 的$\overline{RD}$端为高电平,ADC 的输出端呈高阻状态,同时对新输入的模拟量进行转换。由于 ADC 的$\overline{RD}$和$\overline{WR}$两端相连,保证了当控制单元发$\overline{WR}$为低电平时 ADC 的输出和 RAM 数据读入在时序上的一致性。随机存储器 RAM 是随机偏转显示方式存储示波器的重要部件,其容量和位数的选择根据要求存储的数据的大小与精度决定。RAM 和外部器件的连接有一组地址线、一组数据线和一个读/写数据控制端$\overline{WR}$,其控制方式是$\overline{WR}$为低电平时为写状态,RAM 把数据线上的数据送入地址线指定的内存单元;$\overline{WR}$为高电平时为读状态,RAM 将地址线指定的内存单元中的数据读出,放到数据线上,送到数/模转换电路 DAC,此时 DAC 的控制端为低电平,将RAM 送来的数字量转换为模拟量并由输出端输出。DAC 的$\overline{WR}$控制端前加有一个非门,是为了满足控制信号时序上的要求。

该系统的水平扫描采用触发扫描,触发脉冲由控制单元提供。触发扫描开始,RAM 中的信号采样数据逐个送到 DAC 转换成模拟信号,经示波器的 Y 轴放大器放大后,加至 Y 轴转板,控制电子束偏转。在水平扫描正程期间,CRT 栅极加辉亮信号,在水平回扫期间,即扫描逆程,栅极上加有消隐信号。

对变化缓慢的信号,水平扫描的速度一般很低,因而对 DAC 转换速度要求也不高。假定水平扫描频率为 50 Hz,一个扫描周期为 20 ms。如果屏幕上显示 1024 个采样点,则每隔约 20 μs 显示一个采样点,DAC 的转换速度只要几个微秒就可满足要求。

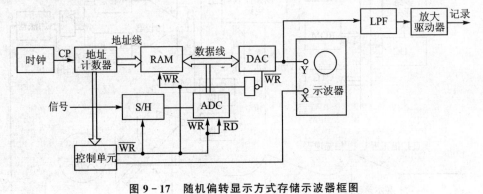

图 9 - 17 随机偏转显示方式存储示波器框图

3. 讨 论

本小节讨论了 CRT 显示技术,目的是为了介绍普通示波器和计算机监视器的基本工作原理。但对于实际设计测控系统时,强烈推荐采用商品的 CRT 显示器及其驱动电路,而不是选取一支 CRT 从头开始设计字符或波形显示电路。

思考题与习题

9 - 1 查一查,发光二极管有哪些参数?

9 - 2 什么是 LED 的静态显示模式? 什么是 LED 的动态显示模式? 如何设计 LED 的限流电阻?

9 - 3 LCD 是如何工作的? 什么是 LCD 的静态显示模式? 什么是 LCD 的动态显示模式?

9 - 4 LCD 与 LED 的静态显示和动态显示模式各有何不同? 为什么会有此不同?

9 - 5 LCD 的工作条件是什么?

9 - 6 有人说:LCD 一定要选用集成驱动电路。你认为如何?

9 - 7 CRT 的工作原理如何?

9 - 8 LCD、LED 和 CRT 显示器各有何特点,各适用什么样的应用场合?

9 - 9 请讨论数字存储示波器的 3 种显示方式,对比各自的优点和限制。

9 - 10 在研制新款医学仪器时,有人要自制 CRT 驱动电路,请你评估一下该项工作的工作量及其难度。

第 **10** 章

功率驱动

本章学习要点

1. 常用功率驱动与控制器件的工作原理与特点；
2. 常用功率驱动与控制器件的应用电路设计；
3. 功率驱动与控制的方法。

10.1 引 言

在医学仪器中,特别是大型的医学仪器或某些测控系统中,最终要控制的往往是高电压、大电流或大功率。控制的电压从几十伏到几万伏甚至更高,控制的电流从几安培到几百安培,功率从几瓦到几十瓦、甚至几百千瓦。功率控制中的电路方法与设计与信号检测有很大的不同:

(1) 安全运行的可靠性。系统必须处于各种安全运行的极限范围以内,如低于最大极限电压、最大极限电流、运行工作温度和湿度,以至于工作的大气气压等。并且有足够的技术防范措施防止出现危及系统运行的极限情况的出现,或一旦出现危及系统运行的极限情况时有足够的保护措施避免系统的损毁及由此带来的严重灾难。

(2) 注重效率。这里讲的效率,一是要尽可能用小的信号控制尽可能大的功率;二是功率驱动与控制器件尽可能消耗小的能量去控制尽可能大的功率。一般说来,高效的功率控制与驱动系统更有利于系统运行的安全性和可靠性。如果系统或功率控制与驱动器件本身功耗大,意味着系统自身的电源、系统和器件的散热以及由此带来的系统内部的干扰,对系统的设计、制造工艺、运行维护和运行寿命都带来更高更苛刻的要求。主要从两个方面着手追求系统的高效率:选用性能优良的功率控制与驱动器件和精心选择、设计电路。

(3) 足够的抗干扰措施。功率控制与驱动的应用环境就意味强干扰的存在,功率控制与驱动电路本身往往也是一个强干扰源。这些干扰往往比控制系统给出的控制信号要强几个数量级。多数的功率控制与驱动电路设计的失败往往是抗干扰措施考虑不够。而一个成功的设计往往又是反复多次提高系统的抗干扰性能后得到的。

应该指出的是,功率控制与驱动系统的设计同时也要考虑降低对周围环境、其他设备以及电网的干扰。

本章先介绍若干常用的功率驱动与控制器件及其驱动电路,然后介绍模拟量功率驱动与控制技术,最后介绍数字量功率驱动与控制技术。

10.2 普通晶闸管(单向可控硅)

普通晶闸管在功率控制与驱动电路中应用极为广泛,常常被称为单向可控硅或可控硅整流元件(Silicon Controlled Rectifier,简写 SCR)。

10.2.1 工作原理

图 10-1(a)所示为晶闸管的内部原理结构,晶闸管是由硅半导体材料构成的四层(P_1、N_1、P_2、N_2)三端(A、K、G)器件,由 P_1、N_1、P_2、N_2 四层半导体材料构成 3 个 PN 结:J_1、J_2、J_3。当晶闸管阳极 A 与阴极 K 间加上反向电压(A 接负、K 接正)时,J_1、J_3 结处于反向阻断状态;当加上正向电压(A 接正,K 接负)时,J_2 结处于反向阻断状态。当晶闸管满足一定的条件时,能够从负向阻断转变为正向导通,在一定条件下又能够从导通恢复阻断。

下面从晶闸管内部结构分析其单向导通原理,如果将 N_1 层和 P_2 层分解成两部分,则可将晶闸管等效成 PNP 型和 NPN 型两个晶体管的背靠背连接,如图 10-1(b)所示。等效电路如图 10-1(c)所示。

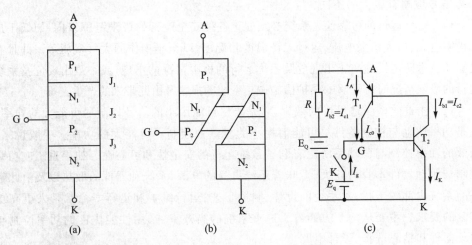

图 10-1 晶闸管的工作原理

如果在晶体管的阳极和阴极间加上正向电压,在门极也加上正向门极电压,其结果就形成强烈的正反馈,使两只等效晶体管迅速饱和导通,即晶闸管由阻断转变为导通状态。晶闸管的导通过程用等效的双晶体管原理的工作过程可以表示如下:

$$I_g\uparrow \rightarrow I_{b2}\uparrow \rightarrow I_{c2}\uparrow \rightarrow I_{b1}\uparrow \rightarrow I_{c1}\uparrow$$

通过上面的分析和实验可以证明晶闸管的工作有如下的规律：

① 当晶闸管承受反向电压(A 接负、K 接正)时，不论门极 G 的电压极性如何，晶闸管都处于阻断状态。

② 晶闸管导通的条件有两个：一是阳极、阴极间必须加上正向电压(A 接正，K 接负)；二是门极、阴极间必须加上适当的正向门极电压(G 接正，K 接负)和电流。即晶闸管从阻断状态转变为导通状态必须同时具备正向阳极电压和正向门极电压。

③ 晶闸管一旦导通，门极即失去控制作用。不论门极电压如何变化，只要阳极、阴极间维持正向电压，晶闸管仍然保持导通。

④ 晶闸管在导通情况下，欲使其关断，必须使流经晶闸管的电流减小到维持电流 I_H 以下。这可以用减小阳极电压到零或在阳极、阴极间加反向电压的方法实现。

10.2.2 伏安特性

实际晶闸管的伏安特性如图 10-2 所示。根据阳极电压的极性，分成正向伏安特性和反向伏安特性。

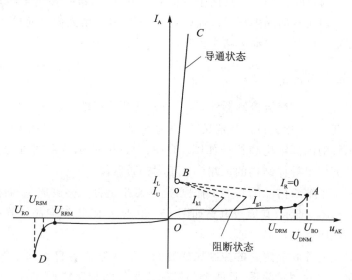

图 10-2 晶闸管的伏安特性

1. 正向特性

正向特性位于第一象限，根据晶闸管的工作状态，又有阻断状态和导通状态之分。

当门极电流 $I_g = 0$ 时，晶闸管的正向阳极电压作用下，只有很小的漏电流，晶闸管处于正向阻断状态。随着正向阳极电压增加，正向漏电流逐渐上升，当 u_{AK} 达到正向转折电压 U_{BO} 时，漏电流突增，特性从高阻区(O—A 段)、经过负阻区(虚线 A—B

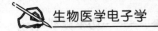

段)、达到低阻区(B−C 段)。

在实际使用中,正向阳极电压不允许超过转折电压 U_{BO},而是在门极加上触发电流 I_g 去降低晶闸管的正向转折电压,使其触发导通,且 I_g 越大,转折电压就越低。晶闸管导通后的特性与二极管正向伏安特性相似,管压降很小,阳极电流 I_A 取决于外加电压和负载。

2. 反向特性

晶闸管的反向伏安特性是指反向阳极电压与反向阳极漏电流间的关系曲线,它位于第三象限,与一般的二极管反向特性相似。如图 10−2 中的特性曲线 O−D 段所示,不论门极是否加有触发电压,晶闸管总是处于反向阻断状态,只流过极小的反向漏电流。当反向电压升高到反向转折电压 U_{RO} 时,反向漏电流将急剧上升,晶闸管被反向击穿,造成永久性损坏。

10.3　双向晶闸管(双向可控硅)

双向晶闸管(TRIAC)是在同一硅片上集成两个反向并联的晶闸管,只用一个门极控制其触发导通,使它具有正、反两个方向对称的开关特性,相当于两只反向并联的普通晶闸管。因而双向晶闸管可以简化了主电路,具有触发电路简单、工作稳定可靠等优点。在功率控制和驱动电路中得到广泛应用。

10.3.1　基本结构

双向晶闸管是一个交流控制器件,具有对称的开关特性。通常,把两个主电极分别称为主电极 T_1 和主电极 T_2,并定义 T_2 为参考端。

双向晶闸管的内部结构和符号如图 10−3(a)、(b)所示。由图可见,TRIAC 是一种 NPNPN 五层半导体结构的三端(T_1、T_2 与 G)器件。

为了进一步了解双向晶闸管的工作原理,从结果上将其分解成左、右两只普通晶闸管,如图 10−3(c)所示,其等效电路如图 10−3(d)所示,即双向晶闸管在电路中等效于两只普通晶闸管的反向并联。

对于两只反向并联晶闸管的控制比较复杂。因为它们各自有独立的门极,触发信号必须满足一定的逻辑关系,且两个门极间要很好的相互协调配合。双向晶闸管只有一个门极,而且不管触发信号的极性如何,即不管所加的触发信号电压 U_S 对 T_2 是正向,还是反向都能使其被触发导通。双向晶闸管的这个特点是普通晶闸管所没有的,因而它的触发电路更简单、电路设计更灵活。

10.3.2　伏安特性曲线

双向晶闸管的伏安特性曲线是以坐标原点为中心、基本对称的两部分组成,如

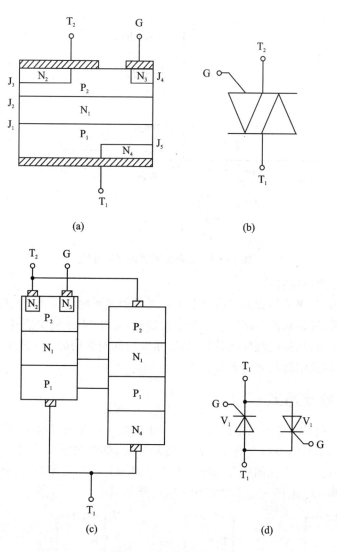

(a)

(b)

(c)

(d)

图 10 - 3　双向晶闸管

图 10 - 4所示。它们分别位于第 I 象限和第 III 象限。第 I 象限的曲线表示主电极 T_1 对 T_2 电压极性为正。当该电压增加到转折电压 U_{DSM} 时,相当于 V_1 管触发导通,通态电流方向从 T_1 流向 T_2,且转折电压随触发电流增大而降低。当通态电流小于维持电流时,双向晶闸管在该方向关断。特性越过负阻区(虚线)由导通状态转变为阻断状态,这与普通晶闸管的触发导通规律一致。

当主电极 T_2 对 T_1 的电压极性为正,相当于 V_2 管触发导通,电流方向则从 T_2 流向 T_1,这时,双向晶闸管的伏安特性曲线对应图 10 - 5 中第 III 象限的特性。经比较可见,除了加在主电极上的电压和通态电流方向相反外,两者之间的触发导通规律安全相同,如果内部两只反向并联器件的特性一致,则双向晶闸管在第 I 象限、第 III

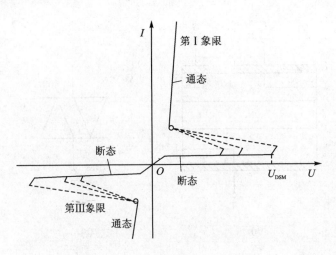

图 10 - 4 双向晶闸管的伏安特性

象限的伏安特性必定对称。

　　由此可知,双向晶闸管的主电极上无论承受的是正向电压还是负向电压,它都可以被触发导通,这是双向晶闸管的一个重要特点;此外,不论触发信号的极性相对 T_2 是正向还是反向,它都能触发使其导通,这是双向晶闸管的另一个重要特点。由上述特点,导出双向晶闸管具有 4 种触发方式。

10.3.3 触发方式

　　由于在双向晶闸管的主电极上,无论加正向电压或是反向电压,都是有导通和阻断能力,而且,不管门极触发电压是正向还是反向,都能被触发导通。按照主电极和门极极性的组合,双向晶闸管有 4 种触发方式:I_+、I_-、III_+、和 III_-,分别如图 10 - 5 (a)、图 10 - 5(b)、图 10 - 5(c)和图 10 - 5(d)所示。

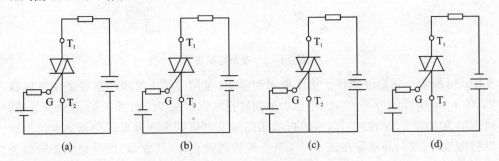

图 10 - 5 双向晶闸管的 4 种触发方式

　　双向晶闸管的特殊结构决定了 4 种触发方式的触发灵敏度是不同的,比较起来,I_+ 触发灵敏度最高,I_- 和 III_- 次之,III_+ 最低。在实际工作中,往往不采用 III_+ 方式触发,而在(I_+、III_-)或(I_-、III_-)两种触发方式的组合中任选一组,这样,既不失双向晶闸管触发方式的灵活性,又保证良好的换向性能。

10.4 晶闸管触发电路

向晶闸管供给触发脉冲的电路,叫触发电路。比较常用的触发电路有下面几种:

(1)采用单结晶体管作为触发电路,是基本的、常用的一种。它的优点是电路简单,可靠性高,适用于中小容量的晶闸管电路。缺点是输出脉冲不够宽。

(2)采用小容量的晶闸管触发电路,触发大功率晶闸管。它的优点是简单、可靠、触发功率大、可以得到宽脉冲。缺点是还需要单结晶体管触发小晶闸管,用的元件比较多。

(3)采用晶体管的触发电路。它的优点是价格便宜、容易实现、输出功率比较大,所以应用很广,特别是广泛用于多相电路中。晶体管组成的触发电路种类很多,常用的有正弦波移相和锯齿移相两种。现已有多种单片集成晶闸管触发电路。

(4)采用计算机控制晶体管或光电耦合器、固态继电器等触发大功率晶闸管。这常用于大功率的控制系统和复杂控制系统中,如变频调速系统中。由于采用计算机(微处理器或微控制器)可以实现性能优良的功率驱动和控制,目前已迅速成为应用最多的控制方式。

10.5 全控型器件

普通晶闸管及其派生器件属于半控型器件,因其开通过程可控而关断过程不可控,被称为第一代电力电子器件。继晶闸管之后又出现了电力晶体管(GTR)、电力场效应晶体管(MOSFET)、可关断晶闸管(GTO)等第二代电子器件。这些器件通过对基极(栅极、门极)的控制,既可使其导通又可使其关断,属于全控型器件。因为这些器件具有自关断能力,所以又称为自关断器件。和晶闸管电路相比,采用自关断器件的电路结构简单,控制灵活方便。

10.5.1 电力晶体管 GTR

电力晶体管又称功率晶体管,通常用 GTR(Giant Transistor,巨型晶体管)表示。其电流是由电子和空穴两种载流子的运动而形成的,故又称为双极型电力晶体管。

在各种自关断器件中,电力晶体管的应用最为广泛。在数百千瓦以下的低压电力电子装置中,使用最多的是电力晶体管。电力晶体管具备如下特点。

(1)耐压高。这样可以适应电压变化范围较大的功率控制,使系统有较宽的安全工作区域。

(2)工作电流大。在大功率范围一般负载功率较大,故要求电力晶体管能通过足够大的电流。同时要求电力晶体管有较高的电流放大系数。

（3）开关时间短。开关时间长短是一个开关器件最重要的品质因素之一。开关时间短才能适应高速应用的用途。

（4）饱和压降低。饱和压降就是电力晶体管在饱和导通时的自身压降。饱和压降越低说明电力晶体管的本身功耗越小,使用效率越高。

（5）可靠性高。可靠性高则意味着电力晶体管的特性稳定,对温度和温度反应不敏感,过载能力强等。

为了使晶体管能具有上述特性,一般采用三重扩散工艺结构,在逻辑上都采用达林顿结构,并且附设加速二极管和续流二极管。电力晶体管的结构如图 10-6 所示。

在图 10-6 中,晶体管 T_1 和 T_2 组成了达林顿结构,通常也称复合管。因为采用这种结构,电力晶体管有较高的电流放大系数。二极管 D_1 是加速二极管,当输入端 b 的控制信号从高电平变成低电平的瞬间,二极管 D_1 开始导通,可以使 T_1 的部分射极电流通过 D_1 流到输入端 b,从而加速了电力晶体管集电极电流的下降速度,也即加速了电力晶体管的关断。在图 10-6 中的 D_2 是

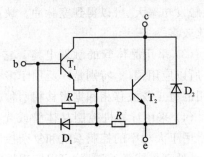

图 10-6　功率晶体管内部逻辑结构

续流二极管,它可以对晶体管 T_2 起保护作用,特别是在负载是感性器件的情况下,当电力晶体管关断时,感性负载所存储的能量可以通过 D_2 的续流作用而泄放,从而不会对电力晶体管造成反向击穿。

电力晶体管基本上工作在大电流工作状态,故其芯片较大,并且硅基片和金属基板之间会因芯片通过大电流发热而产生热膨胀;如果两者的膨胀系数不一致,则会破坏电力晶体管的封装。所以,在封装上采用与硅热系数相似的金属钼板作为缓冲材料,最后再以铜材料作基板进行封装,使外壳形成平板型。这样有利于实际应用和安装。要指出的是,电力晶体管和以往人们心中的所谓“大功率晶体管”不同,这里的电力晶体管在本质上不是一个管子,而是一种晶体管的多管结构,而其功率可高达几千瓦。

电力晶体管的开关时间在几微秒以内,比快速晶闸管(通常为几十微秒)短得多,可用于工作频率较高的场合。

10.5.2　电力场效应晶体管 MOSFET

电力场效应晶体管也称为功率场效应晶体管,简称 MOSFET,它和双极型晶体管相比,其优点表现在如下几个方面:

（1）由于电力场效应晶体管是多数载流子导电,故不存在少数载流子的储存效应,从而有更高的开关速度。

（2）具有较宽的安全工作区而不会产生热点,同时,由于它的通态电阻具有正温度系数(这一点对器件并联时的均流有利),所以,容易进行并联使用。

(3) 具有较高的可靠性。

(4) 具有较强的过载能力。短时过载能力通常为额定的四倍。

(5) 具有较高的开启电压即阀值电压, 这个阀值电压达 2～6 V。因此, 有较高的噪声容限和抗干扰能力, 给电路设计带来了极大的方便。

(6) 由于它是电压控制器件, 具有很高的输入阻抗, 因此, 驱动功率很小, 对驱动电路要求也就较低。

由于电力场效应晶体管存在这些明显的优点。所以, 在电机调速、开关电源等各种领域, 应用越来越广泛。

电力场效应晶体管和普通场效应晶体管的原理相同。不过, 由于它工作在大功率范围内, 所以, 有一定的特殊性。

场效应晶体管是电压控制器件, 这一点和双极型晶体管区别极大。目前的场效应晶体管绝大多数是绝缘栅型, 它的栅极与漏极和源极完全绝缘。在这种场效应晶体管中, 根据绝缘材料的不同又可分成若干种类型。而目前应用最广泛的是金属—氧化物—半导体场效应管, 它是以二氧化硅为绝缘层的绝缘型场效应晶体管, 一般也简称为 MOS 场效应管, 在传统的生产工艺中, 栅极、源极和漏极都处于水平方向的同一表面的芯片上, 导通时的工作电流是沿芯片表面按水平方向流动。这种场效应晶体管也即是水平式场效应管。

目前, 在功率场效应晶体管中, 较多采用的是 V 沟槽工艺。它与传统工艺生产的 MOS 场效应管不同。这种工艺生产的管称为 VMOS 场效应晶体管, VMOS 管的最大特点是具有 V 形的槽, 其结构如图 10－7 所示; 它的栅极做成 V 形, 源极做在栅极的两边, 而栅极与半导体材料之间的二氧化硅层也做成 V 形; 半导体材料分成四层, 从源极 S 开始分别是 n＋、p、n－、n＋材料层。而漏极 D 则从最低层 n＋引出。这样, 在 VMOS 管工作时, 电流不是沿着芯片表面的水平方向流动, 而是从重掺杂 n＋的源极 S 流出, 经过与芯片表面有一定角度的沟道流到轻掺杂 n－的漂移区, 接着

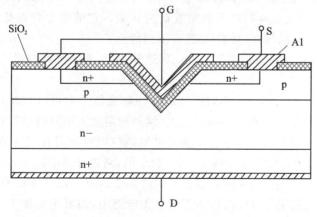

图 10－7 VMOS 场效应晶体管结构

生物医学电子学

垂直流到漏极 D。很明显,VMOS 有垂直导电的特性。由于它有沟道短、电流容量大、耐压能力强、跨导线性好、开关速度快等优良特性,故在功率应用领域有着广泛的应用。

现在出现一种比 VMOS 管更好的新管,这就是 TMOS 管。TMOS 管是在 VMOS 管的基础上加以改进而成的。在 TMOS 管中,没有 V 形槽,它的结构如图 10-8 所示。由于在这种结构中漏极 D 从 N 型垫层引出,所以,漏极电流也是垂直流向源极 S 的,并且流到表面时分两边流向两个源极,这样只形成了很短的导通沟道,并且使电流的通路产生一个 T 形,故为 TMOS 管。

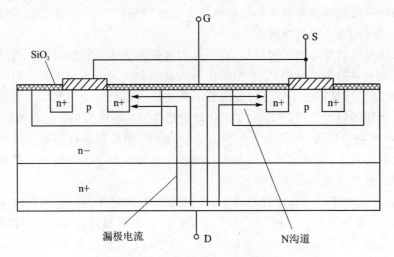

图 10-8　TMOS 场效应的管结构

10.5.3　可关断晶闸管 GTO

可关断晶闸管也是一种 PNPN 半导体控制元件,常写作 GTO(Gate Turn Off Thyristor)。GTO 的结构特性与晶闸管极为相似。它的主要特点是使元件关断的方法非常简便,它与晶闸管(SCR)比较有下列优点:

(1) GTO 的控制极可以控制元件的导通和关断,而晶闸管控制极只能控制元件的导通。

只要在 GTO 的控制极加不同极性的脉冲触发信号就可以控制其导通与断开,但 GTO 所需的控制电流远较晶闸管为大,例如额定电流相同的 GTO 与晶闸管相比较,如果一晶闸管需要 30 μA 的控制触发电流,则 GTO 约需有 20 mA 才能动作。

(2) GTO 的动态特性较晶闸管好,一般来说,两者导通时间相差不多,但断开时间 GTO 只需 1 μs 左右,而晶闸管需要 5～30 μs。因此,GTO 是一种很有发展前途的晶闸管,它主要应用于直流调压和直流开关电路中,因其不需要关断电路,故使电路简单,工作频率也可提高。

GTO 的内部结构和开关控制原理可以如图 10-9 所示。图 10-9(a)是 GTO 的含结间电容和扩散电阻的模型。当在门极加上比阴极要正的控制电压时,晶体管 T_2 导通,从而向晶体管 T_1 提供基流使 T_1 导通;T_1 导通之后又向 T_2 提供基流,这种正反馈的作用使 GTO 导通。这时,在电容 C_2 上产生的电压极性,E 点为正,F 点为负。当在门极加上比阴极要负的控制电压时,一方面在晶体管 T_2 的基射结加上反向电压使 T_2 截止;另一方面在 C_2 上的电压加在晶体管的基极和集电极上,使 T_1 退出导通;T_1 这种状态又加速 T_2 的截止,T_2 的截止状态又进一步使 T_1 截止,最终使 GTO 关断。简言之,在门极加上正控制信号时 GTO 导通;在门极上加上负控制信号时 GTO 截止。GTO 的表示符号如图 10 - 9(b)所示。

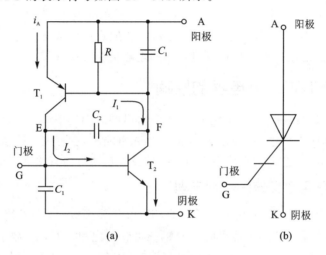

图 10 - 9　GTO 的结构与符号

10.6　固态继电器

　　固态继电器(SSR)是近年来发展起来的一种新型电子继电器,其输入控制电流小,用 TTL、HTL、CMOS 等集成电路或加简单的辅助电路就可直接驱动。因此,适宜于在微机测控系统中作为输出通道的控制元件;其输出利用晶体管或可控硅驱动,无触点。与普通的电磁式继电器和磁力开关相比,具有无机械噪声、无抖动和回跳、开关速度快、体积小、重量轻、寿命长、工作可靠等特点,并且耐冲击、抗潮湿、抗腐蚀。因此,在微机测控等领域中,已逐渐取代传统的电磁式继电器和磁力开关作为开关量输出控制元件。

10.6.1　固态继电器分类

　　下面依据负载电源类型、触发形式、开关触点形式和安装形式固态继电器有如下的分类方式:

　　(1) 固态继电器依负载电源类型可分为交流固态继电器(AC-SSR)和直流固态

继电器(DC-SSR)。AC-SSR 以双向可控硅作为开关元件,DC-SSR 以功率晶体管作为开关元件,分别用来接通或分断交流或直流负载电源。

(2) 依控制触发形式,交直流固态继电器可分为过零触发型固态继电器和随机导通型固态继电器。当控制信号输入后,过零触发型总是在交流电源为零电压附近导通,导通时,干扰很小,一般用于计算机 I/O 接口等场合;随机导通型则是在交流电源的任意状态(指相位)上导通或关闭,但在导通瞬间可能产生较大的干扰。

(3) 依开关触点形式,固态继电器可分为常开式固态继电器和常闭式固态继电器 2 种。当常开式其输入端加信号时,输出端接通,常闭式则反之。

(4) 依安装形式,固态继电器可分为装配式固态继电器(A、N 型)、焊接型固态继电器(C 型)、插座式固态继电器(F、H 型)。装配式可装在配电板上,当通断容量在 5 A 以上时需配散热器。焊接式可在印刷电路板上直接焊接。

10.6.2 交流固态继电器的原理

AC - SSR 为四端器件,2 个输入端、2 个输出端。DC - SSR 为五端器件,2 个输入端、2 个输出端、1 个负端。输入输出间采用光电隔离,没有电气联系。输入端仅要求很小的控制电流,输出回路采用双向可控硅或大功率晶体管接通或分断负载电源。

1. 随机导通型交流固态继电器

如图 10 - 10 所示,GD 为光电耦合器,T_1 为开关三极管,用来控制单向可控硅 SCR 的工作。当输入端加上信号时,GD 的三极管则饱和导通,T_1 截止,SCR 的控制极经 R_3 获得触发电流,SCR 导通,双向可控硅 TRIAC 的控制极通过 R_5 →整流桥→ SCR→整流桥,得到触发电流,故 TRIAC 导通,将负载与电源接通。

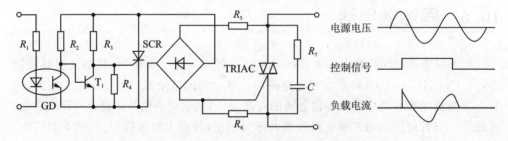

图 10 - 10　随机导通型交流固态继电器

当输入信号撤除后,GD 截止,T_1 进入饱和状态,它旁路了 SCR 的控制极电流,因此,在 SCR 电流过零的瞬间,SCR 将截止。一旦 SCR 截止后,TRIAC 也在其电流减小到小于维持电流的瞬间自动关断,切断负载与电源间的电流通路。

图 10 - 10 中的 R_1 和 R_5 分别是 GD 和 SCR 的限流电阻。R_4 和 R_6 为分流电阻,用来保护 SCR 和 TRIAC 的控制极。R_7 和 C 组成浪涌吸收网络,用来保护双向可控硅管 TRIAC。

2. 过零触发型交流固态继电器

如图 10-11 所示,该电路在电压过零时开启而电流过零时关断的特性,因此线路可以使射频及传导干扰的发射减到最低程度。无信号输入时,T_1 管饱和导通,旁路了 SCR 的控制电流,SCR 处于关断状态,因此,固态继电器也呈断开状态。

信号输入时,GD 的三极管导电,它旁路了 T_1 的基极电流,使 T_1 管截止。此时 SCR 的工作还取决于 T_2 的状态。T_2 在这里成为负载电源的零点检测器,只要 R_5、R_6 的分压超过 T_2 的基、射极压降,T_2 将饱和导通,它也能使 SCR 的控制极箝在低电位上,而不能导通。只有当输入信号加入的同时,负载电压又处于零电压附近,来不及使 T_2 进入饱和导通,此时的 SCR 才能通过 R_3 注入控制电流而导通。过零触发型交流固态继电器在此后的动作与随机型相同,这里就不重述。

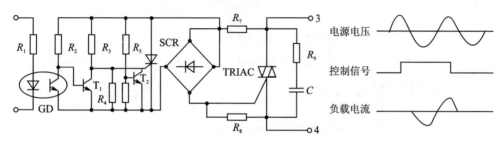

图 10-11 过零触发型交流固态继电器

综上所述,过零触发型交流固态继电器并非真在电压为 0 V 处导通,而有一定电压,一般在 ±10～±20 V 范围内。

10.6.3 直流固态继电器

直流固态继电器有两种型式,一种是输出端为 3 根引线的(见图 10-12),另一种是输出端为 2 根引线的(见图 10-13)。

在图 10-12 中,GD 为光电耦合器,T_1 为开关三极管,T_2 为输出管,D_1 为保护二极管。

当信号输入时,GD 饱和导通,T_1 管截止,T_2 管基极经 R_2 注入电流而饱和,这样负载便与电源接通。反之,则负载与电源断开。

三线制的主要优点是,T_2 管的饱和深度可以做得较大。如果辅助电源用 +10～+15 V 时,T_2 可改用 VMOS 管。三线制的主要缺点是多用了一组辅助电源,如果负载的电压不高时,辅助电源与负载电源可以合用,省去一组电源。

在图 10-13 中,当控制信号未加入时,GD 不导电,T_1 亦无电流流过,所以,T_2 截止不导通,负载与电源断开。

加入控制信号后,GD 导电,T_1 有基极电流流过,T_1 导电使 T_2 的基极有电流流过,T_2 饱和导通。T_2 要用达林顿管,以便在较小的基极电流注入下,T_2 管也能进入

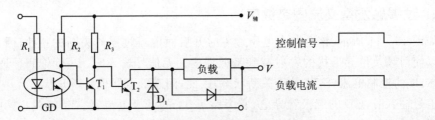

图 10 - 12　直流固态继电器(三线制)

饱和导通状态。二线制的突出优点是使用方便(几乎与使用交流固态继电器一样方便)。但是线路结构决定了 T_2 的饱和深度不可能太深,即 T_2 的饱和压降不可能太低。同时,受光电耦合器和 T_1 管耐压所限,二线制直流固态继电器切换的负载电压不能太高。

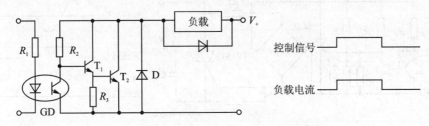

图 10 - 13　直流固态继电器(二线制)

10.6.4　参数固态继电器

参数固态继电器(以下简称 PSSR)是在普通固态继电器的基础上由我国自行研制成功的一种新型固态继电器。由于它能接受多种电参数的控制,因而比一般的固态继电器有着更加广泛的用途。它可运用于微型计算机(特别是 1.5~3 V 低压供电的微控制器或微处理器)、电子电路和电桥电路等处,实现接口有隔离的驱动交流工频大容量负载;可以直接和热敏、湿敏、磁敏、光敏等各种敏感元件构成自动控制系统;还可以与各种微功耗电子电路及其他需要无源、负功率操作的自动控制系统连接,构成完备的整机电路。

国产 JCG 型参数固态继电器的管脚排列采用以下单列 6 脚形式:

引脚 1:有源驱动端(正功率驱动端);

引脚 2:高无源电阻驱动或负功率驱动端;

引脚 3:低无源阻抗驱动端;

引脚 4:公共地端;

引脚 5、6:输出端"触头"。

图 10 - 14(a)、(b)、(c)、(d)电路所示是国产 JCG 型 PSSR 的几种最基本使用方法。

图 10-14(a)电路是正功率驱动(有源驱动)的应用。它相当于把 PSSR 当做常闭型继电器使用。引脚 4 接地,引脚 1 由微机 I/O 口或低压 CMOS 电路的逻辑电平驱动。如图中当低压 CMOS 逻辑电路(1.5～3 V 供电)的输出端为低电平时,没有电流送入 PSSR 的有源驱动端 1 脚,因此输出端"触头"5、6 脚闭合;当为高电平时,有一个大于 2 A 的电流送入 PSSR 的有源驱动端 1 脚,输出端"触头"5、6 脚断开。通常在不使用 PSSR 的正功率驱动功能时,应将脚与公共端 4 脚短接。

图 10-14(b)电路是低无源阻抗驱动的应用。PSSR 的 3、4 脚可以外接阻抗型(包括纯电感,纯电阻,纯电容)的敏感元件,当这些无源元件的阻抗高于切换点门限值 Z_0(Z_0 较小,常在 1～2 kΩ 之间,故 3 脚称为低无源阻抗驱动端)时,"触头"5、6 脚闭合。如图中当微电接点 K 断开时有一个无穷大的电阻跨接在 PSSR 的无源驱动端 3 脚和公共端 4 脚上,输出端"触头"5、6 脚闭合,当微电接点 K 闭合时有一个很小的电阻跨接在 PSSR 的无源驱动端 3 脚和公共端 4 脚上,输出端"触头"5、6 脚断开。如果微电接点 K 的接触电阻较大时(大于数 k)则应选用 PSSR 的高无源电阻驱动端 2 脚才能正常工作。

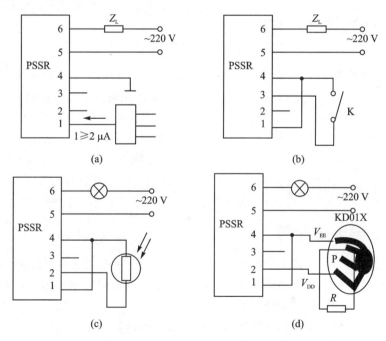

图 10-14 JCG 型 PSSR 的几种基本用法

图 10-14(c)电路是高无源电阻驱动的应用。PSSR 的 2、4 脚只能外接电阻型敏感元件,而且其驱动切换点的门限值 R_0 较大,常在 20 kΩ 以上。因此,2 脚称高无源电阻驱动端。如图(c)中当光照较强时光敏电阻的阻值很小,PSSR 的输出"触头"5、6 脚断开。当光照很弱时,光敏电阻的阻值很大,PSSR 的输出端"触头"5、6 脚闭

合。由于光照从强到弱的变化过程中,光敏电阻的阻值是逐渐变大的,当该阻值越过高无源电阻驱动门限值 R_0 时,"触头"5、6 脚从断开到闭合是缓慢变化的,从而具有"软"的过渡特性。

图 10-14(d)电路是负功率驱动的应用。JCG 型 PSSR 的 2、4 脚有一个约 3V 的直流输出电压,该电压向外接的微功耗电路提供一个很小的工作电流,如果该电流远小于使 PSSR 输出端"触头"切换的电流值,即负功率驱动门限电流值 I_0,那么,PSSR 输出端 5、6 脚"触头"闭合。如果由于外接的微功耗电路的输出状态变化,使得它从 PSSR 的 2、4 脚吸入的电流大为增加,以至超过负功率驱动门限值电流 I_0,这时 PSSR 的输出端 5、6 脚"触头"断开。我们把这种继电器的控制端向外送出功率进行操作的方式称负功率驱动。如图中 PSSR 的 2、4 脚向 KD01X 闪烁电路提供 3 V、静态电流 2 μA 左右的工作电流。当闪烁电路的输出端 P 为高电平时,没有电流流过负载电阻 R,PSSR 的 2 脚输出电流很小,输出端"触头"5、6 脚闭合。当闪烁电路的输出端 P 为低电平时,流过负载电阻 R 的电流有几百 μA,PSSR 的 2 脚输出电流很大,输出端"触头"5、6 脚断开。

10.7　功率控制电路

在各种测控系统中,常常需要对电动机转速进行调节,对功率电源输出电压、电流和频率等进行调节。如以风机、水泵的调速控制用调节阀进行流量调节,可明显提高电能利用率;将工频交流电源转变为中频感应炉,并要求频率和电源电压满足工艺条件等。在这些控制中广泛使用了对功率开关器件的不同方式的导电角控制。

本节主要对变频调速系统的整流电路、逆变器的主电路、控制电路及电源,控制进行了叙述,并对其中的导电角控制、脉宽调制技术、变频控制的原理、实现及应用进行了详细分析。

10.7.1　导电角控制

变频电路是将一固定频率的交流电能变换为另一频率或变换为频率可调的交流电能的装置或系统。该电路应用于中频感应加热炉的电源频率和电压的调节,还可用于交流电动机的变频调速装置等。

变频电路可以分为交-交变频器(AC-AC 变频器)和交-直-交变频器(AC-DC-AC 变频器)。

AC-AC 变频器是将工频电源直接变换为所需频率的交流电源,亦称为直接变频。它通过改变功率开关器件控制角 α 的大小,调节电源电压。

AC-DC-AC 变频器首先将交流电能经整流电路(可控或不可控)变为直流电能,再经逆变器将直流电能转变为所需频率的交流电能。通过控制逆变器开关元件(晶闸管或功率晶体管等)的导电角,来控制馈送给负载的平均电压。

10.7.1.1 可控整流电路

整流电路可以分为不可控整流电路、可控整流电路(如图 10-15 所示)及斩控整流电路等。可控整流电路通过对功率开关元件控制角 α 的改变使输出电压可调(图 10-15(c)、图 10-15(d)),而不可控整流电路提供稳定的直流电压输出(图 10-15(a)、图 10-15(b))。

单相整流电路多用于小容量的设备。当设备容量较大时,多采用三相整流电路。这是因为采用单相整流将引起三相电网的不平衡,影响其他设备的正常运行。

三相可控整流电路有三相零式(亦称三相半控)、三相全控桥式和三相半控桥式等类型。

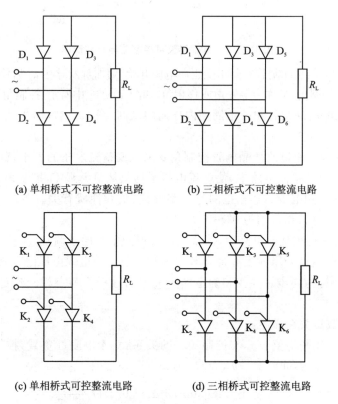

(a) 单相桥式不可控整流电路   (b) 三相桥式不可控整流电路

(c) 单相桥式可控整流电路   (d) 三相桥式可控整流电路

图 10-15　可控与不可控整流电路

1. 单相可控整流电路

(1) 单相半波可控整流电路:图 10-16 为单相半波可控整流电路,它由一个晶闸管 K 和负载 R_L 组成,K 串联在变压器(交流侧)与负载(直流侧)之间。

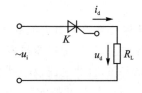

图 10-16　单相半波可控整流电路

为了分析后面的电路,结合波形图(图 10-17)说明以下有关术语与概念。

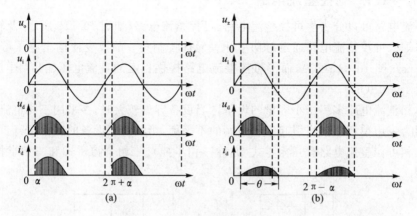

图 10-17　单相半波可控整流电路波形图

① 控制角 α:从晶闸管实际承受正向电压开始,到加触发脉冲 u_g 后使晶闸管开始导通的区间称为控制角,又称为触发角或移相角,如图 10-17 中所示,控制角为 $\alpha = \omega t_1$。

② 导通角 θ:晶闸管在一个周期内导通的区间,图 10-17(b)中 $\theta = \pi - \omega t_1$,也称为导电角。

③ 移相控制:通过改变晶闸管控制角 α 来改变整流电压的大小,称为移相控制,简称移相。在可控整流电路中,使整流电压平均值从最大到零,控制角 α 的变化范围叫整流电路的移相范围。移相范围与电路形式、负载性质有关。单相半波整流电路接电阻负载时,其移相范围为 $0° \sim 180°$。

④ 同步:在可控整流电路中,为使整流波形稳定和便于调整,应使每一个周期的控制角都相同,这就要求触发脉冲在频率上和相位上与电源电压配合好,这种相互协调配合的关系称为同步。寻找和确定同步关系的过程称为定相。若定相有误,则线路不能正常工作。

⑤ 基本数量关系描述:

● 整流电压平均值 U_d,与控制角 α 的关系:对于电阻性负载,控制角 α 与导电角的关系为:$\alpha = \pi - \theta$,而 U_d 为:

$$U_d = \frac{1}{2\pi} \int_\alpha^\pi \sqrt{2} U_i \sin\omega t \, d\omega t = 0.45 U_i \frac{1 + \cos\alpha}{2} \qquad (10-1)$$

式中:U_i 为交流电压有效值;U_d 为整流电压平均值。由此可见,α 越大,则 θ 越小,U_d 越小。

由于电感性负载对电流变化的抗拒作用,及晶闸管受电源正向电压作用、触发脉冲触发导通后,当电源电压过零,即反向时,在电感原存储的能量释放完之前,将维持电流的原方向,直到电流减小到小于维持电流,该晶闸管关断。显然,相同的控制角 α,对于电感性负载的晶闸管,其导电角比电阻性负载大。可见晶闸管的导电角 θ 不仅与控制角 α 有关,还与负载参数 R 和 L(阻抗角 φ)有关。

对于电感性负载,它的整流电压为:

$$U_d = \frac{1}{2\pi}\int_\alpha^{\pi+\theta}\sqrt{2}U_i \sin\omega t\, d\omega t = 0.45U_i[\cos\alpha - \cos(\alpha+\theta)] \qquad (10-2)$$

● 整流电流平均值 I_d 与控制角 α 的关系,对于电阻性负载有:

$$I_d = \frac{U_d}{R} = 0.45U_i\frac{1+\cos\alpha}{2R} \qquad (10-3)$$

式中的 R 为负载电阻。

对于电感性负载有:

$$I_d = \frac{U_d}{R} = 0.45U_i\frac{\cos\alpha - \cos(\alpha+\theta)}{2R} \qquad (10-4)$$

(2)单相桥式全控整流电路:单相桥式全控整流电路由四只晶闸管组成,如图 10-15 (c)所示。该电路的特点是两只晶闸管同时导通,以形成电流回路。

由图 10-17 波形图可以看出,电路工作的主要特点有:

① 自然换流点在电源电压 u_i 过零处,两组脉冲之间相隔 $180°$;两组晶闸管轮流导通,负载上得到每个周期两个波头的脉动直流电。

② 只要控制角 $\alpha > 0$,电阻性负载整流电流就不连续,此时,晶闸管导电角为 $\theta = \pi - \alpha$,移相范围为 $180°$。

③ 电感性负载电流连续时,晶闸管导电角 $\theta = \pi$,移相范围为 $90°$。

④ 晶闸管承受的最大反压为 $\sqrt{2}u_i$。

2. 三相桥式全控整流电路

三相桥式全控整流电路如图 10-25(d)所示;它由两组晶闸管组成,共阳极组 (K_1、K_3 和 K_5)和共阴极组(K_2、K_4 和 K_6)。

三相桥式全控整流电路的基本特点是:

(1)三相桥式全控整流电路在任何时刻都必须有两个晶闸管同时导通,方能形成导电回路。且同时导通的两个晶闸管分别属于共阴极组和共阳极组。

(2)晶闸管换流情况是分属两组的晶闸管之间不换流,而共阴极组晶闸管之间和共阳极组晶闸管之间换流。

(3)就三相桥式全控整流电路的整体而言,触发脉冲之间的相位互差为 $60°$,而接在同一相电源的两个晶闸管,其触发脉冲之间的相位互差为 $180°$。共阴极组或共阳极组晶闸管的触发脉冲之间相位差 $120°$。

(4)为保证共阴极组和共阳极组各有一只晶闸管同时导通,必须给这两只晶闸管同时施加触发脉冲。

(5)三相桥式全控整流电路电流连续的条件是晶闸管的导电角 $\theta = 120°$。对于电阻性负载,晶闸管控制角 $\alpha > 60°$时,电流出现断续现象。

(6)晶闸管承受的正、反向电压的最大值均为 $\sqrt{6}U_i$。

(7)整流电压平均值:

● 当电感性负载和控制角 $\alpha \leqslant 60°$ 时,电阻负载整流电压平均值 U_d 为:

$$U_d = \frac{6}{2\pi}\int_{\frac{\pi}{3}+\alpha}^{\pi} \sqrt{2}U_{il}\sin\omega t\, dt = 2.34U_i[1+\cos(\frac{\pi}{3}+\alpha)] \tag{10-5}$$

● 当控制角 $\alpha > 60°$ 时,电阻负载整流电压平均值 U_d 为:

$$U_d = \frac{6}{2\pi}\int_{\frac{\pi}{3}+\alpha}^{\frac{2\pi}{3}+\alpha} \sqrt{2}U_{il}\sin\omega t\, dt = 2.34U_i\cos\alpha] \tag{10-6}$$

式中,U_{il} 为交流电压的线电压。

总之,三相桥式全控整流电路具有整流电压较高、脉动较小;变压器副绕组中正、负半周均有电流通过,使变压器得到充分利用等优点。所以,它在中等以上功率的整流装置中得到广泛应用。

3. 可控整流电路的控制

晶闸管由截止转化为导通,必须在晶闸管的阳极和阴极之间加正向电压,且在门极加正向控制电压。晶闸管导通后,控制电压就不起作用了。

从上述可知,可控整流电路整流电压决定于晶闸管控制角 α,因此,可控整流电路的控制是通过对触发脉冲的控制来实现。

触发电路的作用是产生符合要求、相位可调的门极触发脉冲。晶闸管整流电路对触发电路的要求有:

(1) 触发脉冲必须与主电路的电源电压同步,并有一定的移相范围。

(2) 触发脉冲应有一定的宽度,保证被触发的晶闸管可靠导通。

(3) 触发脉冲前沿应尽量陡,这样有助于各工作的晶闸管导通时间趋于同步。

(4) 触发脉冲应有足够的功率(电压、电流)。

由于整流器的主回路与交流电源相连接,要求每个周期内晶闸管的导电角是固定的。因此,触发电路必须在每次电源电压过零变正后的一定角度内发出脉冲,否则每个周期的导电角就不同。所谓同步就是要解决发出脉冲的时间与电源电压相配合的问题。

10.7.1.2 逆变器

逆变器是一种将直流电能转变为交流电能的设备。逆变器常用于电动机的变频调速控制和功率电源输出控制等。将直流电能转变为交流电能的设备称为交流逆变器。与有源逆变器(把变换的交流电回馈到工频交流电网中)区别,把将变换的交流电能供给负载的逆变器称为无源逆变器。

1. 无源逆变器的工作原理

如图 10-18(a)所示,当两组开关 K_1、K_4 和 K_2、K_3 依次轮流切换时,负载上的端电压为交流电压,这样将直流电压 U_d 逆变为交流电压,其负载的端电压波形如图 10-18(c)所示,该交流电压的频率取决于两组开关的切换频率。

将开关换成晶闸管,如图 10-18(b)所示,当晶闸管 K_1、K_4 和 K_2、K_3 依次轮流导通和关断,将直流电压调制为交流电压,构成晶闸管逆变器。

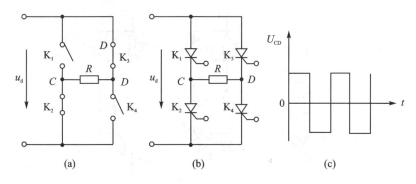

图 10-18 无源逆变器的工作原理

2. 无源逆变器换流的工作原理

(1) 晶闸管的关断特性:由晶闸管的关断特性可知,当晶闸管触发 K_1 和 K_4 并导通后,由于是直流电源,因此,它们不可能自行关断。在没有使 K_1 和 K_4 关断的情况下,若触发晶闸管 K_2 和 K_3 导通,则会导致直流电源的短路。因此,在触发晶闸管 K_2 和 K_3 导通前,必须保证 K_1 和 K_4 可靠关断。同理,K_1 和 K_4 触发导通前,必须保证 K_2 和 K_3 的可靠关断。

在逆变器中,要正常工作必须保证晶闸管之间的可靠换流。也就是说,晶闸管的可靠关断必须满足以下条件,即当晶闸管的阳极电流下降到零值以后,仍需承受足够长时间的反向电压。承受反向电压的时间 t_c 应大于晶闸管的关断时间 t_q。晶闸管的关断时间 t_q 是指晶闸管电流降至零值后到它恢复正向阻断能力所需的时间。对于无源逆变器来说,解决其换流是十分重要的问题。因此,需要依靠换流装置实现晶闸管之间的换流。

(2) 换流装置的作用:其作用是迫使原先导通的晶闸管(或功率管)中的电流降至零而被关断。为能使此晶闸管可靠地关断,换流装置能它承受一定时间的反压,并同时使负载电流换流到下一个导通的晶闸管(或功率管)。

(3) 换流装置的类型:换流装置按其工作原理可分为 3 种主要类型,如图 10-19 所示。

(a) 通过导通元件本身阻值的提高,即相当于电路中串入一高阻抗(如可关断晶闸管、大功率三极管)实现换流,如图 10-19(a)所示的。

(b) 通过在晶闸管电路中串入一反向电压来实现。当辅助晶闸管 K_2 导通时,由电容 C 向 L_1 放电,在 L_1 两端的感应电势使晶闸管 K_1 受反向电压而关断,如图 10-19 (b)所示。

(c) 通过晶闸管 K_1 的旁路电容 C 在辅助晶闸管 K_2 导通时加在 K_1 两端的反向电压实现换流,如图 10-19(c)所示。

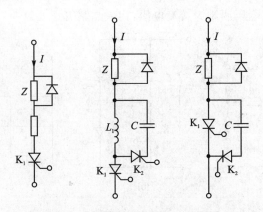

图 10 - 19　无源逆变器换流回路的 3 种类型

10.7.1.3　三相逆变器

在变频调速系统的变频电路内,其逆变器采用三相桥式电路。逆变器的主电路完全相同,如图 10 - 20 所示。图中 $K_1 \sim K_6$ 为逆变器的主晶闸管,D_i 为各桥臂上的反馈二极管,C 为电容。

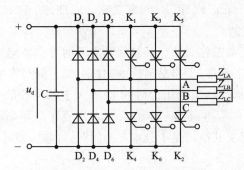

图 10 - 20　三相逆变器主电路

三相逆变器输出电压波形完全决定于主晶闸管之间触发脉冲的安排。三相逆变器从原理上讲,根据导电角的不同,可分为 120°导通型逆变器和 180°导通型逆变器。120°导通型逆变器是指晶闸管之间触发脉冲的安排使每个可控硅最大导通 120°电角度,而 180°逆变器则使每个主晶闸管最大导通 180°电角度。

1. 120°导通型逆变器

120°导通型逆变器的主晶闸管 $K_1 \sim K_6$。其触发脉冲次序如图 10 - 21(a)所示,它们每隔 60°依次得到触发脉冲轮流触发,每个主晶闸管导通持续 120°电角度,它要求触发脉冲宽度大于 90°,最大达 120°。120°导通型逆变器在任何瞬间最多只有两个晶闸管同时处于导通状态,而且导通的晶闸管分别在共阴极和共阳极桥臂。晶闸管之间的换流在各自的桥臂中进行,也就是说共阴极桥臂和共阳极桥臂的晶闸管之间不进行换流。这是 120°导通型逆变器的一个主要特点。

120°导通型逆变器触发过程与输出电压波形如图 10-21(b)、图 10-21(c)所示。120°导通型逆变器的输出电压波形与负载的性质有关。因此,下面对纯电阻性负载、纯电感性负载两种情况加以分析比较。

(1) 纯电阻性负载时输出电压波形:以 K_1 触发脉冲为起始,在 $\omega t = 0° \sim 60°$ 期间内,K_1、K_6 导通,直流电压 u_d 加在负载 A、B 相之间,三相相电压为:$u_A = u_d$,$u_B = -u_d/2$,$u_c = 0$。线电压为:$u_{AB} = u_d$,$u_{BC} = -u_d$,$u_{Ac} = 0$。

在 $\omega t = 60°$ 瞬间触发 K_2,这时 K_2 与 K_6 之间换流,使 K_6 关断。在 $\omega t = 60° \sim 120°$ 期间,K_1、K_2 导通,直流电压 U_d 加在负载 A、C 相之间,三相相电压分别为:$u_A = u_d/2$,$u_B = 0$,$u_c = u_d/2$。线电压为:$u_{AC} = u_d$,$u_{AB} = U_d/2$,$u_{BC} = 0$ 同理可得出一周期内的电压波形。

由图 10-21 的波形可以看到,相电压是幅值为 $U_d/2$ 的矩形波,线电压幅值为 U_d,波形为六级阶梯波,相位差 120°。

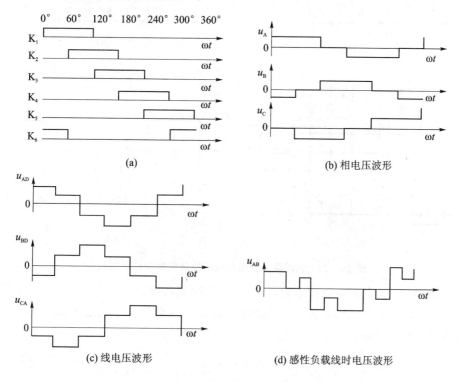

(a)

(b) 相电压波形

(c) 线电压波形

(d) 感性负载线时电压波形

图 10-21 120°导通型逆变器波形图

(2) 纯感性负载时输出电压波形:在纯电感性负载时,由于负载电感的储能作用,使负载中的电流不能突变,即经主晶闸管之间换流后,负载电流仍要维持原来的方向,并只能经反馈二极管构成回路。因此,负载上的电压波形不同于纯电阻性负载时的输出电压波形。

生物医学电子学

如在 $\omega t = 60°$ 之前，K_1、K_6 导通，与纯电阻性负载相同，直流电压 U_d 加在负载 A、B 相之间，因此，负载中电流的方向如图 10-22(a) 所示。

在 $\omega t = 60°$ 时，触发 K_2、关断 K_6 后，B 相中的电流不能改变方向，如图 10-22(b) 所示，其流动路径变为从 B→D_3→K→A→B，使 $u_{AB} = 0$。只有当储能释放完以后，即续流过程结束之后，$u_{AB} = U_d/2$，如图 10-22(c) 所示。这样，由于纯感性负载造成的续流过程，使感性负载的电压波形不同于纯电阻负载，波形出现了明显的缺口和突起。续流过程越长，对波形的影响越大。

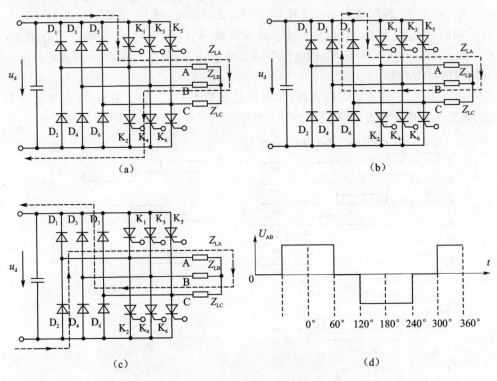

图 10-22 120°导通型逆变器感性负载时的换流过程

从图 10-21 中相电压波形看，120°导通型逆变器始终有一相断开，在用于星形接法电机时，该断开绕组在换流时会产生较高的感应电势。续流过程的时间决定于负载回路的参数，即：

$$\omega t_B = \omega \frac{L}{R} \tag{10-7}$$

其中，L/R 为负载的时间常数，它随负载电感的增加而增大，因此，使续流持续时间随时间常数增加而增加。对应缺口和突起持续时间也随之增加。当 $\omega t_B \geqslant 60°$ 时，120°导通型逆变器输出电压波形如图 10-22(d) 所示，线电压不再是六级阶梯波。在缺口和突起持续时间达到 60°后，缺口和突起的持续时间不再随 ωt_B 改变，线电压不再是六级阶梯波。

・244・

当 $0<\omega t_B<60°$ 时,经 K_6 和 K_2 换流后,感性滞后无功电流只通过二极管 D_3 构成续流回路,如图 10-22(a)所示,负载电感中的储能期间全部消耗在此回路中的负载电阻上。

当 $\omega t_B>60°$ 时,K_6 和 K_2 换流,续流过程一直到 120° 时储能还未释放完,在触发 K_3,关断 K_1 后,B 相电流的方向还未改变,所以,K_3 不能通过电流,电流的路径改为 B→D_3→电源＋ →电源一→D_4→A→B,这时的 u_{AB} 仍等于 $-U_d$,与 $\omega t_B<60°$ 时相同,只有在 B 相感性电流降到零以后,B 相电流才经 K_3 反向流动,相当于 B 相电流负半周的情况。感性负载的电压波形显然不同于电阻负载。120° 导通型逆变器电压波形因负载性质而不同,这是它的主要缺点。

由于 120° 导通型逆变器不存在同一桥臂上、下两个主晶闸管的换流,因此,这种工作方式对换流的安全有利。

2. 180°导通型逆变器

180° 导通型逆变器的主电路与 120° 导通型逆变器基本类似,主晶闸管 $K_1\sim K_6$ 也是每隔 60° 轮流触发,与 120° 导通型逆变器另一相同之处是输出电压波形也是各相相位互差 120° 电角度。图 10-23 为 180° 导通型逆变器主晶闸管导通顺序及电压波形图。

在 $\omega t=0°\sim60°$ 期间内,K_5、K_6 和 K_1 导通,则线电压为:$u_{AB}=u_d$,$u_{BC}=-u_d$,$u_{AC}=0$。在 $\omega t=60°\sim120°$ 期间,K_2、K_6 和 K_1 导通。线电压为:$u_{AB}=u_d$、$u_{BC}=0$、$u_{AC}=-u_d$ 在 $\omega t=120°\sim180°$ 期间,K_2、K_3 和 K_1 导通。线电压为:$u_{AB}=0$、$u_{BC}=u_d$、$u_{AC}=-u_d$。

与 120° 导通型逆变器主要不同的地方有:

(1) 每个主晶闸管最大导电角为 180°。

(2) 在任何瞬间逆变器最多有 3 个晶闸管同时导通。

(3) 逆变器输出相电压波形仍为 6 个台阶,但幅值为 $2U_d/3$,高于 120° 导通型逆变器的输出相电压,而且任何瞬间不存在相电压断开的现象。因此,正常工作时,不会引起过电压。这是 180° 导通型逆变器的重要特点之一。

(4) 180° 导通型逆变器可在同一桥臂上、下两个主晶闸管之间换流。从图中可以看到,在 60° 的整数倍的时刻都会发生这种情况。如在 $\omega t=60°$ 时,发生 K_5、K_2 之间的换流,若后者在前者尚未关断前导通,则将导致直流电源的短路。因此,保证其可靠换流是 180° 导通型逆变器正常工作的必要条件。

(5) 不论是纯感性负载还是纯阻性负载,180° 导通型逆变器的输出电压波形是相同的。线电压波形都是 120° 宽的矩形波。这是 180° 导通型逆变器的优点,所以它的使用范围相对 120° 导通型逆变器较为广泛。

3. 脉冲列逆变器

上述两种逆变器输出电压波形是在主晶闸管持续或关断时得到的,均为六脉冲方波逆变器。虽然它具有控制模式简单、主开关管的开关损耗较小的优点,但它有两

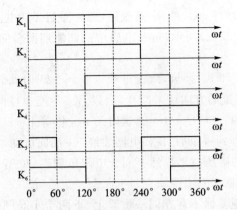

(a) 主晶闸管的触发时序

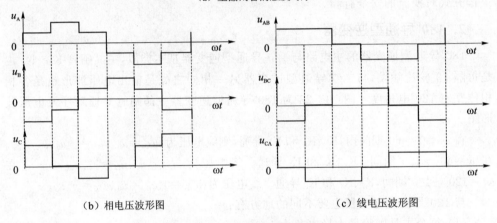

(b) 相电压波形图　　　　　　　　　　(c) 线电压波形图

图 10 - 23　180°导通型逆变器波形图

个主要缺点:一是输出电压波形中包含高次谐波,这对异步电动机的工作不利,且在输出频率较低时逆变器的换流能力变弱;二是当直流电压恒定时,输出交流电压值不能改变,这样的逆变器只能改变输出电压的频率,而幅值不变。因此,不能满足异步电机变频调速的要求。

如果每一个主晶闸管在导通区间内可在任何时刻关断,则输出电压波形是一组脉冲列。

通过调节脉宽达到调节输出电压幅值的目的。同时又可以减少输出电压波形中的高次谐波。

图 10 - 24 所示为 180°导通型脉冲列逆变器波形图。

为了实现主晶闸管在其导通区间内可在任何时刻关断,每个主晶闸管应有自己单独的换流装置。这样的逆变器称为脉冲列逆变器。在可关断晶闸管(GTO),特别是绝缘栅双极性晶体管(IBGT)等器件的出现,使脉冲列逆变器元件关断的可靠性程度提高,简化了逆变器,促进了脉冲列逆变器的广泛应用。IBGT 为自关断器件,既可工作在容性又可工作在感性。IBGT 是一种复合功率器件,它集双极型功率晶体

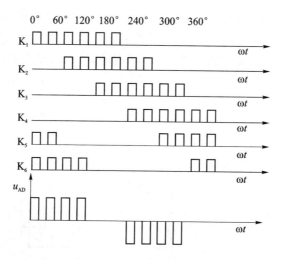

图 10－24　180°脉冲列逆变器波形图

管和功率 MOSFET 的优点于一体,具有电压型控制,输入阻抗大、驱动功率小,控制电路简单,开关损耗小,通断速度快,工作频率较高和元件容量大。它不仅达到了晶闸管不能达到的频率(60 kHz 以上),而且正在逐步取代快速晶闸管。

　　导电角控制电路可以通过硬件电路实现,但这种方法灵活性、可靠性都存在问题。完全由计算机输出控制脉冲,虽然灵活、可靠,但占用 CPU 资源较多,影响了系统的实时性。随着计算机(微处理器和微控制器)的发展,计算机已有充足的资源实现导电角的控制。今后功率控制电路都将由计算机来控制。

10.7.2　脉宽调制(PWM)控制电路

　　在一些变频控制系统中,在调频的同时要求调节电压。在 10.7.1 小节中介绍的120°和180°两种逆变器,只有改变电源电压方能改变输出电压。因此,只能采用电压控制(通过可控整流)和变频控制分开进行(称为 PAM)控制方式。

　　控制输出电压变化最理想的方法是脉宽调制。脉宽调制控制电路(PWM)是通过调节控制电压脉冲的宽度和脉冲列的周期来控制输出电压和频率。通过利用PWM 信号触发可关断晶闸管(GTO)或功率晶体管等开关器件的导通和关断,把直流电压变为电压脉冲列。在逆变器中采用 PWM 控制,可以同时完成调频和调压的任务。所以,这时不必采用可控整流,整流装置较简单,功率因数也较高。这种控制方式,逆变器的输出电压波形中谐波分量大大减小,从而减小了电动机中的损耗,特别是在低频时减小了谐振转矩,使电动机运行较为稳定。PWM 广泛应用于开关电源、不间断电源、直流电机调速、交流电机变频调速和中频炉电源控制等领域。

1. 脉宽调制控制电路的基本原理

　　基本的脉宽调制控制电路由电压—脉宽转换器和开关功率放大器组成,如

图 10 - 25 所示。电压—脉宽转换器的核心是运算放大器(比较器)。运算放大器 A 输入信号有调制信号 u_T(其频率为主电路所需的开关调制频率)、负偏置电压 u_P、控制电压信号 u_C。由于运算放大器 A 为开环,因此,该比较器的输出仅取决于输入方向的两个极限值(取决于 $u_C - (u_T + u_P)$ 的正负),此输出经开关功率放大器输出到触发脉冲列逆变器。

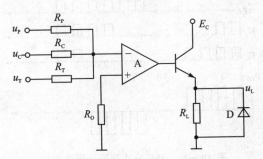

图 10 - 25 基本的脉宽调制控制电路

如图 10 - 26 所示,调制电压 u_T 为锯齿波,当控制电压 $u_C > u_T + u_P$ 时,运算放大器的输出为低电平($-u_{om}$)如图 10 - 26(b)所示;反之,当 $u_C < u_F = u_T + u_P$ 时,运算放大器的输出为高电平(u_{om})(如图 10 - 26(c)所示)。

图 10 - 26(a)所示为:负偏置电压 u_P 的设置,可使输出电压在 $u_C = 0$ 时,正向脉冲与反向脉冲的宽度相等,即正向脉冲的占空比为 1/2。

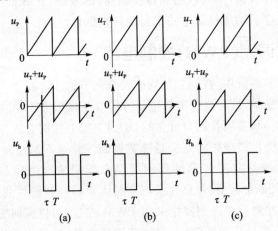

图 10 - 26 脉冲调制波形图

与 $u_C = 0$ 时波形比较,图 10 - 26(b)为在 $u_F + u_T > 0$ 时,过零的时间提前,使输出电压正向脉冲宽度减小,反向脉冲宽度增加,即占空比减小。且 u_C 越大,占空比越小。反之,如图 10 - 26(c)所示,正向脉冲宽度增加,反向脉冲宽度减小,占空比增加。这样,在 $u_T + u_P$ 确定的情况下,u_b 被转换为方波脉冲列,且其占空比随 u_C 的增加而减小。输出正向脉冲的占空比为:

$$\frac{\tau}{T} = \frac{1}{2}\left(1 - \frac{u_c}{u_{cm}}\right) \qquad (10-8)$$

式中：τ 为正向脉冲宽度；T 为一个开关周期；u_{cm} 为控制信号的最大值。

开关功率放大器一般采用射极输出，对脉冲列进行功率放大。通过 PWM 控制改变开关管（或晶闸管）在一个开关周期内导通时间的长短，实现对负载两端平均电压大小的控制。负载两端平均电压 U_L 与占空比的关系为：

$$U_L = \frac{\tau}{T}E_C \qquad (10-9)$$

式中，E_C 为控制直流电压。

脉冲宽度调制器是一个电压—脉宽转换器。对它的基本要求是死区要小，调宽脉冲的前后沿要陡，以减小对脉冲列逆变器触发的死区。否则，死区大会影响 DC—AC 转换的精度及其输出波形。这就要求脉冲宽度调制器的比较器有足够高的灵敏度和分辨率。为此，设计时要综合考虑比较器灵敏度、分辨率与综合考虑系统的控制模式、控制系统的具体要求和与功率转换电路的耦合问题。

2. PWM 的典型电路

典型调制电路依调制信号的特点分，有锯齿波脉宽调制电路、三角波脉宽调制电路等，其中以三角波脉宽调制电路应用最为广泛。按控制电压波形的不同有矩形波和正弦波脉宽调制控制电路等。

（1）三角波脉宽调制电路

三角波脉宽调制器由三角波发生器和比较器构成，如图 10-27 所示。

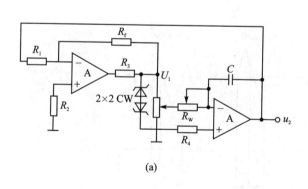 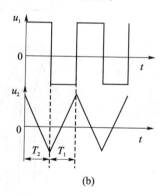

图 10-27 三角波发生器及其波形图

三角波发生器可在方波发生器的输出端加反向积分电路，共同组成正反馈回路，形成自激振荡，组成三角波发生器。如图 10-27 所示，运算放大器 A_1 输出方波 u_1 经电位器分压后加到反向积分器的输入端，被转换为三角波。

A_1 输出的正、负电压的大小由稳压管的稳定值决定。两稳压管的稳定值若相等，则 A_1 输出电压大小相等，方向相反，即方波脉冲的正、负幅度相等。由于其输入基准电压为 0 V,因此,A_1 输出的正、负决定于方波与三角波电压的比较。两电压之差过零,方波极性翻转,反向积分器积分电容电压累加方向也翻转。如方波电压为正时,反向积分器输出电压减小,直到反向积分器输出电压为负方波电压后,A_1 输出翻转为负,反向积分器输出电压开始增加,在其电压为负方波电压之前,方波电压为负,一直维持到反向积分器输出电压为负方波电压。由于方波脉冲正、负电压幅值相等,积分电容的充、放电通道参数相同,即两通道的 RC 参数相同。因此,在 $T_1 = T_2$ 时,产生的三角波是对称的。三角波的周期为:

$$T = T_1 + T_2$$

图 10-28 为三角波脉宽调制器的组成原理,三角波脉宽调制是一种应用广泛的调制方式。通过调整三角波发生器的电阻 R'_p 可调整调制电压的频率。该三角波 u_T,加到比较器输入端,与控制电压 u_C 比较,由控制电压控制输出脉冲列的脉宽,产生 PWM 信号。图中(a)、(b)、(c)分别给出 $u_C - u_F = 0$、$u_C - u_F > 0$ 和 $u_C - u_F < 0$ 时 U_b 的波形。显然,U_b 的占空比取决于 $u_C - u_F$ 的方向与数值,也就是说由 u_C 决定的占空比。

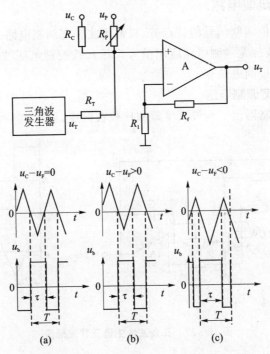

图 10-28　三角波脉冲宽度调制器

(2) 锯齿波脉宽调制电路

锯齿波脉宽调制电路是由锯齿波发生器和电压比较器组成。锯齿波发生器提供 PWM 所需频率的锯齿波调制电压。在三角波发生器电路中,由于电容充、放电通道参数相同,产生的三角波是对称的。若为电容提供极快放电的通道,使电容放电几乎在瞬间完成,那么将产生锯齿波,基本原理如图 10-29 所示。在 C 充电过程中二极管 D 截止,因此,积分电容 C 的电压上升速度取决于电阻 R_s 和电容 C,但当 A_1 输出变极性,则二极管 D 导通,电阻 R'_s 远小于充电时的值,因此,为电容放电提供极快放电的通道,即实现 $T_1 \gg T_2$。于是在反向积分器 A_2 输出一锯齿波,其周期主要由 C 充电速度决定。

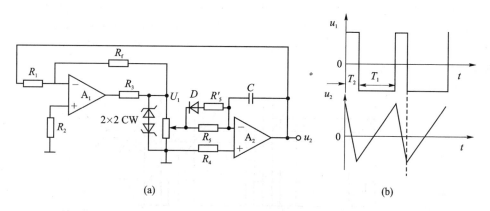

(a)   (b)

图 10-29 锯齿波发生器及其波形图

(3)数字式脉宽调制电路

脉宽调制器 PWM 信号的产生是通过控制电压与调制电压比较实现的。调制电压的频率决定 PWM 信号的频率,而 PWM 信号对负载两端的电压控制,由控制电压对脉宽的控制实现。在控制电压与调制电压曲线的相交处,使 PWM 信号状态翻转。

以微处理器为核心,构成数字式脉宽调制器或直接由 CPU 通过算法决定占空比的 PWM 信号,或通过数字控制信号与数字调制信号比较,当数字调制信号等于数字控制信号时,使 PWM 信号状态翻转。

数字式脉宽调制器控制信号是数字量,其值确定脉冲宽度,当维持调制脉冲序列的周期不变时,改变脉冲宽度,即可改变占空比。

数字式脉宽调制器实现方法有模拟电路方法、数字电路方法和软件计算方法等。为了提高 PWM 的输出质量和可靠性,目前一些模拟电路或数字电路的 PWM 都通过专用集成电路芯片来实现,如 HEF4752、SA8282 和 SG3525 等。

软件方式是直接利用对延时大小的控制来改变脉冲宽度,这种方式虽然硬件少、简单、灵活、精度较高,但其代价是占用 CPU 过多的时间资源。但随着计算机技术,特别数字信号微处理器(DSP,Digital Signal Processor)的发展,今后软件方式是主要的应用方式。

利用硬件实现的方式虽然需要增加硬件,包括提供调制信号的计数器、数字比较器和接收来自 CPU 的控制信号的接口电路,但占用 CPU 的资源很少。

3. 常用触发脉宽调制方法

常用的触发脉宽调制的方法有矩形波控制电压和正弦波控制电压。

(1) 矩形波控制电压

如图 10 - 30 所示,三角波电压 U_T 与控制矩形波电压 U_C 比较,显然输出脉宽由控制电压决定。由脉宽调制信号控制晶闸管(或功率开关管)通、断占用的时间,使输出电压的脉冲宽度相应改变,以达到改变负载的平均电压或平均电流的目的。矩形波控制电压属于直流脉宽调制控制方法,这种方式用于低频输出时,使谐波产生的影响较大,使调速系统的稳定性变差。

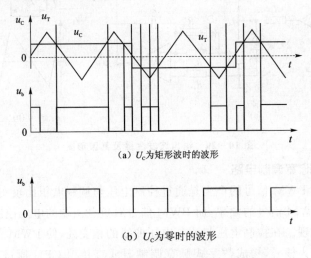

(a) U_c 为矩形波时的波形

(b) U_c 为零时的波形

图 10 - 30　控制电压为矩形波的 PWM 波形图

(2) 正弦波控制电压

若载波信号采用等腰三角波,控制信号采用正弦波,则称之为正弦波脉宽调制(SPWM)。采用这种控制方法,由于控制信号按正弦规律变化,产生的触发脉冲的宽度近似呈正弦变化,如图 10 - 31 所示。三角波调制电压的频率越高,脉宽越接近正弦。正弦控制信号的幅度改变,对应的触发脉宽相应变化。减小正弦波控制信号幅度,对应的触发脉宽减小,脉冲逆变器输出的交流电压也随之降低。反之,正弦波控制信号幅度增加,对应的触发脉宽也增加,脉冲逆变器输出的交流电压也随之增加,这样,达到了调节逆变器输出电压的作用。但正弦控制信号的幅度变化,不会改变触发脉宽却仍呈正弦变化的规律。由于逆变器输出的交流电压按正弦变化,使其谐波分量大大减小,故这种控制方式效果最理想,实际应用广泛。

在 SPWM 中,定义载波频率 f_P 与调制波频率 f_D 之比为载波比 N,即 $N = f_P/f_D$。根据载波比的变化与否,可分为同步式调制控制和异步式调制控制。

N 为常数时,即变频控制电路的三角载波频率与正弦调制波同步变化,为同步式调制控制。同步式调制控制的特点是控制中始终保持着脉宽调制信号波形数和相

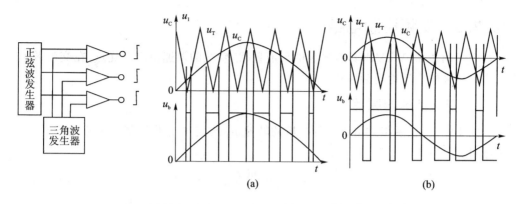

图 10 - 31　SPWM 电路框图及波形图

位不变。N 取 3 的整数倍,即三角波的频率必须是控制信号频率的 3 的整数倍。同步调制控制能保持逆变器输出波形的正、负半波始终保持对称。

　　三相 SPWM 调制控制基本结构如图 10 - 32 所示。图中开关管为 IBGT 快速开关管。三相 SPWM 调制控制中,三角波的零点分别与振幅相等、相位差为 120°的正弦控制电压的零点重合。为此,要求三角波在正弦波控制信号经过 120°相位时过零,这样才能使电压 u_{AB} 波形固定,这称为同步。

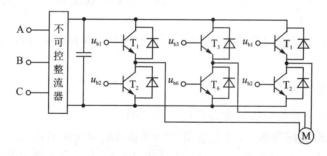

图 10 - 32　三相 SPWM 结构原理图

　　在变频调速时,靠改变正弦波频率调节逆变器输出频率,同步式调制控制要求三角波的频率跟随正弦波频率改变,这样的控制系统比较复杂。

　　当 N 不为常数时,则三角波频率固定,只改变正弦波频率,这称为异步式脉宽调制控制。异步式脉宽调制控制同样可以改变输出电压的频率,在低频输出时,每周内所包含的脉冲数增多,可以减小负载电动机的转矩脉冲,改善低频工作的特性。但异步式脉宽调制控制系统中,正、负半周的脉冲数和相位在不同的频率下,不完全对称,会出现偶次的高次谐波。当载波比 N 随输出频率的降低而连续变化时,逆变器输出电压的波形及其相位都会发生变化,很难保证三相输出间的对称关系,引起电动机工作不稳定。

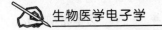

10.7.3 变频控制电路

变频调速器(VVVF)具有显著的节能效果,较宽的调速范围等优点,在交流调速系统中越来越广泛地得到应用。

1. 变频调速器原理

同步电动机、磁阻式电动机等电机的转速 n_0 与定子电源频率 f 成正比,与电动机极对数 p 成反比,即:

$$n_0 = \frac{60f}{p} \qquad (10-10)$$

式中:n_0 为同步转速;f 为定子电源频率(Hz);p 为电动机极对数。

对于鼠笼式或绕线转子异步电动机,其转速为:

$$n_0 = \frac{60f}{p}(1-s) \qquad (10-11)$$

式中:s 为转差率。

显然,改变极对数 p、转差率 s 和调节定子电源频率 f 都可以调速。对于同步电动机,在运行中改变极对数会引起失步,因此,只能采用变频调速。对于异步电动机,变极调速是有极调速。改变转差率 s 的调速方法是耗能型调速方法,故变频调速是最为理想的调速方法。

变频器的作用是将固定的电压和频率的交流电压换为电压可调、频率可调的交流电。

2. 变频器分类

常用变频控制系统中的变频器有如下的分类:

① 按直流电源的性质:分成电压型变频器和电流型变频器两大类;

② 按输出电压控制方式:分成 PAM 方式,PWM 方式和高速 PWM 方式;

③ 按功率转换控制方式:分成恒功率调速(VVVF)、转差频率控制和矢量控制;

④ 按主开关器件:分成 IGBT、BJT、GTO 和 SCR 型。

在交流变频调速传动中,常用变频器实现"功率变频"。变频的同时必须协调地改变电动机的端电压,以避免电动机出现过励磁或欠励磁。因此,交流变频调速系统中的变频器实际上是变压变频器,其控制方式一般分为脉冲幅值调制方式(PAM 方式)和脉冲宽度调制方式(PWM)。

PAM 方式是采用可控硅整流器,在整流的同时进行相控调压,而后由逆变器完成调频任务,即将调压和调频分开进行,其结构如图 10-33(a)所示。

PWM 方式是一种将变压与变频集中于逆变器一起完成的"功率变频"方式。逆变器将不可控整流器提供的直流电进行变压和变频,其结构如图 10-33(b)所示。

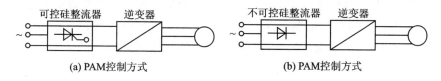

(a) PAM控制方式　　　　　　　(b) PAM控制方式

图 10 - 33　变频器的两种控制方式

3. 变频调速的控制方式和特性

在电动机调速时,希望保持每极磁通量 Φ 为额定值不变。磁通量 Φ 太弱,不能充分利用电动机的铁心;Φ 过大,会使铁心饱和,导致过大的励磁电流,使产生转矩的有功电流减小,严重时会损坏电机绕组。对于异步电机来说,由于 Φ 是定子和转子磁动势合成产生,因此,应认真研究如何控制磁通量 Φ。

电动机每相的反电动势为:

$$E_i = 4.44 f N_i k_i \Phi$$

式中:E_i 为定子相反电动势;N_i 为绕组串联总匝数;k_i 为基波绕组系数;Φ 为每极气隙磁通。

当忽略定子阻抗压降时,有:

$$\frac{U_i}{f} = k_2 \Phi \tag{10-12}$$

式中:U_i 为加在定子上的相电压,k_2 为常数。式(10 - 12)可以表示为:

$$U_i \approx E_i = 4.44 f N_i k_i \Phi \tag{10-13}$$

可见,在可以忽略定子阻抗压降的情况下,只要在调频的同时,保持 E_i/f、U_i/f 近似为常数即可满足磁通 Φ 不变,这时就保持了电动机最大转矩不变。采用这种控制方式进行变频调速时,相同的转矩有相同的电流,而与频率的改变无关。这是一种恒转矩调速方式。

在改变频率时同时改变电源电压,使 U_i/f 保持为常数,则可维持 Φ 不变。当电源电压不变时,电源频率 f 增加,气隙磁通 Φ 减小。磁通 Φ 的减小会引起电动机输出转矩的减小,严重时会拖不动负载。因此,在改变频率时,要同时控制改变电源电压 U_i,以维持 Φ 近似不变。

但是在低频时,定子绕组电阻已不能忽略,$U_i \approx E_i$ 的条件已不成立,电动机的最大转矩将随频率的减小而减小。为提高低频区的电动机输出转矩和过载能力,常常采用低频补偿,即随 f 的降低适当提高 U/f 值,以补偿定子阻抗压降,使 Φ 近似恒值。

当电动机转速超过额定转速,即频率超过额定频率 f_N 时,若保持 U_i/f 为常数,会使 U_i 超过额定值 U_N,这是不允许的。因此,在 $f > f_N$ 时,要保持 $U_i = U_N$ 为常数。这种方式是一种弱磁升速的变频调速方式。

(1) 交流—交流变频器

AC—AC 变频器又称直接变频器(或周期变频器、循环变频器和相控变频器等）。这是一种将一种频率的交流电源直接变换为另一种频率可调的交流电源,而不需要中间直流耦合的变频电路。AC—AC变频器电路中的晶闸管可像整流器那样采用电网换流方式,无需强制换流,因此,系统结构比较简单。

① 三相—单相直接变换电路。

图10-34为三相—单相直接变换器电路,由两个反向并联的三相桥式整流器组成,输出供给单相负载。单相直接变换器简单工作原理是:以一定的频率控制整流器I和整流器II交替工作,则负载上可得到交流电压,其频率等于控制频率。

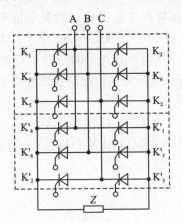

图10-34 三相—单相直接变换电路

为了改变直接变换器的输出电压,可以通过改变晶闸管的控制角 α 来实现。控制角 α 增加时,可使输出交流电压值减小。在实际使用中,直接变换器采用控制 α 角的变化,使其电压的平均值按正弦规律变化,这样的变换器称为可控直接变换器。

AC—AC变换器的运行方式就是整流装置中可逆整流电路的运行方式,它可分为无环流和有环流两种。

在任何时刻只有一组整流器工作,另一组整流器被封锁,这样的运行方式为无环流运行方式。

AC—AC变换器在有环流运行方式时,两组整流器可同时工作,只是一组处于工作状态,另一组整流器处在带逆变状态,对它们的控制应能满足 $\alpha_I + \alpha_{II} = 180°$。对于这种运行方式,由于两组整流器整流电压波形不同,在变换器回路中将出现纹波电压而产生环流。为了限制纹波电压产生的环流,必须在变换器回路中设置环流电抗器,如图10-35所示。

② 三相—三相直接变频电路。

三相—三相直接变频电路主要应用于大容量异步电机的调速装置。将上述的单相直接变换器通过三相连接即可组成三相—三相直接变频电路,如图10-35所示。各相的控制方式与单相直接变频器相同,通过对各相的正弦波控制电压的调节,使三相变频电路输出电压大小和频率能同时调节。为使输出电压波形接近正弦波,每半

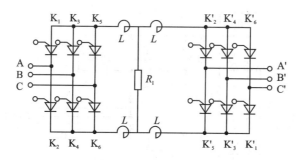

图 10-35 带有环流电抗器的 AC—AC 变换器

波中应有一定数量的波幅数 n。直接变频电路的最大缺点是使用大量的晶闸管,相对投资较大。

(2) 交流—直流—交流变频器

AC—DC—AC 变频器又称间接变频器,它由整流器(变流器)和逆变器组成。整流器将交流电整流为直流电,而后由逆变器将直流电逆变为交流电。按变频器的控制方式可分为电流型、电压型、PWM 型和矢量控制型等。

① 电流型变频器。

AC—DC—AC 电流型变频器的中间滤波环节是在直流回路中串入电抗器。直流电源对逆变器相当于一电流源。电流型逆变器的输出电压波形由电机感应电势决定,近似为正弦波,输出电流波形为矩形波,电流比较平直。

电流型变频器在电动机制动发电时,逆变器运行在整流状态,控制角 $\alpha < 90°$,整流电压极性改变,电流方向不变,而原来整流器运行在逆变状态,$\alpha > 90°$,这样能量可返回交流电网。

电流型变频器的主要特点是:

(a) 主回路简单;

(b) 快速响应性好;

(c) 限流能力强,电流保护可靠;

(d) 调速范围宽,静态性能好;

(e) 主晶闸管利用率和运行效率高;

(f) 主晶闸管要求耐压高,调试困难。

电流型变频器的主回路常采用串联二极管式换流的逆变器,如图 10-36 所示。逆变器为 120° 导通型。图中电容为换流电容,用于给要关断的晶闸管施加反向电压使其关断,二极管为隔离二极管,其作用是把换流电路与负载隔离开来,防止换流电容上的充电电压经负载放掉。

电流型变频器变频控制系统分别由电压控制回路和频率控制回路实现对整流器和逆变器的控制。为了保持电压与频率的一定函数关系,两个功率变换器由一个设定器给出。

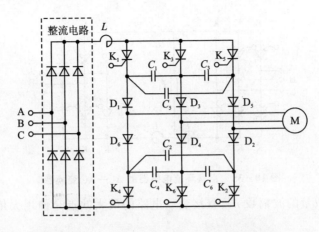

图 10-36　串联二极管式电流型变频器主电路

　　整流器控制由电压控制回路采用相位控制原理完成,通过改变晶闸管控制角的大小控制其整流电压和电流。

　　② 电压型变频器。

　　电压型变频器的中间滤波环节采用并联电容器滤波。由于电源阻抗小,对逆变器供电的直流电源相当于一个电压源。电压型逆变器的输出电压波形为矩形,输出电流波形由矩形电压与电动机正弦波反电势之差形成,接近正弦波。

　　电压型变频器的基本构成和主电路如图 10-37 和图 10-38 所示。整流桥为相控整流器,逆变桥为三相逆变器,中间直流回路的电容 C 为滤波电容,其电容值很大,成为直流侧一个储能环节。由这 3 部分组成 AC—DC—AC 电压型变频器的主要环节。

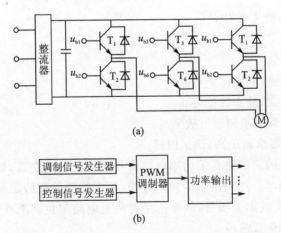

图 10-37　脉宽调制型变频器的基本组成框图

　　电压型变频器变频控制系统:AC—DC—AC 电压型变频器由于直流电压稳定,因此,异步电机的转速精度主要取决于变频器的输出频率精度(一般精度较高)及电

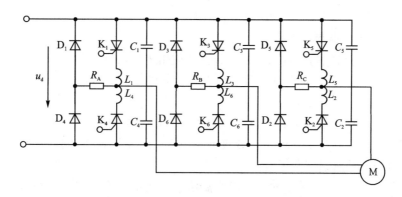

图 10-38 三相串联电感式 AC－DC－AC 电压型变频器主电路

动机本身的转差率(一般在 3%～8%),故电压型变频调速系统可以采用开环控制。若需较高精度的调速,则应采用闭环控制。

③ 脉宽调制型(PWM)变频控制电路。

脉宽调制型变频控制系统由主回路、PWM 信号产生电路和驱动电路等组成,如图 10-39 所示。

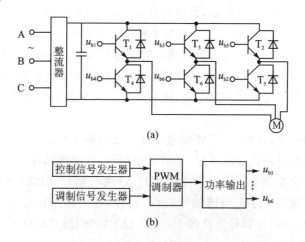

图 10-39 脉宽调制型变频器的基本组成框图

整流器部分为不可控整流桥;脉冲列逆变器的功率开关元件采用可关断晶闸管 GTO 或绝缘栅双极晶体管 IGBT 等,它提供了安全方便的转换。其特点是:

(a) 调压和调频都由脉冲列逆变器完成,因此,其控制系统结构简单。

(b) 由于整流器为不可控整流桥,因此,逆变器输出不会影响电网的功率因数。另外,逆变器在调频同时调压,与中间直流环节无关,加快了系统的动态响应。

(c) 脉宽调制型变频器输出电压的谐波含量可以极大地减少,特别是可以减小和消除某些较低次谐波。还减小了电动机的谐波损耗和减轻了转矩脉动。因此,即使在很低的转速下,也可以实现平稳运转。

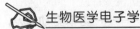

(d) 脉宽调制型变频器主开关器件的开关频率高,可以实现快速电流控制。这是矢量控制式变频器所必需的。

因为具备以上特点,脉宽调制型变频器的应用十分广泛。

PWM 信号生成由模拟电路、数字电路实现或由软件生成。常用的生成方法主要有正弦波和三角波交点法、软件生成法及专用集成电路法。

(a) 正弦波和三角波交点法:这是用正弦波(调制波)和三角波(载波)相交产生 PWM 信号的方法,即 SPWM 法。改变正弦波、三角波的频率及幅值比,即可调节 PWM 波形中的基波频率和幅值。

(b) 软件生成法:正弦波和三角波交点法是利用电路产生 PWM,它至少要包括分别产生正弦波、三角波的电路,比较器电路及其他电路。因此,控制电路比较复杂,控制精度难以保证,可靠性不高。利用计算机由软件生成 PWM 的方法可以克服电路实现 PWM 的不足。但应注意的是不能因此而影响控制系统的实时性。常用的软件生成法有表格型 SPWM 法和采样型 SPWM 法。

表格型 SPWM 法:在一个正弦波周期内,将 6 个功率器件利用三相 SPWM 方式通断时序进行区间分割和数据编码,从而得到 SPWM 数据表存储,CPU 将此表依次输出,驱动逆变器工作,周而复始,即可得到连续的 SPWM 信号。

采样型 SPWM 法:SPWM 分为自然采样法和规则采样法。

自然采样法是对正弦波与三角被相交时刻进行采样,这种方法采样数量大,而且采样点对三角波中心线不对称,导致程序较大,影响控制的实时性,所以,自然采样法并不适用于计算机软件生成 SPWM。规则采样法可分为对称规则采样法和不对称规则采样法。

对称规则采样法,这种 SPWM 信号生成算法的基本思路(如图 10-40 所示)是:在三角波的负峰值点对正弦波采样,形成一矩形波,该矩形脉冲的上升沿和下降沿分别位于该周期三角波等于正弦波采样值的两点(两时刻)。因此,产生的脉冲在一个采样周期内的位置对称于三角波的中心线,这样,输出脉冲宽度和位置可以事先确定,从而减小了算法的计算量。从图 10-39(a)中可知,脉冲宽度 τ_2 为:

$$\tau_2 = \frac{T}{2}(1 - m\sin\omega t) \tag{10-14}$$

式中,m 为变频器调制系数;T 为周期;τ 为脉冲宽度。

三相控制时,正弦调制信号在相位上互差 120°,三角波是共用的。因此,可以得出三角波在一个周期内的三相 SPWM 波形,如图 10-40(b)所示。

相脉宽之和为:

$$\tau_{A2} + \tau_{B2} + \tau_{C2} = 3T/2 \tag{10-15}$$

由于采样方式的对称性,故三相间歇时间之和为:

$$\tau_{A1} + \tau_{B1} + \tau_{C1} = 3T/2$$

$$\tau_{A3} + \tau_{B3} + \tau_{C3} = 3T/2 \tag{10-16}$$

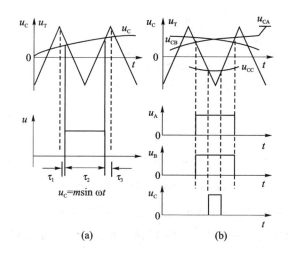

(a)　　　　　　　　　(b)

图 10-40　对称规则采样

其中，$\tau_{A1} = \tau_{A3}$，$\tau_{B1} = \tau_{B3}$，$\tau_{C1} = \tau_{C3}$。根据式(10-15)～式(10-16)，可以分别计算出各相的数据 τ_2，τ_1，τ_3。

对称规则采样法就是建立在上述分析的基础之上的。根据调压和调频的要求，在存储不同频率下的 $T/2$、幅值为 1 的基准正弦波的 $\sin\omega t$ 值。计算过程为：

存储预先算出的幅值为 1 的基准正弦波、不同频率时的 $T/2$ 值。运算处理时，取出正弦值和所需调制系数 m，作乘法运算，得出 $m\sin\omega t$；根据频率给定值查取对应的 $T/2$ 值，运算出 $\tau_2 = (T/2)(1 + m\sin\omega t)$ 及 τ_1 和 τ_3 值。依据计算出的数据，利用中断接口电路送出相应的一系列脉冲，实时产生 SPWM 信号。

（c）专用集成电路法（ASIC）：由分立元件生成 SPWM 的方法，其优点是使用元器件较多，实时性好，缺点是对生成的可靠性和提高精度不利。由软件生成的方法，其优点是使用硬件很少，但占用 CPU 资源较多，对实时性的影响取决于算法的复杂程度。专用集成电路法生成 SPWM 的精度和可靠性强于分立元件，与计算机结合时不会占用较多的 CPU 资源，对保证系统的实时性有益。

④ 矢量控制型变频器。

变频调速控制方式是建立在异步电动机稳态数学模型基础上的，动态性能不高。为适应高动态性能的需要，常采用矢量控制方式。

这种控制方式的基本思路是仿照直流电动机的调速控制方式，将定子电流的磁场分量和转矩分量解耦，分别加以控制。这实际上是借助坐标变换将异步电动机的物理模型等效地变换为类似于直流电动机的模式。等效的原则是在不同的坐标系下使电动机模型产生的磁动势相同，如图 10-41 所示。

（a）等效变换的基本原理：直流电动机动态特性好的原因会影响电磁转矩的控制量，即励磁电流 I_f 和电枢电流 I_a 的自然解耦。因此，直流电动机的磁通 Φ 和电枢电流 I_a 可以独立进行控制。而异步电动机三相绕组间存在互感耦合。

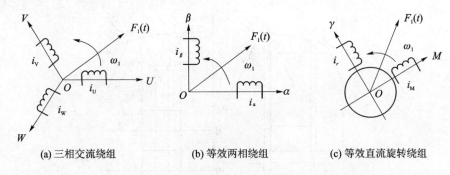

(a) 三相交流绕组　　　　(b) 等效两相绕组　　　　(c) 等效直流旋转绕组

图 10 - 41　交流电动机等效物理模型

对于交流异步电动机,三相静止绕组 U、V 和 W 分别通以三相平衡电流 i_U 、i_V 和 i_W ,由此产生合成旋转磁动势 F_1,F_1 以同步角速度 ω_1 ,并按 U—V—W 的相序所决定的方向旋转。

若在两相互垂直的静止绕组 α、β 通以两相对称电流 i_α 和 i_β ,同样产生合成旋转磁动势 F_1 ,那么 i_α、i_β 和 i_U、i_V 和 i_W 之间存在某种确定的函数关系。依据这种关系可以完成三相静止坐标系到两相静止坐标系的变换,同样,可以完成两相静止坐标系到三相静止坐标系的反变换,即利用对这两相对称电流 i_α 和 i_β 的控制去实现 F_1 的控制。由于此两相对称电流 i_α 和 i_β 是正交的,因此,两者间是相对独立的。

依据 F_1 不变原则将两相互垂直的静止坐标变换为两相互垂直的旋转坐标系 MOT(以 ω_1 旋转),在其中通以直流电流 i_M 和 i_T ,也可以产生同样的合成旋转磁动势 F_1 。显然 i_M 和 i_T 与 i_α 和 i_β 之间也存在确定的变换关系。

在进行异步电动机的数学模型变换时,定子三相绕组和转子三相绕组都得变换到等效的两相绕组上去。等效的两相模型之间之所以相对简单,主要是由于两轴相互垂直,它们之间没有互感的耦合。

采用两相旋转坐标系模型的一个突出优点是,当三相变量是正弦函数时,等效的两相模型中的变量是直流量。这样,在坐标系中异步电动机的转矩方程可以简化成与直流电动机的转矩方程十分相似。

(b) 控制思路:可以将异步电动机等效为直流电动机,经过这一等效就可以模仿直流电动机的控制方法。该方法是先求出等效的控制量,再经过相应的反变换来控制三相电流。进行了等效及控制后,从整体看,电机是异步电动机,从内部看,经三相/二相变换和同步旋转变换,则变成一台输入为电流 i_M 和 i_T ,输出为 ω_r 的直流电动机。图 10 - 42 中虚线框内为变换部分,也可以称为解耦部分。

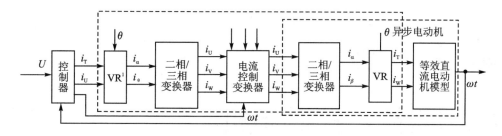

图 10 - 42 矢量控制系统方框图

思考题与习题

10 - 1 单向可控硅的主要参数有哪些？它的导通、关断条件是什么？

10 - 2 双向可控硅的主要参数有哪些？它的导通、关断条件是什么？

10 - 3 单向可控硅和双向可控硅有哪些异、同点？

10 - 4 单结晶体管有哪些主要参数？单结晶体管振荡器是如何工作的？请设计一个单结晶体管振荡器并选择相应的参数。如果要提高电路的振荡频率,应如何选择电路元件参数？

10 - 5 固态继电器的结构和主要参数？固态继电器与电磁式继电器相比有哪些优点？不足之处是什么？

10 - 6 直流固态继电器与交流固态继电器的工作原理有何异同？各应用什么场合？

10 - 7 请采用一个参数固态继电器和光敏电阻设计一个自动控制路灯电路,使之在天黑时点亮,在天亮时熄灭。如果在黎明和傍晚时,你所设计的自动控制路灯工作时会出现什么样的现象,如何解决？

10 - 8 设计一个声控路灯,使之在天黑时可被点亮几分钟,在天亮时保持熄灭。

10 - 9 电力晶体管、电力场效应晶体管和可关断晶闸管各有何特点？请从数据手册上各查找一个型号主要技术参数并说明在选用时如何考虑这些技术参数。

10 - 10 PAM 与 PWM 两种调速方法有何不同？

10 - 11 180°导通型逆变器正常运行的必要条件是什么？为什么？而 120°导通型逆变器为什么没有此问题？

10 - 12 什么是 PWM 调制？请给出典型的 PWM 控制电路的电路。

10 - 13 什么是 SPWM 控制？

10 - 14 常用的变频器有哪几种？各有何特点？

第 **11** 章

控制器件与控制电机

```
本章学习要点
```
1. 控制器件与控制电机的作用；

2. 控制器件的种类与其作用；

3. 控制电机的种类与其作用；

4. 步进电机的种类、作用、选择与其驱动电路。

11.1　控制器件与控制电机的基础知识

控制器件主要用于电力拖动和自动控制系统，如接触器、控制继电器、电磁铁、启动器、主令电器和各种控制继电器等。对控制继电器的主要技术要求是有适当的转换能力，工作频率高、电寿命和机械寿命长等。

控制电器种类繁多，但均有感受元件和执行元件两个共同基本部分：（1）感受元件，如电磁系统、人工操作手柄等。它们感受外界的信号，做出有规律的反应。（2）执行元件，如触头系统等。它们根据感受机构的指令，对电路执行开、关的任务。

1. 控制器件型号的表示方法

（1）类组代号

类组代号代表器件的类别和特征，以汉语拼音字母表示，有两个字母，前一个表示类别，后一个表示用途、性能和特征型式。

控制器件产品型号类组代号如表 11-1 所列。

例如：CJ 表示交流接触器；CZ 表示直流接触器；RC 表示瓷插式熔断器。

（2）设计代号

设计代号表示同一类产品设计序号，即系列序号，并以数字表示。产品的系列是按不同设计原理、性能参数和防护种类来区分。

（3）基本规格

基本规格表示同一系列产品按其某项参数分类的基本品种，用数字表示。

控制器件的全型号表示方法如下。

例：1 2 3 _ 4 5 / 6 7

1 ——类组代号，用汉语拼音字母表示。

2 ——设计序号，用数字表示，位数不限。

其中两位及两位以上的数字，首位数为"9"表示船用，"8"表示防爆，"7"表示纺织用，"6"表示农业用，"5"表示化工用。

3 ——特殊派生代号，用汉语拼音表示，一般不用。

4 ——基本规格代号，用数字表示。

5 ——派生代号，用汉语拼音表示。

6 ——辅助规格代号，用数字表示。

7 ——热带产品代号。

控制器件通用派生代号如表 11 - 2 所列。

示例：

（1）RT0—600/400TH。表示湿热带型 600 A，有填料管式熔断器，其熔体电流为 400 A。

（2）CZ0—100/20。表示 100 A 直流接触器，带有两个主触头。

（3）CJ20—250。表示第 20 个系列交流接触器，额定工作电流 250 A。

（4）JE8—44JS/1。表示交流中间继电器，触头为 4 常开、4 常闭，带有保持线圈，为敞开式板前安装。

表 11 - 1 控制器件产品型号类组代号

代号	名称	A	B	C	D	G	H	J	K	L	M	P	Q	R	S	T	U	W	X	Y	Z
H	刀开关和转换开关				刀开关		封闭式负荷开关		开启式负荷开关					熔断器式刀开关	刀形转换开关					其他	组合开关
R	熔断器			插入式			汇流排式			螺旋式	封闭管式			快速	有填料管式				限流	其他	
D	低压断路器										灭磁			快速		万能式		限流	其他		塑料外壳式
K	控制器					鼓形						平面			凸轮					其他	
C	接触器					高压		交流				中频		时间	通用					其他	直流

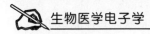
续表 11-1

代号	名称	A	B	C	D	G	H	J	K	L	M	P	Q	R	S	T	U	W	X	Y	Z
Q	启动器		按钮式	磁力			减压									手动		油浸		星三角	其他	综合
J	控制继电器									电流					热	时间	通用		温度		其他	中间
L	主令电器	按钮					接近开关	主令控制器							主令开关	足踏开关		旋钮	万能转换开关	行程开关	其他	
Z	电阻器		板形元件	冲片元件	带形元件	管形元件									烧结元件	铸铁元件				电阻器	其他	
B	变阻器			旋臂式						励磁		频敏	启动	石墨	启动调速	油浸启动	液体启动	滑线式		其他	
T	调整器				电压																
M	电磁铁											牵引						起重		液压	制动
A	其他		触电保护器	插销	灯		接线盒			电铃												

2. 控制器件的主要参数

(1) 额定电压

（a）额定工作电压 U_e。该电压是与额定工作电流 I_e 共同决定使用类别的一种电压。对于多相电路，是指相间电压（线电压）。

（b）额定绝缘电压 U_i。该电压是与介电性能试验、爬电距离（电器中具有电位差的相邻两导电部件间沿绝缘体表面的最短距离，也称漏电距离）相关的电压。

（c）额定脉冲耐受电压 U_{imp}（峰值）。该电压反映电器在其所在系统发生最大过电压时所能耐受的能力。U_i、U_{imp} 共同决定控制器件绝缘水平。

(2) 额定电流

（a）额定工作电流 I_e。该电流为规定条件下保证电器正常工作的电流值。

（b）约定发热电流 I_{th}。

（c）约定封闭发热电流 I_{the}。

I_{th} 和 I_{the} 为电器处于非封闭及封闭状态下，按规定条件试验时，其各部件在 8 小时连续工作条件下的温升不超过极限值时所能承载的最大电流。

（d）额定不间断电流。该电流为控制器件在长期连续工作条件下，各部件温升不超过极限值时所能承载的电流值。

（3）操作频率与通电持续率

（a）操作频率。开关电器每小时内可能实现的最高循环次数。

（b）通电持续率 T_D。电器在断续周期工作时，有载时间与工作周期之比，通常用百分数表示。

（4）通断能力和短路通断能力

（a）通断能力。开关电器在规定条件下，能在给定电压时接通和分断的预期电流值。

（b）短路通断能力。开关电器在规定条件下，包括其出线端短路在内的接通和分断能力。此时，接通能力与分断能力可能相等，也可能不相等。

（5）机械寿命和电寿命

（a）机械寿命。机械开关电器在需要修理或更换机械零件前所能承受的无载操作循环次数。

（b）电寿命。在规定的正常工作条件下，机械开关电器无需修理或更换零件的负载操作循环次数。

而控制电机一般是指用于自动控制、自动调节、远距离测量、随动系统以及计算装置中的微特电机。它是构成开环控制、闭环控制、同步连接等系统的基础元件，根据它在自动控制系统中的职能可分为测量元件、放大元件、执行元件和较正元件四类。控制电机是在一般旋转电机的基础上发展起来的小功率电机，就电磁过程及所遵循的基本规律而言，它与一般旋转电机没有本质区别，只是所起的作用不同。传动生产机械用的传动电机主要用来完成能量的变换，具有较高的力能指标（如效率和功率因数等）；而控制电机则主要用来完成控制信号的传递和变换，要求它们技术性能稳定可靠、动作灵敏、精度高、体积小、重量轻、耗电少。

常用的控制电机有直流伺服步进电机、交流伺服步进电机、测速发电机、磁阻式同步步进电机、直线步进电机和步进电机等。其中步进电机的应用最多，限于篇幅，本章对控制电机只介绍步进电机。

表 11 - 2　控制器件通用派生代号

派生代号	意　　义	备　　注
A、B、C、D、……	结构设计稍有改进或变化	
C	插入式	
J	交流、防溅式	
Z	直流、自动复位、防震、正向、重任务	
W	无灭弧装置、无极性	
N	逆向、可逆	
S	有锁住机构、手动复位、防水式、三相、三个电源、双线圈	

派生代号	意　义	备　注
P	电磁复位、防滴式、单相、两个电源、电压的低压电器	
K	开启式	
H	保护式、带缓冲装置	
M	密封式、灭磁、母线式	
L	电流的	
Q	防尘式、手车式	
F	高返回、带分励脱扣	
T	按湿热带临时措施制造	此项派生字母加注于全型号之后
TH	湿热带	
TA	干热带	

11. 2　接触器

接触器分为交流接触器和直流接触器,他们的结构和公用基本相同,但交流接触器的种类和使用要更多一些,因此下面以交流接触器为主对接触器进行介绍。

11. 2. 1　接触器结构和工作原理

交流广泛用作电力的开断和控制电路。交流接触器利用主接点来开闭电路,用辅助接点来执行控制指令。

主接点一般只有常开接点,而辅助接点常有两对具有常开和常闭功能的接点,小型的接触器也经常作为中间继电器配合主电路使用。

交流接触器的接点,由银钨合金制成,具有良好的导电性和耐高温烧蚀性。

交流接触器的动作动力来源于交流电磁铁,电磁铁由两个"山"字形的幼硅钢片叠成,其中一个固定,在上面套上线圈,工作电压有多种供选择。为了使磁力稳定,铁芯的吸合面,加上短路环。交流接触器在失电后,依靠弹簧复位。另一半是活动铁芯,构造和固定铁芯一样,用以带动主接点和辅助接点的开短。

20 A 以上的接触器加有灭弧罩,利用断开电路时产生的电磁力,快速拉断电弧,以保护接点。

交流接触器制作为一个整体,外形和性能也在不断提高,但是功能始终不变。无论技术的发展到什么程度,普通的交流接触器还是有其重要的地位。

图 11 - 1 所示为交流接触器的外形与结构示意图。图 11 - 2 所示为接触器的外观照片。图 11 - 3 所示为接触器的图形符号。

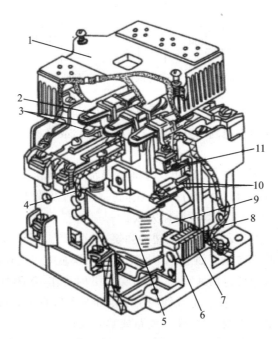

1—灭弧罩　2—触点压力弹簧片　3—主触点　4—反作用弹簧　5—线圈
6—短路环　7—静铁芯　8—弹簧　9—动铁芯　10—辅助常开触点　11—辅助常闭触点

图 11 - 1　CJ10 - 20 型交流接触器的结构

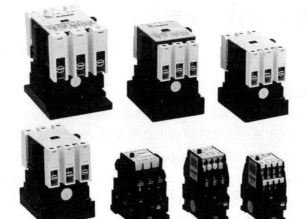

图 11 - 2　接触器的外观

交流接触器由以下 4 部分组成：

（1）电磁机构。电磁机构由线圈、动铁芯（衔铁）和静铁芯组成，其作用是将电磁能转换成机械能，产生电磁吸力带动触点动作。

（2）触点系统。包括主触点和辅助触点。主触点用于通断主电路，通常为三对

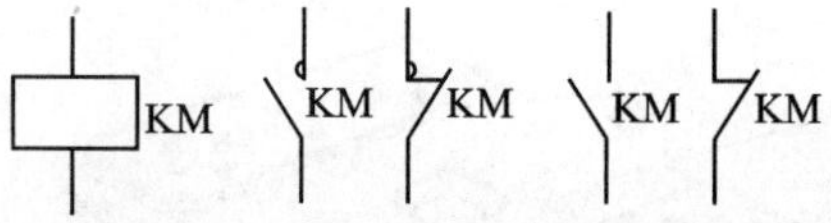

（a）线圈　　（b）主触点　　（c）辅助触点

图 11 - 3　接触器的图形符号

常开触点。辅助触点用于控制电路,起电气联锁作用,故又称联锁触点,一般常开、常闭各两对。

（3）灭弧装置。容量在 10 A 以上的接触器都有灭弧装置,对于小容量的接触器,常采用双断口触点灭弧、电动力灭弧、相间弧板隔弧及陶土灭弧罩灭弧。对于大容量的接触器,采用纵缝灭弧罩及栅片灭弧。

（4）其他部件。包括反作用弹簧、缓冲弹簧、触点压力弹簧、传动机构及外壳等。

电磁式接触器的工作原理如下:线圈通电后,在铁芯中产生磁通及电磁吸力。此电磁吸力克服弹簧反力使得衔铁吸合,带动触点机构动作,常闭触点打开,常开触点闭合,互锁或接通线路。线圈失电或线圈两端电压显著降低时,电磁吸力小于弹簧反力,使得衔铁释放,触点机构复位,断开线路或解除互锁。

直流接触器的结构和工作原理基本上与交流接触器相同。在结构上也是由电磁机构、触点系统和灭弧装置等部分组成。由于直流电弧比交流电弧难以熄灭,直流接触器常采用磁吹式灭弧装置灭弧。

11.2.2　接触器的分类与型号

交流接触器的种类很多,其分类方法也不尽相同。按照一般的分类方法,大致有以下几种。

① 按主触点极数分

可分为单极、双极、三极、四极和五极接触器。单极接触器主要用于单相负荷,如照明负荷、焊机等,在步进电机能耗制动中也可采用;双极接触器用于绕线式异步电机的转子回路中,起动时用于短接起动绕组;三极接触器用于三相负荷,例如在步进电机的控制及其他场合,使用最为广泛;四极接触器主要用于三相四线制的照明线路,也可用来控制双回路步进电机负载;五极交流接触器用来组成自耦补偿起动器或控制双笼型步进电机,以变换绕组接法。

② 按灭弧介质分

可分为空气式接触器、真空式接触器等。依靠空气绝缘的接触器用于一般负载,而采用真空绝缘的接触器常用在煤矿、石油、化工企业及电压在 660 V 和 1 140 V 等一些特殊的场合。

③ 按有无触点分

可分为有触点接触器和无触点接触器。常见的接触器多为有触点接触器,而无触点接触器属于电子技术应用的产物,一般采用晶闸管作为回路的通断元件。由于可控硅导通时所需的触发电压很小,而且回路通断时无火花产生,因而可用于高操作频率的设备和易燃、易爆、无噪声的场合。

交流接触器和直流接触器的命名方式如图 11-4 所示。

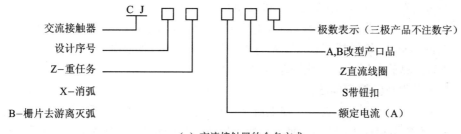

（a）交流接触器的命名方式

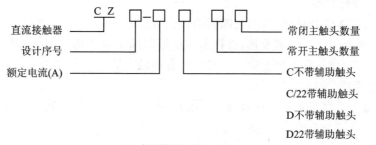

（b）交流接触器的命名方式

图 11-4 接触器的命名方式

例如:

CJl0Z-40/3 为交流接触器,设计序号 10,重任务型,额定电流 40 A 主触点为 3 极。

CJl2T-250/3 为改型后的交流接触器,设计序号 12,额定电流 250 A,3 个主触点。

11.2.3 交流接触器的基本参数

下面简要介绍交流接触器的基本参数。

(1) 额定电压

指主触点额定工作电压,应等于负载的额定电压。一只接触器常规定几个额定电压,同时列出相应的额定电流或控制功率。通常,最大工作电压即为额定电压。常用的额定电压值为 220 V、380 V、660 V 等。

(2) 额定电流

接触器触点在额定工作条件下的电流值。380 V 三相步进电机控制电路中,额定工作电流可近似等于控制功率的两倍。常用额定电流等级为 5 A、10 A、20 A、40 A、60 A、100 A、150 A、250 A、400 A、600 A。

(3) 通断能力

可分为最大接通电流和最大分断电流。最大接通电流是指触点闭合时不会造成触点熔焊时的最大电流值;最大分断电流是指触点断开时能可靠灭弧的最大电流。一般通断能力是额定电流的 5～10 倍。当然,这一数值与开断电路的电压等级有关,电压越高,通断能力越小。

(4) 动作值

可分为吸合电压和释放电压。吸合电压是指接触器吸合前,缓慢增加吸合线圈两端的电压,接触器可以吸合时的最小电压。释放电压是指接触器吸合后,缓慢降低吸合线圈的电压,接触器释放时的最大电压。一般规定,吸合电压不低于线圈额定电压的 85%,释放电压不高于线圈额定电压的 70%。

(5) 吸引线圈额定电压

接触器正常工作时,吸引线圈上所加的电压值。一般该电压数值以及线圈的匝数、线径等数据均标于线包上,而不是标于接触器外壳铭牌上,使用时应加以注意。

(6) 操作频率

接触器在吸合瞬间,吸引线圈需消耗比额定电流大 5～7 倍的电流,如果操作频率过高,则会使线圈严重发热,直接影响接触器的正常使用。为此,规定了接触器的允许操作频率,一般为每小时允许操作次数的最大值。

(7) 寿命

寿命包括电寿命和机械寿命。目前接触器的机械寿命已达一千万次以上,电气寿命约是机械寿命的 5%～20%。

11.2.4 交流接触器的应用举例

图 11-5 和图 11-6 分别为步进电机单方向运行电路的原理图和接线图。其工作过程为:按下控制起动按钮 SB2,接触器 KM 线圈通电,铁芯吸合,主触点闭合使步

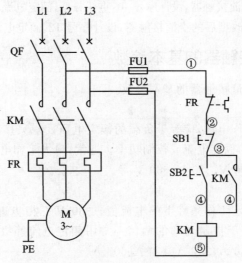

图 11-5 电动机单方向运行电路的原理图

进电机得电运行,其辅助常开接点也同时闭合实现了电路的自锁,电源通过 FU1→
SB1 的常闭→KM 的常开接点→接触器的线圈→FU2;松开 SB2,KM 也不会断电释
放。当按下停止按钮 SB1 时,SB1 常闭接点打开,KM 线圈断电释放,主、辅接点打
开,步进电机断电停止运行。FR 为热继电器,当步进电机过载或因故障使电机电流
增大,热继电器内的双金属片会温度升高使 FR 常闭接点打开,KM 失电释放,步进
电机断电停止运行,从而实现过载保护。

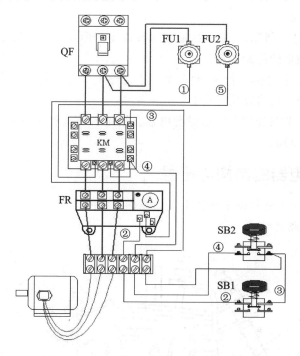

图 11-6   电动机单方向运行电路的接线图

11.3   继电器

继电器是具有隔离功能的自动开关元件,广泛应用于遥控、遥测、通讯、自动控
制、机电一体化及电力电子设备中,是最重要的控制元件之一。

继电器与接触器的原理和作用基本相同,但他们有如下的区别:

继电器:用于控制电路、电流小,没有灭弧装置,可在电量或非电量的作用下动作。

接触器:用于主电路、电流大,有灭弧装置,一般只能在电压作用下动作。

11.3.1   继电器的作用

继电器一般都有能反映一定输入变量(如电流、电压、功率、阻抗、频率、温度、压
力、速度、光等)的感应机构(输入部分);有能对被控电路实现"通"、"断"控制的执行

机构(输出部分);在继电器的输入部分和输出部分之间,还有对输入量进行耦合隔离,功能处理和对输出部分进行驱动的中间机构(驱动部分)。

作为控制元件,概括起来,继电器有如下几种作用:

(1)扩大控制范围。例如,多触点继电器控制信号达到某一定值时,可以按触点组的不同形式,同时换接、开断、接通多路电路。

(2)放大。例如,灵敏型继电器、中间继电器等,用一个很微小的控制量,可以控制很大功率的电路。

(3)综合信号。例如,当多个控制信号按规定的形式输入多绕组继电器时,经过比较综合,达到预定的控制效果。

(4)自动、遥控、监测。例如,自动装置上的继电器与其他电器一起,可以组成程序控制线路,从而实现自动化运行。

限于篇幅,本节只详细介绍电磁继电器。要了解其他种类的继电器可以参考有关电器控制类的书籍。

11.3.2 继电器的结构与符号

图11-7所示为常见的电磁继电器的结构示意图。图11-8所示为常见的几种电磁继电器的外观照片。

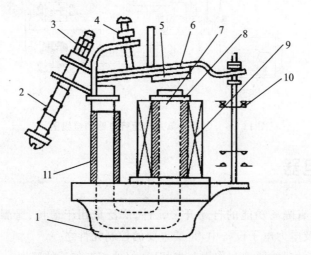

1—底座 2—反力弹簧 3、4—调整螺钉 5—非磁性垫片
6—衔铁 7—铁芯 8—极靴 9—电磁线圈 10 触点系统

图 11-7 常见的电磁继电器的结构示意图

图11-9和图11-10所示为电磁继电器的图形符号。继电器线圈在电路中用一个长方框符号表示,如果继电器有两个线圈,就画两个并列的长方框,分别见图11-9(a)、图11-9(b)。同时在长方框内或长方框旁标上继电器的文字符号"J"。继电器的触点有两种表示方法:一种是把它们直接画在长方框一侧,这种表示法较为

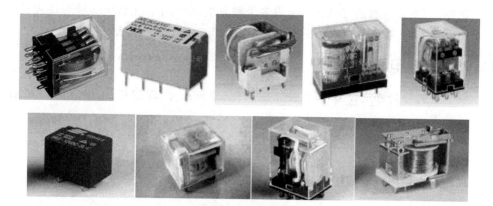

图 11-8　常见的几种电磁继电器的外形图

直观。另一种是按照电路连接的需要,把各个触点分别画到各自的控制电路中,通常在同一继电器的触点与线圈旁分别标注上相同的文字符号,并将触点组编上号码,以示区别。继电器的触点有 3 种基本形式:

(1)动合型(H 型,国外:A 型。又称常开触点)线圈不通电时两触点是断开的,通电后,两个触点就闭合。以合字的拼音字头"H"表示。见图 11-10(a)。

(2)动断型(D 型,国外:B 型。又称常闭触点)线圈不通电时两触点是闭合

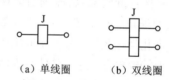

(a)单线圈　　　(b)双线圈

图 11-9　电磁继电器的符号——继电器线圈

的,通电后两个触点就断开。用断字的拼音字头"D"表示。见图 11-10(b)。

(3)转换型(Z 型,国外:C 型)这是触点组型。这种触点组共有三个触点,即中间是动触点,上下各一个静触点。线圈不通电时,动触点和其中一个静触点断开和另一个闭合,线圈通电后,动触点就移动,使原来断开的成闭合,原来闭合的成断开状态,达到转换的目的。这样的触点组称为转换触点。用"转"字的拼音字头"Z"表示。见图 11-10(c)。

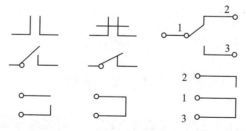

(a)动合型触点　　(b)动断型触点　　(c)转换型触点

图 11-10　电磁继电器的符号——触点

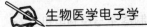

此外,一个继电器还可以有一个或多个触点组,但均不外乎以上 3 种形式或其组合。在电路图中,触点和触点组的画法,规定一律按不通电时的状态画出。

11.3.3　继电器的分类

继电器的分类方法较多,可以按作用原理、外形尺寸、保护特征、触点负载、产品用途等分类。

按作用原理分:

(1) 电磁继电器

在输入电路内电流的作用下,由机械部件的相对运动产生预定响应的一种继电器。

它包括直流电磁继电器、交流电磁继电器、磁保持继电器、极化继电器、舌簧继电器,节能功率继电器。

(a) 直流电磁继电器:输入电路中的控制电流为直流的电磁继电器。

(b) 交流电磁继电器:输入电路中的控制电流为交流的电磁继电器。

(c) 磁保持继电器:将磁钢引入磁回路,继电器线圈断电后,继电器的衔铁仍能保持在线圈通电时的状态,具有两个稳定状态。

(d) 极化继电器:状态改变取决于输入激励量极性的一种直流继电器。

(e) 舌簧继电器:利用密封在管内,具有触点簧片和衔铁磁路双重作用的舌簧的动作来开、闭或转换线路的继电器。

(f) 节能功率继电器:输入电路中的控制电流为交流的电磁继电器,但它的电流大(一般 30～100 A),体积小,具有节电功能。

(2) 固态继电器

输入、输出功能由电子元件完成而无机械运动部件的一种继电器。这种继电器已经在第 10 章功率驱动中介绍过。

(3) 时间继电器

当加上或除去输入信号时,输出部分需延时或限时到规定的时间才闭合或断开其被控线路的继电器。

(4) 温度继电器

当外界温度达到规定值时而动作的继电器。

(5) 风速继电器

当风的速度达到一定值时,被控电路将接通或断开。

(6) 加速度继电器

当运动物体的加速度达到规定值时,被控电路将接通或断开。

(7) 其他类型的继电器

如光继电器、声继电器、热继电器等。

按外形尺寸分:

表 11-3 给出了继电器的外形尺寸分类。

表 11-3 继电器的外形尺寸分类

名　称	定　义
微型继电器	最长边尺寸不大于 10 mm 的继电器
超小型继电器	最长边尺寸大于 10 mm，但不大于 25 mm 的继电器
小型继电器	最长边尺寸大于 25 mm，但不大于 50 mm 的继电器

按触点负载分：

表 11-4 给出了继电器的触点负载分类。

表 11-4 继电器的触点负载分类

名　称	定　义
微功率继电器	小于 0.2 A 继电器
弱功率继电器	0.2～2 A 的继电器
中功率继电器	2～10 A 的继电器
大功率继电器	10 A 以上继电器
节能功率继电器	20～100 A 的继电器

按防护特征分：

表 11-5 给出了继电器的防护特征分类。

表 11-5 继电器的防护特征分类

名　称	定　义
密封继电器	采用焊接或其他方法，将触点和线圈等密封在金属罩内，其泄漏率较低的继电器
塑封继电器	采用封胶的方法，将触点和线圈等密封在塑料罩内，其泄漏率较高的继电器
防尘罩继电器	用罩壳将触点和线圈等封闭加以防护的继电器
敞开继电器	不用防护罩来保护触点和线圈等的继电器

按用途分：

表 11-6 给出了继电器的用途分类。

表 11-6 继电器的用途分类

名　称	定　义
通讯继电器 （包括高频继电器）	该类继电器触点负载范围从低电平到中等电流，环境使用条件要求不高
机床继电器	机床中使用的继电器，触点负载功率大，寿命长
家电用继电器	家用电器中使用的继电器，要求安全性能好
汽车继电器	汽车中使用的继电器，该类继电器切换负载功率大，抗冲、抗振性高

11.3.4　电磁继电器的主要特性参数

电磁继电器的主要特性参数有以下几个：

(1) 额定工作电压或额定工作电流

这是指继电器工作时线圈需要的电压或电流。一种型号的继电器的构造大体是相同的。为了适应不同电压的电路应用,一种型号的继电器通常有多种额定工作电压或额定工作电流,并用规格型号加以区别。

(2) 直流电阻

这是指线圈的直流电阻。有些产品说明书中给出额定工作电压和直流电阻,这时可根据欧姆定律求出额定工作电流。若已知额定工作电流和直流电阻,亦可求出额定工作电压。

(3) 吸合电流

它是指继电器能够产生吸合动作的最小电流。在实际使用中,要使继电器可靠吸合,给定电压可以等于或略高于额定工作电压。一般不要大于额定工作电压的1.5倍。否则会烧毁线圈。

(4) 释放电流

它是指继电器产生释放动作的最大电流。如果减小处于吸合状态的继电器的电流,当电流减小到一定程度时,继电器恢复到未通电时的状态,这个过程称为继电器的释放动作。释放电流比吸合电流小得多。

(5) 触点负荷

它是指继电器触点允许的电压或电流。它决定了继电器能控制电压和电流的大小。应用时不能用触点负荷小的继电器去控制大电流或高电压。例如：JRX - 13F 电磁继电器的触点负荷为 $0.02\ A \times 12\ V$,就不能用它去控制 220 V 的电路通断。

11.3.5　继电器的选用

(1) 先了解必要的条件

① 控制电路的电源电压,能提供的最大电流；

② 被控制电路中的电压和电流；

③ 被控电路需要几组、什么形式的触点。

选用继电器时,一般控制电路的电源电压可作为选用的依据。控制电路应能给继电器提供足够的工作电流,否则继电器吸合是不稳定的。

(2) 查阅有关资料确定使用条件后,可查找相关资料,找出需要的继电器的型号和规格号。若手头已有继电器,可依据资料核对是否可以利用。最后考虑尺寸是否合适。

(3) 注意器具的容积。若是用于一般用电器,除考虑机箱容积外,小型继电器主要考虑电路板安装布局。对于小型电器,如玩具、遥控装置则应选用超小型继电器产品。

11.3.6 电磁继电器的驱动

电磁继电器是最常用的控制器件之一,常常用于直接控制容量(功率)在几伏安(VA)/瓦(W)到几百伏安(VA)/瓦(W)的电器上,如小型电机,电热器或电磁阀等。在现代的控制系统中,往往是由比较器等模拟电路,或门电路等数字电路,或单片机等微控制器等等输出控制信号,除非采用微型电磁继电器,否则,上述电路难以直接驱动普通的小型继电器,更不能驱动大功率的电磁继电器。

图 11-11 所示为一简单的电磁继电器的驱动电路。通过三极管 T 的放大作用以提供给电磁继电器 J 足够的功率。该电路的工作原理和值得注意的事项如下。

(1) 对于绝大多数的集成电路(除专门用于驱动大负荷的集成电路外)而言,他们输出低电平的驱动能力往往远远大于其输出高电平的驱动能力。一般说来,输出低电平能够输出近 10 mA 的电流,而输出高电平时只有几百微安(μA)的驱动电流。再者,在绝大多数的系统中,低电平是有效电平。因此,电路采用低电平有效驱动电磁继电器。

(2) 在该电路中,V_{DD} 是前面输出驱动信号集成电路的电源。V_{DD} 不可

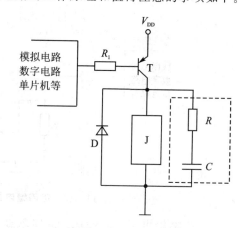

图 11-11 电磁继电器的驱动电路之一

采用高于前面输出驱动信号集成电路的电源,否则,晶体管 T 难以可靠地截止。

(3) 选择晶体管 T 的耐压应 $>2V_{DD}$。最大允许电流 $>2\,V_{DD}$/继电器线圈的直流电阻,或 2 倍的继电器的额定电流。耗散功率 >2 倍晶体管的饱和压降×继电器的额定电流。β 大一些并保证晶体管能够可靠的导通(饱和)。

(4) 由于电磁继电器的线圈是纯电感负载,在晶体管 T 由饱和切换到截止状态时在电磁继电器的线圈的两端将产生很大的电动势,该电动势与电源 V_{DD} 相叠加,很容易击穿晶体管 T。为了防止这种可能的危害和降低对晶体管 T 的要求,加入二极管 D 和虚线框内的 RC 吸收网络。二极管 D 的作用是当晶体管 T 由饱和切换到截止状态时,二极管保持正向导通使得线圈中的电流不会产生突变,并逐渐将电流衰减为 0,因而在线圈两端不再产生过高的电动势,电动势的幅值只等于二极管 D 的正向导通的压降。二极管的选择也需要考虑其耐压和电流与晶体管 T 相同。

(5) RC 吸收网络的作用与二极管类似,其效果与二极管相比各有利弊。选择电阻的阻值要使得在其中流过继电器线圈的额定电流时不大于 V_{DD},一般选取其值等于继电器线圈的电阻值。电容一般选择 $0.01\,\mu F$。二极管和 RC 网络选其中之一即可满足要求。

如果电磁继电器的功率较大,则应该选择图 11-12 所示的电磁继电器的驱动电路。此时应该注意:

(1) V_{CC} 和 V_{DD} 应该尽可能地隔离,即尽可能不要采用同一个电源。

(2) T_1 尽量选择漏电小的晶体管。

现在已经有很多专门用于驱动电感性负载的集成电路,如 ULN280x、MC1413(ULN2003)、BL8023、LG9110 和 JX03 等。

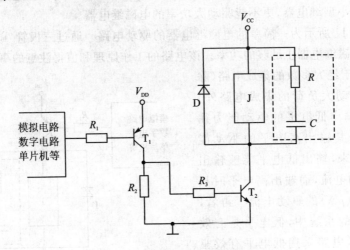

图 11-12　电磁继电器的驱动电路之二

图 11-13 给出了 ULN280x 系列驱动集成电路的引脚图。实际上,ULN280x 中集成有 8 个达林顿晶体管,用以驱动灯、继电器等类似负载的理想器件,其内部集成了续留箝位二极管并为集电极开路输出的结构。

表 11-7 给出了 ULN280x 系列驱动集成电路的极限值,表明 ULN280x 系列驱动集成电路用以驱动常见的电磁继电器有足够的裕量。

表 11-7　ULN280x 系列驱动集成电路的极限值

额定值	符号	值	单位
输出电压	V_O	50	V
输入电压(除 ULN2801)	V_i	30	V
集电极电流-连续	I_C	500	mA
基极电流-连续	I_B	25	mA
工作环境温度范围	T_A	$0\sim+7$	℃
保存温度范围	T_{stg}	$-55\sim+150$	℃
输出电压	T_J	125	℃

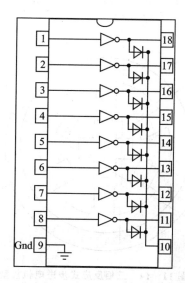

图 11 - 13　ULN280x 系列驱动集成电路的引脚图

11.4　步进电机

步进电机是一种将电脉冲转化为角位移的执行机构。当步进驱动器接收到一个脉冲信号,它就驱动步进电机按设定的方向转动一个固定的角度(称为"步距角"),它的旋转是以固定的角度一步一步运行的。可以通过控制脉冲个数来控制角位移量,从而达到准确定位的目的;同时可以通过控制脉冲频率来控制电机转动的速度和加速度,从而达到调速的目的。步进电机可以作为一种控制用的特种电机,利用其没有积累误差(精度为 100%)的特点,广泛应用于各种开环控制。

11.4.1　步进电机基本结构和工作原理

1. 步进电机的结构

以反应式步进电机为例来说明步进电机的结构与工作原理。步进电机由定子和转子两大部分组成。三相反应式步进电机的结构简图如图 11 - 14 所示,定子有 6 个磁极,每对相对磁极构成一相控制绕组,转子上有均布的 4 个齿。

齿距就是相邻两齿中心线(或称齿轴线)的夹角,又称为齿距角,计算公式为

$$\theta_{ch} = \frac{360°}{Z_r} \tag{11 - 1}$$

其中:θ_{ch} —— 齿距角;Z_r —— 转子齿数。

2. 工作原理

以图 11 - 15 所示的反应式步进电机为例来说明:反应式步进电机是由通电相控

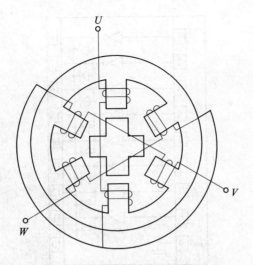

图 11-14　三相反应式步进电机模型

制绕组使该相控制极建立磁场,由于转子齿槽磁导的差异,当定子齿轴线与转子齿轴线不一致时,磁极对转子齿将产生吸力,进而形成电磁转矩—反应转矩,并最终使转子齿轴线转至与定子磁极齿轴线一致,转矩磁导最大的位置。如果按照一定的顺序给各相控制绕组轮流通电,将在定子内空间形成步进式磁极轴旋转,转子在反应式电磁转矩的作用下,随之作步进式转动。

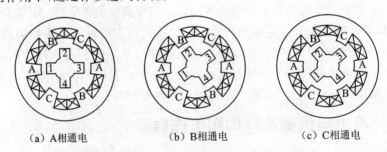

（a）A相通电　　　　（b）B相通电　　　　（c）C相通电

图 11-15　反应式步进电机的工作原理图

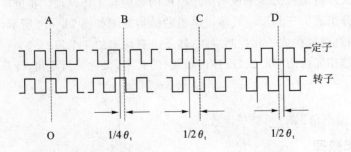

图 11-16　四相反应式步进电机局部展开图

图 11 - 16 所示为四相反应式步进电机局部展开图,它有 8 个控制磁极,每磁极上带有 5 齿 4 槽,转子上有均布的 50 个齿槽,则每相邻相磁极中心线夹角称为极距角经过 4 次换接通电状态,就完成了一个循环。

拍:称每一次通电状态的换接为拍,每一拍转子相应旋转一个步距角;把完成一个通电状态循环所需要换接的控制绕组相数或通电状态次数称作拍数,用 N 表示,则步距角:

$$\theta_b = \frac{\theta_{ch}}{N}$$

或:

$$\theta_b = \frac{360°}{NZ_r} \tag{11-2}$$

转速:步进电机即可作单步运行(按控制指令转过一定的角度),又可连续不断的旋转。当外加一个控制脉冲时,即每一拍,转子将转过一个步距角,这相当于整个圆周角的 $\frac{1}{NZ_r}$,也就是 $\frac{1}{NZ_r}$ 转,如果控制脉冲的频率为 f,转子的转速为

$$n = \frac{60f}{NZ_r} \text{ (r /min)} \tag{11-3}$$

通电状态:

① 单相轮流通电方式:每次切换前后只有一相绕组通电。

特点:在这种通电方式下,步进电机工作的稳定性较差,容易失步。

如:四相单四拍:A→B→C→D→A

② 双相轮流通电方式:每次有两相绕组通电,通电状态切换时,转子转动平稳,且输出力矩较大,这种通电方式定位精度高而且不易失步。

如:四相双四拍:AB→BC→CD→DA→AB

③ 单双相轮流通电方式:上述两种通电方式的组合。

如:四相八拍:A→AB→B→BC→C→CD→D→DA→A

经过八拍完成一个循环。步距角为四相单四拍或四相双四拍的一半。

11.4.2 步进电机的种类和基本参数

现在比较常用的步进电机包括反应式步进电机(VR)、永磁式步进电机(PM)、混合式步进电机(HB)和单相式步进电机等。

永磁式步进电机一般为两相,转矩和体积较小,步进角一般为 7.5° 或 15°;

反应式步进电机一般为三相,可实现大转矩输出,步进角一般为 1.5°,但噪声和振动都很大。反应式步进电机的转子磁路由软磁材料制成,定子上有多相励磁绕组,利用磁导的变化产生转矩。

混合式步进电机是指混合了永磁式和反应式的优点。它又分为两相和五相:两相步进角一般为 1.8° 而五相步进角一般为 0.72°。这种步进电机的应用最为广泛。

步进电机的一些基本参数：

电机固有步距角：

它表示控制系统每发一个步进脉冲信号,电机所转动的角度。电机出厂时给出了一个步距角的值,如 86BYG250A 型电机给出的值为 0.9°/1.8°(表示半步工作时为 0.9°、整步工作时为 1.8°),这个步距角可以称之为"电机固有步距角",它不一定是电机实际工作时的真正步距角,真正的步距角和驱动器有关。

步进电机的相数：

是指电机内部的线圈组数,目前常用的有二相、三相、四相、五相步进电机。电机相数不同,其步距角也不同,一般二相电机的步距角为 0.9°/1.8°、三相的为 0.75°/1.5°、五相的为 0.36°/0.72°。在没有细分驱动器时,用户主要靠选择不同相数的步进电机来满足自己步距角的要求。如果使用细分驱动器,则"相数"将变得没有意义,用户只需在驱动器上改变细分数,就可以改变步距角。

保持转矩(HOLDINGTORQUE)：

是指步进电机通电但没有转动时,定子锁住转子的力矩。它是步进电机最重要的参数之一,通常步进电机在低速时的力矩接近保持转矩。由于步进电机的输出力矩随速度的增大而不断衰减,输出功率也随速度的增大而变化,所以保持转矩就成为了衡量步进电机最重要的参数之一。比如,当人们说 2 N·m 的步进电机,在没有特殊说明的情况下是指保持转矩为 2 N·m 的步进电机。

DETENTTORQUE：

是指步进电机没有通电的情况下,定子锁住转子的力矩。DETENTTORQUE 在国内没有统一的翻译方式,容易使大家产生误解;由于反应式步进电机的转子不是永磁材料,所以它没有 DETENTTORQUE。

11.4.3 步进电机的特性

相比其他电机,步进电机的一些特点：

(1) 一般步进电机的精度为步进角的 3‰～5‰,且误差不累积。

(2) 步进电机外表允许的最高温度。

步进电机温度过高首先会使电机的磁性材料退磁,从而导致力矩下降乃至于失步,因此电机外表允许的最高温度应取决于不同电机磁性材料的退磁点;一般来讲,磁性材料的退磁点都在摄氏 130℃度以上,有的甚至高达摄氏 200℃以上,所以步进电机外表温度在摄氏 80℃～90℃度完全正常。

(3) 步进电机的力矩会随转速的升高而下降。

当步进电机转动时,电机各相绕组的电感将形成一个反向电动势;频率越高,反向电动势越大。在它的作用下,电机随频率(或速度)的增大而相电流减小,从而导致力矩下降。

(4) 步进电机低速时可以正常运转,但若高于一定速度就无法启动,并伴有啸叫声。

步进电机有个技术参数:空载启动频率,即步进电机在空载情况下能够正常启动的脉冲频率,如果脉冲频率高于该值,电机不能正常启动,可能发生丢步或堵转。在有负载的情况下,启动频率应更低。如果要使电机达到高速转动,脉冲频率应该有加速过程,即启动频率较低,然后按一定加速度升到所希望的高频(电机转速从低速升到高速)。

1. 静态特性

电角度的概念:从步进电机的工作原理可看出,无论以何种方式—— 单拍制或双拍制通电,完成 1 个通电循环,转子将转过 1 个齿距角。再经过 1 个循环,转子将重复刚才的运动,继续转过 1 齿距。因此步进电机的特性完全可由 1 个齿距范围(1 个齿与 1 个槽)内的特性来代表。定义电角度 θ_e 等于机械角度与转子齿数乘积:

$$\theta_e = \theta \cdot Z_r$$

用电角度表示的齿距角 θ_{che} 为:

$$\theta_{che} = 360°(电角度) = 2\pi(电弧度)$$

$$\theta_{be} = \frac{\theta_{che}}{N} = \frac{360°}{N}(电角度) = \frac{2\pi}{N}(电弧度) \tag{11-4}$$

无论转子齿有多少个,以电角度表示的齿距角和步距角与齿数无关。

2. 矩角特性

(1) 单相控制的矩角特性

单相控制绕组通电状态不变的条件下,控制磁极对转子作用的电磁转矩与转子偏转角的关系(图 11-17),以 A 相控制绕组为基准:

$$T_{em} = -T_{jmax}\sin\theta_e \tag{11-5}$$

静稳定区:通电状态不变的情况下,当转子去掉外转矩后,能回到初始稳定平衡位置的转子偏转角范围。

(2) 多相控制时的矩角特性

三相步进电机:单相控制,A 相控制绕组通电时:

$$T_{emA} = -T_{jmax}\sin\theta_e$$

$$T_{emB} = -T_{jmax}\sin(\theta_e - \frac{2}{3}\pi)$$

$$T_{emB} = -T_{jmax}\sin(\theta_e - \frac{4}{3}\pi) \tag{11-6}$$

四相步进电机:以 A 相为基准,采用四相单四拍运行时,各相控制绕组单独通电的矩角特性:

$$T_{emA} = -T_{jmax}\sin\theta_e$$

$$T_{emB} = -T_{jmax}\sin(\theta_e - \frac{\pi}{2})$$

$$T_{emC} = -T_{jmax}\sin(\theta_e - \pi)$$

$$T_{emD} = - T_{jmax} \sin(\theta_e - \frac{3\pi}{2}) \qquad (11-7)$$

应用叠加原理,可以方便地得到四相双四拍的矩角特性曲线族和它的解析表达式(图11-18):

$$T_{AB} = -\sqrt{2} T_{jmax} \sin(\theta_e - \frac{\pi}{4})$$

$$T_{BC} = -\sqrt{2} T_{jmax} \sin(\theta_e - \frac{3\pi}{4})$$

$$T_{CD} = -\sqrt{2} T_{jmax} \sin(\theta_e - \frac{5\pi}{4})$$

$$T_{DA} = -\sqrt{2} T_{jmax} \sin(\theta_e - \frac{7\pi}{4}) \qquad (11-8)$$

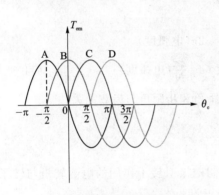

图 11-17　矩角特性曲线族

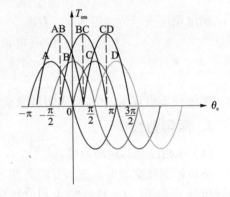

图 11-18　四相步进电动机多相控制

3. 动态特性

(1) 单脉冲作用下的运行

又称单步运行,即在带电不动的初始状态下,切换一次脉冲电压。

① 空载状态

空载状态下单步运行的矩角特性曲线如图11-19所示。

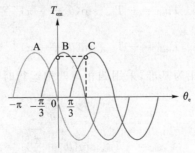

图 11-19　空载状态的单步运行的矩角特性曲线

② 负载状态

空载状态下单步运行的矩角特性曲线如图 11 - 20 所示。

③ 负载能力

起动转矩:各项矩角特性曲线的交点——代表的电磁转矩值 T_q 为步进电机单步运行所能带动的最大负载转矩,称为起动转矩。当 $T_f < T_q$ 时,电机才能正常运转。

图 11 - 21 给出了步进电机单步运行的负载能力。

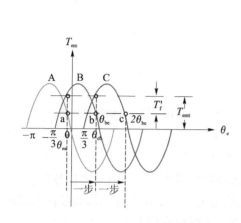

图 11 - 20　负载状态的单步运行的矩角特性曲线

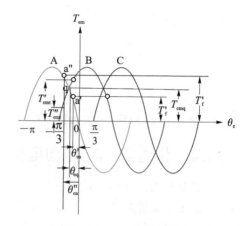

图 11 - 21　步进电机单步运行的负载能力

④ 单脉冲作用下步进电机的震荡现象

设步进电机的负载转矩为零,一相控制绕组通电,转子处于静态稳定平衡位置。

设 θ 为偏转角(机械角),考虑粘性摩擦产生的阻转矩 $B\dfrac{\mathrm{d}\theta}{\mathrm{d}t}$,转子的运动方程:

$$J\frac{\mathrm{d}^2\theta}{\mathrm{d}t^2} + B\frac{\mathrm{d}\theta}{\mathrm{d}t} = T_{\mathrm{emt}} \tag{11 - 9}$$

此为衰减振荡过程。

(2) 连续运行时步进电机的动态特性

① 动稳定区和稳定裕度:

动稳定区:在第 n 相控制绕组通电状态换接为第 $n+1$ 相控制绕组通电状态瞬间,转子位置只要在这个区间,就能转向新的稳定平衡点,且不超过不稳定平衡点。把区域 $(-\pi + \theta_{\mathrm{be}}) < \theta_{\mathrm{e}} < (\pi + \theta_{\mathrm{be}})$ 称作动稳定区(图 11 - 22)。$(-\pi + \theta_{\mathrm{be}}) < \theta_{\mathrm{e}} < 0$ 的范围叫做稳定裕度。

② 步进电机的起动过程和起动频率

起动过程:设步进电机的负载转矩为零,在一相控制绕组恒定通电时,转子位于稳定平衡点 O_a。由 A 换接到 B 相运动,下一拍时分两种情况(见图 11 - 23):

a. 转子角位移较大,在 b_1 点换接到 c_1,矩角特性转矩为正,可以到达新稳定平衡点 O_b。

b. 转子角位移不大,在 b_2 点切换,矩角特性转矩为负,将不能到达新稳定平衡点 O_b。

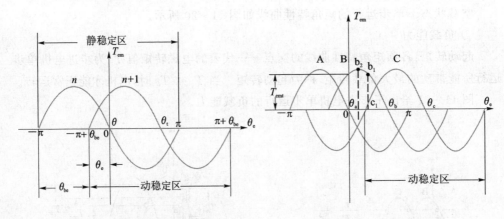

图 11-22　静稳定区和动稳定区　　　　图 11-23　起动过程分析

11.4.4　步进电机的驱动电路

步进电机的运动由一系列电脉冲控制,脉冲发生器所产生的电脉冲信号,通过环形分配器按一定的顺序加到步进电机的各相绕组上。为了使步进电机能够输出足够的功率,经过环形分配器产生的脉冲信号还需要进行功率放大。

环形分配器、功率放大器以及其他辅助电路统称为步进电机的驱动电源。步进电机、驱动电源和控制器构成步进电机传动控制系统(见图 11-24)。

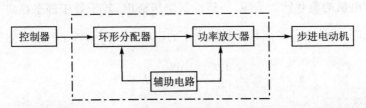

图 11-24　步进电机驱动电路的基本构成

现在有很多集成电路把这环形分配器、功率放大器和辅助电路完全集成在一起。但有时也需要单独用到功率放大器。环形分配器可以有各种数字电路或单片机产生,在这里就不再细述。下面重点介绍步进电机的功率驱动电路、专用集成电路和为提高步进电机的步进精度与其他性能的细分电路。

1. 功率驱动电路

单极性(unipolar)和双极性(bipolar)是步进电机最常采用的两种驱动架构。单极性驱动电路使用四颗晶体管来驱动步进电机的两组相位,电机结构则如图 11-25 所示包含两组带有中间抽头的线圈,整个电机共有 6 条线与外界连接。这类电机有时又称为四相电机,但这种称呼容易令人混淆又不正确,因为它其实只有两个相位,精确的说法应是双相位六线式步进电机。六线式步进电机虽又称为单极性步进电机,实际上却能同时使用单极性或双极性驱动电路。

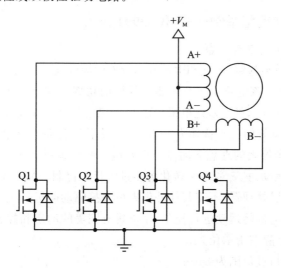

图 11 - 25　单极性步进电机驱动电路

　　双极性步进电机的驱动电路则如图 11 - 26 所示,它会使用八颗晶体管来驱动两组相位。双极性驱动电路可以同时驱动四线式或六线式步进电机,虽然四线式电机只能使用双极性驱动电路,它却能大幅降低量产型应用的成本。双极性步进电机驱动电路的晶体管数目是单极性驱动电路的两倍,其中 4 颗下端晶体管通常是由微控

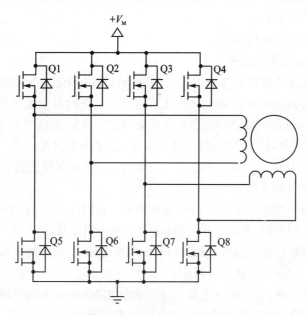

图 11 - 26　双极性步进电机驱动电路

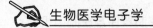

制器直接驱动,上端晶体管则需要成本较高的上端驱动电路。双极性驱动电路的晶体管只需承受电机电压,所以它不像单极性驱动电路一样需要箝位电路。

2. 集成驱动电路举例——MC33991

(1) MC33991 的主要特点

MC33991 是单独封装、通过 SPI(同步串行外设接口)进行通信、可同时控制 2 个步进电机的驱动电路。该电路由 4 个可驱动线圈的功率 H 桥和辅助逻辑控制器组成。每组 H 桥的驱动可用来控制步进电机的速度、旋转方向及每相线圈中电流的大小。

MC33991 有良好的抗干扰能力,可以十分灵活地驱动步进电机,因此是汽车电子设备特别是汽车仪表的理想驱动器。只要做一些外围设备的改进,该电路也可以仿照气隙磁通的运动.把普通电机转化为步进电机来控制。MC33991 的特性如下:

- 最小的上层处理器(不需其他外设即可直接驱动电机);
- 仿效普通电机的运动进行控制,使电机有完美的动态和静态性能;
- 有 4096 个静态指示位置;
- 最大指针扫过范围为 340;
- 最大指针速度为 400 deg/s;
- 最大指针加速度为 4 500 deg/s;
- 应用微步距控制技术(每步细分为 12 个微步);
- 指针回零校准;
- 有 16 位 SPI;
- 内部时钟校准;
- 睡眠模式下的耗电量较小。

(2) 结构原理与引脚功能

MC33991 的内部结构框图如图 11 - 27 所示,它由 SPI、逻辑电路、电压/温度检测及功率 H 桥等模块组成。MC33991 主控电路先将驱动命令通过 SPI 以串行数据的方式输出,再通过逻辑电路将命令转化成驱动信号以驱动功率 H 桥,H 桥输出电流直接驱动步进电机,同时 MC33991 中的电压/温度等检测模块可以随时检测电机的运转状态,并将检测结果通过 SPI 以串行输出方式将数据反馈给主控电路。

MC33991 的引脚功能如下:

COS+、COS−、SIN+ 与 SIN−:H 桥输出端。它们分别是 H 功率桥中各个半桥的输出端。H 功率桥可以直接线性控制步进电机的 2 组线圈,使其在第Ⅳ象限中运动。

GND:接地端,包括与晶闸管相连的输出地及逻辑地,同时具备散热作用。

$\overline{CS}$:片选输入端,与片选信号相连。

SCLK:串行时钟,该引脚与主控电路的时钟相连,决定串行外围接口的时钟频率的大小。信号的占空比为 50%,由 CMOS 电平驱动。

SO:串行输出端,该引脚与主控电路外围串行接口的输入端或者与其他驱动电路

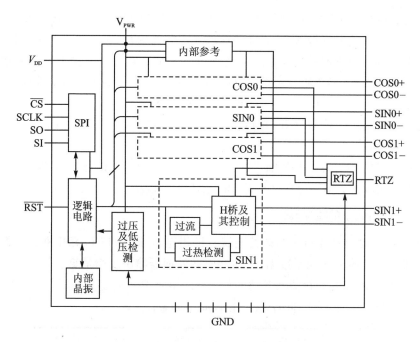

V_{PWR}

V_{DD}

$\overline{CS}$
SCLK
SO
SI

SPI

内部参考

COS0 — COS0+
— COS0−

SIN0 — SIN0+
— SIN0−

COS1 — COS1+
— COS1−

RTZ — RTZ

$\overline{RST}$

逻辑电路

过压及低压检测

过流

过热检测

H桥及其控制

SIN1+
SIN1−

SIN1

内部晶振

GND

图 11 - 27　MC33991 的内部结构框图

的串行输入端相连。输出为 CMOS 电平,输出的数据为状态反馈信息或报错信息。

SI:串行输入端,该引脚与主控电路外围串行接口的输入端相连,接收主控电路提供的控制信号。SI 端在电路内部有上拉电阻器,要由 CMOS 电平驱动。

RTZ:多元输出。指针回零时要用此引脚。

V_{DD}:电源输入端,为逻辑电路及 SPI 供电。电压为 4.5～5.5 V。

$\overline{RST}$:复位端,当主控电路要复位或者要使电路进入睡眠状态时,应将此引脚置 0 使电路回到默认状态。该引脚在电路内部接有上拉电阻器。

V_{PWM}:电池电压,电源输出端。电压范围为 6.5～26.0 V,工作电流小于 6.0 mA。

3. SPI 的引脚及通信协议

SPI 为同步串行外部设备接口,可以进行 16 位数据的双向传输,MC33991 中有 4 个引脚:SI、SO、SCLK、$\overline{CS}$ 与之相关。其中 SI 与 SO 引脚遵循先入先出(FIFO)协议进行数据输入和输出。所有输入引脚都需要 5.0 V 的 CMOS 驱动电平。下面具体加以介绍:

片选端$\overline{CS}$:是主控电路与 MC33991 进行通讯的使能端。当$\overline{CS}$为 0 时,MC33991 型步进电机驱动器与主控电路传输数据。MC33991 在$\overline{CS}$端输入信号的上升沿锁存输入数据,当$\overline{CS}$为 0 时,输出端 SO 输出信号有效;当$\overline{CS}$为 1 时,SI 与 SCLK 引脚的输入信号被忽略,SO 端为高阻状态。只有当 SCLK 为 0 时,$\overline{CS}$端的信号才可以由 1 转换为 0,$\overline{CS}$端在电路内部接上拉电阻器,专门控制 I/O 端口。

串行时钟输入端 SCLK(同步时钟)：SCLK 端口为 MC33991 内部寄存器转换提供时钟信号。在其下降沿 SI 的信号被转换到寄存器内部，在其上升沿的同时 SO 的信号将寄存器中的数据转换成输出信号,SCLK 引脚在电路内部接下拉电阻器。

串行输入端 SI：SPI 的输入端,串行输入信号在 SCLK 的下降沿被读取。输入的数据为 16 位,从最高位(MSB)开始传输。其他的多重数据信息(16 位以后的数据)将被忽略,传输完 16 位数据后,在传输新数据之前 $\overline{CS}$ 必须置 1。当 $\overline{CS}$ 为高电平时,输人数据被忽略。

串行输出端 SO：寄存器的输出端 12,有 3 种状态(0、1、高阻)。数据在 SCLK 信号的上升沿被输出,当 $\overline{CS}$ 为高电平时.SO 引脚为高阻状态。

4. MC33991 的寄存器

MC33991 型驱动器可以与微处理器直接相连,并通过 16 位 SPI 进行数据传输。微处理器向驱动器输入控制数据,驱动器向微处理器输出反馈信息。

MC33991 内部的寄存器及其功能如表 11-8 所列。

表 11-8　MC33991 内部寄存器表

地址(13～15 位)	用　　途	名　　称
000	能量、使能以及校准寄存器	PECR
001	最大运行速度寄存器	VELR
010	步进电机 0 的位置寄存器	POS0R
011	步进电机 1 的位置寄存器	POS1R
100	回零寄存器	RTZR
101	回零配置寄存器	RTXCR
110	未用	
111	测试用	

MC33991 内部有 6 个寄存器,分别用来控制和记录 4 个 H 桥的输出状态,它们的地址由 SPI 所输入的 16 位数据中的 15～13 位来决定,主要功能如下：

(1) 控制方面
● 独立控制每个电机的工作；
● 控制电源的升降；
● 校准内部时钟；
● 决定步进电机指针的位置和移动的速度；
● 控制指针的回零校准。

(2) 状态输出方面
● 分别指示 2 个步进电机是否有过热现象；
● 指示电池电压是否过高；

● 指针回零状态指示；

● 内部时钟状态指示；

● 指示输出与指针运动是否相符。

在这 6 个寄存器中，能量、使能及校准寄存器（PECR）能够使主控电路独立控制每个步进电机驱动信号的输出或禁止。同时还可以帮助校准电路的内部时钟，发出空指令以得到状态位的数据，还可以控制 MC33991 使其工作在"睡眠状态"。

最大运行速度寄存器（VELR）的第 0～7 位可以表示 0～225 个不同的数据，用来设定电机运行的最高速度，第 8 位和第 9 位分别用来控制是否将这一最大速度应用到各个步进电机上。

步进电机 0/1 的位置寄存器（POS0R/POS1R）可以分别确定 0 号步进电机和 1 号步进电机指针的位置。寄存器的 0～11 位表示 4 096 个不同的数据，从而使电机指针的位置在 0～4 095 之间变化。

回零寄存器（RTZR）的第 0 位决定是哪个电机回零，第 1 位为回零的使能位。2～3 位决定输出哪 8 位数据，第 4 位为决定是无条件回零还是自动回零，5～12 位必须置 0。

回零配置寄存器（RTZCR）用来设定指针回零需用的参数，主要包括每一整步所用的时间、速率及空白时间的大小。空白时间指一相线圈断电与下一相线圈通电之间的延迟时间（512 μs 或 768 μs）。该寄存器还可用来判断指针的状态是运动还是静止。

状态输出寄存器：当 $\overline{\text{CS}}$ 为低电平时，状态输出寄存器会把它其中的 16 位数据通过 SO 端输入到主控电路，为主控电路提供步进电机驱动及运行状况的信息。此寄存器为只读寄存器。其中 15～8 位和第 7 位用来指示内部时钟是否需要校准；第 6 位用来指示驱动电源电压是否正常；第 5/4 位用来指示在上一条指令发出后 1/0 号步进电机的状态（静止/运动）；第 3/2 位指示步进电机 1/0 是否处在回零状态；第1/0 位指示步进电机 1/0 的温度是否正常。图 11-28 和图 11-29 分别示出 MC33991 的输入、输出时序。

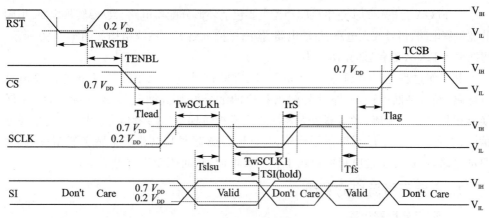

图 11-28 SPI 信号输入时序

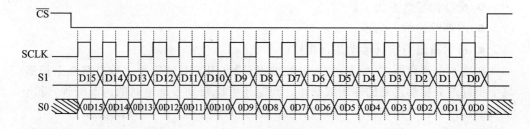

图 11 - 29　SPI 信号输出时序

11.4.5　步进电机的细分驱动技术

步进电机系统仍存在一些缺陷:低频共振,低速运行平稳性较差;高速运行的快速响应能力较差、易失步、效率较低等。细分驱动是能够有效改善步进电机上述缺陷的技术,与常规的步进电机驱动电路的主要不同在于环形分配器:对每相脉冲按照一定的要求进行细分。

环形分配器是步进电机驱动中的一个重要组成部分。步进电机各相绕组的脉冲信号可以由专用集成环形分配器来产生,也可以由计算机或单片机来实现细分驱动。目前广泛应用的以计数器和 EPROM 构成的细分驱动器有数据位宽的限制,当相数上升和细分数加大时,环分器的复杂性大大增加。对于利用单片机实现细分驱动的细分驱动器,由于单片机是一种非并行执行的器件,各信号的同步受到一定影响,而且是一种软件模式,可靠性不高,易产生失步。步进电机的性能在很大程度上取决于所用的驱动器,改善驱动器的性能,可以显著地提高步进电机的性能。下面介绍使用现场可编程门阵列(FPGA)实现步进电机驱动器的细分环形分配器技术,开发一种性价比高的步进电机驱动器。

1. 步进电机驱动器总体设计

以 FPGA 为核心的步进电机驱动器主要包括环形分配器电路、数/模转换电路、恒频脉宽调制电路、信号放大电路、驱动电路、检测保护电路等。系统结构如图 11 - 30 所示,虚线框为 FPGA 编程后的内部模块。

其工作过程是:从控制器输入的脉冲、方向信号送给以 FPGA 为核心的逻辑控制电路,经过判断处理,一路信号输出相应的细分控制数据至 D/A 转换器,D/A 转换器根据电流设定值,经运算放大器后输出模拟阶梯电压参考信号;另一路输出环分信号;参考信号与电压反馈信号比较,通过恒频脉宽调制电路产生脉宽调制波,通过驱动电路后,加在步进电机的绕组上控制其电流,从而驱动步进电机运行。

2. 主要电路模块的实现

(1) 环行分配器电路

在驱动器中,选用了 ALTERA 系列中的 EPM7000S 可编程器件,一片

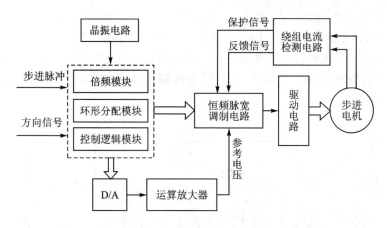

图 11-30 基于 FPGA 的细分驱动电路的原理框图

EPMT000S 器件实现了环形分配器、倍频、逻辑控制等功能。在 MAX＋PLUS II 开发平台上用 VerilogHDL 硬件描述语言,对 FPGA 进行逻辑设计。软件设计的流程包括以下几部分:用 VerilogHDL 进行设计输入编译;功能仿真(前仿真);设计输入优化;布局布线;后仿真;编程与验证。其输入与输出波形如图 11-31 所示。

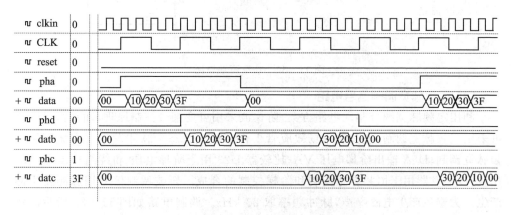

图 11-31 环形分配器电路的输入与输出波形

(2) 功率驱动电路

如图 11-32 所示,功率驱动电路功率驱动模块为步进电机输出电磁转矩提供高电压、大电流,由缓冲吸收电路、互补式放大电路、反压泄流电路、隔离电路等组成,并采用 VMOS 管作为末级功率驱动开关管和高低压驱动关管。

(a) 采用高低压驱动。高压使电流建立时间快,低压可维持电机绕组额定电流。

(b) 采用 VMOS 管作为末级功率驱动开关管,电路有以下优点:导通压降低、耐压高导通电流大、导通速度快、驱动电流小、损耗低、电路简单且更加可靠。

(c) 反压泄流与缓冲吸收电路。当功率管截止时,电机绕组的电感产生很高的反压,把二极管和电阻串联后并在绕组上,以释放绕组上电感存储的能量,同时消除尖峰电压对 VMOS 管的冲击。

(d) 互补式放大电路。为了保证功率管有更快的开关速度,在 Q16 前加一级互补式晶体管。同时在栅源之间并联一只电阻,以提高 Q16 的耐压和抗干扰能力。

上侧高端场效应管驱动系统中,采用光电隔离型、光电耦合器采用快速型光隔 4N25,其电路原理如图 11-32 所示。

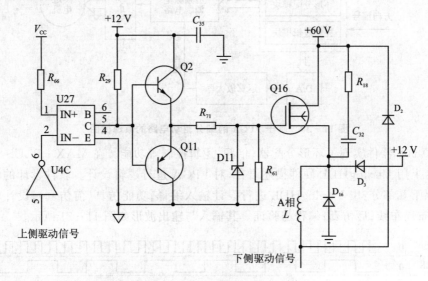

图 11-32 功率驱动电路

(3) 恒频脉宽调制信号电路

利用定频脉宽细分驱动电路方案,阶梯波采用可变细分控制原理,而在恒流阶段可采用定频脉宽调制,使其功率场效应管工作在开关状态。脉冲发生器方波用于恒频脉宽调制;D/A 输出阶梯电压 VA;比较器 U23 用于阶梯电压 和绕组检测电压的比较;D 触发器用于恒频脉宽调制和阶梯控制的合成。斩波调制信号用脉冲发生器产生。为避免产生电磁噪声,脉冲频率取 20 kHz。调制电路如图 11-33 所示。将此脉冲供给步进电机各相驱动电路作为斩波调制信号,使步进电机各相斩波同步。这样一方面不会产生电磁噪声,另一方面也可避免由于步进电机各相斩波不同步而产生的差拍噪声,同时整个电路也变得简单。

其工作原理如下:对给定参考电压 V_A,U23A 输出高电平,CLK0 信号的上升沿使 D 触发器的 Q=1,T_h(高端场效应管)、T_L(低端场效应管)导通,则绕组电流 I_o 迅速上升;当 V_τ(检测电压)$> V_A$ 时,U23A 输出低电平,D 触发器输出低电平,T_h 和 T_L 截止,I_o 下降,使 $V_\tau < V_A$,此时 D 触发器又输出高电平,T_h 和 T_L 又导通,则绕组电流 I_o 重新上升,此过程一直重复。恒频脉冲频率较高,使得 V_τ 基本保持在 V_A 值,且 I_o 波顶比较平稳。若有较大的阶梯上升时,T_h 和 T_L 导通的时间较长,直到 $V_\tau = V_A$ 为止;若有较大的阶梯下降时,T_h 和 T_L 截止的时间较长,直到 $V_\tau = V_A$ 为止。这

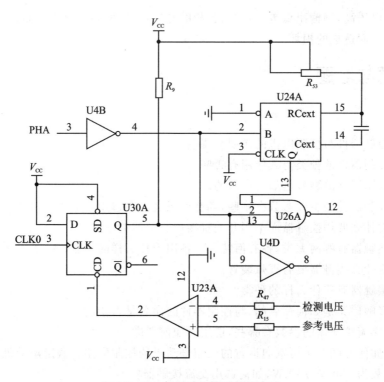

图 11 - 33　恒频脉宽调制信号电路

样通过控制开关管的开通时间达到恒频脉冲调宽细分的目的。

(4) 检测及保护电路

在步进电机驱动中,为提高驱动系统工作的可靠性,保护环节至关重要,主要有过压保护和过流保护。故障中任何一种或几种故障同时出现时,均可立即封锁所有相控制信号,达到保护驱动系统和步进电机的目的。

(a) 过压保护电路。过压保护电路主要用于防止由过压对功率场效应管造成的损坏。当功率管截止时,电机绕组的电感产生很高的反压。如果不采取措施,这个反压会击穿其他器件,把二极管和电阻串联后并在绕组上,以释放绕组上电感存储的能量。

同时电路中采用 P6KE200A 顺态抑制二极管作保护,它响应速度极快、嵌位电压稳定、体积小、价格低,当电压超过 P6KE200A 额定电压时,P6KE200A 迅速反向击穿,由高阻态变成低阻态,并把干扰脉冲箝位于规定值,从而保证功率场效应管不受损坏,嵌位时间定义为从零伏达到反向击穿电压最小值所需要的时间。箝位时间极短(仅 1 ns),所能承受的顺态脉冲电流值高达几十安培。

(b) 过流保护电路。过流检测电路用于防止电流检测电路失效造成大功率场效应管过流和过热损坏。电路中以比较器和取样电阻等构成过流保护电路,其中步进电机相电流是通过一个串接在步进电机绕组回路的小阻值水泥电阻来检测,将电阻上的压降与比较器的参考电压相比较得到控制信号。当电流过大时取样电阻上的电压比参考电压高,则输出低电平,切断各相的脉冲信号,使各功率管关断,防止了大功率管因过流而造成的损坏。

思考题与习题

11-1　控制器件与控制电机的作用有哪些?

11-2　控制器件的种类与其作用有哪些?

11-3　控制器件的型号是如何命名的?

11-4　控制器件的主要参数有哪些,各有何意义? 在选用时应该如何考虑?

11-5　为什么要用接触器而不用开关直接控制电器?

11-6　接触器有哪两大类,各有何特点? 各用于什么样的场合?

11-7　为什么接触器要有灭弧装置?

11-8　接触器有些什么样的种类?

11-9　接触器又是如何命名的,与控制器件的命名是否矛盾?

11-10　交流接触器的参数有哪些,选用时如何考虑?

11-11　如何时间一个可双向运行的三相电动机的控制电路? 假定电动机的主要参数为 380 V/10 kW,如何选用交流接触器?

11-12　继电器在电气系统中的作用是什么,有哪些种类?

11-13　电磁继电器又有哪些种类?

11-14　电磁继电器的主要特性参数的主要参数有哪些?

11-15　如何选用电磁继电器?

11-16　设计电磁继电器的驱动电路时有何特殊考虑?

11-17　如果有一个继电器的电阻为 80 Ω、电压为 24 V、动作电流为 250 mA,请设计一个用单片机控制的驱动电路。

11-18　请查找一下资料,对比一下几种可用于驱动电磁继电器的集成电路。

11-19　如何用光耦设计上题中的驱动电路?

11-20　与固态继电器相比,电磁继电器有何优点和不足?

11-21　控制电机的种类与其作用有哪些?

11-22　步进电机的作用是什么? 步进电机的种类及其特点?

11-23　步进电机有哪些主要参数?

11-24　步进电机的驱动电路有哪几部份构成? 各自的作用是什么?

11-25　单极性和双极性的步进电机功率驱动电路各有何优缺点?

11-26　为什么步进电机功率驱动电路中的晶体管都要并联一个二极管,他们有何作用,如何选用?

11-27　采用步进电机的集成驱动电路有何优点?

11-28 查找一下,还有哪些步进电机的集成驱动电路?对比一下你所找到的器件的性能。

11-29 为何要采用步进电机的细分驱动电路?

11-30 如何实现步进电机的细分驱动?

第 **12** 章

信号遥传

本章学习要点

1. 遥测或遥控系统与一般测控系统的区别,遥测或遥控系统的适用条件;

2. 幅度调制、频率调制、相位调制的原理、分类与解调;

3. 脉冲调制的原理、分类与解调;

4. 脉冲编码调制的原理、分类;

5. 多路复用技术的分类、原理及特点;

6. 无线网络技术的特点,以及几种常用的技术。

12.1 概　述

人们在实践活动中,对于有些被测(或控制)的对象,如运载火箭和具有放射性的物体等,人们不可能或不宜于在它们所处的位置附近直接进行相关参数的测量(或控制);或是虽然可以直接测量但为了使用上的灵活性(如蓝牙技术),只能在远离它们的地方进行间接测量(或控制);或是为了保障被测者的安全(如心导管或心内电极遥测)。这种远离被测对象的间接测量(或控制),习惯上就称为遥测(或遥控)。因此,遥测(或遥控)乃是一般测量(或控制)的延伸。这里所说的远距离是一个相对的概念,它可以近到几米,如对高速旋转体内静应变参数的遥测;也可以远到几十万公里,如对宇航员的生理参数遥测。

不论是遥测还是遥控系统,不同于一般测控系统的主要特征就是具有遥传设备。其作用是把输入设备输出的信号传输到距离很远的终端设备,解决了远距离测量和控制问题。若是有线传输,遥传设备就是一对导线、电缆或光缆;若是无线传输,遥传设备应包括收发机、天线和传输媒介(即信道)。现在使用的遥测遥控系统,一般也是根据遥传设备的工作原理来命名的,如模拟的和数字的,时分的和频分的等。

遥传通常主要涉及到两方面的内容:一是信号的调制和解调原理,二是系统的抗噪声性能。前者决定了信息传输的体制,后者影响到信息传输的质量,而且后者又与前者密切相关。本书结合遥测遥控的特点着重讨论了信号传输原理的基本内容,即各种体制的信号调制与解调原理。作为本章的结束,将对近年来发展最为迅速的蓝牙技术进行介绍。

应该强调的是:本章介绍的电路都是为了说明原理用,现在的无线收发模块或集成电路不仅把相应的调制解调电路、高频接收和发射电路都集成到里面,还把相应的控制电路、数字接口电路也集成到一起,甚至还集成了微控制器。因此,在设计遥测、遥控系统时,应该尽量采用商品化的无线收发模块。

12.2 遥传中的基本调制原理

为了抗干扰和远距离传输信号,一般需将信号频率较低的信号加载到辐射能力强的高频振荡上,使高频振荡的特征参数(振幅、频率和相位等)随信号的强弱而变,这个加载过程,通常称为调制。载运信号的高频振荡称为载波,而需传输的信号称之为调制信号,经调制后的高频振荡称为已调波。

12.2.1 正弦波幅度调制及解调

正弦波幅度调制过程中,正弦载波信号的幅值随调制信号的强弱而变,而其频率不变。幅度调制分为标准调幅(AM)、双边带抑制载波调幅(DSB—SC—AM,简写为DSB)、单边带抑制载被调幅(SSB—SC—AM,简写为 SSB)和残留边带调幅(VSB—SC—AM,简写为 VSB)。

1. 标准调幅(AM)

调幅过程中的示意图如图 12-1 所示。为简化起见,先假设调制信号为余弦波,其瞬时值为 v_Ω ,即:

$$v_\Omega = V_\Omega\cos\Omega t = V_\Omega\cos2\pi Ft \qquad (12-1)$$

式中 V_Ω 、F 和 Ω 分别为调制信号的振幅、频率和角频率。

若令载波的初相位 $\theta_0 = 0$,则调幅波可以表示成:

$$v = V_{cm}(t)\sin\omega_c t$$
$$= (V_{cm} + \Delta V_c\cos\Omega t)\sin\omega_c t$$
$$= V_{cm}(1 + \frac{\Delta V_c}{V_{cm}}\cos\Omega t)\sin\omega_c t$$
$$= V_{cm}(1 + m_A\cos\Omega t)\sin\omega_c t \qquad (12-2)$$

式(12-2)中, ΔV_c 为幅值变化的最大值,它与调制信号的振幅 v_Ω 成正比,调幅波 v 的振幅在最大值 $V_{max} = V_{cm} + \Delta V_c$ 和最小值 $V_{min} = V_{cm} - \Delta V_c$ 之间摆动。式(12-2)中 m_A 为:

$$m_A = \frac{\Delta V_c}{V_{cm}} \qquad (12-3)$$

m_A 用来表示调幅波的深度,称为调幅系数(或称调幅度), m_A 越大,表示调幅的深

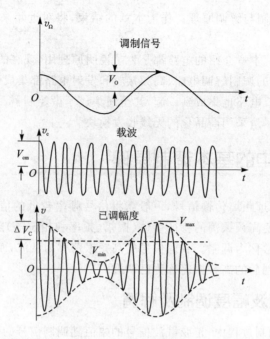

图 12-1　幅度调制原理

度越深，$m_A = 1$ 时，则是 100% 的调幅，若 $m_A > 1$，则意味着 $\Delta V_c > V_{cm}$，会出现过量调幅，如图 12-2 所示，调幅波的包络线已不同于调制信号，在振幅波解调时，便不能恢复原始调制信号，将会引起很大的信号失真。所以振幅调制时，一般应使 $m_A \leqslant 1$。

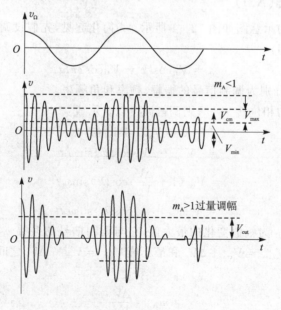

图 12-2　过量调幅

　　将调幅信号利用简单的三角变换展开,可以发现采用单一频率的正弦波调制正弦载波时,调幅波的频谱是由载波($\omega = \omega_c$)、上边频($\omega = \omega_c + \Omega$)和下边频($\omega = \omega_c - \Omega$)组成,如图 12-3 所示。若调制信号是含多种频率的复合信号,则调幅波的频谱图中将有上、下边带分立于载波左右,图中 Ω_{max} 表示调制信号中的最高频率分量。所以,传输调幅波的系统的带宽应为调制信号最高频率的两倍,即 $B = 2F_{max}$。

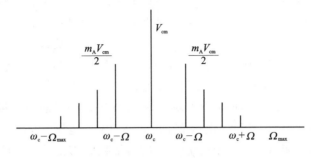

图 12-3　调幅波的频谱

　　由调幅波的表示式和频谱图可以看出,载波分量不携带信息,上边带和下边带携带的信息相同,因此,可以用载波抑制的方法节约功率或用单边带传输的方法压缩频带宽度。

2. 载波抑制的双边带调幅制(DSB)。

　　当调幅波送至负载电阻 R 时,其载波功率与上、下边频的功率分别为:

$$\left.\begin{array}{l} P_{\omega_c} = \dfrac{V_{cm}^2}{2R} \\[3mm] P_{\omega_c + \Omega} = \dfrac{1}{2}(\dfrac{m_A}{2}V_{cm})^2 \dfrac{1}{R} = \dfrac{m_A^2}{4}P_{\omega_c} \\[3mm] P_{\omega_c - \Omega} = P_{\omega_c + \Omega} = \dfrac{m_A^2}{4}P_{\omega_c} \end{array}\right\} \qquad (12-4)$$

载波与上、下边频的总功率为:

$$P_\Sigma = P_{\omega_c} + P_{\omega_c + \Omega} + P_{\omega_c - \Omega} = (1 + \dfrac{m_A^2}{2})P_{\omega_c} \qquad (12-5)$$

　　显然,即使在 $m_A = 1$ 时,携带信息的上、下边频功率也仅仅是载波功率的一半,功率白白浪费在不携带信息的载波上。因此,为了节省功率,可采用载波抑制技术,抑制载波而仅传送上、下边频,这种调幅方式称为载波抑制的双边带调幅制(DSB)。

3. 单边带抑制载波调幅(SSB)和残留边带调幅(VSB)

　　由于上、下两个边带包含的信息具有相同的特征,因此可以对上、下两个边带进行抑制,只传送其中一个边带,这种压缩频带的技术,称为单边带(SSB)传输。

　　采用载波抑制的单边带传输方式可以节约功率和压缩频带,但要求复杂的接收解调设备,因此在小功率的遥测技术中较少采用。采用抑制一个边带中部分频谱保留载波的残留边带(VSB)传输,既可压缩频带,又可简化接收机的结构,目前在广播电视传送图象时已广泛采用。

4. 调幅信号的解调

与调制过程相反,在接收端,需有从已调波中恢复出调制信号的过程,这一过程称为解调。调幅波的解调装置通常称为幅度检波器,简称检波器。解调必须与调制方式相对应。若已调波是一般调幅信号,则检波器可采用检波的方式,图 12-4(a)、图 12-4(b)所示为一个二极管包络检波器的原理电路以及检波过程的示意图。当检波器输入端加入已调幅信号 v_i 后,只要 v_i 高于负载(电容器 C)两端的电压(检波器的输出电压) v_o,则检波二极管导通,v_i 通过二极管的正向电阻 r_i 快速向电容 C 充电(充电时间常数为 r_iC),使电容两端电压 v_o 在很短的时间内就接近已调幅信号的峰值,当已调幅信号 v_i 的瞬时电压低于电容器两端的电压 v_o 后,二极管便截止,电容器 C 通过负载电阻 R_L 放电,由于放电的时间常数 R_LC 远大于 r_iC,且远大于载波周期,所以放电很慢。当电容上的电压 v_o 下降不多,且已调波的下一周的电压 v_i 又超过 v_o 时,二极管又导通,v_i 再一次向电容 C 充电,并使 v_o 迅速接近已调波的峰值。这样不断反复循环,就可得到图 12-4(b)中所示的输出电压波形,其波形与已调波的包络相似,从而恢复出原始调制信号。检波器电路的放电时间常数 R_LC 必须合理选择,增大 R_LC 有利于提高检波器的电压传输系数(检波效率),但时间常数 R_LC 过大,将会出现惰性失真。这是由于在这种情况下,电容 C 的放电速度很慢,当输入电压 v_i 下降时,输出电压 v_o 跟不上输入信号的振幅变化,使二极管始终处于截止状态,输出电压只是由放电时间常数 R_LC 决定,而与输入信号无关,如图 12-4(b)中虚线

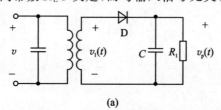

(a)

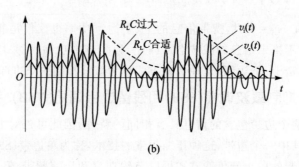

(b)

图 12-4　二极管包络检波

所示,只有当输入信号重新超过输出电压时,二极管才重新导电。这种失真是由于电容 C 的惰性而引起的,故称惰性失真。可以证明,要不产生惰性失真,只有满足下列条件:

$$R_L C \Omega_{\max} \frac{m_A}{\sqrt{1-m_A^2}} < 1 \tag{12-6}$$

式中 $\Omega_{\max}$ 是最高调制信号角频率。

包络检波器只能用来作为普通调幅波的解调器。而载波抑制的双边带调幅信号和单边带调制信号的解调必须采用所谓同步检波器。图 12-5 是同步检波器的原理方框图。同步检波器中必须有一个与输入载波同频同相的同步信号(或称相干信号) $v_1 = V_{1m}\cos\omega_c t$,已调信号 v_I(假定为载波抑制的双边带信号)和相干信号 v_1 相乘后的输出为 v'_o,即:

$$v'_o = v_I v_1 = (V_{im}\cos\Omega t \cos\omega_c t)V_{1m}\cos\omega_c t$$
$$= \frac{1}{2}V_{im}V_{1m}\cos\Omega t + \frac{1}{4}V_{im}V_{1m}\cos(2\omega_c+\Omega)t + \frac{1}{4}V_{im}V_{1m}\cos(2\omega_c-\Omega)t$$
$$\tag{12-7}$$

式(12-7)表明 v'_o 中包含 Ω、$(2\omega_c+\Omega)$ 和 $(2\omega_c-\Omega)$ 3 个频率成分,因此只要采用低通滤波器滤去高频分量 $(2\omega_c\pm\Omega)$,就可解调出原始调制信号 $\frac{1}{2}V_{im}V_{1m}\cos\Omega t$。

同步检波器中的相乘过程,可采用二极管电路或模拟乘法器来实现,后者已经在集成电路中屡见不鲜。

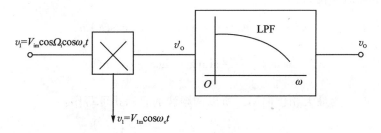

图 12-5 同步检波

12.2.2 正弦波角度调制及解调

1. 正弦波频率调制的原理

使载波的瞬时频率随着调制信号的强弱而产生频率偏移而载波振幅维持不变的调制方式称为频率调制,如图 12-6 所示。

设调制信号为 $v_\Omega = V_\Omega\cos\Omega t$。调频时载频的瞬时角频率 $\omega(t)$ 可表示成:

$$\omega(t) = \omega_c + k_F v_\Omega = \omega_c + k_F V_\Omega\cos\Omega t = \omega_c + \Delta\omega_m\cos\Omega t \tag{12-8}$$

式中,ω_c 为载波角频率,它是调频波频率偏移的中心;$\Delta\omega_m$ 为调频波角频率的最大偏

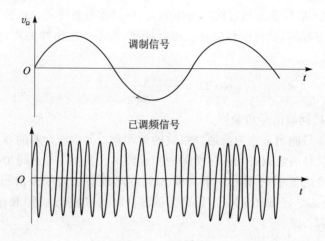

图 12 - 6 调频过程

移,它与调制信号的幅度 V_Ω 成正比,即 $\Delta\omega_m = k_F V_\Omega$,$k_F$ 为比例系数。考虑到瞬时相位 $\varphi(t)$ 为瞬时角频率 $\omega(t)$ 对时间的积分,而瞬时角频率 $\omega(t)$ 等于瞬时相位 $\varphi(t)$ 对时间的微分,即:

$$\varphi(t) = \int \omega(t)\,\mathrm{d}t$$

$$\omega(t) = \frac{\mathrm{d}\varphi(t)}{\mathrm{d}t} \tag{12-9}$$

故调频波的瞬时相位为:

$$\varphi(t) = \int \omega(t)\mathrm{d}t = \int (\omega_c + \Delta\omega_m \cos\Omega t)\,\mathrm{d}t$$

$$= \omega_c t + \frac{\Delta\omega_m}{\Omega}\sin\Omega t = \omega_c t + \varphi_m \sin\Omega t \tag{12-10}$$

式中 $\varphi_m = \dfrac{\Delta\omega_m}{\Omega}$ 为最大相位偏移。所以调频波的表示式可写作:

$$v = V_{cm}\sin\varphi(t) = V_{cm}\sin(\omega_c t + \frac{\Delta\omega_m}{\Omega}\sin\Omega t)$$

$$= V_{cm}\sin(\omega_c t + m_F \sin\Omega t) \tag{12-11}$$

式中 $m_F = \dfrac{\Delta\omega_m}{\Omega} = \dfrac{\Delta f_m}{F} = \varphi_m$ 称为调频波的调频系数(调频度)。与调幅系数 m_A 只能小于 1 不同,调频系数 m_F 可能大于 1,例如可取 $m_F = 5$,从而可获得很高的信噪比。由于调频波的振幅不随调制信号而变,若有干扰使调频波的振幅变化,也可用限幅器切除幅度干扰,所以调频制传输系统有较高的抗干扰性。

为了分析调频波的频谱,可将式(12-11)改写成为:

$$v = V_{cm}\sin(\omega_c t + m_F \sin\Omega t)$$

$$= V_{cm}\sin\omega_c t\cos(m_F \sin\Omega t) + V_{cm}\cos\omega_c t\sin(m_F \sin\Omega t) \tag{12-12}$$

因为：

$$\cos(m_F \sin\Omega t) = J_0(m_F) + 2J_2(m_F)\cos2\Omega t + 2J_4(m_F)\cos4\Omega t + \cdots$$

$$\sin(m_F \sin\Omega t) = 2J_1(m_F)\sin\Omega t + 2J_3(m_F)\sin3\Omega t + 2J_5(m_F)\sin5\Omega t + \cdots$$

式中 $J_n(m_F)$ 表示函数为 m_F 的第一类第 n 次贝塞尔函数。$J_n(m_F)$ 是 m_F 和 n 的函数，可由贝塞尔函数的图表中查得。图 12-7 给出了不同 m_F 值时 $J_n(m_F)$ 与 n 的关系曲线。

所以，调频波的表示式（12-12）可展开成为如下形式：

$$v = V_{cm}[J_0(m_F)\sin\omega_c t + 2J_1(m_F)\sin\Omega t \cos\omega_c t$$

$$+ 2J_2(m_F)\cos2\Omega t \sin\omega_c t + 2J_3(m_F)\sin3\Omega t \cos\omega_c t + \cdots]$$

$$= V_{cm}\{J_0(m_F)\sin\omega_c t + J_1(m_F)[\sin(\omega_c+\Omega)t - \sin(\omega_c-\Omega)t] + J_2(m_F)$$

$$[\sin(\omega_c+2\Omega)t + \sin(\omega_c-2\Omega)t] + J_3(m_F)[\sin(\omega_c+3\Omega)t - \sin(\omega_c-3\Omega)t] + \cdots\}$$

$$(12-13)$$

式（12-13）表示调频波的频谱是以载频 ω_c 为对称中心，以及由左右对称的各旁频分量（$\omega_c\pm\Omega$）、（$\omega_c\pm2\Omega$）、（$\omega_c\pm3\Omega$）……等组成，谱线的数目是无限的。若以相对幅度值 $\dfrac{J_1(m_F)}{J_0(m_F)}$、$\dfrac{J_2(m_F)}{J_0(m_F)}$……等来表示各频谱线的相对大小，则调频波的频谱图由图 12-8 来表示。由图可知，调频系数 m_F 值越大，调频信号的频谱越宽，但主要能量集中在以 ω_c 为中心的带宽为 $2m_F\Omega$ 的范围内，所以调频传输系统的带宽 B 应取 $2m_F F$，在要求失真小（例如不超过 10%）时，B 可以取得宽一些，使 $B=2(m_F+1)F$。

以上讨论的是单一正弦波调频，若调制信号包含一个频带，在计算已调频信号的带宽时，应该用调制信号中的最高频率成分代入。

由图 12-8 可以看出，如 m_F 取的较大，调频波的频谱中，载频分量相对较弱，大部分能量集中在对恢复原始信号有用的旁频分量中，所以调频波的传输系统的功率利用率越高，况且调频波的振幅不变，有利于电子器件的最高耐压潜力的充分发挥。

综上所述，由于调频制具有抗干扰能力强、传输质量好、传输效率高等一系列优点，虽然其频谱范围较调幅信号宽，但对于大多数生理信号来说，由于其信号频率很低，要求传输系统的频带宽度并不要很宽。所以，调频制的通信方式在生物医学遥测系统中获得了广泛的应用。

2. 正弦波频率调制的方法

实现频率调制的方法有两种。一种是使决定振荡频率的谐振回路的参量（电感或电容）直接受调制信号控制，成为直接调频法；另一种是通过相位调制的方法来获得调频信号，称为间接调频法。直接调频的方法是用调制信号直接控制调频振荡器的谐振回路中的电感或电容。内容已在第 2 章"传感器接口电路"和第 6 章"信号变换"中介绍，在此不赘述，因此本章只介绍间接调频法。

间接调频法采用频率稳定度很高的晶体振荡器为主振，在后级进行调相，获得稳定的调相波，然后再变成调频波的方法，可获得较高的频率稳定度。

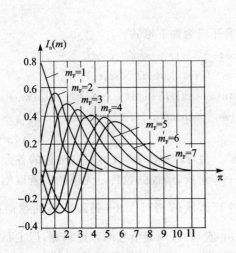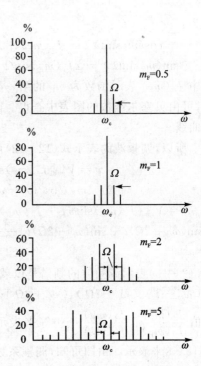

图 12-7 不同 m_F 值时 $J_n(m_F)$ 与 n 的关系曲线　　图 12-8　调频波的频谱图

调相(相位调制)是指载波振幅不变,载波的瞬时相位随着调制信号强弱而变化的调制方式。假定调制信号为 $v_\Omega = V_\Omega \sin\Omega t$,则调相时载波的相位变化可用下式表示:

$$\varphi(t) = \omega_c t + k_p v_\Omega = \omega_c t + k_p V_\Omega \sin\Omega t$$
$$= \omega_c t + \varphi_m \sin\Omega t \tag{12-14}$$

式中 φ_m 是相移的最大值,它与调制信号的幅度 V_Ω 成正比,即 $\varphi_m = k_p V_\Omega$,k_p 为比例系数。

调相波的表示式为:

$$v = V_{cm}\sin\varphi(t) = V_{cm}\sin(\omega_c t + \varphi_m \sin\Omega t)$$
$$= V_{cm}\sin(\omega_c t + m_p \sin\Omega t) \tag{12-15}$$

式中 m_p 称为调相系数,m_p 也可大于1。

调相波的瞬时角频率为:

$$\omega(t) = \frac{\mathrm{d}\varphi(t)}{\mathrm{d}t} = \frac{\mathrm{d}(\omega_c t + \varphi_m \sin\Omega t)}{\mathrm{d}t}$$
$$= \omega_c + \varphi_m \Omega \cos\Omega t$$
$$= \omega_c + \Delta\omega_m \cos\Omega t \tag{12-16}$$

由此可见,当瞬时相位按正弦规律变化时,瞬时角频率按余弦规律变化,其变化范围与相位偏移的最大值 φ_m 和调制信号角频率 ω 之乘积成正比。

比较一下式(12-11)和式(12-15)可知,调频波和调相波的表示式虽完全一致,但有本质的区别,首先是调制指数的性质不同,调相系数 m_p 与调制信号的频率 Ω 无关,而调频系数 m_F 则与调制信号的频率 Ω 成反比,如图12-9所示。讨论调相时假设的调制信号为 $v_\Omega = V_\Omega \sin\Omega t$,而讨论调频时假设的调制信号为 $v_\Omega = V_\Omega \cos\Omega t$ 。因此,可用积分电路来加以变换:将调制电压 $v_\Omega = V_\Omega \cos\Omega t$ 加至 RC 积分电路。因为积分电路满足 R 远大于 $\dfrac{1}{\Omega C}$,则电容两端的输出电压 v'_Ω 为:

$$v'_\Omega = \frac{1}{C}\int i \, \mathrm{d}t = \frac{1}{RC}\int v_\Omega \mathrm{d}t = \frac{1}{RC}\int V_\Omega \cos\Omega t \, \mathrm{d}t$$

故有:

$$v'_\Omega = \frac{1}{RC\Omega}V_\Omega \sin\Omega t \tag{12-17}$$

由式(12-17)可见,经积分变换后,电压 v'_Ω 就与 ω 成反比,且按正弦规律变化,所以用电压 v_c 再去调相,便可得调频波。图12-10表示了加接积分器后,将调相器变换成调频器的物理模型图。调制信号 v_Ω 经 RC 积分后,得到幅度与调制频率 ω 成反比的正弦电压 v'_Ω,晶体振荡器输出的载波信号 $v_c = V_{cm}\sin\omega_c t$ 在调相器中受电压 v'_Ω 调制,调相器输出的调制系数 $m = \dfrac{V_\Omega}{RC\Omega} = \dfrac{kV_\Omega}{\Omega}$,即调制系数 m 与调制信号频率 Ω 成反比,这正是调频波的基本特征。

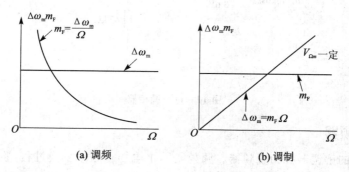

(a) 调频　　　　　　　　　(b) 调制

图12-9　调频系数 m_F 与调制信号的频率的变化关系

调相器的电路形式很多。图12-11所示为一种采用变容二极管的单谐振回路调相器电路。在调制信号作用下,回路对载波失谐,在失谐不很大时,可以证明,失谐引起的相移 φ 为:

$$\varphi(t) \approx -Qvm\cos\Omega t \tag{12-18}$$

式(12-18)表明,回路产生的相移 $\varphi(t)$ 是按调制信号规律而变,这就实现了相位调制。该调相器的最大相位偏移角为最大值 $\varphi_m = Qvm$,它正比于回路 Q 值、变容二极管的电容变化指数 γ 和电容调制度 m。

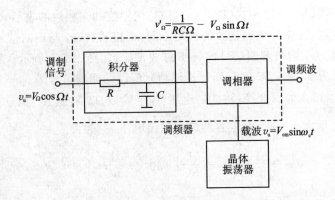

图 12 - 10 间接调频原理

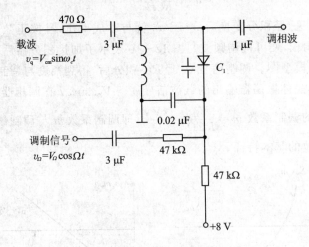

图 12 - 11 调相器

3. 鉴频器

调频波的解调器称为鉴频器。调频是一个电压—频率变换过程,鉴频是调频的逆过程,即将调频波的频率变化线性的转换为电压变化,以恢复原始调制信号,所以说鉴频器应是一个频率/电压转换器(FVC)。鉴频器的作用和鉴频特性如图 12 - 12 (a)、图 12 - 12(b)所示。在中心频率(载波频率)f_0 时,鉴频器的输出为零,当调频信号的瞬时频率 f 向高端或低端偏离 f_0 时,鉴频器分别输出正、负极性的电压。由鉴频特性曲线可以看出,AB 段是线性工作段,在这一区域中,频率变化 $f(t)$ 与电压 $v_\Omega(t)$ 呈线性关系。以 f_0 为中心频率,鉴频特性的线性段决定了鉴频器的工作带宽,该带宽应大于调频信号的最大频偏。鉴频特性通过 f_0 时的斜率 $S = \dfrac{\Delta v_\Omega}{\Delta f}$ 表示鉴频器的灵敏度,鉴频特性曲线越陡,表示在相同频偏 Δf 时能获得较高的电压输出,也就是鉴频器的灵敏度越高。鉴频器的类型很多,最常见的是振幅鉴频器,相位鉴频器、比例鉴频器和脉冲均值鉴频器。这里仅以振幅鉴频器为例进行介绍,仅作为说明原理的目的,随着集成技术的发展,目前集成鉴频器或含鉴频器在内的集成电路获得了广泛的应用,今后应用时应尽可能地选用集成电路。常用鉴频器芯片有 MC2833/MC3363,CK98/CK99,TWH630/TWH631,F30－3F/F30－3T,RF2456 等。

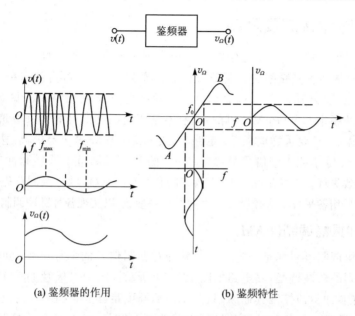

(a) 鉴频器的作用   (b) 鉴频特性

图 12－12 鉴频器的作用及鉴频特性

振幅鉴频器的电路形式如图 12－13(a)所示。鉴频器的初级回路调谐在信号的中心频率 f_0 上,两个次级回路对 f_0 失谐,分别调谐在 f_1 和 f_2 上,且使 $f_1 > f_0$ 和 $f_2 < f_0$,两个次级回路的谐振曲线如图 12－13(b)中的虚线所示,两个振幅检波器(D_1、C_2、R_1 和 D2、C_4、R_2)分别对两个失谐回路两端的电压 v_1 和 v_2 进行检波,若两检波器的电压传输系数分别为 k_{d1}、k_{d2},且 $k_{d1} = k_{d2}$ 则由图可得鉴频器的输出电压为两个检波器输出的电压之差,即:

$$V_\Omega = V_{o1} - V_{o2} = k_{d1} v_1 - k_{d2} v_2 = k_d \qquad (12-19)$$

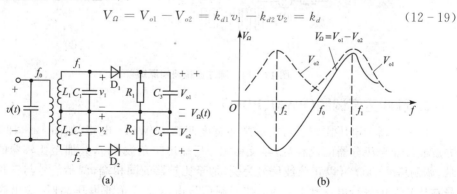

(a)   (b)

图 12－13 振幅鉴频器

由于两个次级回路是参差调谐的,且有 $f_2 < f_0 < f_1$,所以 V_{o1} 和 V_{o2} 相减的结果,电压—频率曲线即鉴频特性曲线呈 S 形,故常把鉴频特性曲线称为 S 曲线。若两个失谐回路完全对称和振幅检波器电路参数完全相同,则在 f_0 处,$V_\Omega = V_{o1} - V_{o2} = 0$;$f > f_0$ 时,$V_\Omega = V_{o1} - V_{o2} > 0$;$f < f_0$ 时,$V_\Omega = V_{o1} - V_{o2} < 0$,这正是实现鉴频所必需的。

12.2.3　脉冲调制及解调

在脉冲调制方式中,载波是周期性脉冲序列。若脉冲序列的脉冲幅度 A、宽度 τ、脉冲位置和脉冲重复频率受调制信号控制而发生变化,则可得到四种基本的脉冲调制方式,分别称为脉冲振幅调制(PAM)、脉冲宽度调制(PWM)、脉冲位置调制(PPM)和脉冲频率调制(PFM)。脉冲调制不是传送调制信号的每一个瞬时值,而只是传送其采样值,只要采样周期 T_S 足够小,或者说采样频率 f 足够高(按采样定理,只要采样率 f_S 等于或大于信号最高频率 f_m 的两倍),则可由采样脉冲来恢复原信号,而不会导致失真。采样是脉冲调制(除 PFM)的共同基础,脉冲调制首先必须将调制信号采样,然后用各采样值去控制脉冲序列的某一参数,以实现各种脉冲调制方式。

1. 脉冲振幅调制(PAM)

脉冲振幅调制可看成是一定宽度的脉冲对调制信号的采样过程,也可看成是载波为脉冲序列的斩波调幅,其电路如图 12-14 所示。图中二极管 $D_1 \sim D_4$ 组成开关电路,由采样脉冲 $s(t)$ 控制其通断,只要 $s(t)$ 的幅度足够大,且在 $v_a > v_b$ 时,二极管 $D_1 \sim D_4$ 全部导通。若认为二极管导通电阻为零,信号 $v_\Omega(t)$ 被开关短路,则输出电压为 $v_o(t) = 0$;而在 $v_a < v_b$ 时,二极管 $D_1 \sim D_4$ 全部截止,输出电压 $v_o(t) = v_\Omega(t)$,二极管被 $s(t)$ 周期性通断,电路便输出脉冲调幅波。

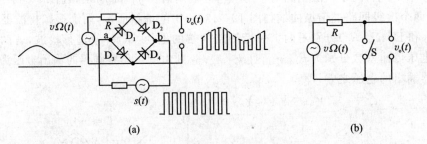

图 12-14　脉冲振幅调制原理

2. 脉冲宽度调制(PWM、PDM)

由积分器和电压比较器可构成脉冲宽度调制(PWM)电路,如图 12-15 所示。方波载波加至积分器的反相端,经反相积分后输出三角波 V_{O1},并加至比较器的反相端,调制信号 $v_\Omega(t)$(以正弦波信号为例)加至比较器的同相端,调制信号与三角波信号在比较器中进行电压比较,当正弦调制信号电压比三角波电压高时,输出高电平 V_{OH};相反,若正弦电压低于三角波电压时,输出为低电平 V_{OL},这样就形成脉冲宽度调制信号(PWM),如图 12-16 所示。

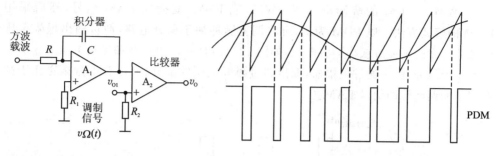

图 12-15　脉冲宽度调制　　　　图 12-16　PDM 波形图

　　PDM 也是一种脉冲宽度的调制形式,PWM 属于双边(脉冲前后沿)调宽的脉冲调制方式,而 PDM 的宽度调制仅反映在脉冲的后沿单边受调制。PDM 与 PWM 一样,可采用电压比较器来完成,不同的是 PDM 中一般是将方波载波变换成锯齿波,然后与调制信号进行比较来完成的。

3. 脉冲位置调制(PPM)

　　脉冲位置调制 PPM 可由 PDM 变换而来,如图 12-17 所示。只要将 PDM 的信号经微分后,用负尖顶脉冲触发一个脉冲形成电路,便可形成 PPM 信号,图中的虚线表示基准脉冲的位置。

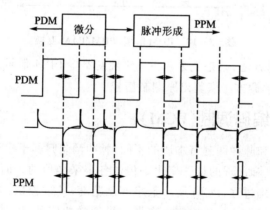

图 12-17　PPM 调制

4. 脉冲调制的解调

　　PAM 的解调可采用普通的二极管振幅检波器电路,需要注意的是检波器中的低频滤波器,其截止频率应高于调制信号频谱中的最高频率成分,而低于采样脉冲频率,以正确的恢复原信号,并有效的阻止采样频率通过。为了提高 PAM 解调器的检波效率,可在解调前加接采样—保持(S/H)电路,以提高信号的平均值分量。

　　PWM 或 PDM 的解调,可先整形得到恒幅的单向脉冲信号,然后通过低通滤波即可恢复原信号。

　　PWM 或 PDM 的解调也先将 PWM(或 PDM)变换成 PAM 信号,然后采用 PAM 的解调方法。以 PDM 为例,可将调宽脉冲加于积分电路,便可输出振幅正比于脉冲宽度的锯齿波或梯形波电压,如图 12-18 所示。也可在梯形波电压上叠加等宽的矩形脉冲,然后通过限幅器,取出超过限幅电压的部分,就可获得振幅正比于脉冲宽度的调幅脉冲信号 PAM。

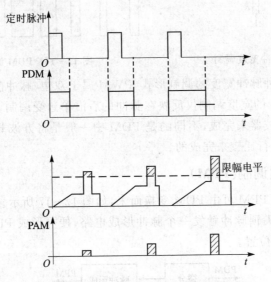

图 12-18　PDM 解调、PDM/PAM 变换

　　PPM 的解调的方法,则是先采用 R-S 触发器将 PPM 信号变换成 PDM 信号,然后采用 PDM 的解调方法恢复出原调制信号。

12.2.4　脉冲编码调制(PCM)

　　脉冲编码调制和脉冲调制有本质的不同,脉冲调制归属于模拟调制的范畴,它是用脉冲的振幅、宽度和出现的位置变化来传送各个采样值的。而脉冲编码调制则还必须经过量化和编码过程,PCM 属于数字调制范畴,其过程是:原始的模拟信号(通常是连续的)经采样后,变换成时间上离散的模拟脉冲信号,该信号的实际采样值经过量化,将其变化为数值上有限的量化值(近似采样值),也就是变换为时间上和取值上都是离散的信号,即数字信号,然后通过编码,将数字信号变换成一组二进制的脉冲电码,如图 12-19 所示。

1. 量　化

　　量化的意义是将整个信号幅度范围分层,每一层就是一个标准电平,称为量化电平。换句话说就是模数转换,把要传输的信号转换成数字信号。

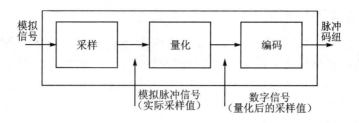

图 12 - 19　脉冲编码调制原理

2. 编　码

　　编码的意义是将每一个量化值编制成用二进制数字表示的电码。二进制电码是一组一组的电脉冲,每个脉冲只有两个电平,0 或 1。不同排列组合的各组脉冲,可用来代表二进制表示的不同整数数字,以三位二进制电码来表示 8 个量化电平为例,与代表量化电平的整数为 0、1、2、3、4、5、6、7 相应的三位二进制数字代码分别为 000、001、010、011、100、101、110、111,这里构成代码的基本单元 0 或 1 称为码元。与数字代码相应的二进制电码形式如图 12 - 20 所示。图中每个脉冲位置对应于一位二进制数字;称为一个比特,现在是三个一组的脉冲表示一个数值,故称其为三比特电码。利用三位二进制数 1、0 进行编码,可以编成 2^3＝8 组码,若利用四位二进制数进行编码,则可编成 24＝16 组码,可以推论,利用 N 位二进制数进行编码,就可编成 2N 组码。

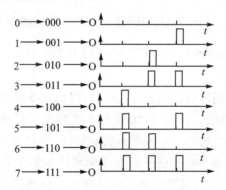

图 12 - 20　三位二进制电码

　　在实际的编码过程中,常采用二—十进制码来代替二进制码。例如,十进数 254 3组二进制代码表示,即 010(百位)101(十位)100(个位),也就是说,254 的二—十进制码为 010101100,三位一组分别用 3 个数码管显示时,便很方便地在 3 个数码管中出现 254 的数字。

　　除了以上的二进制数字电码外,在实际编码时尚需加入同步码、地址码以及检错与纠错码等,例如在数字遥测技术中,往往需要传送多个数据,为此,遥测的收、发双方必须严格同步,故在编码信号中必须包含有同步码。检错与纠错码的加入可以提高系统的可靠性。

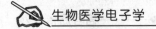

3. 数字信号的传输

用脉冲序列表示的数字信号可直接利用传输线传送,但在远距离多路传输信号时,通常还需将该信号调制到某一指定的载波频率上。一般称未经调制的信号为基带信号,而将经调制后的信号称为频带信号。常见的数字信号调制的方式有振幅键控(ASK)、频率键控(FSK)和相位键控(PSK)等。

(1) 振幅键控(ASK)

振幅键控(ASK)是利用数字脉冲信号去控制高频载波的振幅,使在传送代码 1 或 0 时,分别输出高频振荡的"某值"或"零值",如图 12-21 所示。实现振幅键控的方法较简单。只要利用二进制数字脉冲信号来控制高频振幅的"通"和"断"即可。因此,这种振幅键控方式又可称为通断键控(OOK)。常用振幅键控发射电路芯片有TX6000、TR3000、TR3001、CC1000 等,对应的接收芯片为 RX6000、TR3000、TR3001、CC1000 等。

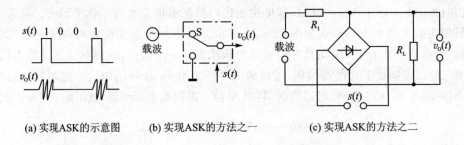

(a) 实现ASK的示意图　　(b) 实现ASK的方法之一　　(c) 实现ASK的方法之二

图 12-21　实现 ASK 的示意图及方法

(2) 频率键控(FSK)

用数字脉冲信号对高频载波的瞬时频率进行控制,使在传送代码 1 或 0 时,分别输出两个不同频率(f_1 和 f_2)的信号,如图 12-22 所示。这种调制方式,称为频率键控(FSK)。频率键控信号的形成可采用直接调频法,亦可采用频率转换等方法来实现。频率转换法则是用数字脉冲信号的 1 和 0 来切换频率分别为 f_1,和 f_2 的两个正弦波振荡器(f_1 和 f_2 一般用同一晶体振荡器的频率通过倍频或分频来获得),如图 12-22(b)所示。当传送 1 时,控制门 I 开启,而控制门 II 关闭,只送 f_1 信号,在传送 0 时,则控制门 I 关闭,而控制门 II 开启,只送 f_2 信号。频率为 f_1 和 f_2 的部分正弦信号通过相加器后,则可获得频率键控(FSK)信号。采用这种原理的芯片有CM017/8、TRF6900、CMX017/8、nRF401 等。

(3) 相位键控(PSK)

相位键控(PSK)是利用数字脉冲信号控制高频振荡的相位。在码元为 1 时,使输出信号的相位与高频振荡的相位相同,而在码元为 0 时,输出信号的相位与高频振荡的相位相差 π(180°),如图 12-23(a)所示。相位键控信号的获得可采用所谓相位选择法,其方框图如图 12-23(b)所示。图中倒相器使相位转换 180°(π),以提供具

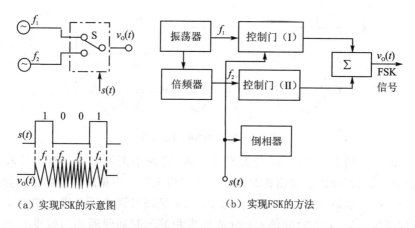

（a）实现FSK的示意图 　　　（b）实现FSK的方法

图 12－22　实现 FSK 的示意图及方法

有 0 和 π 两个不同相位的信号源，码元 1 和 0 分别控制两个门电路，使门 I 和门 II 轮流关闭与开启，来选择两个不同相位的信号，再经相加器∑，使可输出 PSK 信号。这种相位键控的基准信号为未调制的载波信号，通常称这种相位键控方式为绝对键控方式。还有一类相位键控方式具有实用价值，它是以前一个码元的相位为基准，即当码元为 1 时，其载波相位和相邻的前一码元的相位相同，当码元为 0 时，其载波相位和前一码元的相位差 180°（π），这种相位键控方式称为相对相位键控（DPSK）参见图 12－24。

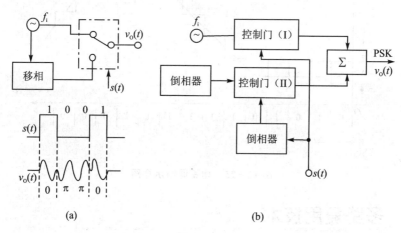

（a）　　　　　　　　　（b）

图 12－23　实现 PSK 的示意图及方法

4. 增量调制（ΔM）

增量调制（ΔM 或 DM）是 PCM 调制的一种变型。在 PCM 调制中用 N 个数码来传输一个采样脉冲幅度。而增量调制传送的不是信号本身的幅值，而是用一位数码来传送其幅值的增量，即用一位二进制数码来表示此刻采样脉冲的值对于前一个

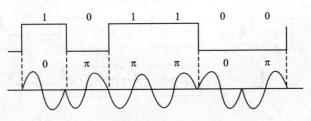

图 12 - 24 　 DPSK 的示意图

采样时刻的值是增大还是减小,若大则发 1 码,若减小则发 0 码。而在接收端译码时,若收到 1 码,则译码器输出相对前一个输出值上升一个量阶,若收到 0 码时,则相对于前一个时刻的值下降一个量阶。图 12 - 25 是增量调的示意图。图中 $s(t)$ 表示被传送的模拟信号,若在时间轴 t 上分成许多相等的时间间隔 Δt ,幅度上也分成许多高度为 Δ 的台阶,那么,我们就可用阶梯波 $m(t)$ 表示逼近模拟信号 $s(t)$ 。二进码元 1 代表 $m(t)$ 在该时刻上升一个台阶,用码元 0 代表 $m(t)$ 在该时刻下降一个台阶, $m(t)$ 就可以用一个二进制码的序列来表征。

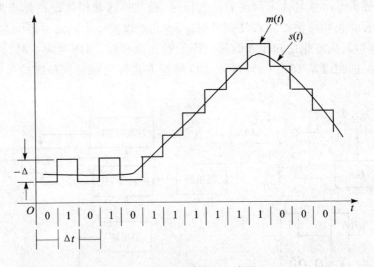

图 12 - 25 　 增量调制示意图

12.3 　 多路复用技术

在一个实际的遥传系统中,往往需要测量和控制的量是很多的。比如在大型飞机的飞行试验中,需要测量的量可能有几百个甚至上千个。如果每个测量的量或控制的量都分别用一套发射机和接收机来传输,其设备会相当庞大。为此,为了能用一个信道传送多路信息,可采用多路复用技术。多路复用技术的实现方法主要有两种:一是频率划分法(简称频分法),另一是时间划分法(简称时分法)。分述如下:

12.3.1 频分法多路复用技术

频分法多路复用(frequency division multiplex，FDM)的基本思想是频谱搬移，具体地讲：在发送端各路信息信号通过调制，将其频谱搬移到互相不重叠的频带内，然后由一个信道把它们一起传输出去；在接收端利用中心频率不同的带通滤波器，将各路信号分开，再进行解调，恢复出原来被传输的各路信息信号。从而达到一个信道传输多路信号的目的。这里结合图 12-26 和图 12-27，来说明它的工作原理。

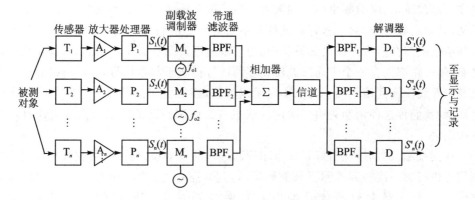

图 12-26 频分法多路复用系统框图

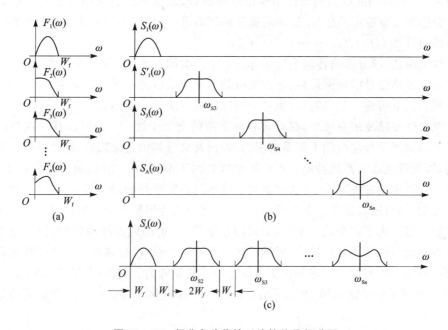

图 12-27 频分多路传输系统的信号频谱图

假定被传输的参数有 N 个，它们通过输入设备变换成相应的 N 路信号，分别为 $f_1(t)$、$f_2(t)$、……$f_N(t)$，其相应的频谱为 $F_1(\omega)$、$F_2(\omega)$、……$F_N(\omega)$，这些信号

的频谱大部分是混叠的,如图 12-27(a)所示。为了便于讨论,假定各路信号均占有 0 至 W_f 的相同频带宽度。

N 路信号分别通过一个低通滤波器,以保证它们的频带宽度不会超过 W_f。然后,各路都要有一个副载波振荡器,以产生频率为 ω_{S1}、ω_{S2}、……ω_{SN} 的正弦波,将信号 $f_1(t)$、$f_2(t)$、……$f_N(t)$ 分别对它们进行调制而实现将它们的频谱 $F_1(\omega)$、$F_2(\omega)$、……$F_N(\omega)$ 进行"搬移"。调制的方式可以是调幅或调角中的任何一种,图 12-27 表示的是标准调幅(AM)。我们称这种调制为第一次调制或副载波调制。这一组正弦波称为副载波,相应的频率称为副载频。各已调副载波的频谱如图 12-27(b)所示。可见,只要副载频选得合适,它们就可互不重叠。然后将各路已调副载波相加,形成多路信号或综合信号。在实际设备中,为了限制已调副载波所占用的频带,在相加器之前,每一路都设有一个带通滤波器。多路信号仍属于基带信号,可以直接通过电缆或专用导线传输到接收端。为了实现无线传输,还需将多路信号对射频载波再作一次调制,我们称这种调制为第二次调制或主载波调制。已调的射频主载波通过天线发射出去。

在接收端,解调过程恰好是发送端调制过程的反变换。首先,接收机将收到的射频信号进行第一次解调或称主载波解调,得到多路信号,并加到 N 个分路带通滤波器上。各个分路带通滤放器的中心频率分别对应于该路的副载频 ω_{S1}、ω_{S2}、……ω_{SN}。各分路滤波器只允许本路信号通过,从而实现了各路信号在频率域的分割。分路滤波器输出的信号,加到副载波解调器进行第二次解调,就可得到所要传输的各路信号 $f_1(t)$、$f_2(t)$、……$f_N(t)$ 了。

综上所述,频分多路传输系统通常是一个两次调制系统。第一次是副载波调制,用以完成各路信号的频谱搬移,达到能按频谱分路的目的。第二次是主载波调制,用以实现无线电传输。如果需要,也可采用三次或三次以上的调制。

频分法多路复用系统中,存在着各路之间的交叉干扰——路际干扰。这是由于实际上的被测信号在时间上都是有限的,因而其信号频谱是无限的,即使采用带通滤波器,因为带通滤波器的性能也不可能是理想的矩形特性。所以,虽然在工程上,在保证一定精度的前提下,频分法多路复用技术是切实可行的,但路际的交叉干扰是不可避免的,而且随着遥测路数的增加,路际干扰会成为限制频分制多路遥测系统路数的主要因素。为了减少路际干扰,应采用以下措施:正确地选择副频率;使各路带通滤波器有较好的带外衰减特性;限制系统各部分的非线性,以减少由于非线性失真引起新的谐波频率和组合频率分量落入其他通路的频带内。美国中程导弹测量仪器组(IRIG)制订了标准副载频,副载频的选择已趋于标准化。可供设计频分制遥传系统时参考。

12.3.2　时分法多路复用技术

时分法多路复用(Time Division Multiplex, TDM)的基本思想是建立在时间采样这个概念上。即一个被测连续信号,可以由在时间上离散的间隔相等的采样脉冲来替代。基本原理如图 12-28 所示。

各路被传输的信号,经低通滤波器限带之后,与时序逻辑电路给出的时间分路信号,同时加到各个传输门(也称采样器)上。各个传输门输出的采样信号在时间上已经分开,经综合器加到脉冲调制器。此处的调制器是广义的,它代表的可以是脉冲幅度调制器(一般省去,因传输门输出的已是 PAM 信号了)、脉冲宽度调制器、脉冲位置调制器或编码调制器等。调制器输出的已调脉冲信号,加到信道上去传输。为了便于分析,信道用低通滤波器来等效。各种噪声,主要是接收机的噪声都等效到信道输入端,用 $n(t)$ 表示,信道输出的多路信号与接收端的时序逻辑电路给出的时间分路信号,同时加到各选通门上,选出各路自身的已调脉冲信号,并送到解调器中,恢复出被传输的各路信号。同样,解调器的含义也是广义的,对于 PAM 系统来说,它就是一个低通滤波器,对于 PCM 系统来说,它就是一个译码器。在实际的 PCM 系统中,为了节省电路,译码器(解调器)常常放在选通门之前,使各路共用一个译码器。这时,在各选通门之后接有低通滤波器,以便平滑译码信号。

时分复用系统与频分复用系统相比,其优点是路际的交叉干扰只是发生在相邻的两路间,不像频分制路际干扰那么严重,所以时分制的路数一般可以做到几十路;若采用脉冲编码调制(PCM),还具有较强的抗干扰性能,遥测精度也高,并且可以与计算机接口,故有广阔的应用前景。时分复用系统的缺点是必须进行严格的同步,一旦同步系统发生故障,整个遥传系统就不能工作。而且由于时分制复用系统建立在采样定理的基础上,要传送快变化的信号,需要高速的采样频率。要求采样周期短,脉冲宽度窄,其结果会导致系统的通频带加宽。

为了充分发挥频分制和时分制各自的优点,且考虑到各种场合下测试参数(多路信号)的需要,现在多路传输的发展方向之一是将频分制与时分制组合起来应用。

例如,频分制适于传输速变参数,但路数不能太多。为保持频分制的优点,克服其缺点,可以将频分制中的一路(或几路)用来传输多个缓变时分信号。这样,既可传输速变参数,又可传输缓变参数,并大大增加了路数,从而扩大了频分制的应用范围。

另一方面,可在时分制的基础上,增加一个成几个副载频来传输速变参数,从而构成时分—频分混合系统。在这种混合系统中,多个参数的时分多路信号(如 PAM 或 PCM 信号)与速变参数的频分信号组合在一起,再去对载频进行调制。当然,这时会对信道提出更高的要求,如带宽要宽和线性要好等。

频时混合系统的出现,增加了使用的灵活性,扩大了应用范围。但也要付出代价,比如增加设备的复杂性和增加信道带宽等。在实际应用中所以应视具体需要来选择使用何种多路复用系统。

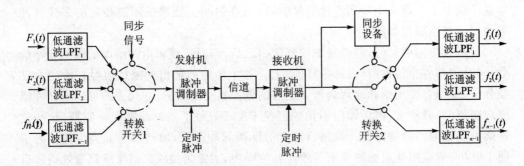

图 12-28　时分多路传输系统组成方框图

12.4　无线网络技术

无线网络是利用无线电波而非线缆来实现计算机设备的与位置无关的网络数据传送的系统。它是一种灵巧的数据遥传系统,是从有线网络系统自然延伸出来的技术,使用无线射频(RF)技术通过电波收发数据,减少使用电线电缆连接。无线网络技术正在改变人们的种种观念,越来越多的人加入到无线网络的生活中,无线技术正在改变着人们传统的工作学习和生活方式。未来的发展,使得人们不管是在办公室、家里、学校、还是在旅途中,都需要始终同其他人保持联系,以获取所需的信息。同样,无线网络技术也在渗透到测控系统中,使测控系统的应用范围、地域和场合都在迅速地拓展。

12.4.1　无线网络技术的优越性

无线网络具有以下的优越性:

1. 支持移动联网。用户可以像使用移动电话那样灵活的移动计算设备的位置,保持持续的网络连接。

2. 不需要使用物理线路,安装非常简便。

3. 因为无线网络所使用的高频率无线电波可以穿透墙壁或玻璃窗,所以网络设备可以在有效范围内任意放置。

4. 多层安全防护措施可以充分确保用户隐私。

5. 改动网络结构或布局时,不需要对网络进行重新设置。

12.4.2　常用的几种无线网络技术

1. IEEE 802.11 系列标准

IEEE 802.11 是 IEEE 最初制定的一个无线局域网标准,主要用于解决办公室局域网和校园网中,用户与用户终端的无线接入,业务主要限于数据存取,速率最高只能达到 2 Mbps。目前,3COM 等公司都有基于该标准的无线网卡。

由于 IEEE 802.11 在速率和传输距离上都不能满足人们的需要,因此,IEEE 小组又相继推出了 IEEE 802.11b 和 IEEE 802.11a 两个新标准。三者之间技术上的主要差别在于 MAC 子层和物理层。

IEEE 802.11b 物理层支持 5.5 Mbps 和 11 Mbps 两个新速率,IEEE 802.11 标准在扩频时是一个 11 位调制芯片,而 IEEE 802.11b 标准采用一种新的调制技术 CCK 完成。IEEE 802.11b 使用动态速率漂移,可因环境变化,在 11 Mbps、5.5 Mbps、2 Mbps、1 Mbps 之间切换,且在 2 Mbps、1 Mbps 速率时与 IEEE 802.11 兼容。

IEEE 802.11a 工作在 5 GHz U-NII 频带,物理层速率可达 54 Mbps,传输层达 25 Mbps。采用正交频分复用(OFDM)的独特扩频技术;可提供 25 Mbps 的无线 ATM 接口和 10 Mbps 的以太网无线帧结构接口,以及 TDD/TDMA 的空中接口;支持语音、数据、图像业务;一个扇区可接入多个用户,每个用户可带多个用户终端。但是,芯片没有进入市场、设备昂贵、空中接力不好、点对点连接很不经济、不适合小型设备。值得庆幸的是,现在已有 Radiata 的低成本 COMS 无线引擎芯片装置可支持 IEEE 802.11a。相信随着微电子技术的发展和 IEEE 802.11 标准的普及,器件的价格将迅速下降。

2. 蓝牙技术

蓝牙技术(Blue-tooth),是由爱立信、IBM、诺基亚、英特尔和东芝于 1998 年 5 月共同推出的。蓝牙技术是以低成本的近距离无线连接为基础,为固定与移动设备通信环境建立一个特别连接的短程无线电技术。其实质内容是建立通用的无线电空中接口(radio air interface)及其控制软件的公开标准,使通信和计算机进一步结合,使不同厂家生产的便携式仪器在没有电线或电缆相互连接的情况下,能在近距离范围内具有相互操作的性能(Interoperability)。例如,如果把蓝牙技术引入到移动电话和膝上型电脑中,就可以去掉移动电话与膝上型电脑之间的令人讨厌的连接电缆而可通过无线方式建立通信。打印机、PDA、桌上型电脑、传真机、键盘、游戏操纵杆以及所有其他的数字设备都可以成为蓝牙系统的一部分。除此之外,蓝牙无线技术还为已存在的数字网络和外围设备提供通用接口以组建一个远离固定网络的个人特别连接设备群。

对于 IEEE 802.11 来说,蓝牙技术的出现不是为了竞争而是相互补充。蓝牙比 IEEE 802.11 更具移动性,比如,IEEE 802.11 限制在办公室和校园内,蓝牙能把一个设备连接到 LAN 和 WAN,甚至支持全球漫游。此外,蓝牙成本低、体积小,可用于更多的设备。

12.4.3 与有线网络技术的差异

与普通有线网络技术一样,无线网络技术也分为多种,它们之间关键技术差异主要在传输带宽、传输距离、抗干扰能力、安全性，以及适用范围上。

1. 传输带宽：与有线网络相同，无线网络的数据传输也受到带宽限制，而且由于无线电传输没有外部屏蔽能力，因此带宽的实际受限程度要远超过有线网络，即使最先进的无线网络技术也只能达到 54 Mbps 每秒，而目前流行的局域网已经超过 100 Mbps。

2. 传输距离：有线网络与无线网络都有信号衰减，与有线网络相比，无线技术由于在空气中传输，随着气候条件的改变，衰减速率有高有低，往往实际有效距离达不到最大极限，尤其在电器设备使用频繁的室内，使用距离更是大幅度减短。

3. 抗干扰能力：有线网络是通过加屏蔽层等技术抗干扰，必要时以光纤技术提供千兆级别的传输质量，而无线网络没有任何屏蔽能力，只能通过自身的无线信号发射强度以及频率、频跳等技术来增强抗干扰性能，也由此造成了成本、体积和使用上的区别。

4. 安全性：无线网络的信号没有边界，任何人都可能截获，为了保证无线网络的安全性，一些无线技术提供了加密功能，从而获得了优秀的安全性，但也因此提高了成本，降低了兼容性。

5. 适用范围：无线技术不同的固有属性决定了它们大致的使用范围，即使某些时候试图强行使用不合适的技术也将没有合适的产品。一般来说，无线网络更适用于移动特征较明显的网络系统，而有线网络则更适用于固定的，对带宽需求较高的网络系统。

无线网络技术的产品将具有广阔的应用前景和巨大的潜在市场，发布了基于 IEEE 802.11a/b/g 规格的自适应无线网络芯片——TNETW1130 芯片。AMD 发布了基于 802.11b 无线局域网的 Alchemy Am1772 网络芯片以及搭配的 MiniPCI 卡参考样品。Atheros 通信公司发表了面向无线 LAN 设备的新 Wi-Fi 芯片组 AR5002AP-2X 和 AR5002AP-X 支持 802.11a、802.11b 和 802.11g。芯片组领导厂商之一的矽统科技(SIS)推出一款强劲产品 SIS160 WLAN 无线芯片，它可以支持 802.11b 无线网络(WLAN)标准。标志着矽统正式进军无线通信领域。基于蓝牙技术的芯片也是多种多样，比如 USB 接口的蓝牙芯片 IC9000，蓝牙收发芯片 RF2968。可以断言：无线网络在测控系统中的应用将越来越多。

思考题与习题

12-1　图 12-29 所示的 3 种波形，哪一种是调幅波，另外两种波形是什么性质的信号？若调制信号频率为 F，载频为 f_0，试写出(a)、(b)两种波形的频谱分量。

12-2　单边带调幅为什么比普通调幅能节约功率及压缩占有频带？为什么一般广播电台不采用单边带调幅制式？

12-3　单边带调幅信号是否可以采用包络检波器检出调制信号？

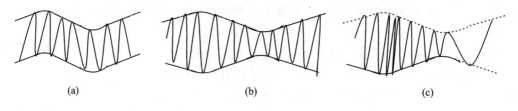

(a)   (b)   (c)

图 12-29

12-4　在二级管包络检波器中,为了避免产生惰性失真,应怎样选择电路元件?

12-5　等幅的调频信号经过失谐回路后,为什么会产生随调制信号规律而变的调频调幅波? 这种信号采用哪种解调方式恢复调制信号?

12-6　调频系数 m_f 的意义是什么? 为什么 m_f 可大于1? 在调制系数 $m_A > 1$ 的情况下,将会造成什么样的结果?

12-7　调频波的调制频率 F 为 1 000 Hz,产生频偏 $\Delta f_m = 500$ Hz,试计算调频传输系统的宽带。

12-8　为什么可用 VFC 来实现调频,而又可用 FVC 来实现鉴频?

12-9　为什么脉冲平均值鉴频器易于集成?

12-10　试阐述采用锁相环路(PLL)实现频率的原理。

12-11　试比较两种脉冲宽度调制 PDM 与 PWM 有什么不同。是否可采用同一种调制器来实现?

12-12　试绘出从脉冲位置调制(PPM)波解调出调制信号的详细框图及主要点的波形关系图(在时间上对准绘制)。

12-13　脉冲编码调制器(PCM)及增量调制器(ΔM)输出的是什么信号? 两者有什么差别? 采用 PCM 及 ΔM 传输方式有些什么突出的优点?

12-14　试述图 12-30 所示双失谐回路鉴频电路的工作原理,工作点应怎么选取?

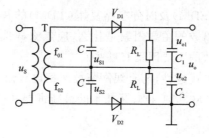

图 12-30

12-15　图 12-31(a)所示比例鉴频电路与图 12-31(b)所示相位鉴频电路主要的区别在哪里? 在这两个电路中相敏检波电路的参考电压与信号电压间的相位差是怎样形成的? 其输出与输入信号的频率有什么样的关系?

12-16　在用数字式频率计实现调频信号的解调中,为什么采用测量周期的方法,而不用测量频率的方法？采用测量周期的方法又有什么不足？

12-17　试说明乘法器相敏检波电路鉴相的基本原理。

12-18　试说明开关式相敏检波电路鉴相的基本原理。

12-19　脉冲调制主要有哪些方式？为什么没有脉冲调幅？

12-20　脉冲调宽信号的解调主要有哪些方式？

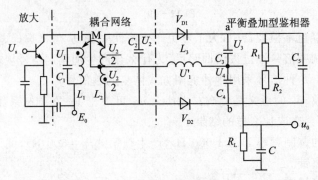

(a) 比例鉴频电路

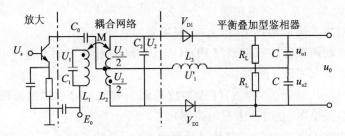

(b) 相位鉴频电路

图 12-3　鉴频电路

12-21　频分多路复用(FDM)及时分多路复用(TDM)的基本思想是什么？限制频
　　　分制多路复用路数的主要因素是什么,应怎么样选择副载频？限制时分多
　　　路遥传系统路数的主要因素有哪些？

12-22　无线网络技术的优越性,与有线网络技术相比有何差异？

12-23　调研有关 IEEE 802.11 和蓝牙技术的最新进展和应用情况。

第 13 章

生物医学信号检测

本章学习要点

1. 生物医学信号的特点及其检测要求;
2. 生物电测量电极的种类、电性能、特点及其应用;
3. 采用微电极测量细胞电位信号的特点;
4. 心电信号的幅值、频率、波形,测量心电信号时存在的主要干扰信号及其特点;
5. 共模驱动技术的作用、适用范围;
6. 右腿驱动技术的作用、适用范围;
7. 生物电放大器的设计。

13.1 引 言

与普通的工业测控系统相比,医学仪器所直接测量的生理参数的特点是幅值和频率范围都比较低。为了使读者有具体数量上的概念和在设计医学仪器有一定的依据,表 13-1 列举了一些常规医学参数的信号范围和特性。

生物医学信号的检测与普通的测量系统有很大的不同。由于测量对象——人的特殊性和人体生理系统的复杂性,在测量时将会受到各种因素的限制,这些限制可归纳如下:

1. 被测生理量的难接近性

在活体系统测量中,受技术条件的限制,没有适当的传感器及传感器-被测对象的界面,对许多重要生理参数难以进行测量。例如,目前还没有合适的传感器去测量脑内神经的动态化学活动。所以,当受传感器的尺寸、被测量的特殊性等限制不能在欲测部位放置传感器时,就不能进行直接的测量。在这种情况下,只有采用间接测量的办法。使用间接测量法应注意的是尽量保持被测量与间接被测量之间保持——对应关系,并对所测得的数据加以必要的修正。如心输出量的测量是难以直接测量的生理量,目前只能用染料稀释法、热稀释法或阻抗法间接测出染料及热的浓度或阻抗的变化,以此推出心输出量的大小。

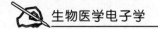

2. 生理数据的时间变异性和个体差异性

即使在许多可控因素不变的条件下,对某个特定的人体测出的生理变量仍会呈现随时间而变化,这是因为该变量还与许多其他不确定的变量有关。即使是同样性别、同样年龄、甚至同样体重、身高的人测量某项生理变量,人与人之间也存在显著的差异。所以生理变量不能认为是严格的定值,而应该用统计或概率分布的形式来说明。换句话说,在相同的条件下,不同时刻、不同的人,测量的结果不会完全相同。

3. 生理系统间存在相互的相用

在人体的主要生理系统中存在大量的反馈环节。刺激某系统某一部分的结果,一般会以某种方式(经常是不能预计)影响该系统的其余部分,同时还将影响另外的系统。因此,常常会使起因和效应关系变得模糊不清,难以确定。甚至当断开反馈环路时,却出现了旁系环路,致使反馈的形式依然在。当某一器官或组织无效时,会有另一器官或组织接替这一功能(在生理上称之为代偿作用)。

4. 缺乏对系统间相互关联关系的足够了解

如果已完全了解体内各生理系统间的相互关系,那么被测量的可变性就能很好解释。然而,目前对这些知识还远未了解充分、彻底,因而也就难以控制这些变量。因此,医生对很大公差的生理参数测量都能接受。

5. 传感器对被测生理量的影响

测量人体参数时,传感器几乎对任何形式的测量都会产生不同程度的影响,在活体系统内测量影响则更大。传感器的存在常常显著改变了被测生理量的读数。例如,放在血流中的传感器将会局部地堵塞血管,并改变系统的压力流量特性。同样,如要测量细胞内的电化学电位,就需要用针形电极刺入细胞,穿刺不好很易引起细胞的损伤和致死,这样的细胞就不再具有正常功能。再有,在某一系统中测量用的传感器可以影响另外系统的反应。例如,在评估血液循环时,冷却局部皮肤所引起的反馈会改变血液的循环模式。测量的生理学效应也会影响所得到的结果。对活体的测量还存在心理因素的影响,这是生物医学测量中最具特殊性的。有不少的人,只要到医院就会引起心率、血压的改变。更有甚者,当采用有创方法测量血压时,个别人可能会昏厥从而导致测量的失败。

6. 伪 迹

在医学和生物学中,被测信号以外的任何成分称为伪迹。测量仪器内所产生的噪声、电气干扰(包括 50 Hz)、串音和其他在信号中所有不需要的变量都是伪迹。活体测量中伪迹部分是来自人体的移动。很多传感器对移动很敏感,往往导致输出信号发生变化。这些变化有时甚至很难同被测量区分开来,这样就使有用信息和干扰互相混淆。如果采用麻醉来减小移动,它可能导致在系统中出现无用的变化。

表 13－1　生理信号和范围

生　理　信　号	一次信号范围和特性
心血管系统	
血压(直接法)	频率范围:DC 至 200 Hz;通常 DC 至 60 Hz
	压力范围:动脉:40～300 mmHg(5.33～40 kPa);
	静脉:0～15 mmHg(0～2 kPa)
血压(间接法)	听诊法(柯氏音):通常 30～150 Hz
	收缩和舒张的间歇触诊法:0.1～60 Hz
脉搏波(间接法)	频率范围:通常 0.1～60 Hz
体积描记法(容积测量法)	频率范围:DC 至 30 Hz
心率	平均心率:成人:45～200 次/min
	实验动物:50～600 次/min
血氧定量法	频率范围:0～60 Hz;通常 0～5 Hz
每搏输出量	频率范围:0～60 Hz;通常 0～5 Hz
心电图	频率范围:0.05～100 Hz
	信号范围:10 μV(胎儿)至 5 mV(成人)
呼吸检测系统	
流速(呼吸检测流速描记图)	最大频率:40 Hz
由记录算出的呼吸检测率(近似的相对呼吸检测量)	正常流量范围:250～500 mL/s,最大量 8 L/s
	平均速度:成人,12～40 次/min
	实验动物:8～60 次/min
潮气量(测量每次呼吸检测或累计以得每分容量)	典型容量:成人,600 mL/次;6～8 L/min
	正常流量:CO_2:0%～10%(呼气末的 CO_2),对成人,
在呼出的空气中 CO_2,N_2O 或氟氯溴乙烷浓度	4%～6%;N_2O:0%～10%;氟氯溴乙烷:0%～3%
溶解的气体和 pH	溶解的气体和 pH
溶解 O_2 的分压,在体或离体	频率范围:通常 DC 至 1 Hz
	正常 p_{O_2} 测量范围:0～800 mm±700 mV
	(0～106.7 kPa)
	高压的 p_{O_2} 测量范围:800～3 000 mmHg
	(106.7～400 kPa)
pH 离体	信号范围:0～±700 mV(包括了 pH 的范围)
溶解的 CO_2 分压,离体	正常信号范围:1～1 000 mmHg
	(133.3 Pa～133.3 kPa)P_{CO_2}

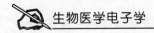
生 理 信 号	一次信号范围和特性
生物电位 　脑电图(EEG)	频率范围:DC 至 100 Hz;诊断的主要成分在 0.5~ 60 Hz 范围 正常信号范围:15~100 μV
肌电图	频率范围:10~2000 Hz 脉冲持续时间:0.6~20 ms
视网膜电图	频率范围:DC 到 20 Hz 正常信号强度:0.5~1 μV
心电图	参见心血管系统一项
眼球震颤电图	频率范围:0~20 Hz 典型信号强度:100 μV/0°眼运动
物理量 　体温	20℃~45℃

7. 能量限制

　　很多生理变量的测量需要将一些能量加到活体系统。例如,阻抗法测量时,就需要使高频电流流过组织和正在被测的血液,电流通过组织时会产生热量,在多数情况下,这部分能量很小,它不会产生显著的影响;但是在处理活体细胞时,必须注意能量集中的可能性,否则它会破坏细胞或影响测量。所以,电流流经人体组织产生的热量是一个必须加以限制的因素。同样,X 线的剂量、超声功率的剂量等也是必须加以限制的因素。

8. 安全问题

　　在人体进行生理变量测量时,首先必须不破坏人体的正常功能和危及生命;必须强调医生的安全,这就要求设计或研制任何医学仪器系统时,应特别注意病人及操作者的安全。同时,进行测量时,不应当引起病人的疼痛、损伤或不舒服感,除非是为了拯救病人生命时必须忍受这些条件。

　　同样,生物医学信号也可以分为两大类:生物电信号与非生物电信号。对于非生物电信号的测量是通过不同的传感器来进行的。除了上述生物医学信号测量的特点与要求外,与其他测控系统设计时的方法和考虑相同,本章就不再赘述。对于生物电信号可以直接采用放大器来进行检测,电路与被测量部位的接口是生物电测量电极。作为重点,本章将详细讨论生物电测量用电极、若干重要生物电信号的测量及其特殊要求和生物电放大器的设计等内容。

13.2 生物电测量电极

在检测心电图、脑电图、肌电图、眼电图及细胞电等体内、体表生物电时,需要采用所谓生物电测量电极,又称为引导电极。电极通常是由经处理的某种金属板、金属细针或金属网制成。引导电极性能优良与否,将直接影响各种体内生物电检测的效果。

13.2.1 引导电极的种类

引导电极的种类很多。以安放的位置分,可分为体表电极、皮下电极与植入电极等;按电极的形状分,可分为板状电极、针状电极、螺旋电极、环状电极及球状电极等;按电极的大小分,可分为宏电极与微电极等。体表电极若按电极与皮肤之间是否采用导电膏来分,又可分为湿电极与干电极,前者采用导电膏,后者不用导电膏,而仅在金属板上制作一层绝缘薄膜,因而亦称为绝缘电极,与一般的传导型电极不同,它是利用绝缘薄膜构成的电容,作为交流静电耦合,来拾取人体电位的变化分量,因此亦称为静电耦合型电极。图 13-1 给出了几种常见的宏电极结构示意图。电极的结构与形状取决于被测对象及安放的位置。

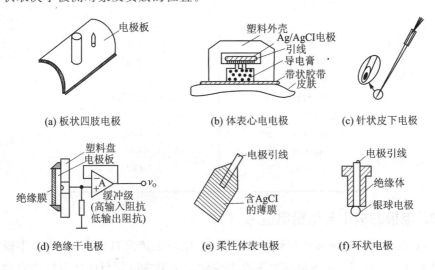

图 13-1　几种宏电极结构示意图

13.2.2 生物电极基本知识

由于人体的活组织是一个含有多种金属元素的电介质,电极与人体相接触来拾取生物电位时,是一个相当复杂的过程。本小节仅就一些基本而必要的知识做一些介绍。

1. 电极的换能作用

生物体内的电流是靠离子传导的,而电极与导线中的电流则是依赖电子传导,因此可以认为电极在离子导电系统与电子导电系统之间形成一个界面,在电极－电介质间发生了离子导电向电子导电的能量转换过程,从这个意义上来说,生物测量电极起着换能器的作用。

2. 半电池电位

当某种金属电极浸入含有这种金属离子的电解质溶液时,金属的原子将失去一些电子进入溶液,溶液中的金属离子也将在金属电极上沉积,当这两种过程相平衡时,在金属和电解质溶液的接触面附近形成电荷分布——双电层,并将建立起一个平衡的电位差,对某种金属与电解质溶液来说,这种电位差是一个完全确定的量。这种金属与电解质的组合宛如半个电解质电池,故将这种组合称为半电池电极。表 13－2 给出了常用电极材料在 25 ℃时的半电池电位。

表 13－2　常用电极材料在 25 ℃时的半电池电位

金属与反应	半电池电位(V)
$Al \leftrightarrow Al^3 + 3e^-$	-1.660
$Zn \leftrightarrow Zn^{2+} + 2e^-$	-0.763
$Ni \leftrightarrow Ni^{2+} + 2e^-$	-0.250
$Pb \leftrightarrow Pb^{2+} + 2e^-$	-0.126
$H_2 \rightarrow 2H^+ + 2e^-$	0.000(规定值)
$Ag + Cl^- \rightarrow AgCl + e^-$	$+0.223$
$Cu \leftrightarrow Cu^{2+} + 2e^-$	$+0.337$
$Ag \rightarrow Ag^+ + e^-$	$+0.799$
$Au \rightarrow Au^+ + e^-$	$+1.680$

3. 电极的极化与电极电位

当有电流流经电极和电解质溶液之间时,电极会产生极化现象,并产生极化电位,使电极——电解质溶液间的电位发生变化。半电池电位与极化电位的总合电位差称为电极电位。电极电位往往比所要测定的生物电信号强,而且电极电位是一个变化量,因此为了有效地检测生物电信号,应尽量使电极电位趋于恒定,并尽量降低其数值。Ag－AgCl 电极对于生物体组织具有非常小而稳定的半电池电位,而且是一种不可极化电极,因而常用来作为生物测量用的引导电极。此外,在电路上也可采取适当措施,例如:在电路上将电极电位与生物电信号分离;两个电极采用完全对称的结构,以便在放大器输入端进行有效补偿;对电极所接触的组织表面进行处理,电极与组织之间用饱和 NaCl 溶液浸湿加一层电膏,提高放大器的输入阻抗以降低输入电流等措施,也都有利于生物电信号的检测。

13.2.3 电极的电性能与等效电路

实验研究证明,电极一电解质溶液界面的伏一安特性呈非线性,也就是说电极的性能类似一个非线性元件。电极的性能与流过它的电流密度有关;此外,电极的性能与流过它的电流频率有关。电极的电性能可用其阻抗特性来表达。对一个正弦信号来说,电极可由一个电阻和电容相串联的电路来模拟。由于电极一电解质溶液界面上存在电荷分布——双电层,如图 13-2 所示,这个双电层特性可以用一个电容来等效。但在实际上,串联等效电阻和等效电容是随频率变化的,不能规定为一个确定的值,频率越低,串联电阻越大,电容的容抗也越大。故若用串联电阻及电容来模拟电极性能时,势必会出现:在频率趋于零(直流)时,电极的阻抗将趋于无穷大,直流电将不能通过;而事实上,直流电是可以通过的,而且在当频率趋向零时,电极的阻抗值相对地保持恒定,在不同的电流密度下都是一个有限值。所以,电容与电阻串联的电路模型必须加以修改。一种方法在该电路的基础上再并接一个电阻 R_f,如图 13-2(a) 所示,则可用来说明频率为零时的电阻特性。电极一电解质溶液的串联等效电路中,串联电阻 R 和电容 C 的数值取决于金属的类型、面积、表面情况、测量电流的频率和电流密度以及电解质的类型及其有效浓度。另一种方法是将串联 RC 电路变成并联 RC 电路,如图 13-2(b) 所示,图中 C_H 表示双电层的电容,电阻 R_t 表示其泄漏电阻,电容 C_H 及电阻 R_t 与频率有关。该电路在很低频率及直流时,只呈现电阻特性。

上述等效电路模型中未考虑流出双电层的离子在电解液中的扩散过程,若考虑到扩散过程,电路中还必须引入表征扩散作用的扩散阻抗,扩散阻抗也可用串联或并联的 RC 电路来表示,如图 13-2(c) 所示。图中 C_d、R_d 用来反映扩散过程的等效电容与电阻,它们都与频率有关。

用 R_d、C_d 串联来等效扩散阻抗时,其值写成:

$$\left. \begin{aligned} R_d^s &= \frac{RT}{z^2F^2} \frac{1}{\sqrt{2\omega}} \frac{1}{C_0\sqrt{D}} \\ C_d^s &= \frac{Z^2F^2}{RT} \sqrt{\frac{2}{\omega}} C_0 \sqrt{D} \end{aligned} \right\} \tag{13-1}$$

式(13-1)中,D 是扩散系数,ω 为角频率,C_0 是平衡情况下的浓度,R 为气体常数,F 为法拉第常数,T 为热力学温度,Z 为金属的价数。由式(13-1)可得:

$$R_d^s C_d^s = \frac{1}{\omega} \tag{13-2}$$

用 R_d、C_d 并联来等效扩散阻抗时,其值可写成:

$$\left. \begin{aligned} R_d^P &= \frac{RT}{z^2F^2} \sqrt{\frac{2}{\omega}} \frac{1}{C_0\sqrt{D}} \\ C_d^P &= \frac{Z^2F^2}{RT} \frac{1}{\sqrt{2\omega}} C_0 \sqrt{D} \end{aligned} \right\} \tag{13-3}$$

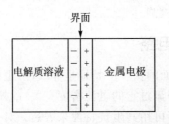 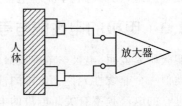

(a) 电极界面及其等效半电池

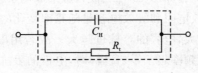

(b) 简化的电路模型

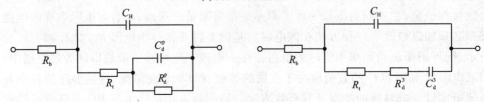

(c) 考虑扩散时的完整电路模型

图 13 - 2　小信号电极－电解质溶液的电路模型

且有：

$$R_d^P C_d^P = \frac{1}{\omega} \qquad (13-4)$$

考虑到电解质的容积电阻 R_b，则等效电路中尚需接入一个串联电阻 R_b，如图 13 - 2(c)所示。这样就构成了一个完整的小信号电极－电解质溶液的电路模型。

在体表采用体表宏电极检测生物电位时，常采用两个电极安放在人体的表面，在电极与体表间加有导电膏时，将有两个界面存在，如图 13 - 3(a)所示。一个是电极与导电膏间的界面，另一个是导电膏与体表间的界面。电极与导电膏的界面存在半电池电位 E，表皮的外层(角质层)可看作是对于离子的半透膜，膜的两边若有离子浓度差别，则存在电位差 E'。表皮的阻抗以 R_e 和 C_e 表示，表皮下面的真皮和皮下层则呈现纯电阻特性，因此图 13 - 3(b)所示电路就反映了用一对电极检测生物电的实际电路模型。了解这个模型，有助于电极的电参数的认识，以及指导我们怎样设计与正确使用性能优良的检测电极系统。

图 13 -4(b)所示的玻璃微电极，经组织液刺入单细胞测量细胞电位时的等效电路如图 13 - 6 所示。图中 R_a、R_b 分别表示微电极与参考电极引线电阻，E_a、R_{fa}、C_{wa}、R_{wa}(虚线框①内)表示微电极的电阻丝与玻璃管内电解质之间的电位及界面阻抗，E_b、R_{fb}、C_{wb}、R_{wb}(虚线框②内)表示参考电极与组织液中的电解质之间的电位及界面

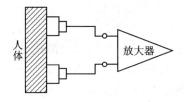

(a) 使用中双电极检测

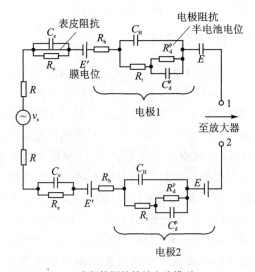

(b) 双电极检测的等效电路模型

图 13-3 双电极检测及其等效电路模型

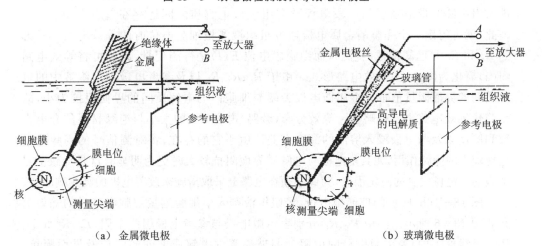

（a）金属微电极   （b）玻璃微电极

图 13-4 两种类型的微电极

阻抗; E_t 表示微电极尖端与细胞液之间的电位, $E(t)$ 为细胞膜电位, R_t 为充填在玻璃管尖端的电解质电阻, R_{inc} 与 R_{exe} 分别为细胞内、外液体的电阻; 玻璃管中的液体与组织液之间的分布电容为 C_d。上述这些量中 R_t 是个很大的数值,若用 3 molKCL 溶液作为玻璃管内充填溶液,则 R_t 可高达 $100\sim200$ MΩ,另外分布电容 C_d 的作用也不可忽视,若忽略其他的阻抗,则等效电路可以简化为图 13-6(b),图(b)中 E_0 为尖端电位 E_t 与电位 E_a、E_b 之代数和。玻璃微电极与金属微电极相比,玻璃微电极具有更高的电极阻抗,等效电路具有低通滤波特性,不适宜作高频、快速的生物电测量,而由于金属微电极的等效电路呈现高通滤波特性,因此可用来检测高频生物电,但其低频特性较差。所以,金属微电极与玻璃电极都有各自的适用范围。

11.2.4 微电极及其等效电路

在测量单细胞或神经元内的电位时,必须采用比细胞的尺寸还要小的电极,这种电极的尖端直径仅为 $0.5~\mu m\sim5~\mu m$,因此这类电极通常称为微电极。微电极一般有两种类型:一类是金属微电极,一类是充填电解质的玻璃电极,其示意图如图 13-4 所示。金属微电极的尖端采用高硬度和一定刚度的微细金属丝或金属针,以便于插入细胞内部,尖端(测量尖端)裸露在绝缘覆盖层外,测量尖端的精工制作是金属微电极成功的关键。绝缘覆盖保护层的材料应根据不同的金属电极材料与其黏接力的大小来选取。金属微电极材料一般采用不锈钢、碳化钨、铂铱合金等。绝缘覆盖保护层可采用清漆或玻璃。金属微电极经组织液刺入细胞中时的小信号等效电路,如图 13-5 所示。图中,R_a 为金属电极引线的电阻,R_b 为参考电极引线的电阻,微电极尖端与细胞内的电解质界面以及参考电极与组织液中的电解质界面间的电位、界面阻抗分别由 E_a、R_{fa}、C_{wa}、R_{wa} 以及 E_b、R_{fb}、C_{wb}、R_{wb} 来表示,$E(t)$ 表示细胞膜电位,R_{inc} 与 R_{cxc} 分别表示细胞内和细胞外(组织液)电解质的电阻,R_s 为电极丝本身的电阻,进入组织液中带绝缘层的一段电极丝与组织液电解质之间还存在着分布电容 C_d。因此,就可得出一个完整的金属电极通过组织液测量细胞电位时的等效电路。考虑到 E_a 和 E_b 是已知常数(直流),而细胞膜电位 $E(t)$ 是待测变量,因此可将等效电路图(a)简化为图(b)的等效电路形式。由于 R_a、R_s、R_b 以及参考电极与组织液中的电解质间的界面阻抗值都较金属微电极尖端与细胞内的电解质间的界面阻抗为小,故在简化等效电路中已被略去。等效分布(旁路)电容 C_d' 的大小与绝缘材料的介电常数和厚度以及与电极浸入溶液的深度有关。由于它的存在,将对测信号的高频分量呈现较大的旁路作用,尤其是电极与电解质界面阻抗较大时更为明显。这是导致测量细胞动作电位失真的决定因素,为此必须在电路上采取措施来改善电极的高频响应。

图 13-4(b)所示的玻璃微电极,经组织液刺入单细胞测量细胞电位时的等效电路如图 13-6 所示。图中 R_a、R_b 分别表示微电极与参考电极引线电阻,E_a、R_{fa}、C_{wa}、R_{wa}(虚线框①内)表示微电极的电阻丝与玻璃管内电解质之间的电位及界面阻抗,E_b、R_{fb}、C_{wb}、R_{wb}(虚线框②内)表示参考电极与组织液中的电解质之间的电位及界面阻抗;E_t 表示微电极尖端与细胞液之间的电位,$E(t)$ 为细胞膜电位,R_t 为充填在玻璃管尖端的电解质电阻,R_{inc} 与 R_{exe} 分别为细胞内、外液体的电阻;玻璃管中的液体与组

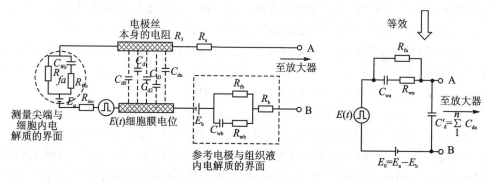

(a) 金属微电极完整的等效电路   (b) 金属微电极简化的等效电路

图 13-5   金属微电极通过组织液测量细胞电位时的等效电路

织液之间的分布电容为 C_d。上述这些量中 R_t 是个很大的数值,若用 3 molKCL 溶液作为玻璃管内充填溶液,则 R_t 可高达 $100\sim200$ MΩ,另外分布电容 C_d 的作用也不可忽视,若忽略其他的阻抗,则等效电路可以简化为图 13-6(b),图(b)中 E_0 为尖端电位 E_t 与电位 E_a、E_b 之代数和。玻璃微电极与金属微电极相比,玻璃微电极具有更高的电极阻抗,等效电路具有低通滤波特性,不适宜作高频、快速的生物电测量,而由于金属微电极的等效电路呈现高通滤波特性,因此可用来检测高频生物电,但其低频特性较差。所以,金属微电极与玻璃电极都有各自的适用范围。

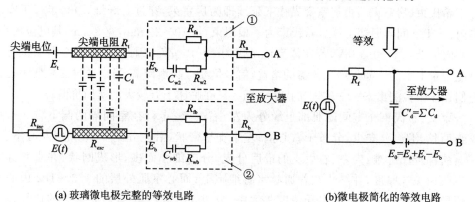

(a) 玻璃微电极完整的等效电路   (b)微电极简化的等效电路

图 13-6   玻璃微电极通过组织液测量细胞电位时的等效电路

13.3   心电信号检测与心电图机

13.3.1   心脏电传导系统和心电图

心脏具有特殊的电传导系统。它位于心壁内,由特殊分化的心肌细胞构成。其功能是产生和传导兴奋,维持和协调心脏正常节律。心脏电传导系统是由窦房结、结间束、房室交界、希氏束、束支和浦肯野氏纤维等组成。

窦房结:位于上腔静脉和右心房交界处的心肌与心外膜之间,为一棱形的细胞束,其大小约为 15 mm×5 mm×1.5 mm。系心脏的正常起搏点,它能自动地有节律地产生触发电信号,并向外传播到结间束和心房肌。

结间束:是连接窦房结和房室交界之间的特殊心肌纤维构成的细束,共有 3 条:即前结间束、中结间束和后结间束。其作用是将窦房结产物的兴奋较快地传到心房肌和房室交界。前结间束分出一支连至左心房,称为房间束。结间束和房间束的传导速度比心房肌的传导速度要快,心房传导束(结间束及房间束)的传导速度约为 1.7 m/s。心房肌的传导速度为 30~45 cm/s(平均约为 0.4 m/s)。

房室交界:为心房和心室之间的特殊传导组织,它是心房与心室之间兴奋的通道。主要由结区(房室结)、房结区、结希区 3 部分组成。在心房收缩结束之前,必须要求心室不能响应动作电位而进行收缩,因此需要一个延迟时间。当窦房结发出一个脉冲后,到达房室交界的时间为 30~50 ms,而通过房室交界传出脉冲之前的时间为 110 ms(即脉冲在房室交界内传导时间)。因此,房室交界象是一个延迟线,以延缓动作电位沿着心内传导系统向心室推进。房室交界的功能:(1)房、室之间的传导作用;(2)延迟作用,保证心房收缩后才发生心室收缩;(3)房结区和结希区具有自律性,而房室结无自律性。

希氏束(房室束):由房室交界往下延续即为房室束,穿过右纤维三角,走行于室间隔内,止于室间隔肌部上缘。希氏束为一根粗束,长 10~20 mm,宽 3 mm,其电位极小,在心内记录 0.1~0.5 mV,若在体表记录仅为 1~10 μV。因此,用普通心电图机是不可能记录下来的。如仅增加仪器的增益,信号仍要被噪声掩盖,可以通过提高信噪比把它们在体表检测出来——体表希氏束电图。它在临床上有较大的实用价值。

束支:希氏束在室间隔肌部上缘分为左、右两支;走行在室间隔两侧下方。右束支细而长,沿途分支少,分布于右心室;左束支呈带状,沿途分支多,分布于左心室。

浦肯野氏纤维:为左、右束支的最后分支,分支细小而多,形成网状,并垂直穿入心室肌约 1/3 厚度,并终止在普通心室肌细胞上;而心室肌外层的 1/3~1/2 由心室肌传导。浦肯野氏纤维的传导速度非常快,为 200~400 cm/s,而心室肌的传导速度较慢,为 100 cm/s。

关于心脏内的兴奋传导时间:窦房结与房室结之间动作电位传递时间约为 40 ms;房室交界延迟时间 110 ms;希氏束和束支及其分支传导速度快,兴奋进入希氏束只需 30 ms 即达到最近的浦肯野氏纤维;心室肌外层的 1/3~1/2 由普通心室肌传导,右心室约需 10 ms,左心室约需 30 ms,所以从窦房结到心室外表面的总心内传导时间约为 0.22 s。

心肌是由无数的心肌细胞组成,由窦房结发出的兴奋,按一定途径和时程,依次向心房和心室扩布,引起整个心脏的循序兴奋。心脏各部分兴奋过程中出现的电位变化的方向、途径、次序和时间等均有一定规律。由于人体为一个容积导体,这种电变化亦必须扩布到身体表面。鉴于心脏在同一时间内产生大量电信号,因此,可以通过安放在身体表面的胸电极或四肢的电极,将心脏产生的电位变化以时间为函数记录下来,这种记录曲线称为心电图(electrocardiogram,ECG)。图 13 - 7 所示为典型心电图。心电图反映心脏兴奋的产生、传导和恢复过程中的生物电变化。心肌细胞的生物电变化是心电图的来源,但是心电图,曲线与单个心肌细胞的膜电位曲线有明显的区别。

ECG 波形是由不同的英文字母统一命名的。正常心电图由一个 P 波、一个 QRS 波群和一个 T 波等组成。P 波起因于心房收缩之前的心房除极时的电位变化;QRS 波群起因于心室收缩之前的心室除极时的电位变化;T 波为心室复极时的电位变化,其幅度不应低于同一导联 R 波的 1/10,T 波异常表示心肌缺血或损伤。ECG 的持续时间有:P−R 间期(或 P−Q 间期)为 P 波开始至 QRS 波群开始

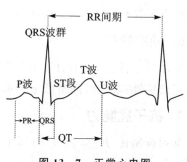

图 13 - 7　正常心电图

的持续时间,也就是心房除极开始至心室除极开始的间隔时间,正常值为 0.12~0.20 s,若 P−R 期延长,则表示房室传导阻滞;Q−T 间期为 QRS 波群的开始至 T 波的末尾的持续时间,意为心室除极和心室复极的持续时间,正常值为 0.32~0.44 s;S−T 段为从 QRS 波群终末到 T 波开始之间的线段,此时心室全部处于除极状态,无电位差存在,所以正常时与基线平齐,称为等电位线,若 S−T 段偏离等电位线一定范围,则提示心肌损伤或缺血等病变;QRS 波群持续时间正常值约 0.06~0.11 s。

13.3.2　心电图机的结构和功能

记录体表各点随时间而变化的心电波形的仪器称为心电图机。医生根据所记录的心电波形的形态、波幅大小以及各波之间的相对时间关系判断心脏疾病。

由于心电信号比较微弱,仅为毫伏级,所以心电图机极易受使用环境(特别是 50 Hz 的干扰)的影响。为了能获得清晰而良好的心电波形记录,对心电图机的抗干扰能力提出较高的要求。此外,为了识别心电图的形态,中华人民共和国医药行业标准 YY1139 - 2000 对心电图机提出各种技术要求,主要有:

1. 输入阻抗

单端输入阻抗不小于 2.5 MΩ。

2. 输入回路电流

各输入回路电流不大于 0.1 μA。

3. 定标电压

有 1 mV±5% 的标准电压,用于对心电图机增益进行校准。

4. 灵敏度线性

灵敏度控制:至少有 3 个固定增益:5、10 和 20 mm/mV。转换误差范围为±5%;

耐极化电压:加±300 mV 直流极化电压,灵敏度的变化范围±5%;

最小检测信号:能检测 10 Hz、20 μV(峰峰值)的信号。

5. 噪声水平

所有折算到输入端的噪声应小于 35 μV。

6. 频率特性

幅度频率特性:以 10 Hz 为基准,1 Hz~75 Hz$^{+0.4dB}_{-3.0dB}$;

低频特性:若以时间常数 τ 表示,则 τ≥3.2 s。

7. 抗干扰能力

共模抑制比:K_{CMR}>60 dB 以上。

8. 50 Hz 干扰抑制滤波器:≥ 20 dB

9. 记录速度

记录速度有 25 mm/s、50mm/s±5%两档。

10. 其他

医学仪器除了与其他仪器一样能满足环境实验的要求外,还有严格的安全性要求,这些由国标 GB10793 专门来规定。

图 13-8 为现代心电图机的结构框图。

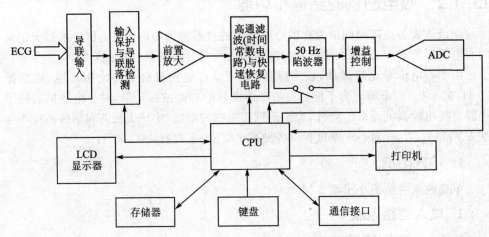

图 13-8 现代心电图机的结构框图

13.3.3 标准导联系统

心脏电兴奋传导系统所产生的电压是幅值及空间方向随时间变化的向量。放在体表的电极所测出的 ECG 信号将随不同位置而异。心动周期中某段 ECG 描迹在这一电极位置不明显,而在另一位置上却很清楚。为了完整描述心脏的活动状况,常用在水平和垂直方向的十二种不同导联作记录,以看清各重要细节。心电信号通过导线和电极加到心电图机放大器的输入端,一般总把导线和电极合在一起称为导联,例如加到病人右腿的电极称为 RL 导联。在临床心电图中,必须有更多的导联才能完整描述心脏的电兴奋活动,所以就需选择两个电极或一个电极与互接电极组接到放大器的输入端。这种特殊电极连接方法也可看成导联,这样就会使命名产生混乱。为了避免这一问题,把特殊电极组和其连接到放大器的方法称为导联;而把单根电极导线称为电极。

1931 年 William Einthoven 发明原始的 ECG 导联系统。他假定在心动周期任一瞬间,心脏额面净的电兴奋是一两维的向量。代表向量箭头的长度与瞬间净的除极和复极的电压或电位差成比例,其方向与心脏除极和复极的净方向一致。并进而假定向量的起点位于等边三角形的中心,三角形的顶点是两肩和腹股沟区。由于人体的间质液中的离子是良好的电传导体,所以可把两肩的三角形顶点扩展到两臂,腿是腹股沟区的延伸;这样三角形的顶点可有效地用三个肢体来代表。图 13 - 9 为爱氏三角形图。电极放在左臂(LA)和右臂(RA)上来测量该两点间的电位差,这种接法称为 I 导联;II 导联是测量左腿(LL)和右臂(RA)的电位差;III 导联是测量左腿(LL)和左臂(LA)间的电位差。心电放大器的接地端与右腿接在一起。这种测量两点间电位差的导联称为双极导联。已知起始于爱氏三角形中心的心向量在三个边上的投影即为导联 I、II 和 III 心电标量的大小。相反,如果已知三个标准导联中的两个或全部,就可决定额面的心向量。假定三角形在电性能上是均匀的并以 V_R、V_L 和 V_F 来表示右臂和左腿的电位,则:

$$导联 I = I = V_L - V_R \tag{13-5}$$

$$导联 II = II = V_F - V_R \tag{13-6}$$

$$导联 III = III = V_F - V_L \tag{13-7}$$

由上式可得:

$$I + III = V_F - V_R = II \tag{13-8}$$

1934 年威尔逊(Wilson)提出把肢体电极 RA、LA 和 LL 经三个相等的且大于 5 kΩ 的电阻接在一起,组成一平均电位的中心端,称为威尔逊中心端。其作用是在心动周期内获得一个比较稳定的电压,作为体表上的基准值。

$$\frac{V_R - V_{WT}}{R} + \frac{V_L - V_{WT}}{R} + \frac{V_F - V_{WT}}{R} = 0$$

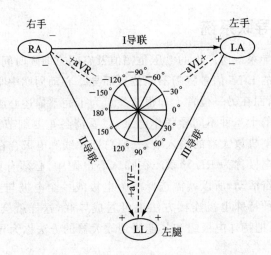

图 13 - 9   爱氏三角形图和标准双极导联

故得:

$$V_{WT} = \frac{1}{3}(V_R + V_L + V_F) \tag{13-9}$$

这里 V_{WT} 为威尔逊中心端之电位,可以它为基准点来测量人体表面某点的电位变化。这种反映单点电位变化的连接方法称为单极导联。如果用 $\overline{V}_R$ 表示 RA 和中心端之间的电位差; $\overline{V}_L$ 表示 LA 和中心端之间的电位差; $\overline{V}_F$ 表示 LL 和中心端之间的电位差;那么:

$$\overline{V}_R = V_R - \frac{1}{3}(V_R + V_L + V_F) \tag{13-10}$$

$$\overline{V}_L = V_L - \frac{1}{3}(V_R + V_L + V_F) \tag{13-11}$$

$$\overline{V}_F = V_F - \frac{1}{3}(V_R + V_L + V_F) \tag{13-12}$$

$$\overline{V}_R + \overline{V}_L + \overline{V}_F = 0 \tag{13-13}$$

由于每个肢体导联都由一个电阻 R 使肢体电极和中心端分流,这就势必减小了被测信号的幅值。若去除肢体电极与中心端之间的电阻,分流作用就不再存在,因此导联的电位就会加大,所以把这种接法的导联常称为加压导联,用 aVR、aVL 和 aVF 来表示。加压导联并不影响导联向量的方向,但它能使信号幅值增加 50%,所以临床上常用加压导联来代替单极肢体导联。可以证明:

$$aVR = \frac{3}{2}\overline{V}_R \tag{13-14}$$

$$aVL = \frac{3}{2}\overline{V}_L \tag{13-15}$$

$$aVF = \frac{3}{2}\overline{V}_F \tag{13-16}$$

除双极肢体导联和加压导联外,还有单极胸导联。它把单个胸电极放在胸部预先指定的 6 个位置上,如图 13 - 9 所示。这 6 个位置确定了心脏在不同部位的立体角。它把心脏分为几个部分(如左心房、右心房、左室、右室及心隔膜)。这样便以几何方法确定在每一导联位置上心脏偶极子电位和相对百分数。由于电极放置心脏前面,所以这导联称为心前区单极导联,以 $V_1 \sim V_2$ 来表示。其值分别为

心前区导联 所记录电位差

$$
\begin{aligned}
V_1 &\qquad V_1 - \frac{1}{3}(V_R + V_L + V_F) \\
V_2 &\qquad V_2 - \frac{1}{3}(V_R + V_L + V_F) \\
V_3 &\qquad V_3 - \frac{1}{3}(V_R + V_L + V_F) \\
V_4 &\qquad V_4 - \frac{1}{3}(V_R + V_L + V_F) \\
V_5 &\qquad V_5 - \frac{1}{3}(V_R + V_L + V_F) \\
V_6 &\qquad V_6 - \frac{1}{3}(V_R + V_L + V_F)
\end{aligned} \tag{13-17}
$$

13.3.4　心电检测中的干扰及其对策

进行心电测量时,人体不可避免地要和所处的环境发生联系。有些环境不仅给心电波形带来干扰,影响医生的论断,严重情况下会使心电图机损坏,威胁着病人和操作者的安全。被测参数以外的信号统称为干扰。任何生理参数的测量对排除干扰这一点的要求都是一致的,这里讨论心电检测中的干扰来源、减少或消除干扰的办法。

生物电测量中,通常有如下几种干扰形式。

1. 电极噪声

无论是板状金属电极还是针形电极,由于和电解质或体液接触,在金属界面上总会产生极化电压。其大小与电极材料、界面状况及所加的电极糊剂时间有关,它叠加在信号上形成干扰。一般为数十毫伏(mV),有的达数百毫伏(mV)甚至伏(V)级。这电压是一定值,但会随环境条件而改变,如电极糊干燥引起极化电压的缓慢变化。另外还与使用的频率有关。

这些变化的原因是基于电化学的变化,实际使用中,电极与人体的接触状况的影响极大。

2. 无线电波及高频设备和干扰

人体大体上可作为导体来考虑。接上电极导线就会起到收信天线和作用,它接收无线电波以及高频设备来的电磁波。由于电极—人体界面和放大器特性的非线

性,它可把高频检波并构成了对心电信号的干扰。另外,在使用高频手术电刀时,电极—人体界面为一整流器,它检出高频载波中的低频包络成分,该成分进入心电图机,形成干扰。

3. 被测生理变量以外的人体电现象所引起的噪声

在人体上有种种电现象混杂在一起。当测量某一生理量(如心电)时,其他的电现象就成为干扰。所以某一生理量有时候是信号,而在另一场合成为噪声。做心电图时,肌肉紧张所引起的肌电就构成了对心电图的干扰;做脑电图时,头皮的移动(肌电)、眼球的转动(ENG)就会影响测量;测量胎儿心电时,母体的心电就是一干扰源等。

4. 其他医疗仪器的噪声

许多治疗仪器和测量、监护仪器一起工作时,将会构成干扰影响测量。如心脏起搏器的起搏脉冲将影响心电和心率的测量。诱发电位的电刺激也是一个干扰源。

用以治疗房颤和室颤的除颤器,它所产生的宽为 $2\sim5$ ms、高达数千伏的电脉冲,对心电图机构成很大的干扰,它可使无高压保护的心电图机损坏。

5. 电子器件噪声

在某些生理变量测量中,被测信号往往非常微弱,如体表希氏束电图和体表后电位的幅值在 $0\sim5$ μV,所以电子器件的噪声也成为测量的大障碍。这些噪声有电阻器件的热噪声,有源电子器件中的散粒噪声,晶体管器件的低频噪声($1/f$ 噪声)及两种不同材料接触时所产生的接触噪声等。这些噪声大都和放大器工作的带宽有关。由于噪声是一随机信号,除了采用平均技术减少其影响外,重要的还是要选择好低噪声器件,合理设计前置放大器电路。

6. 仪器内部布局、布线的因素所造成的干扰

仪器装置内部的 50 Hz 工频干扰及电源整流电路的纹波基本上是叠加的,这将导致各通道间和各不同功能板上的交叉干扰。此外,还有电路的布线不当,如大电流通过第一级放大器、有两个以上的接地点、输出通过电感、分布电容及低绝缘强度的基板不适当地耦合到放大器的输入级,以及变压器的漏磁、电容的漏电等都将会导致测量电路工作的不稳定性。

7. 静电噪声

许多人造毛、尼龙、晴纶等织物,在干燥的季节,由于摩擦产生静电,其值甚至可高达数百伏。绝缘的塑料制品在干摩擦下也产生同样情况。这将给测量带来极大的干扰,严重情况会使仪器无法工作甚至损坏仪器。

8. 50 Hz 交流干扰

它是由室内的照明及动力设备所引起的干扰。这是量大面广的干扰源。因其频率也处于绝大多数生理变量的频带范围内,所以提高对 50 Hz 的抗干扰能力是医学

测量和医学仪器设计中面临的一个基本而关键的难题。

（1）交流磁场的干扰

照明设备、沿天花板和墙壁及地面走的动力线、无线电广播、医院手术室中的高频电刀、X光机、理疗电气设备、可控硅设备及其动力设备，凡是能发射高频和工频电磁波的导线和设备都会干扰心电图机。其原因是由于干扰磁场穿过一定面积的输入回路时，感生出感应电动势并与心电信号相加。大的地回路面积也引起可观和干扰。图13-10所示为引起和消除干扰的原理图。

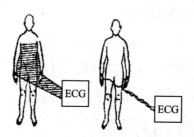

图13-10　引起和消除交流磁场干扰的原理图

在输入阴影回路面积内，感应电动势为：

$$E = -\frac{d\Phi}{dt} = -S\frac{dB}{dt} \qquad (13-18)$$

式中，Φ 为磁通量(W_b)；$B = B_m \cos\varphi\cos\theta\cos\omega t (W_b/m^2)$；$\cos\varphi\cos\theta$ 为输入回路线圈平面法线与 B 的夹角；S 为输入回路面积。代入，得：

$$E = \omega S B_m \cos\varphi\cos\theta\sin\omega t$$

由此可知，此干扰电动势与人体坐卧的方向有关。为了降低此项干扰，除改变人体的方向位置外，还应力求减小环路面积。使两臂紧靠身体，并将导线互相缠绕在一起。消除地环路面积的方法是采用一个接地点。最彻底的办法是消除干扰源或截断干扰磁场的传导途径。如在可控硅设备内加 RC 吸收电路，减少可控硅转换时所产生的高频磁场干扰。用高磁导率的材料对 50 Hz 的电源变压器进行磁屏蔽，防止漏磁场进入输入回路。对高频磁场则可采用铜、铝导体屏蔽，用感应的涡流截断高频磁场通路。

（2）泄漏电流干扰

电力线的覆盖层、墙壁及床等因湿度增加而使其绝缘强度下降。手术室中因蒸汽凝结的水沾湿墙壁和床面，也降低了表面的绝缘强度，使泄漏电流增加。心电图机内的电源变压器绝缘电阻的下降同样导致泄漏电流的增大。泄漏电流通过天花板、墙壁和地面再经床至人体，然后经心电图机到地，流经人体及电极导联在人体—电极接触电阻上形成 50 Hz 的干扰信号。

解决的办法是用高绝缘强度的合成树脂板放在床脚下，以截断泄漏电流进入人体的通路。也可在床和地面间置一铜板或在床下放金属网并接地，这时泄漏电流不再流经高阻床,而是通过低阻的金属网板将泄漏电流短路,这样就排除了因泄漏电流所引起的 50 Hz 干扰。

(3) 静电干扰

心电图机周围环境中的电力线,不管有无电流通过,它与导联线间总存在静电耦合电容。由电容耦合所引起的位移电流将通过皮肤—电极接触阻抗到地,如图 13-11 所示。假定人体的电阻与皮肤—电极间接触电阻相比可略而不计,图中:Z_1、Z_2 为皮肤与电极间的接触阻抗,Z_G 为接地电极与皮肤间的接地阻抗。由此就可算出心电图机输入端 A、B 间因位移电流所产生的电位差:

$$\dot{V}_A = \dot{I}_{d1} Z_1 + (\dot{I}_{d1} + \dot{I}_{d2}) Z_G \qquad (13-19)$$

$$\dot{V}_B = \dot{I}_{d2} Z_2 + (\dot{I}_{d1} + \dot{I}_{d2}) Z_G \qquad (13-20)$$

$$\dot{V}_A - \dot{V}_B = \dot{I}_{d1} Z_1 - \dot{I}_{d2} Z_2 \qquad (13-21)$$

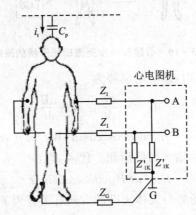

图 13-11 由分布电容产生的 50 Hz 电场干扰

如果 $\dot{I}_{d1} = \dot{I}_{d2} = \dot{I}_d$,则 $\dot{V}_A - \dot{V}_B = \dot{I}_d (Z_1 - Z_2)$,这表示电极—皮肤接触阻抗不平衡时所引起的干扰。一般情况下,1~3m 长的导线,$|\dot{I}_d|$ 的典型值为 $6 \times 10^{-9} A$。当 Z_1、Z_2 间不平衡阻抗为 5 kΩ 时,其干扰电压为

$$|\dot{V}_A - \dot{V}_B| = |\dot{I}_d(Z_1 - Z_2)| = 6 \times 10^{-9} A \times 5 \text{ k}\Omega = 30 \ \mu V$$

由上述分析可知,要干扰小,就应使电极—皮肤间的不平衡接触阻抗要小。因此力求使 Z_1、Z_2 值小而对称。通常用细砂纸擦去皮肤表面角质层,并在皮肤和电极之间放入导电膏来降低皮肤—电极间接触阻抗及两阻抗间的不平衡程度。

通常人臂电阻约为 400 Ω。躯干电阻为 20 Ω。所以位移电流大部经人体到地。这些位移电流流经 Z_G 时建立了共模电压 $\dot{V}_{cm}$,其值为:

$$\dot{V}_{cm} = (\dot{I}_{d1} + \dot{I}_{d2}) Z_G = 2 \dot{I}_d Z_G \qquad (13-22)$$

位移电流也可直接通过人体,然后再经 Z_G 到地,如图 13-12 所示。根据人体等

效电路,可以求出位移电流在体内电阻 Z_L 上所建立的电压:

$$\dot{V}_{ac} = \dot{I}_d K Z_L \tag{13-23}$$

若 $K=1$,$|\dot{I}_d|=0.1\ \mu A$,$|Z_L|=100\ \Omega$ 时,$|\dot{V}_{ac}|=10\ \mu V$。

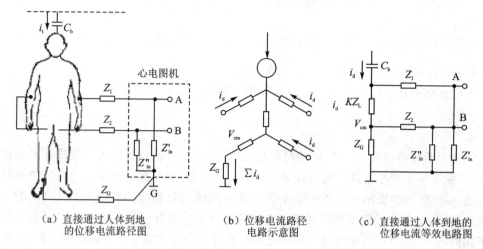

(a) 直接通过人体到地　　　(b) 位移电流路径　　　(c) 直接通过人体到地的
　　的位移电流路径图　　　　　电路示意图　　　　　位移电流等效电路图

图 13-12　电力线由电容耦合所引起静电干扰

在较差的环境下,如果 $|\dot{I}_d|=0.5\ \mu A$,接地阻抗值为 $100\ k\Omega$ 时,可以求得共模电压为:

$$|\dot{V}_{cm}| = 2 \times 0.5 \times 10^{-6} A \times 100 \times 10^3\ \Omega = 0.1\ V$$

这是较坏的情况。一般 $|\dot{V}_{cm}|$ 在 $1 \sim 10\ mV$ 之间。以上分析是假定心电图机输入阻抗远大于皮肤—电极接触阻抗下得出的。当以上条件不满足时,由皮肤—电极间的不平衡阻抗分压效应将导致可观的干扰。忽略在人体内电阻上所建立电压 V_{ac},由图 3-12(a) 可以得出:

$$\dot{V}_A = \dot{V}_{cm} \left(\frac{Z'_{in}}{Z'_{in} + Z_1} \right) \tag{13-24}$$

$$\dot{V}_B = \dot{V}_{cm} \left(\frac{Z''_{in}}{Z''_{in} + Z_2} \right) \tag{13-25}$$

当 $Z'_{in} = Z''_{in} = Z_{in}$ 时,$(\dot{V}_A - \dot{V}_B)$ 值为:

$$\dot{V}_A - \dot{V}_B = \dot{V}_{cm} \frac{(Z_2 - Z_1) Z_{in}}{Z_1 Z_2 + Z_{in}(Z_1 + Z_2) + Z_{in}^2} \tag{13-26}$$

因 $Z_{in} \gg (Z_1 、 Z_2)$,则上式可简化为:

$$\dot{V}_A - \dot{V}_B = \frac{Z_2 - Z_1}{Z_{in}} \dot{V}_{cm} \tag{13-27}$$

假定 $|\dot{V}_{cm}|=10\ mV$,$|Z_2 - Z_1|=5\ k\Omega$。若使 $|\dot{V}_A - \dot{V}_B|$ 值小于 $10\ \mu V$,则 Z_{in} 值

应为：

$$| \dot{Z}_{in} | = | \dot{V}_{cm} \frac{(Z_2 - Z_1)}{(\dot{V}_A - \dot{V}_B)} | = 10 \times 10^{-3} \text{V} \times \frac{5 \text{ k}\Omega}{10 \times 10^{-6} \text{V}} = 5 \text{ M}\Omega$$

由此可见，若使 Z_{in} 输入阻抗提高到 $50 \text{ M}\Omega$，在上述相同的条件下，这时共模电压可允许大至 100 mV。

以上结果是在输入阻抗相等的条件下得出的，但这是不实际的。为了把干扰限制到 0.1%，即 $| \dot{V}_A - \dot{V}_B | / \dot{V}_{cm}$ 必须小于 0.001。这时即使 $| Z_1 | = | Z_2 | = 10 \text{ k}\Omega$，$Z_{in}$ 的不同也会引起干扰。假定 $| Z'_{in} | = 5 \text{ M}\Omega$，$Z''_{in} = \infty$，由式（13-20）、（13-21）可得：

$$| \dot{V}_A - \dot{V}_B | = | \dot{V}_{cm} (\frac{5}{5.01} - 1) | = 0.000\ 2 | \dot{V}_{cm} |$$

从上面分析可知，Z_1、Z_2 的绝对值越大，$| \dot{V}_A - \dot{V}_B |$ 值也会越大。解决这问题的办法，除了尽量减小皮肤—电极接触阻抗外，尽可能提高共模输入阻抗也是一种有效方法。图 13-13 所示为采用共模反馈提高共模输入阻抗的原理电路。50 Hz 的共模电压经 A_4 接至导联屏蔽线和滤波电容的结点上。这样使输入信号线和屏蔽层处于相同的共模电位，因而消除了导联电缆线的分布电容和滤波电容的影响。同时，也提高了放大器的输入阻抗。

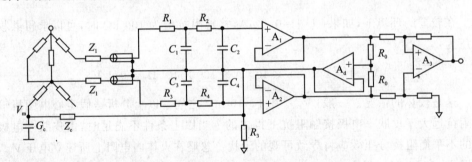

图 13-13 共模驱动电路

减少位移电流的干扰也可采用右腿驱动电路，如图 13-14 所示。从图中可以看到右腿这时不直接接地，而是接到辅助放大器 A_3 的输出。从两只 R_a 电阻结点检出共模电压，它经辅助的反相放大器后，再通过 R_0 电阻反馈到右腿。人体的位移电流这时不再流入地，而是流向 R_0 和辅助放大器的输出。R_0 在这里起安全保护作用，当病人和地之间出现很高电压时，辅助放大器 A_3 饱和，右腿驱动电路不起作用，A_3 等效于接地，因此，R_0 电阻这时就起限流保护作用，其值一般取 $5 \text{ M}\Omega$。

从图 13-14(b) 所示等效电路可以求出辅助放大器不饱和时的共模电压。高阻输入级的共模增益为1，故辅助放大器 A_3 的反相端输入为：

$$\frac{2\dot{V}_{cm}}{R_a} + \frac{\dot{V}_o}{R_F} = 0 \tag{13-28}$$

由此得：

$$\dot{V}_{\text{o}} = -\frac{2R_{\text{F}}}{R_{\text{a}}}\dot{V}_{\text{cm}} \tag{13-29}$$

因为 $\dot{V}_{\text{cm}} = \dot{I}_{\text{d}}R_{\text{o}} + \dot{V}_{\text{o}}$，将上式代入，得：

$$\dot{V}_{\text{cm}} = \frac{R_0\,\dot{I}_{\text{d}}}{1 + \dfrac{2R_{\text{F}}}{R_{\text{a}}}} \tag{13-30}$$

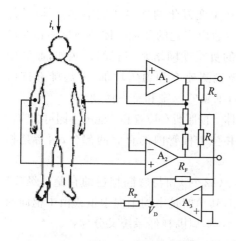 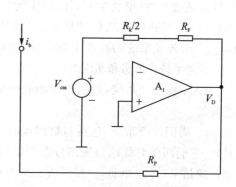

（a）右腿驱动电路连接图　　　　　　　（b）右腿驱动电路等效电路图

图 13-14　右腿驱动电路

由此可见，若要使 $|\dot{V}_{\text{cm}}|$ 尽可能小，即 $\dot{I}_{\text{d}}$ 在等效电阻 $R_0/(1+2R_{\text{F}}/R_{\text{a}})$ 上压降小，可以增大 $2R_{\text{F}}/R_{\text{a}}$ 值。由于 R_0 在大 V_{cm} 时，必须起保护作用，所以其值较大。这样就要求辅助放大器必须具有在微电流下工作的能力，R_{F} 可选较大值。如果选 $R_{\text{F}} = R_0 = 5\ \text{M}\Omega$，$R_{\text{a}}$ 典型值为 $25\ \text{k}\Omega$，则等效电阻为 $12.5\ \text{k}\Omega$。若位移电流 $|\dot{I}_{\text{d}}| = 0.2\ \mu\text{A}$，共模电压为：

$$|\dot{V}_{\text{cm}}| = 0.2 \times 10^{-6}\text{A} \times 12.5\ \text{k}\Omega = 2.5\ \text{mV}$$

　　如果将 ECG 的测量系统放在接地的密封铜网的屏蔽室内，这样由电力产生的位移电流便直接通过铜屏蔽网到地，而不再流经身体和心电图机，因此就从根本上消除了位移电流对 ECG 的干扰，但付出的代价是必须有价格贵的屏蔽室。

　　采用隔离放大器降低位移电流也可减小对 ECG 的干扰。隔离放大器主要有光电耦合和磁耦合两种形式的隔离放大器。今后主要应用集成光电耦合隔离放大器和磁隔离放大器。光隔离放大器请参考第 3 章的有关内容。

13.4 神经系统电信号检测与脑电图机

13.4.1 神经系统概述

神经系统是机体重要的和最复杂的系统,人们对此系统的知识还十分有限。神经系统是人体的主要调节系统,它整合和调节身体各器官的功能活动;同时使人体的内环境随时适应外界环境的变化。人体生活在千变万化的外界环境中,当环境条件发生变化时,体内的功能也进行相应的调整,以适应变化的环境。体内环境的相对稳定性是通过神经(电化学)和体液(生物化学)的负反馈网络来实现的。例如,血液中CO_2过多,则脑使呼吸检测肌运动,致使呼吸检测速率和通气增加,并经肺部排出CO_2;人类神经系统的高级中枢(大脑皮质具有抽象的思维和意识活动。

神经系统在形态和功能上是一个统一的整体。按照所在位置和功能的不同可分为:

1. 中枢神经系统:包括位于颅腔内的脑和位于椎管内的脊髓两部分,两者是相连续的。

2. 周围神经系统:包括与脑相连的脑神经(12 对)和与脊髓相连的脊髓神经(31 对)。它们两侧对称地向周围分布到组织器官,其功能是由周围向中枢或由中枢向周围传递信息(神经冲动)。按照所支配的对象不同,周围神经系统又分为:

(1) 躯体神经——支配皮和骨骼肌的感觉和运动。

(2) 内脏神经——支配内脏的平滑肌、心肌和腺体的感觉和运动。内脏神经的运动(传出)神经又称植物神经,可以根据功能的不同分为交感神经和副交感神经两种。

图 13 - 15 所示为人体神经系统结构图。

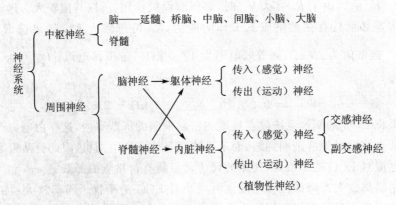

图 13 - 15   人体神经系统结构图

13.4.2 神经系统的电活动

神经元像身体的其他细胞一样具有生物电活动,神经元在安静时处于电的极化状态,神经元的膜内电位与膜外电位相比,前者约为 -70 mV。这种静息电位的形成是由于 K^+ 外流所致;当神经元接受一个超过阈值的刺激(电的、化学的、机械的或热的)时,由于膜对 Na^+ 的通透性突然增加,产生膜的除极化,继而发生复极化,致使膜电位产生一系列的变化,形成一个神经冲动(即动作电位)。

在神经元中产生膜电位,"全或无式定律"适用于神经纤维(轴突)。因此,如果达到一定的刺激阈,便能产生一次冲动,并以一定速度传遍整个纤维,其传导速度取决于纤维的直径。

神经元的胞体通过突触与其他神经元连接,突触产生两种不同的电位:兴奋性突触后电位(EPSP)使胞体兴奋;抑制性突触后电位(IPSP)则使胞体抑制。突触电位的振幅随着刺激点的距离而减小。每条神经纤维都能产生一个很小的 EPSP,但不足以使神经元兴奋。然而,许多神经纤维电位的综合,便可产生一次冲动。

中枢神经的电活动:大脑皮层由亿万个神经元组成,它较接近表面,所以电活动较易观察。大脑皮层经常具有持续的节律性变化,称为自发脑电活动。在无刺激时,在不同部位,自发的脑电活动的频率和振幅亦有所不同。如果把引导电极(双极或单极)放在头皮表面,通过脑电图仪所记得的电位波形称为脑电图(EEG);直接从皮层表面所记得的电位波形称为皮质电图,它可以作为意识水平的真实反映指标。脑电图和皮质电图都反映大脑皮质的自发脑电活动。

脑电图的波形近似于正弦波。它主要由上皮层神经元的突触后电位变化所形成。这些电位起源于单个神经元,但单一神经元的突触后电位变化不足以引起头皮表面电位的改变,必须有大量的神经元同时发生突触后电位变化。所以,它是同步化放电总和起来形成的电场。由于同步才能引起头皮表面电位的变化,它产生脑电图。这种同步化现象受皮质下中枢的控制,也可能来自脑干(丘脑),其机制目前还不完全了解。从头皮上所得到的脑电波的幅值,在正常的情况下约在 $100\ \mu V$ 以下;而在暴露的大脑皮层表面所取得的电位则比此值大 $10\sim20$ 倍,约 1 mV。它们的频率范围,从小于 1 Hz 直到 50 Hz。在大脑的不同叶上,波形性质不同,并依赖于觉醒和睡眠的水平。另外,还存在很大的个体差异。由于目前对同步化机制了解甚少,所以对 EEG 图形只能依靠经验从临床角度加以解释。

13.4.3　脑电图术

脑电图(EEG)是反映大脑的电活动,它是用放在头皮表面的电极检测并经放大的与大脑神经活动有关的生物电位。脑电图术包括以下几方面:

1. 生物电位检测:用头皮或大脑表面传感器电极检测;
2. EEG 信号处理:将传感器的输出放大和滤波($0.1\sim100$ Hz);
3. EEG 信号记录:信号显示在图形记录仪或 CRT 上;
4. EEG 信号分析:观看或用计算机解释 EEG 的结果。

所得到的 EEG 记录,临床上可用于论断颅内病变、探讨脑疾病的演变过程以及

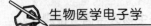

药物疗效观察。它是了解脑功能的主要途径,所以在临床及生理学研究上获得广泛的应用。脑电图的重要特征是输出信号的频率而不是信号的波形。EEG 是非周期性信号,无论在幅值方面,还是在相位和频率方面都是连续变化。临床上广泛用于以下领域:

1. 神经学

神经学家大量依靠 EEG 研究大脑功能,在临床上常与人体其他生理参数检查相结合,以确诊病人脑部病变。

2. 神经外科

神经外科医生常用 EEG 来定位病灶,指导脑外科手术。

3. 麻醉学

麻醉医师用 EEG 决定受麻醉病人的麻醉情况,这对施行心脏手术或对难以用其他参数监护的病人特别可靠。

4. 精神病学

为了能更确切论断精神失调,可用 EEG 来确定器质性脑病的有无。

5. 儿科学

EEG 和其他方法检查(如诱发电位)一起,用以论断新生儿的听觉和视觉问题等。

6. 老年病学

通过 EEG 检查老年性痴呆等老年病患。

通常脑电活动用 3 类电极来记录,即头皮电极,皮质电极和深部电极。如果用各种设计的细绝缘针电极推进到脑的神经组织,这时所记录的脑电图称为深部脑电图。对各种神经膜电位则可用微电极检测。

(1) 脑电幅值和频带

如前所述,头皮表面的 EEG 信号范围为 $1 \sim 100 \ \mu V$(峰-峰),频率范围 $0.5 \sim 100 \ Hz$,皮质电位约 $1 \ mV$。而在头皮表面测量的脑干信号的峰—峰值却不大于 $0.25 \ \mu V$,频率在 $100 \sim 3 \ 000 \ Hz$ 之间。显然,脑电图的特征与大脑皮质的活动程度有很大的关系,如脑电在觉醒和睡眠状态有明显的变化;通常脑电图是不规则的,但在异常场合却会表现出特殊的形式,如癫痫脑电图表现有特异的棘波。图 13-16 表示在静息状态下的典型脑电图。

脑电按所包含的频率成分可分成下述 5 类:

δ:$0.5 \sim 4 \ Hz$;

θ:$4 \sim 8 \ Hz$;

α:$8 \sim 13 \ Hz$;

β:$13 \sim 22 \ Hz$;

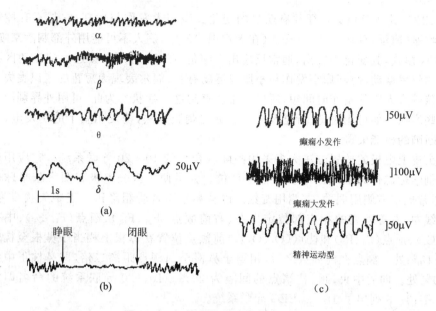

图 13 - 16   静止状态下的典型脑电图

γ：22～30 Hz 及更高频率。

这些频率的生理意义还不完全清楚。α 波可在清醒的、大脑处于静息状态的所有正常人的脑电中找到，在后脑枕区中信号最强，其值范围从 5 μV 到 200 μV。当进入睡眠时，α 波完全消失。清醒时睁开眼睛或注意力集中时其幅值降低，并由较高频率的（波所代替。

β 波的峰—峰值小于 20 μV，它遍及整个大脑，通常可在顶区和额区记录到。它进一步可分成两种形式：$β_I$ 和 $β_{II}$。$β_I$ 波频率约为 α 波的两倍，它与 β 波一样受心理活动的影响。$β_{II}$ 波在中枢神经系统强烈活动或紧张时出现。因此，一种 β 活动可由心理活动来诱发，而另一种 β 活动则受心理活动所抑制。

γ 波的峰—峰值小于 2 μV，它是由注意或感觉刺激所引起的低幅高频波。

θ 波和 δ 波峰—峰值小于 100 μV。θ 波主要发生在儿童的顶部和颞部；但一些成年人，在感情压抑期间，特别在失望和遇到挫折的时间，也能出现近 20 s 的 θ 波。δ波有时每 2 s 或 3 s 出现一次。它们出现在熟睡、婴儿及严重器质性脑病患者中。也可以在做了皮质下横切手术的试验动物的脑上记录到这种 δ 波。这是由于这种手术使大脑皮质和网状激活系统产生功能性分离。所发 δ 波只能在皮质内发生，而不受脑的较低级部位神经的控制。

（2）临床脑电图

进行临床 EEG 检查时，必须考虑两种非常重要的参数：病人的年龄和意识状态，两者都会影响 EEG 的模式。EEG 的频率随年龄而增加，而幅值则随年龄而减小，小孩的脑电波是高幅度的慢波，而成人的脑电波则为低电压和有较快的频率。意识状态尤为重要，睡眠时，成人的 EEG 是高压的慢波这在清醒状态是看不到的。对有脑病的 EEG,其波形独具特征并有明显的变化。癫痫大发作与发狂,它与不有控制的肌肉收缩(惊厥)有联系,带有昏迷(在无意识状态中,病人不可能用外部刺激来唤醒)的 EEG 模式,其变化很突出,通常反应出大幅值、随机,特别在接近大脑运动区有低到高的频率摆动;而癫痫小发作与小肌肉运动有关,偶尔表现为短暂的意识丧失。有些小孩或病人因其发作时间短,所以很难注意到这一症状。为此,可用外界刺激来诱发这些病状。如可用视觉、听觉及外周感觉的刺激方法,诱发出脑干的诱发电位,用以论断脑的机能失调。

头皮上电极的放置方法大多采用国际联合会的 10-20 导联系统。它应用确定的解剖学标志作为脑电图电极的标准部位。为了便于区分电极与两大脑半球的关系,通常规定右侧用偶数,左侧用奇数。以从鼻根至枕骨粗隆边一正中矢状线为准,在此线左、右等距离的相应部位定出左、右前额点(F_{p1}、F_{p2})、额点(F_3、F_4)、中央点(C_3、C_4)、顶点(P_3、P_4)和枕点(O_1、O_2)。前额点位置在鼻根上相当于鼻根至枕骨粗隆的 10%处。额点在前额点之后,相当于鼻根至前额点距离二倍,即鼻枕正中线距离 20%处。向后中央、顶、枕诸点的间隔为 20%。10-20 导联系统的命名即源于此。表 13-3 列出了 10-20EEG 导联系统。

表 13-3　10-20EEG 导联系统

通道	导联	通道	导联
1	F_{p2}—F_8	9	F_{p2}—F_4
2	F_8—T_4	10	F_4—C_4
3	T_4—T_6	11	C_4—P_4
4	T_6—O_2	12	P_4—O_2
5	F_{p1}—F_7	13	F_{p1}—F_2
6	F_7—T_3	14	F_3—C_3
7	T_3—T_5	15	C_3—P_3
8	T_5—O_1	16	P_3—O_1

图 13-17 所示为 10-20 系统在一个平面上示出的所有电极和外侧裂、中央沟的位置。外圈是枕骨粗隆和鼻根的高度,内圈代表电极的颞线。

常用的电极连接型式有 3 种:(1)双极导联,即一对电极之间;(2)单极导联,一个电极和远处参考电极之间的连接;(3)平均导联,一个作用电极和全部作用电极通过相等的高电阻接到一公共参考点之间的连接方法。双极导联系统中进行逐对电极间的电位掩蔽测量。这种方法由于电极间距离小,所以具有易于抵消远处公共电场的影响。如它特别对 ECG 干扰具有较高的抑制能力,所以能准确地确定反应的位置。由于所记录的脑电图与电极距离成比例,所以还应力求使左、右半球对应部位的电极和各电极与鼻根中线保持等距离,以利于进行左、右半球间的比较。图 13-17 中的箭头所指的电极都接脑电图机的同相端。例如,1 通道(F_{p2}—F_8),F_{p2}接脑电图机反相端,F_8接同相端。

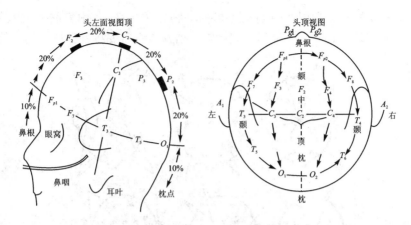

图 13 - 17　10 - 20 导联系统的电极位置

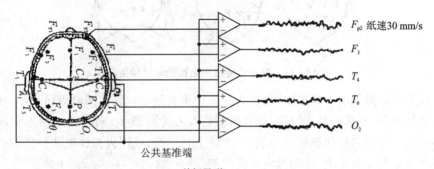

(a) 单极导联

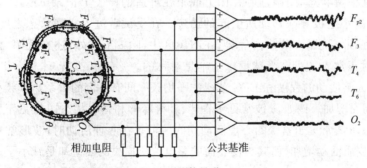

(b) 平均导联

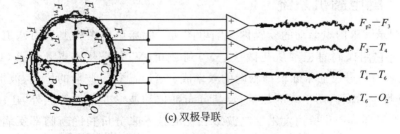

(c) 双极导联

图 13 - 18　常用的 3 种电极连接型式

图 13-19 所示为我国八道脑电图机的 6 种常用导联,其中实线接放大器反相端,虚线接同相端。必要时可根据病理的需要由医生自行安排各种导联的连接方法。

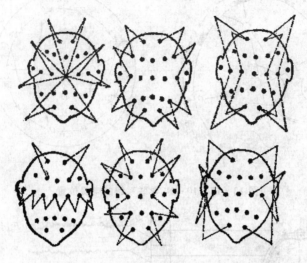

图 13-19 我国八道脑电图机的 6 种常用导联

在常规临床脑电图描记中,电极放置是个重要问题。脑电图电极面积小,这样对头发破坏也少,要求能易于固定,能长时间保持在原位置上;同时还必须不引起病人的不适感。常用酒精使描记部位脱脂,再涂上导电膏,或用火棉胶把非极化的银—氯化银电极粘贴在头皮上,或用橡皮膏固定好。

通常患者在清醒状态,闭眼静卧在床上或坐在舒适的椅子上记录 EEG。病人应尽可能放松,以减小电极导联移动所引起的伪迹。在受试者进入安静状态之后,记录的脑电图表明在顶—枕区 α 节律占优势;在前额区中,除 α 节律外,还有低幅、频率较高的 β 节律。对正常人,左、右半球记录基本是对称的。

一般说来,大脑活动的程度和 EEG 节律的平均频率间有一定的关系。其频率随大脑活动程度提高而增加。例如,δ 波常见于昏迷、外科麻醉和睡眠状态;θ 波见于婴儿;α 波见于松弛状态;β 波常见于紧张的心理活动期间。可是在心理活动时,波形常变为异步。因此,尽管皮质活动增加,而其头皮表面的总电位所描决的幅值却是减小了。

13.4.4 脑电图机系统

测量记录大脑内电活动的装置称为脑电图机。临床脑电图机典型由八道、十六道所组成。它用以同时记录从几微伏(μV)到 200 μV、频率从零点几赫兹(Hz)到 100 Hz 的脑电信号。通常除根据脑电的频率成分、波幅高低、波形的位相、波形的数量(即在某特定时间内所出现的数量)及其分布部位和波形变化等特点外,还广泛应用体内及外界环境变化所诱发出脑电波形变化的技术来分析和论断脑部疾病,如急性中枢神经系统感染、头内肿瘤占位性病变、脑血管疾病及脑损伤、癫痫、体内生化变化(血糖、血钙含量变化、代谢功能变化)体温,麻醉状态、精神活动和意识状态等。外界诱发因素有:过度换气降低了 CO_2 水平,使大脑血管收缩,减低了可利用氧的数量,这样就形成大的慢波;睁闭眼试验;压迫颈动脉试验;用节律性声、光刺激;睡眠及药物诱发等。

脑电图还可与心电、血压、呼吸检测及流电皮肤反应等生理参量同时进行记录;对所取得的数据进行综合性的分析。

脑电图机应具有下列的功能控制:

1. 增益:即灵敏度量程开关,通常选择灵敏度范围为:×1、×4、×20、×250 和 ×500。

2. 增益控制:即灵敏度的电位器调节。它用以调整整机增益,使在不削除 EEG 峰的情况下有足够的动态范围。大多数脑电图机设有总增益和各通道分增益控制,有些 EEG 机增益用 $\mu V/cm$ 表示:

3. 低频滤波衰减器:即高通滤波器开关。用以选择低频截止频率:0.16 Hz、0.53 Hz、1 Hz 和 5.3 Hz。

4. 高频滤波衰减器:即低通滤波器开关。通常用它选择高频截止频率:15 Hz、35 Hz、50 Hz、70 Hz 和 100 Hz。

5. 50 Hz 切迹滤波器开关:它用以连接或断开 50 Hz 滤波(典型对 50 ± 0.5 Hz 降低 -60 dB,修理不应引起某些信号的相位失真)。

6. 定标按钮:它提供 5～1 000 μV 峰—峰方波信号,用以标定记录脑电图。

7. 基线(即位置)调节:用以放置所显示 EEG 波形的位置。

8. 单独电极选择开关:它用以选择或安排特定的电极导联连接。

9. 事件标识按钮:它用以指示图形显示标记,以识别所要求的事件。

10. 走纸速度开关:它用以选择走纸的速度:10、15、30 和 60 mm/s。

光刺激器的频率范围一般为 0～100 Hz。脉冲周期为 0～300 ms,从信号触发到刺激的延迟在 0～300 ms 以内。可调光能量为 0.1～0.6 J,光脉冲持续时间为 0.2 ms。用白色光作光源,光色可由红、橙、黄、绿和蓝色滤光片得到。

声刺激器:声音脉冲强度为 50～90 dB,持续时间 10 ms,重复频率 0～50 Hz 可调的卡嗒声及 250 Hz、500 Hz、1000 Hz、2000 Hz 等 5 档纯音。

图 13-20 为现代脑电图机的方框图。除了可记录常规脑电图外,系统中有声、光刺激器,可产生周期性的声、光信号,可以从受刺激病人的头皮表面测量诱发电位。由于诱发电位幅值极小,所以必须采用平均技术,它将有用的诱发信号算术叠加平均,对随机或不与刺激信号同步的 50 Hz 干扰也得到有效的抑制。

图 13-20 所示的八道脑电图机中。安放在头皮上的电极由电极电缆接到导联开关选择器。导联开关选择器的作用是选择电极导联的接法及交换左、右半球的电极。用交流信号检查每一电极与头皮的接触状况,也可单独选择电极的程序(即电极导联的连接方式)。由一独立电路产生方波作为整机的定标信号,并加到前置放大器

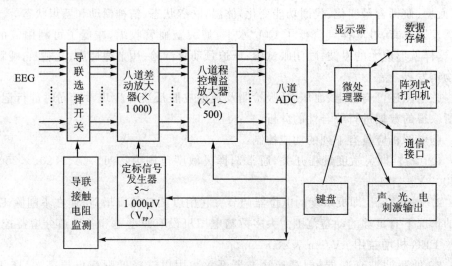

图 13-20 八道脑电图机的结构框图

的输入端。它除用作标定外,还可用以检查系统的工作情况。加入定标信号后,如果输出读数不正确,即不在指标范围内,则应调整放大器的增益。这方波信号也可以大致检查脑电图机的频响。

脑电信号幅值较小,诱发电位信号更低,一般为 $0 \sim 5 \ \mu V$。因此它极易受外部 50 Hz 和内部噪声干扰的影响,所以在脑电图机系统中,对低压电源的设计和制造要求较高,这点应引起足够的重视。

EEG 系统的分析可通过微处理器来实现。EEG 信号经 ADC 量化,然后通过计算机进行分析。将结果存入存储器或磁盘内。

(1) 前置放大器

由于 EEG 信号非常微弱,一般在微伏(μV)数量级,所以对前置放大器的要求比对心电放大器高。前置放大器是 EEG 机中的一个最重要的环节。输入级应具有如下特性:低输入噪声($\leqslant 3 \ \mu P - P$);高增益($0.5 \times 10^3 \sim 10 \times 10^4$);高共模抑制比($K_{CMR} \geqslant 80 \ dB$);低漂移和高输入阻抗($\geqslant 10 \ M\Omega$);还有低频交流耦合工作(1 Hz 或更低)等。要达到上述要求,除采用低噪声差动电路外,对元器件必须进行严格的挑选;同时也应十分注意工艺。

(2) 皮-电极接触电阻的检测

电极与头皮接触的好坏,直接影响电极-头皮接触电阻的大小。接触不好必然引入较大的交流干扰,尤其在松动时,电极与头皮的接触面将随病人的呼吸检测或身体、脸部的动作而改变,这将导致伪迹的产生。头皮-电极接触电阻值愈小,得到波形的质量就愈高、愈稳定。所以,头皮-电极接触电阻的测量是非常重要的。因此,在所有脑电图机中都包含有这样的一个单元。

13.5 生物电检测前置放大器的设计

13.5.1 生物电检测前置放大器的要求

设计任何一个信号检测系统都必须至少考虑两个方面:一是信号,二是噪声。信号主要是考虑其幅值和频带,根据信号的幅值来设计放大器的增益,根据信号的频带来设计系统中的滤波器;而噪声要考虑的因素更多:噪声的幅值和频率、来源和性质。当噪声与信号的频带有重叠时(在生物医学信号检测时,这往往是极其普遍的情况),除非迫不得已,往往不能采用普通的模拟滤波器来抑制干扰,而应该根据噪声的来源采取相应的技术措施来抑制干扰。

不仅在放大信号和抑制噪声会出现矛盾(如噪声与信号的频带有重叠),在抑制不同的噪声时也会出现矛盾,如在前置放大器输入端配置无源滤波器必将有利于抑制高频噪声和直流极化电压,但无源滤波器会降低差动放大器的共模抑制比和输入电阻的平衡,不利于对工频 50 Hz 干扰的抑制;又如提高放大器输入阻抗有利于提高电路抑制不平衡电阻(阻抗)带来的工频干扰,但高输入阻抗的放大器的热噪声也大;再如提高差动放大器的增益有利于提高共模抑制比,但提高增益受放大器的动态范围的限制等。

系统设计还存在有其他的一些矛盾,如性能与工艺性、成本之间的矛盾。所以,在设计中要充分运用先进的电子技术新成果和新技术,保证主要技术指标,综合平衡和巧妙化解各种矛盾,达到综合技术、经济指标最佳。

13.5.2 生物电检测前置放大器的设计举例

本小节以常规心电信号检测为例,说明生物电前置放大器的设计。

例 13-1 试设计心电前置放大器,放大器采用 ±3 V 供电,假定要求信号的输出幅值为 ±2.5 V,频率范围为 0.05~75 Hz。

设计:

由于心电信号的幅值在 0.5~5 mV 之间。因此放大器的总增益为 500~5 000。前置放大器的增益大一些对抑制放大器器件本身噪声有利,但最大不应超过放大器的总增益最小值 1 000。对每级放大器的最大增益还应考虑器件本身的带宽,在存在噪声时和电源条件下器件所能达到的动态范围(输出信号摆幅)和一定的裕量。这里取前置放大器的增益为 100。

设计放大器,特别是前置放大器,更重要的考虑噪声及其抑制问题。图 13-21 形象地说明在设计放大器时所应考虑的噪声及其抑制方法以及它们之间的关系。在图 13-21 中,检测心电信号时难以避免的噪声示意在图中心,而抑制噪声的各种电路方法如同百万雄师紧紧地把这些噪声围歼在中央,每种噪声都有一颗以上的克星,或者说每种方法都有它最擅长抑制的噪声。这些方法多数有相互支持的作用,但少数方法之间也会闹矛盾(图中没有表现),还有两种方法悬浮电源和共模驱动电路是作为后勤部队,起作加强前方力量的作用。

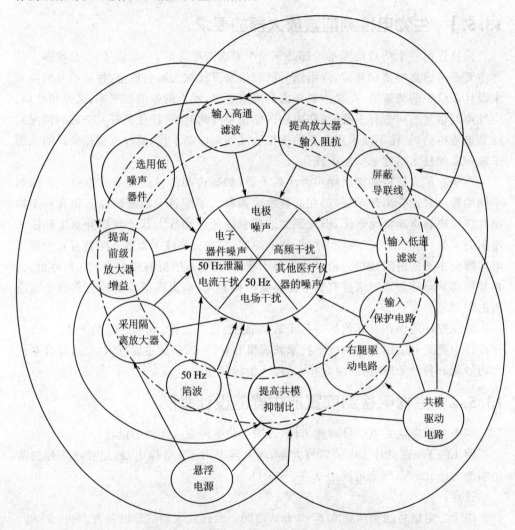

图 13-21　心电信号检测中的噪声及其抑制方法以及它们之间的关系

按照图 13-21 中所示意噪声及其抑制方法以及它们之间的关系,前置放大器的设计的关键在于

(1) 全面考虑抑制各种噪声方法,不能网开一面,让敌人的主力(噪声)窜入后级电路;

(2) 巧妙配置各个方面军,使他们最大效率地发挥他们的作用;

(3) 注意扬长避短,是各个方面军配合最好,尽可能地化解个别部队之间的矛盾。

　　下面讨论心电信号前置放大器的具体设计,在心电信号前置放大器将采用下列措施抑制干扰。

　　(1) 选用低噪声的集成仪器放大器 MAX4194 作为放大器的核心元件以抑制放大器本身的噪声。同时最大限度地提高心电信号前置放大器的增益,不仅可以有效地抑制电子器件的噪声,还能提高电路的共模抑制比。MAX4194 本身具有一系列优良的性能:1 000 MΩ 的输入阻抗有利于抑制电极噪声;100 dB 以上的共模抑制比有利于抑制 50 Hz 电场干扰;其轨－轨(输出幅度可接近电源电压)的特性在低电压电源工作时可实现较高的增益值;工作电流只有 93 μA 和最低 2.7 V 的工作电源电压很容易实现隔离放大,有利于抑制 50 Hz 泄漏电流干扰和电场干扰。

　　(2) 输入采用无源低通滤波器和输入保护电路以保护放大器和抑制其他医疗仪器的噪声与外界的高频干扰。

　　(3) 在无源低通滤波器和输入保护电路之后接无源高通滤波器。采用无源高通滤波器以抑制电极噪声(极化电压),同时还可以保证最大限度地提高心电信号前置放大器的增益。

　　(4) 采用共模驱动电路以避免无源滤波器和保护电路的元件参数不匹配所带来的共模干扰变差模干扰的问题,同时可以提高共模输入阻抗。

　　(5) 共模驱动电路的基础上很容易实现右腿驱动电路。右腿驱动电路可以大幅度提高抑制共模干扰的能力。

　　(6) 导联线采用屏蔽电缆,以抑制高频干扰和 50 Hz 电场干扰。

　　(7) 采用隔离放大器的形式,即前级放大器与后级电路分开供电和采用光电耦合器传输信号。

　　图 13-21 所示的技术手段已全部得到采用,所以对心电信号检测中可能存在的干扰均有相应的抑制手段。依据上述设计思想所设计的放大器如图 13-22 所示。

　　下面设计电路元件参数。

　　(1) 选用低噪声的集成仪器放大器 MAX4194 作为放大器的核心元件。最低2.7 V 的工作电源电压满足电源要求。

　　(2) MAX4194 具有轨－轨(输出幅度可接近电源电压)的特性,放大器输入端设计有高通滤波器可以抑制极化电压,MAX4194 的失调电压不到 100 μV,因此取其电压增益 500(MAX4194 的最大增益为 1 000,而设计要求的增益范围为 500~5000)。根据 MAX4194 的增益计算公式,有

$$A_G = 1 + \frac{50 \text{ k}\Omega}{R_G}$$

可得 $R_G = 100.2 \ \Omega$,取 $R_G = 100 \ \Omega$,增益误差为 0.2%。

　　MAX4194 在增益为 1 000 时的 3 dB 带宽为 147 Hz,大于设计要求。查MAX4194 的其他指标也满足心电信号检测的要求。

　　(3) 保护电路要求在输入出现 5 000 V 高压时不会损毁电路,二极管 $D_1 \sim D_4$ 选

用低漏电的微型二极管 1N4148,其最大允许通过的瞬时电流为 100 mA,因此,限流保护电阻(也是低通滤波器的组成部分)R_1 和 R_2 为 50 kΩ。

(4) 按设计要求,无源低通滤波器的截止频率为 75 Hz,由此可计算得到 $C_1=C_2$ =42 463 pF,考虑到存在电极与人体接触阻抗等信号源内阻和电容取系列值等因素,实际可取 $C_1=C_2=0.022\ \mu F$。

(5) 无源高通滤波器的截止频率为 0.05 Hz,取 $R_3=R_4=10$ MΩ,使得 R_1 和 R_2 以及电极与人体接触阻抗等信号源内阻带来的信号衰减<1%。同时可计算得到 C_3 =$C_4=0.64\ \mu F$,考虑到电容系列值,实际可取 $C_3=C_4=0.68\ \mu F$。

(6) LM324 可以工作在 2.5V 的单电源或±1.25V 的双电源,可选用于共模驱动电路和右腿驱动电路。

(7) 取 $R_5=10$ kΩ,$R_F=10$ MΩ,$C_F=4\ 700$ pF(C_F 的作用是使右腿驱动电路稳定)。$R_O=100$ kΩ。

(8) 光电耦合电路和后级电路等其他电路就不在此讨论。

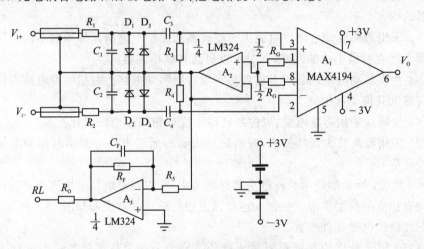

图 13 – 22   心电信号检测前置放大器设计举例

13.6 集成生物电检测芯片——AFE

AFE 是 Analog Front End 的缩写,即模拟前端的意思。AFE 是最近发展起来的 SoC(System on Chip,单片系统或片上系统),集成了某种生物电信号检测所需几乎的的功能电路:模拟信号放大、滤波、偏置等电路以及模数转换器、数字接口电路。用于心电检测的 AFE,通常包括:高共模抑制比的仪器放大器、右腿驱动放大器、屏蔽驱动放大器、共模信号取样放大器、模数转换器、导联脱落检测、起搏器检测、滤波器和数字逻辑接口,还包括一些辅助电路,如基准电源、偏置电压、振荡器与时钟等。这些器件通过数字接口可用单片机或 DSP,或嵌入式系统进行功能和各种参数的设置。了解这些器件的基本性能有助于我们紧跟科技的发展,设计出高性价比的系统。

13.6.1 ADAS1000 系列心电 AFE

ADAS1000 系列心电 AFE 是美国 ADI 公司生产,目前该系列有如下几个品种:

- ADAS1000:全功能的 5 通道 ECG,集成了呼吸检测和脉搏检测功能;
- ADAS1000 - 1:在 ADAS1000 的基础上去掉了呼吸检测和起搏器检测功能;
- ADAS1000 - 2:仅可作为从片并提供 5 路心电采集通道(无呼吸检测、起搏以及右腿驱动等功能)。
- ADAS1000 - 3:低功耗、3 电极心电图(ECG)模拟前端。
- ADAS1000 - 4:低功耗、3 电极心电图(ECG)模拟前端,提供呼吸检测测量和起搏信号检测。

ADAS1000 系列心电 AFE 旨在简化并确保采集高质量 ECG 信号的任务,针对生物电信号应用提供了一种低功耗、小型数据采集系统。它还具有一些有助于提高 ECG 信号的采集质量辅助特性,包括:灵活的导联配置模式(如经典的 Wilson 导联体系、单端导联模式等)、可选的参考驱动、快速过载恢复、能提供幅度和相位信息输出的灵活呼吸检测电路、三通道起搏检测及算法,以及交流或直流导联脱落检测选项。

多个数字输出选项则确保监控和分析信号的灵活性。ADAS1000 能够提供丰富的、高精度的数据输出给后端的心电算法平台,如 DSP,FPGA 以及各种 MCU。

为了满足各种 ECG 应用,ADAS1000/ADAS1000 - 1/ADAS1000 - 2 采用一种灵活的架构。提供两种模式供用户选择,高性能模式和低功耗模式,高性能模式满足用户对性能的需求但是功耗要比低功耗模式高些。

为了简化制造测试、开发以及提供整体上电测试,ADAS1000/ADAS1000 - 1/ADAS1000 - 2 具备许多特性,例如:通过校准 DAC 提供直流和交流测试激励、CRC 冗余测试,以及对所有相关寄存器地址空间的回读功能。

输入结构为差分放大器输入,允许用户选择不同配置方案来实现最佳应用。

ADAS1000/ADAS1000 - 1/ADAS1000 - 2 提供两种封装选项:

- ◇ 56 引脚 LFCSP 和 64 引脚 LQFP;
- ◇ 额定温度范围为 -40℃ 至 +85℃。

ADAS1000 系列心电 AFE 的特性:

- ➢ 生物电信号输入,数字信号输出 5 个采集(ECG)通道和 1 个受驱导联 IC;
- ➢ 并行可用于 10 多个电极的测量主器件 ADAS1000 或 ADAS1000 - 1 与从器件 ADAS1000 - 2 一起使用;
- ➢ 交流和直流导联脱落检测;
- ➢ 3 个导联内置起搏信号检测算法,支持使用者的起搏信号的检测;
- ➢ 胸阻抗测量(内部/外部路径);
- ➢ 可选参考导联;

➢ 可调噪声与功耗控制,关断模式;

➢ 低功耗:11 mW(1 导联),15 mW(3 导联),21 mW(所有电极);

➢ 提供导联或电极数据;

➢ 支持以下标准:AAMI EC11:1991/(R)2001/(R)2007、AAMI EC38R2007、EC13:2002/(R)2007、IEC60601 - 1 ed. 3.0 b:2005、IEC60601 - 2 - 25 ed. 2.0:2011、IEC60601 - 2 - 27 ed. 2.0 b:2005、IEC60601 - 2 - 51 ed. 1.0 b: 2005;

➢ 快速过载恢复;

➢ 低速或高速数据输出速率;

➢ 串行接口:兼容 SPI/QSPI™/DSP;

➢ 56 引脚 LFCSP 封装(9 mm × 9 mm);

➢ 64 引脚 LQFP 封装(主体尺寸 10 mm × 10 mm)。

下面以 ADAS1000 为主简介该系列 AFE 的工作原理与应用。图 13 - 23 给出 ADAS1000 的内部功能框图。

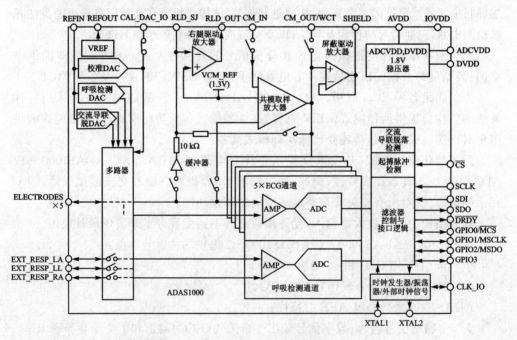

图 13 - 23　ADAS1000 的内部功能框图

ADAS1000 片内集成的主要功能如下:

1. ECG 通道

每个 ECG 通道由以下部分组成(见图 13 - 24):1 个可编程增益、低噪声、差分前置放大器,1 个固定增益抗混叠滤波器,缓冲器,以及 1 个 ADC。每个电极输入路由至其 PGA 同相输入。内部开关允许 PGA 的反相输入连接到其他电极和/或威尔逊中心电端,以提供差分模拟处理(模拟导联模式),计算某些或全部电极的平均值,或内部 1.3 V 共模基准电压(VCM_REF)。后两种模式支持数字导联模式(导联在片内计算)和电极模式(导联在片外计算)。无论何种情况,内部基准电平都会从最终导联数据中扣除。

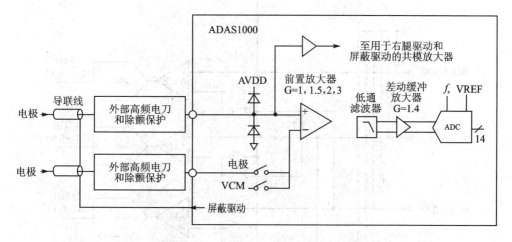

图 13 - 24 单个 ECG 通道的简化示意图

ADAS1000/ADAS1000 - 1/ADAS1000 - 2 采用直流耦合方法,要求前端偏置,以便在相对较低电源电压施加的动态范围限制以内工作。右腿驱动环路通过迫使所有选定电极的电气平均值达到内部 1.3 V 电平(VCM_REF)来执行此功能,从而使各通道的可用信号范围最大化。

所有 ECG 通道放大器均利用斩波来最小化 ECG 频段中的 $1/f$ 噪声贡献。斩波频率约为 250 kHz,远大于任何目标信号的带宽。双极点抗混叠滤波器具有约 65 kHz 的带宽,支持数字起搏信号检测,同时仍能在 ADC 采样速率提供 80 dB 以上的衰减。ADC 本身是一个 14 位、2 MHz SAR 转换器,1024 倍过采样有助于实现所需的系统性能。ADC 的满量程输入范围为 2 × VREF 或 3.6 V,不过 ECG 通道的模拟部分会将有用信号摆幅限制在大约 2.8 V。

2. 电极/导联信息和输入级配置

ADAS1000/ADAS1000 - 1/ADAS1000 - 2 的输入级有多种不同配置方式。输入放大器是差分放大器,可配置为在模拟域产生导联,位于 ADC 之前。此外,在用户的控制下,数字数据可以配置为提供电极或导联格式,这使得输入级具有极大的灵活性,适合各种不同的应用。

3. 模拟导联配置和计算

当 CHCONFIG = 1 时,导联在模拟输入级中配置,如图 13 - 25～图 13 - 27 所示。它使用传统的仪表放大器结构,采用模拟方式计算导联信息,利用共模放大器得到 WCT(威尔逊中心电端)。虽然这会导致模拟域中的导联 II 反转,但可以进行数字校正,使输出数据具有正确的极性。

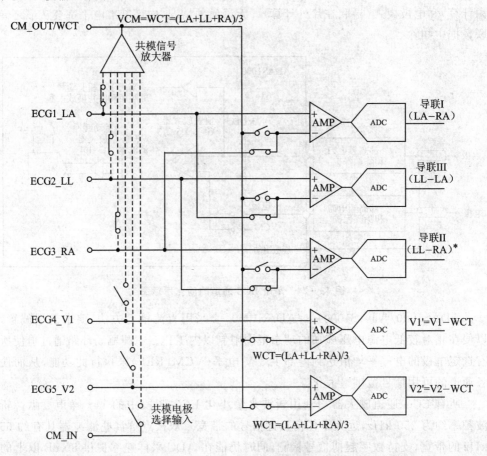

图 13-25 灵活的前端配置——相当于威尔逊中心电端(WCT)的模拟导联模式配置

4. 除颤器保护

ADAS1000/ADAS1000-1/ADAS1000-2片内无除颤保护功能。应用若需要除颤保护,必须使用外部器件。图 13-28 和图 13-29 给出了外部除颤保护的例子,每个 ECG 输入端均需要,包括 RLD 和 CM_IN(若使用 CE 输入模式)。注意,两种情况下,ECG 输入通道总电阻均假定为 5 kΩ(图中的 4 kΩ＋人体与电极的接触电阻等)。图中连接到 RLD 的 22 MΩ 电阻是可选电阻,用于为开路 ECG 电极提供安全终端电压,其值可以更大。注意,如果使用这些电阻,直流导联脱落功能在最高电流设置下性能最佳。

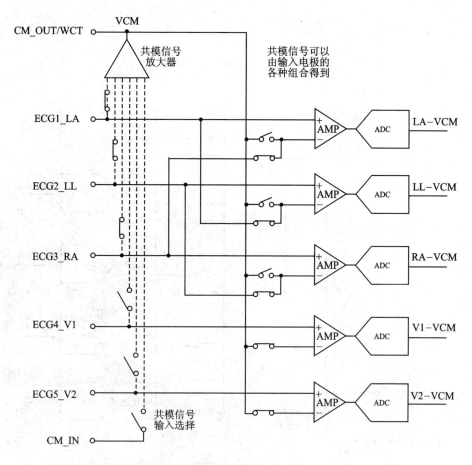

图 13 - 26 灵活的前端配置——单端电极配置

5. ESIS(高频电刀干扰)滤波

ADAS1000/ADAS1000 - 1/ADAS1000 - 2 片内无高频电刀干扰抑制(ESIS)功能。应用若需要 ESIS 保护,必须使用外部器件。

6. ECG 路径输入复用

如图 13 - 30 所示,各 ECG 通道都提供了许多功能的信号路径(呼吸检测除外,它仅连接到 ECG1_LA、ECG2_LL 和 ECG3_RA 引脚)。

注意,通道使能开关位于 RLD 放大器连接之后,从而允许连接 RLD(重定向至任意一条 ECG 路径)。CM_IN 路径的处理方式与 ECG 信号相同。

7. 共模选择和平均值

共模信号可以从一个或多个电极通道输入的任意组合、内部固定共模电压基准 VCM_REF 或连接到 CM_IN 引脚的外部源获得。后一配置可用于组合模式中,主

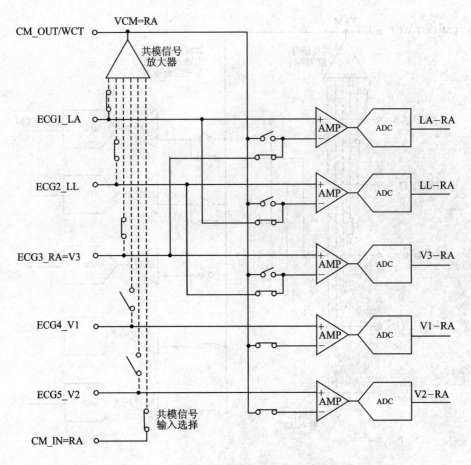

图 13 - 27　灵活的前端配置——公共电极配置

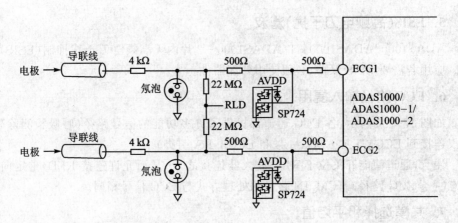

图 13 - 28　ECG 输入通道上除颤保护示例——使用氖泡保护

(图中已加上二极管 SP724 则效果更好)

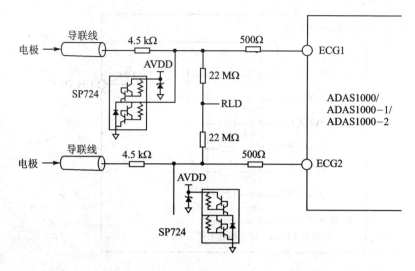

图 13-29 ECG 输入通道上除颤保护示例——仅使用二极管保护

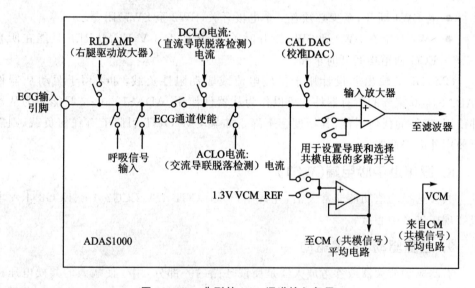

图 13-30 典型的 ECG 通道输入复用

器件为从器件创建威尔逊中心电端。测量校准 DAC 测试音信号或将电极与病人相连时,固定基准电压选项很有用,可用信号可以仅从两个电极获得。

灵活的共模产生方式使得用户能够完全控制相关通道。它与产生右腿驱动(RLD)信号的电路相似,但与后者无关。

图 13-31 显示了共模模块的简化示意图。各电极的物理连接可以采用缓冲,但为简明起见,图中未显示这些缓冲器。

开关的使用存在多项限制:

● 若 SW1 闭合,SW7 必须断开。

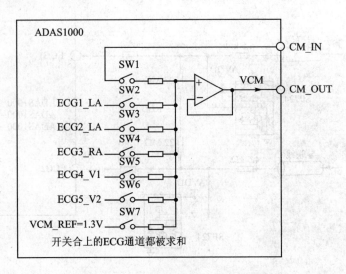

图 13 – 31 共模信号产生(平均)模块

- 若 SW1 断开,至少必须有一个电极开关(SW2 至 SW7)闭合。
- SW7 只能在 SW2 到 SW6 断开时关闭,从而 1.3 V VCM_REF 只能在所有 ECG 通道均断开时求和。

CM_OUT 输出非设计用于供应电流或驱动阻性负载,如果用于驱动从器件 (ADAS1000 家族的所有器件均可以作为从器件使用,ADAS1000 – 2 只能作为从器件使用)以外的任何器件,其精度会下降。如果 CM_OUT 引脚上有任何负载,则需要使用外部缓冲器。

8. 威尔逊中心电端(WCT)

共模选择均值功能非常灵活,允许用户从 ECG1_LA、ECG2_LL、ECG3_RA 电极实现威尔逊中心点。

9. 右腿驱动/参考驱动

右腿驱动放大器或参考放大器是反馈环路的一部分,用于使病人的共模电压接近输入信号的共模。ADAS1000/ADAS1000 – 1/ADAS1000 – 2 的内部 1.3 V 基准电平(VCM_REF)。

这使得所有电极输入的中心位于输入范围的中心,从而提供最大输入动态范围。它还有助于抑制来自荧光灯或其他与病人相连仪器等外部来源的噪声和干扰,并吸收注入 ECG 电极的直流或交流检测导联脱落电流。

RLD 放大器的使用方式有多种,如图 13 – 32 所示。其输入可以利用一个外部电阻从 CM_OUT 信号获得。另外,也可以利用内部开关将某些或全部电极信号合并。

RLD 放大器的直流增益由外部反馈电阻(RFB)与有效输入电阻之比设置,该比值可以通过外部电阻设置,或通过 CMREFCTL 寄存器配置的选定电极数量的函数设置。通常情况下,RIN 使用内部电阻,所有活动电极用于产生右腿驱动,导致有效输入电阻为 2 kΩ。因此,实现 40 dB 的典型直流增益需要 200 kΩ 反馈电阻。

RLD 环路的动态特性和稳定性取决于所选的直流增益以及病人电缆的电阻和电容。一般需要使用外部元件来提供环路补偿;对于具体仪器设计和电缆组件,必须根据实验确定如何补偿。

有些情况下,增加导联补偿是有必要的,但在另一些情况下,腿补偿可能更恰当。RLD 放大器的求和结引出到一个封装引脚(RLD_SJ)以方便补偿。

为了防止 RLD 输出电流超出法规要求,实际应用时需要串联一个限流电阻。

在 RLD 模块内有一个导联脱落比较器电路,它监控 RLD 放大器输出以确定病人反馈环路是否闭合。开环状态通常由右腿电极(RLD_OUT)脱落引起,往往会将放大器的输出驱动到低电平。此类故障通过表头字反映,从而系统软件可以采取措施,通知用户以及/或者通过 ADAS1000/ADAS1000 – 1/ADAS1000 – 2 的内部开关将参考驱动重定向到另一个电极。检测电路在 RLD 放大器本地,在重定向参考驱动下仍能工作。

如果需要使用参考电极重定向功能,各通路必须串联足够大的限流电阻;ADAS1000/ADAS1000 – 1/ADAS1000 – 2 外部需要提供连续的病人保护。ECG 路径中的任何附加电阻必定会干扰呼吸检测测量,还可能导致噪声增加和 CMRR 降低。

基于增益配置(见图 13 – 32)并假设病人保护电阻为 330 kΩ 时,RLD 放大器可以稳定地驱动最大 5 nF 的电容。

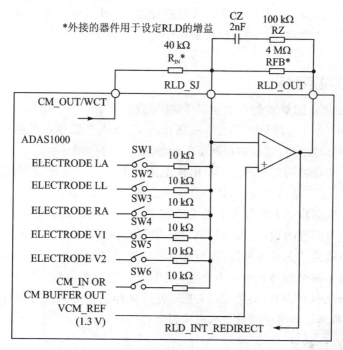

图 13 – 32 RLD 的外接器件

10. 校准 DAC

ADAS1000/ADAS1000-1 内部有多项校准特性。10 位校准 DAC 可用来校正通道增益误差(确保通道匹配)或提供多个测试音。选项如下:

- 直流电压输出(范围:0.3 V 至 2.7 V)。直流电压输出的 DAC 传递函数为:

$$0.3\ V + \left(2.4\ V \times \frac{code}{(2^{10}-1)}\right)$$

式中:code——数字信号。

- 10 Hz 或 150 Hz 的 1 mVp-p 正弦波
- 1 mV,1 Hz 方波

通过内部切换,可将校准 DAC 信号路由至各 ECG 通道的输入(见图 13-30)。另外,也可以将其从 CAL_DAC_IO 引脚输出,从而测量和校正整个 ECG 信号链中的外部误差源,以及/或者用作 ADAS1000-2 辅助芯片校准的输入。

为确保校准 DAC 成功更新,写入新校准 DAC 寄存器字后,主控制器必须再发出 4 个 SCLK 周期。

11. 增益校准

各 ECG 通道的增益可以调整,以便校正通道间的增益不匹配。GAIN 0、GAIN 1 和 GAIN 2 的工厂调整增益校正系数存储在片内非易失性存储器中,GAIN 3 无工厂校准。用户增益校正系数存储在易失性存储器中,可以通过寻址适当的增益控制寄存器来覆盖默认增益值。增益校准适用于标准接口提供的 ECG 数据以及所有数据速率。

12. 导联脱落检测

ECG 系统必须能够检测电极是否不再与病人相连。ADAS1000/ADAS1000-1/ ADAS1000-2 支持两种导联脱落检测方法:交流或直流导联脱落检测。两种方法彼此独立,可以在串行接口的控制下单独使用或联合使用。

交流和直流导联脱落检测的阈值电压上限和下限均可编程。注意,这些编程阈值电压随 ECG 通道增益而变化,但不受所设置的电流水平影响。

直流导联脱落检测采用与增益无关的固定上限和下限阈值电压。交流导联脱落检测提供用户可编程的阈值;由于检测以数字方式执行,可能需要根据所选的 ECG 通道增益调整阈值。无论何种情况,所有活动通道均使用同样的检测阈值。

导联脱落事件会在帧表头字中设置一个标志。哪一个电极脱落可以通过数据帧或对导联脱落状态寄存器(寄存器 LOFF)进行寄存器读取确定。对于交流导联脱落,关于导联脱落信号幅度的信息可以通过串行接口回读。

13. 直流导联脱落检测

这种方法会将一个可编程的小直流电流注入各输入电极。电极妥善连接时,电流流入右腿(RLD_OUT),产生一个极小的电压偏移。如果电极脱落,电流就会对该引脚的电容充电,导致该引脚处的电压正偏,产生一个较大的电压变化,从而被各通道中的比较器检测到。

直流导联脱落检测电流可以通过串行接口编程。典型电流范围为 10 nA 到 70 nA,步进为 10 nA。

检测直流导联脱落事件的传播延迟取决于电缆电容和编程电流。近似计算如下:

延迟=电压×电缆电容/编程电流

例如:

延迟 = 1.2 V ×(200 pF/70 nA) = 3.43 ms

14. 交流导联脱落检测

检测电极是否连接到病人的另一种方法是将交流电流注入各通道,测量由此产生的电压的幅度。系统使用略高于 2 kHz 的固定载波频率,它高到足以被 ADAS1000/ADAS1000 - 1/ ADAS1000 - 2 片内数字滤波器滤除,而不会在 ECG 信号中引入相位或幅度伪差。

交流导联脱落信号的极性可以针对各电极进行配置。所有电极可以同相驱动,或者某些电极可以反相驱动以使总注入交流电流最小。驱动幅度也是可编程的。检测交流导联脱落事件的传播延迟小于 10 ms。

注意:当校准 DAC 使能时,交流导联脱落检测功能禁用。

15. 屏蔽驱动器

屏蔽驱动放大器是一个单位增益放大器,其作用是驱动 ECG 电缆的屏蔽层。为节省功耗,不用时可以将其禁用。

注意:SHIELD 引脚与呼吸检测引脚功能共用,二者可以复用一个外部电容连接。如果该引脚用作呼吸检测功能,屏蔽功能即不可用。这种情况下,如果应用需要屏蔽驱动,可以使用一个连接到 CM_OUT 引脚的外部放大器。

延迟 = 电压 × 电缆电容/编程电流呼吸检测 (仅限 ADAS1000 型号)

呼吸检测的测量方法是将一个高频(可编程范围 46.5 kHz 至 64 kHz)差分电流驱动到两个电极,由此产生的阻抗变化导致差分电压以呼吸检测速率变化。该信号交流耦合到病人。采集的信号为 AM,载波在驱动频率,浅调制包络在呼吸检测频率。客户提供的 RFI 和 ESIS 保护滤波器的电阻,加上连接皮肤接口的电缆和电极的阻抗,大大降低了调制深度。目标是在有大串联电阻的环境下,以低于 1 Ω 的分辨率测量小阻抗变化。电路本身包括一个呼吸检测 DAC,它以可编程频率将交流耦合电流驱动到选定的电极对。由此产生的电压变化经过放大、滤波后,在数字域中同步解调,结果是一个代表总胸阻抗或呼吸检测阻抗(包括电缆和电极贡献)的数字信号。虽然它在片内经过深度低通滤波,但用户需要进一步处理以提取包络,并执行峰值检测以确定呼吸检测情况(或是否无呼吸检测)。

呼吸检测测量可在一个导联(导联Ⅰ、导联Ⅱ或导联Ⅲ)或外部路径上执行,通过一对专用引脚(EXT_RESP_LA、EXT_RESP_RA 或 EXT_RESP_LL)提供结果。

一次只能测量一个导联。呼吸检测测量路径不适合用于其他 ECG 测量,因为其内部配置和解调与 ECG 测量不一致。然而,EXT_RESP_LA、EXT_RESP_RA 或 EXT_RESP_LL 路径可根据需要复用到一个 ECG ADC 路径,如"扩展开关导通呼吸检测路径"部分所述。

16. 内部呼吸检测电容

内部呼吸检测功能使用一个内部 RC 网络(5 kΩ/100 pF),此电路的分辨率为 200 mΩ(路径和电缆总阻抗高达 5 kΩ)。电流交流耦合到读回测量结果的引脚。图 13-33 显示了导联Ⅰ上的测量,但类似的测量配置可用来测量导联Ⅱ或导联Ⅲ。通过 RESPCTRL 寄存器配置为最大幅度设置时,内部电容模式无需外部电容,并产生幅度约 64 μA p-p 的电流。

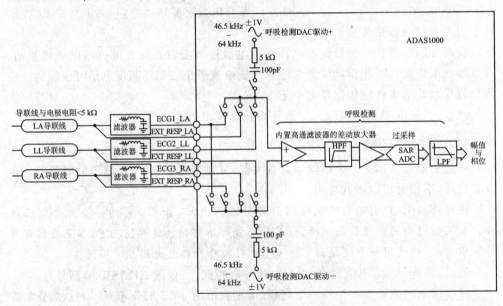

图 13-33　简化呼吸检测功能框图

17. 外部呼吸检测路径

EXT_RESP_xx 引脚既可配合 ECG 电极电缆使用,也可配合独立于 ECG 电极路径的专用外部传感器使用。此外,利用 EXT_RESP_xx 引脚,用户可以在 RFI/ESIS 保护滤波器的病人一侧测量呼吸检测信号。这种情况下,用户必须采取措施保护 EXT_RESP_xx 引脚,使其免受任何超过工作电压范围的信号影响。

18．外部呼吸检测电容

如果需要，ADAS1000 允许用户将外部电容连接到呼吸检测电路，以便实现更高的分辨率（＜200 mΩ）。这种程度的分辨率要求电缆阻抗＜1 kΩ。图 13-34 显示了扩展呼吸检测功能配置下 RESPDAC_xx 路径的连接。同样，EXT_RESP_xx 路径可以在任何滤波电路的病人一侧连接，但用户必须为这些引脚提供保护。虽然外部电容模式需要外部元件，但它能提供更高的信噪比。再次请注意，一次只能在一个导联上测量呼吸检测，因此，可能只需要一对外部呼吸检测路径（和外部电容）。

如果需要，在 ADAS1000 外部使用仪表放大器和运算放大器可以进一步提高其呼吸检测性能。为了达到目标性能水平，仪表放大器必须具有足够低的噪声性能。这种模式使用外部电容模式配置，如图 13-35 所示。使用外部仪表放大器时，RESPCTL 寄存器的位 14 允许用户旁路片内放大器。

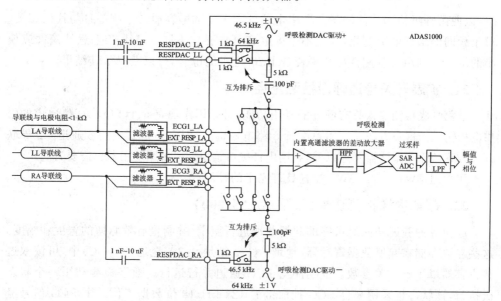

图 13-34　使用外接电容的呼吸检测功能框图

19．呼吸检测载波

在利用外部信号发生器产生呼吸检测载波信号的应用中，当呼吸检测控制寄存器的位 7 RESPEXTSEL 使能时，可以利用 GPIO3 提供的信号使外部信号源与内部载波同步。

20．评估呼吸检测性能

利用 ECG 仿真器可以方便地研究 ADAS1000 的性能。虽然许多仿真器提供可变电阻呼吸检测功能，但使用此功能时必须小心。

某些仿真器利用电可编程电阻（常被称为数字电位计）来产生随时间变化的电

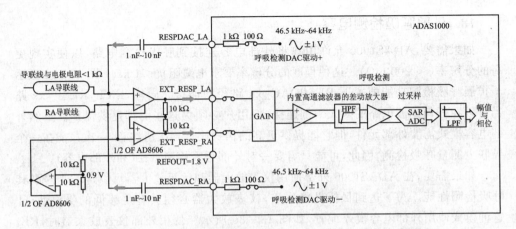

图 13-35　使用外接电容和外部放大器的呼吸检测功能框图

阻,以便由呼吸检测功能测量。数字电位计端子处的电容通常不相等且与代码相关,对于相同的编程电阻变化,这些不平衡电容可能会在不同导联上产生意外偏大或偏小的结果。利用特制配件精心平衡各 ECG 电极的电容,可以获得最佳结果。

21. 扩展开关导通呼吸检测路径

外部呼吸检测输入具有额外的复用功能,可以用作现有 5 个 ECG ADC 通道的附加电极输入。这一方法允许用户配置 8 路电极输入,但它不是真正的 8 通道/12 导联解决方案。除了滤波器延迟以外,利用串行接口重新配置多路复用器也需要时间。

用户对 SW1/SW2/SW3 配置具有完全的控制权。

22. 起搏伪像检测功能(仅限 ADAS1000)

起搏脉冲验证功能对可能的起搏脉冲进行鉴定,并测量有效脉搏的宽度和幅度。这些参数存储在起搏数据寄存器(地址 0x1A、地址 0x3A 至地址 0x3C)中,可读取这些寄存器以了解有关参数。此功能与 ECG 通道并行运行。数字检测利用一个状态机执行,该状态机采用来自 ECG 抽取链的 128 kHz16 位数据工作。主 ECG 信号经过进一步抽取后出现在 2 kHz 输出流中,因此检测到的起搏信号并不与经过充分滤波的 ECG 数据完全同步,此时间差是确定的且可以补偿。

起搏脉冲验证功能可以检测并测量宽度从 $100\ \mu s$ 到 2 ms、幅度从 $400\ \mu V$ 以下到 1000 mV 以上的起搏脉冲,其滤波器可以抑制心跳、噪声和分钟通气脉搏。起搏脉冲检测算法的流程图参见图 13-36。

ADAS1000 起搏算法可以在交流导联脱落和呼吸检测阻抗测量电路使能的情况下工作。一旦在指定导联中检测到有效起搏,由 ECG 字组成的包的起始表头字中就会出现检测到起搏标志。这些位表示起搏有效。关于起搏高度和宽度的信息可通过读取地址 0x1A(寄存器 PACEDATA)的内容来获得。通过配置帧控制寄存器,可以将此字包括在 ECG 数据包/帧中。PACEDATA 寄存器提供的数据总长为 7 位,包括宽度和高度信息。因此,如果起搏高度和宽度需要更高分辨率,可通过读取PACExDATA 寄存器(地址 0x3A 至地址 0x3C)实现。

某些用户可能不希望使用 3 个起搏导联进行检测。这种情况下,导联 II 是首选矢量,因为此导联最有可能显示最佳起搏脉冲。其他两个起搏导联在不用时可以禁用。

片内滤波会给起搏信号带来一定的延迟(见"起搏延迟"部分)。

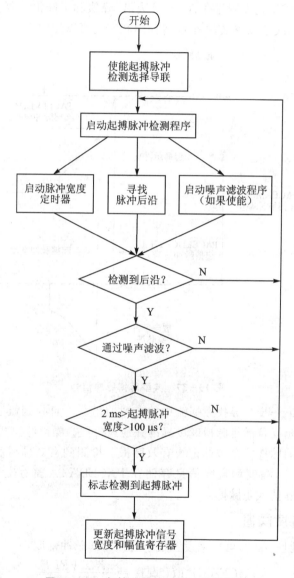

图 13 - 36 起搏脉冲检测算法流程框图

23. 导联选择

有 3 个相同的状态机可用,可以在 4 个可能导联(导联 I、导联 II、导联 III 和

aVF)中的 3 个上运行以检测起搏脉冲。所有必要的导联计算都在内部执行,与 EGG 通道的输出数据速率、低通滤波器截止频率和模式(电极、模拟导联、公共电极)等设置无关。这些计算会考虑可用的前端配置。

起搏脉冲检测算法通过分析 128 kHz ECG 数据流中的样本来寻找起搏脉冲(见图 13－37)。该算法根据 PACEEDGETH、PACEAMPTH 和 PACELVLTH 寄存器中规定的值,以及固定宽度限定条件,寻找边沿、峰值和下降沿。复位后寄存器默认值可以通过 SPI 总线予以覆盖,3 个起搏检测状态机可以使用不同的值。

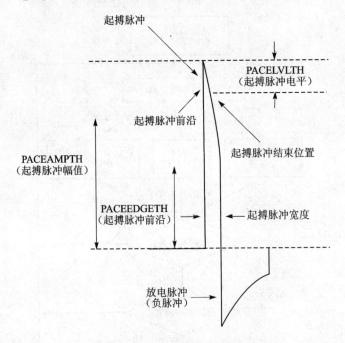

图 13－37　典型起搏脉冲信号

起搏检测的第一步是寻找数据流中的有效前沿。一旦找到候选边沿,算法就会寻找另一个极性相反且满足脉搏宽度标准并通过(可选)噪声滤波器的边沿。只有那些满足所有标准的脉搏才会被标记为有效脉搏。检测到有效脉搏后,帧表头寄存器中的标志就会置位,幅度和宽度信息存储在 PACEDATA 寄存器中(地址 0x1A)。起搏算法寻找负脉搏或正脉搏。

24. 起搏幅度阈值

此寄存器(地址 0x07)可用来设置最小有效起搏脉冲幅度:

$$PACEAMPTH \text{ 设置} = \frac{N \times VREF}{GAIN \times 2^{16}}$$

(对应与 20 μV 到 5 mV 范围、1.4 倍增益设置(GAIN0))

其中:

N＝0 至 255(8 位),寄存器默认值 N＝0x24,(1.4 倍增益设置中 PACEAMPTH＝

706 μV）；

GAIN＝1.4、2.1、2.8 或 4.2（可编程）；

VREF＝1.8 V.

此值通常被设置为预期最短起搏幅度。

对于双心室和单极性起搏，为了在大多数工作条件下获得最佳结果，建议将起搏幅度阈值设为约 700 μV 到 1 mV 的值。

为了避免来自病人的环境噪声影响，该阈值应不低于 250 μV。当有其他医疗设备与病人相连时，该幅度可以调整为远高于 1 mV 的值。

25. 起搏边沿阈值

此编程值（地址 0x0E）用于寻找表示起搏脉冲开始的前沿：

$$PACEEDGETH \ 设置 = \frac{N \times VREF}{GAIN \times 2^{16}}$$

（对应与 20 μV 到 5 mV 范围、1.4 倍增益设置）

其中：

如果 N＝0，PACEEDGETH ＝ PACEAMPTH/2，则 N＝0 至 255（8 位）；

GAIN＝1.4、2.1、2.8 或 4.2（可编程）；

VREF＝1.8 V.

26. 起搏电平阈值

此编程值（地址 0x0F）用于寻找前沿峰值：

$$PACELVLTH \ 设置 = \frac{N \times VREF}{GAIN \times 2^{16}}, \ 有符号（FF =-1, 01 =+1）$$

其中：

N＝0 至 255（8 位）；

GAIN＝1.4、2.1、2.8 或 4.2（可编程）；

VREF＝1.8 V.

27. 起搏验证滤波器 1

此滤波器用于抑制低于阈值的脉冲，如分钟通气（MV）脉冲和电感耦合植入式遥测系统等。它通常使能，通过 PACECTL 寄存器的位 9 控制。滤波器 1 适用于所有使能且用于起搏检测的导联。

28. 起搏验证滤波器 2

此滤波器同样用于抑制低于阈值的脉冲，如 MV 脉冲和电感植入式遥测系统等。它一般使能，通过 PACECTL 寄存器的位 10 控制。滤波器 2 适用于所有使能且用于起搏检测的导联。

29. 起搏宽度滤波器

使能时，此滤波器寻找与前沿极性相反且幅度至少为原始触发脉冲一半的边沿。

第二沿必须与原边沿相距 100 μs 到 2 ms。

检测到有效起搏宽度后,就会存储该宽度。禁用时,仅 100 μs 的最短脉冲宽度禁用。此滤波器由 PACECTL 寄存器的位 11 控制。

30. 双心室起搏器

如上文所述,起搏算法要求起搏脉冲宽度小于 2 ms。在起搏双心室的起搏器中,双心室可以同步起搏。当起搏宽度和高度在算法的编程限值以内时,就会标记有效起搏,但可能只有一个起搏脉冲可见。起搏宽度滤波器使能时,起搏算法寻找宽度在 100 μs 到 2 ms 窗口以内的起搏脉冲。假设此滤波器使能,如果两个心室起搏器脉冲在略有不同的时间发出,导致脉冲在导联中显示为一个较大、较宽的脉冲,那么只要总宽度不超过 2 ms,就会标记有效起搏。

31. 起博检测测量

ADAS1000 数字起搏算法的设计验证包括检测一系列仿真起搏信号,使用 ADAS1000 和评估板,将一个起搏器连接到各种仿真负载(约 200 Ω 至 2 kΩ 以上),并且涵盖以下 4 个波形拐角。

● 最短脉冲宽度(100 μs),最小高度(<300 μV);

● 最短脉冲宽度(100 (s),最大高度(最大 1.0 V);

● 最长脉冲宽度(2 ms),最小高度(<300 μV);

● 最长脉冲宽度(2 ms),最大高度(最大 1.0 V)。

这些情形下的测试均获得了合理的结果。使用交流导联脱落功能对记录的起搏高度、宽度或起搏检测算法识别起搏脉冲的能力无明显影响。起搏算法也在呼吸检测载波使能的情况下进行了评估,载波中同样没有观察到阈值或起搏器检测的差异。

这些实验虽然验证了起搏算法在有限的环境和条件下的有效性,但不能代替起搏器算法的最终系统验证。这只能在最终系统中执行,使用系统制造商指定的电缆和验证数据集。

32. 评估起搏检测性能

ECG 仿真器可以方便地研究 ADAS1000 捕捉各种法定标准规定的宽度和高度范围内的起搏信号的性能和能力。

ADAS1000 的起搏检测算法按照医疗仪器标准进行设计,某些仿真器的输出信号比标准要求的要宽(或窄),ADAS1000 的算法会将其视为无效信号而予以抑制。

ADAS1000 的起搏宽度接受窗口是最严格的,以 2 ms 为限。如果这有问题,可以通过降低主时钟频率来获得一些裕量。例如,用 8.000 MHz 晶振代替建议的 8.192 MHz 晶振,可以将起搏接受窗口的上限从 2.000 ms 提高到 2.048 ms。下限也会提高,但这不会影响算法检测 100 μs 起搏脉冲的能力。

更改时钟频率会影响 ADAS1000 的所有其他频率相关功能。沿用 8.000 MHz 例子,ECG 的−3 dB 频率以 8000/8192 的系数缩小,40 Hz 变为 39.06 Hz,150 Hz 变为 146.5 Hz,二者仍然在法定要求以内。呼吸检测和交流导联脱落频率,以及输出数据速率,同样以 8000/8192 的系数缩小。

33. 起搏延迟

无论选择何种帧速率和 ECG 滤波器设置,起搏算法都会检验 128 kHz、16 位 ECG 数据。检测到有效后沿时,起搏脉冲即被认定为有效,并在下一可用帧表头中予以标记。在 128 kHz 帧速率,起搏和 ECG 数据在时间上始终正确对齐,但对于较慢的帧速率,其固有的额外滤波会使帧的 ECG 数据落后于起搏脉冲标志。表 13 - 4 总结了这些延迟,根据 ECG 数据正确定位起搏事件时必须考虑此延迟。

起搏后沿的确切位置存在一个帧周期的固有不确定性。通过第二串行接口进行起搏检测(仅限 ADAS1000 和 ADAS1000 - 1)。用户若想采用自己的起搏检测方案,可使用 ADAS1000/ADAS1000 - 1 提供的第二个串行接口。此接口配置为主器件接口,仅以 128 kHz 数据速率提供 ECG 数据。其作用是让用户能以足够高的速率访问 ECG 数据,以便运行自己的起搏算法,同时让 ADAS1000/ADAS1000 - 1 在标准串行接口(2 kHz 和 16 kHz 数据速率)上提供的所有 ECG 数据滤波和抽取功能保持不变。即使第二串行接口使能,此专用起搏接口也只使用 4 个 GPIO 引脚中的 3 个,留下一个 GPIO 引脚以供他用。

注意,确保通道增益匹配的片内数字校准不适用于此接口提供的数据。

表 13 - 4 ECG 波形与起搏指示的关系[1, 2, 3]

数据速率	条件	ECG 数据相对于起搏事件的视在延迟[4]
2 kHz	450 Hz ECG 带宽	0.984 ms
	250 Hz ECG 带宽	1.915 ms
	150 Hz ECG 带宽	2.695 ms
	40 Hz ECG 带宽	7.641 ms
16 kHz		109 μs
128 kHz		0

注:[1] ECG 波形延迟是指阶跃输入后达到最终值 50% 所需的时间。

[2] 通过设计保证,但未经生产测试。

[3] 确定起搏脉冲后沿时,存在无法避免的 8 μs 残余不确定性。

[4] 增加 38 μs 以获得任何设置的绝对延迟。

34. 滤 波

图 13 - 38 显示了 ECG 通道滤波器的信号流。ADC 采样速率是可编程的。在高性能模式下,它是 2.048 MHz;在低功耗模式下,采样速率降至 1.024 MHz。用户可以用 3 种数据速率(128 kHz、16 kHz 和 2 kHz)中的一种传输帧数据。注意,虽然 2 kHz 和 16 kHz 数据速率的数据字宽度为 24 位,但可用位数分别为 19 位和 18 位。

抽取量取决于所选数据速率,数据速率越低,则抽取越多。有 4 个可选低通滤波器拐角可用,其数据速率为 2 kHz。

滤波器通过复位清零。不同数据速率下的滤波器延迟请参见表 13-4。

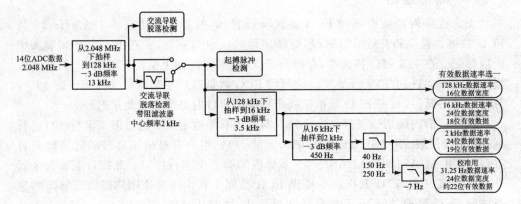

图 13-38　ECG 通道滤波器信号流

35. 基准电压源

ADAS1000/ADAS1000-1/ADAS1000-2 具有一个高性能、低噪声、片内 1.8 V 基准电压源,用于 ADC 和 DAC 电路。一个器件的 REFOUT 设计用于驱动同一器件的 REFIN。内部基准电压源不能用于驱动较大外部电流;为了在多器件组合工作时实现最佳性能,各器件应使用自己的内部基准电压源。

可以利用一个外部 1.8 V 基准电压源来提供所需的 VREF。这种情况下,片内有一个内部缓冲器配合外部基准电压源使用。

REFIN 引脚是一个动态负载,每个使能通道的平均输入电流约为 100 μA,包括呼吸检测。使用内部基准电压源时,REFOUT 引脚需要通过一个低 ESR(最大 0.2 Ω)的 10 μF 电容与 0.01 μF 电容的并联组合去耦至 REFGND,这些电容应尽量靠近器件引脚放置,并且与器件位于 PCB 的同一侧。

36. 组合工作模式

虽然一个 ADAS1000 或 ADAS1000-1 提供的 ECG 通道能够支持一个 5 电极和单 RLD 电极(或最多 8 导联)系统,但也可以将多个器件并联,从而轻松扩展为更大的系统。这种工作模式下,一个 ADAS1000 或 ADAS1000-1 主器件可以轻松地与一个或多个 ADAS1000-2 从器件一起工作。这种配置中,一个器件(ADAS1000 或 ADAS1000-1)是主器件,其他器件则是从器件。多个器件必须能很好地协同工作,因此,主器件和从器件之间应通过合适的输入/输出进行接口。

注意:使用多个器件时,用户必须直接从各器件收集 ECG 数据。如果使用传统的 12 导联配置,Vx 导联相对于 WCT 进行测量,则用户应将 ADAS1000 或 ADAS1000-1 主器件配置为导联模式,并将 ADAS1000-2 从器件配置为电极模式。

电极和导联数据的 LSB 大小不同(详情见表 13-4)。

在组合模式中,所有器件必须以相同的功耗模式(高性能或低功耗)和相同的数据速率工作。

最后给出 ADAS1000 的推荐外围电路如图 13-39 所示。

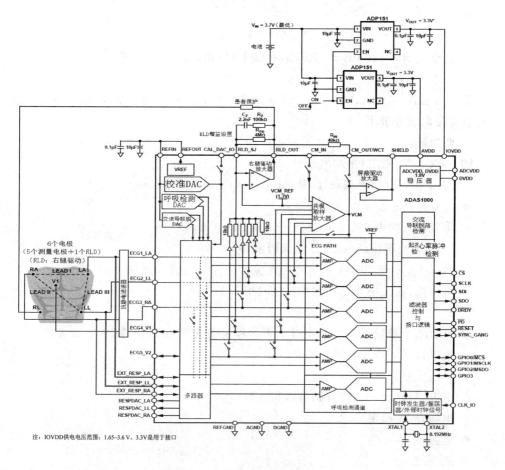

图 13-39 ADAS1000 的推荐外围电路

13.6.2 用于脉搏血氧仪的集成模拟前端 AFE4490

AFE4490 是美国 TI 公司生产的一款非常适合于脉搏血氧仪应用的全集成模拟前端(AFE)。它包含一个具有 22 位模数转换器(ADC)的低噪声接收器通道、一个 LED 传输部件和针对传感器以及 LED 故障检测的诊断功能。

AFE4490 是一款可配置定时控制器。这个灵活性使得用户能够完全控制器件定时特性。为了降低对时钟的要求并为 AFE4490 提供一个低抖动时钟,片内还集成了一个由外部晶振供频的振荡器。AFE4490 使用一个串行外设接口(SPI)™接口与外部微控制器或主机处理器通信。

下面简要介绍 AFE 的主要特性与工作原理。

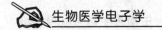

AFE4490 的主要特性:

- 针对脉搏血氧仪应用的完全集成模拟前端:
- 灵活的脉冲排序和定时控制
- LED 驱动:
- 集成发光二级管(LED)驱动器(H 桥或推挽)
- 整个范围内 110 dB 动态范围(在低 LED 电流时保持低噪声)
- LED 电流:

■ 50 mA,75 mA,100 mA,150 mA 和 200 mA 的可编程范围,每个驱动电路均具有 8 位电流分辨率

- 低功耗:

■ 100 μA+LED 平均电流

- LED 接通时间可编程性,从(50 μs+稳定时间)到 4 ms
- 具有高动态范围的接收通道:
- 等效输入噪声:50 pA RMS(5 μA PD 电流时)
- 13.5 无噪声位(5 μA PD 电流时测得)
- 具有 1 μA 至 10 μA 可选环境电流的模拟环境消除机制
- 低功耗:在使用 3.0 V 电源供电时小于 2.3 mA
- R_x 采样时间:50 μs 至 250 μs
- 具有 7 个单独 LED2 和 LED1 可编程反馈 R 和 C 设置的 $I-V$ 放大器
- 集成数字环境光测量和扣除
- 集成式故障自诊断:
- 光电二极管和 LED 开路与短路检测
- 电缆开/关检测
- 电源:
- R_x = 2.0~3.6 V
- T_x = 3.0 V 或 5.25 V
- 封装:紧凑型四方扁平无引线(QFN)—40 脚封装(6 mm×6 mm)
- 额定温度范围:—40℃~+85℃

图 13-40 给出 AFE4490 的内部功能框图。下面简要介绍 AFE4490 的工作原理。

1. 接收通道

本小节介绍 AFE4490 的光电信号接收、放大与处理通道。

信号接收前端

信号接收前端(图 13-41)包含一个差动电流/电压($I-V$)转换放大器(transim-pedance amplifier,跨阻放大器),它将输入的光电电流转换成合适的电压信号。如图所示。为适应大动态范围的信号放大,跨阻放大器的反馈电阻(R_F)是可编程的,其

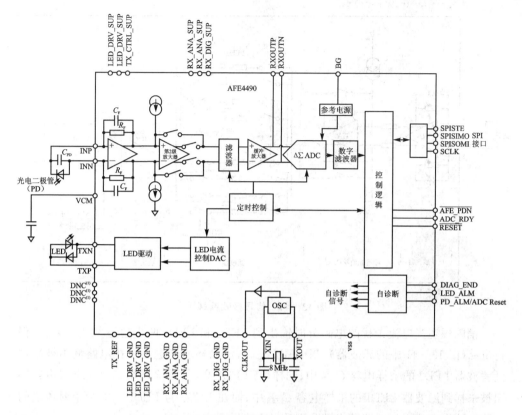

图 13 - 40   AFE4490 的内部功能框图

取值为:1 MΩ、500 kΩ、250 kΩ、100 kΩ、50 kΩ、25 kΩ 和 10 kΩ。

与 R_F 并联的反馈电容 C_F 一起构成低通滤波器。必须保证低通滤波器的带宽足够高,因输入的光电电流信号是脉冲,包含极为丰富的高频谐波。因此,C_F 也是可编程的,其容值可为:5 pF、10 pF、25 pF、50 pF、100 pF 和 250 pF。这些电容也可以组合起来使用。

R_F 与 C_F 的选择依据下式确定:

$$R_F \times C_F \leqslant 光电脉冲信号时段/10 \tag{13-27}$$

除了光电脉冲信号外,跨阻放大器的输出中还存在干扰环境光电流(包括光电二极管的暗电流、运算放大器的失调电压和电流等)成分。所以,跨阻放大器的后级是包含一个电流 DAC 和一个放大器的消除环境光电流干扰的电路,前者用于抵消环境光电流,后者用于放大剩下来的光电脉冲信号。该级放大器的增益有 5 挡可编程:1、1.414、2、2.828 和 4 倍。接着后面是一个 500 Hz 的低通滤波器和一个缓冲放大器。最后是 22 位的 ADC。

消除环境光电流干扰的 DAC 最大输出电流为 10 μA,电流大小可编程为 10 级:1、2、……10 μA。

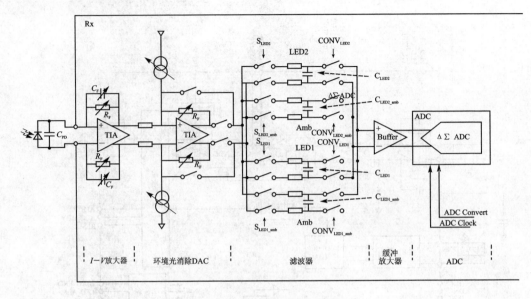

图 13 - 41 信号接收前端

消除环境光电流干扰的电路分时输出到 LED1 和 LED2 两个通道共 4 个采样/保持电路(图 13 - 41 中的滤波器):当 LED2 亮时,消除环境光电流干扰电路输出被采样到滤波器 LED2 的采样电容 C_{LED2} 中;同样,当 LED1 亮时,消除环境光电流干扰电路输出被采样到滤波器 LED1 的采样电容 C_{LED1} 中;而在 LED2 与 LED1 亮的两个时段之间消除环境光电流干扰电路输出被分别采样到采样电容 C_{LED2_amb} 和 C_{LED1_amb} 中。

对每个信号的采样持续时间(即 R_x 采样时间)都是可以各自独立地编程,采样可以在 $I-V$ 转换放大器的输出稳定之后开始,而 $I-V$ 转换放大器的输出稳定的时间取决于 LED 和传感器电缆线的建立时间。R_x 采样时间可用于信号动态范围的计算,最短的时间可达 50 μs。

片内有一个 22 位的 ADC 循序转换 LED2、LED1 和环境光信号。每个信号最多占用驱动 LED 脉冲循环周期(pulse repetition period,PRP)的 25%。相关介绍请见"接收定时"小节。对 LED2 信号的转换在 LED2 采样时段的结束时,同样,其他信号的转换也是如此。这样,每个信号的采样和转换都不可能超过 PRP 的 25%。

注意:ADC 转换 LED2、LED1、LED2 时段的环境光和 LED1 时段的环境光的数据流的波特率在每个 PRP 是相同的,接 ADC 之后的数字控制电路将增加两个数据流(图 13 - 42):LED2-(LED2 时段的)环境光、LED1-(LED1 时段的)环境光。

2. 环境光干扰扣除方法

接收模块提供对环境光的采样和转换为数字信号,主控微处理器可以利用这些信息确定环境光干扰的大小,然后通过 SPI 串口设置环境光扣除 DAC,进而消除环境光对测量的影响。相应的控制环路见图 13 - 42。

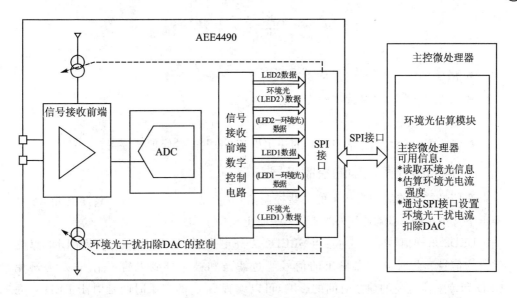

图 13-42　环境光扣除环路

用设置环境光扣除 DAC 以消除环境光的干扰和仅保留接收信号中光电容积波的成分,其实现电路示于图 13-43 中。

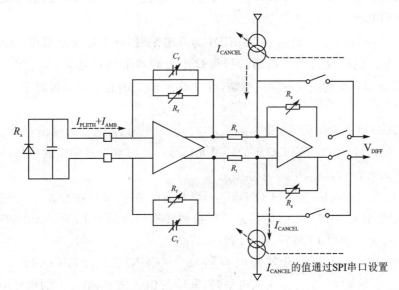

图 13-43　信号接收前端中的 $I-V$ 转换放大器和环境光扣除部分

图 13-43 中,放大器的增益可以通过软件设置 Rg 以得到不同的增益:1、1.414、2、2.828 和 4 倍。

图中放大器的差动输出 V_{DIFF}:

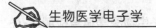

$$V_{\text{DIFF}} = 2 \times \left(I_{\text{PLETH}} \times \frac{R_F}{R_i} + I_{\text{AMB}} \times \frac{R_F}{R_i} - I_{\text{CANCEL}} \right) \qquad (13-31)$$

式中：

- $R_i = 100 \text{ k}\Omega$
- $I_{\text{PLETH}} =$ 光电二极管中的光电容积波电流
- $I_{\text{AMB}} =$ 光电二极管中的环境光电流
- $I_{\text{CANCEL}} =$ 环境光扣除 DAC 的输出电流（由主控微处理器设置）

3. 信号接收前端中的控制信号

在信号接收前端中有如下的一些控制信号（参见图 13-44，图中 R 是红光 LED，等于下文中 LED2；IR 是红外光 LED，等于下文中 LED1）：

LED2 采样信号——S_{LED2}：当 SLED2 为高电平时，放大器输出对应 LED2 点亮时段的信号。此时放大器输出的信号经过滤波和被采样到电容 C_{LED2} 中。为避免 LED 和传感器电缆的建立时间的影响，可以编程 S_{LED2} 的起始时间延时于 LED 点亮的时间。

LED2 环境光采样信号——$S_{\text{LED2\_amb}}$：当为高电平时，放大器的输出对应于 LED2 关闭时段的信号，用以确定 LED2 的环境光信号。此时放大器输出的信号经过滤波和被采样到电容 $C_{\text{LED2\_amb}}$ 中。

LED1 采样信号——S_{LED1}：当 SLED1 为高电平时，放大器输出对应 LED1 点亮时段的信号。此时放大器输出的信号经过滤波和被采样到电容 C_{LED1} 中。为避免 LED 和传感器电缆的建立时间的影响，可以编程 S_{LED1} 的起始时间延时于 LED 点亮的时间。

LED1 环境光采样信号——$S_{\text{LED1\_amb}}$：当为高电平时，放大器的输出对应于 LED1 关闭时段的信号，用以确定 LED1 的环境光信号。此时放大器输出的信号经过滤波和被采样到电容 $C_{\text{LED1\_amb}}$ 中。

LED2 转换时段信号——$\text{CONV}_{\text{LED2}}$：当为高电平时，采样在 C_{LED2} 上的信号经缓冲后输入到 ADC 中进行模数转换。进行模数转换的时间为 PRP 周期的 25%。在转换结束时输出对应 LED2 的数字信号。

LED2 和 LED1 环境光转换时段信号——$\text{CONV}_{\text{LED2\_amb}}$ 和 $\text{CONV}_{\text{LED1\_amb}}$：当 $\text{CONV}_{\text{LED2\_amb}}$ 或 $\text{CONV}_{\text{LED1\_amb}}$ 为高电平时，采样在 C_{LED2} 或 $C_{\text{LED1\_amb}}$ 上的信号经缓冲后输入到 ADC 中进行模数转换。进行模数转换的时间为 PRP 周期的 25%。在转换结束时输出对应 LED2 或 LED1 环境光的数字信号。

LED1 转换时段信号——$\text{CONV}_{\text{LED1}}$：当为高电平时，采样在 C_{LED1} 上的信号经缓冲后输入到 ADC 中进行模数转换。进行模数转换的时间为 PRP 周期的 25%。在转换结束时输出对应 LED1 的数字信号。

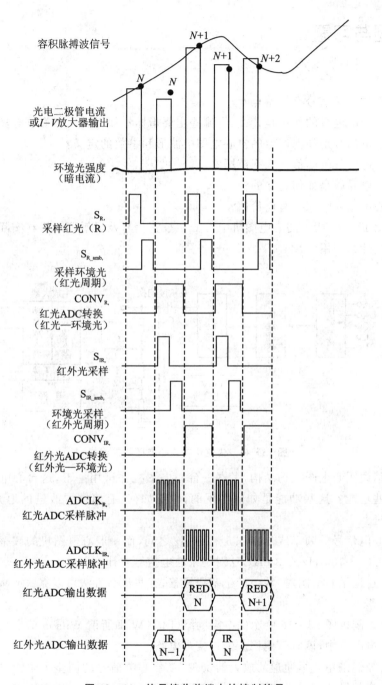

图 13-44 信号接收前端中的控制信号

思考题与习题

13-1 生物医学信号有何特点?

13-2 生物电电极的作用是什么,有哪些主要指标? 如何选用生物电电极?

13-3 心电信号是如何产生的? 心电图中波形和参数的定义?

13-4 心电信号的幅值与频率范围?

13-5 心电导联是如何定义的?

13-6 心电图在临床上有何价值?

13-7 图 13-45 所示的心电图机中,1 mV 校正信号及灵敏度切换在实际应用中起些什么作用?

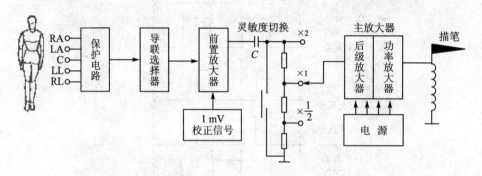

图 13-45 传统机电式心电图机的组成

13-8 请说明心电图机的结构,考察一台心电图机并试用一下,这台心电图机有哪些功能? 这些功能是如何实现的,性能如何,有何需要改进的地方,如何改进?

13-9 心电信号的频率成分在 0.5~200 Hz 之间,而一般心电图机的频率特性选在 0.05~100 Hz(−3 dB),这对记录心电信号有什么影响?

13-10 在记录心电图时,常会产生基线漂移,有些什么方法可以克服或减小这种漂移?

13-11 试剖析图 13-46 所示的电阻网络(图中 W 即所谓 Wilson 节点);在多路心电图机中,该电阻网格应怎样接入电路?

13-12 如何采用 8 个通道的放大器实现 12 导心电信号的同步采集?(提示:将所有的导联相对于左腿的信号进行放大,然后采用数字的方法进行计算得到 12 导心电信号。)

13-13 脑电是如何产生的? 脑电信号中有哪些类的波形,有何意义?

13-14 脑电图在临床上有何意义?

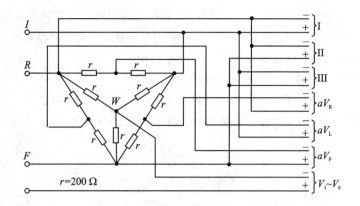

图 13-46 Wilson(威尔逊)网络

13-15 为什么一般希望在屏蔽室中记录脑电图?

13-16 考察一台脑电图机并试用一下,这台脑电图机有哪些功能? 这些功能是如何实现的,性能如何? 有何需要改进的地方,如何改进?

13-17 采用声、光刺激时,脑电图的变化说明了些什么? 什么叫自发脑电图? 什么叫诱发脑电图?

13-18 脑电波的 α、β、θ、γ、δ 等波的意义是什么? 脑电图的自动分析的意义与作用何在?

13-19 用低噪声高增益放大器放大心电信号时,可发现在 P 波与 QRS 复合波的中间有时可观察到由于希氏束电活动而引起的微弱电信号(微伏级)——希氏束信号,该信号的频率成分在 40~300 Hz 之间。为什么说记录这种信号的主要障碍是工频干扰及肌电干扰?

13-20 进行有关睡眠的研究时,采用记录何种生物电图(ECG、EEG、EMG 等)较有意义? 进行人体节律(每日、每月、每年的变化规律)研究时,你将采用些什么方法?

13-21 查找有关文献,看看有哪些生物电信号在临床上得到应用,又有哪些生物电信号尚未得到应用。这些生物电信号有何特点? 如何检测?

13-22 考察一种非电生物医学信号,讨论这种信号的检测和处理方法以及临床意义。

13-23 请设计脑电信号检测放大器。已知脑电信号幅值从 5 μV 到 200 μV、频率从 0.5 Hz 到 100 Hz。要求信号输出幅值为 ±5 V。

13-24 什么是 AFE? 本章介绍的 AFE 有和特点? 请查找一下还有哪些在医学仪器中使用的 AFE。

13-25 在 ADAS1000 系列 ECG AFE 中,针对 ECG 检测中的主要干扰采用了什么样的抑制技术?

13-26 在 ADAS1000 系列 ECG AFE 中,如何实现导联脱落的检测?

13-27 在 ADAS1000 系列 ECG AFE 中,如何实现呼吸的检测?

13-28 在 ADAS1000 系列 ECG AFE 中,如何实现起搏器的起搏脉冲的检测?

13-29 在 ADAS1000 系列 ECG AFE 中,如何避免导联线的分布电容对测量的影响?

13-30 在 AFE4490 中是如何消除背景光干扰的?

13-31 为什么 AFE4490 要做到很大的动态范围?

13-32 相比于单端电路,采用差动跨阻放大器($I-V$ 转换电路)有什么优点?

13-33 AFE4490 中的差动跨阻放大器有两个 C_f,有何作用? 如何确定其大小?

第 **14** 章

电疗与电刺激仪器

本章学习要点

1. 电疗法的分类；

2. 直流电疗的机理和作用；直流电疗的电路设计要求；

3. 中、低频电疗的机理与作用，主要波形、电路的设计要求；

4. 高频电疗的机理与作用，仪器的设计特点和要求；

5. 植入式刺激器的应用、设计特点。

14.1 基础知识

电疗是应用电能治疗疾病的方法。用于治病的电能有直流电、交流电、高频电磁场和静电。在电流作用下，人体组织内会发生一系列的变化，如离子的运动和分布状态、酸碱度的改变、组织的生长或衰亡、组织结构的改变、酶的活性的改变和代谢产物的改变等，并由此引起各种各样的、复杂的物理和化学、生物学的过程，调整机体、治疗疾病。

表 14 - 1 给出了电疗的几种分类及其主要的应用。

表 14 - 1　电疗的几种分类及其主要的应用

按电流频率分类		
项　目	频　率	主要应用
低　频	0～2000Hz	间动电疗法、超刺激电疗法、电兴奋疗法、短波电疗法、经皮神经电刺激镇痛疗法、神经肌肉电刺激(电体操)疗法
中　频	1～100 kHz	干扰电疗法、正弦调制中频电疗法、音频电疗法
高　频	＞ 100 kHz	共鸣火花法、中波电疗法、短波电疗法、超短波电疗法、分米波电疗法、微波疗法

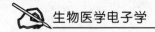

续表 14－1

项　目	电　压	主要应用
按电压分类		
低　压	＜100 V	直流电疗法、感应电疗法、中波电疗法、电体操疗法、间动电流电疗法、干扰电流电疗法、音频电流电疗法、正弦调制中频电疗法
高　压	＞100 V	共鸣火花疗法、中波电疗法、短波电疗法、超短波电疗法、脉冲短波电疗法、脉冲超短波电疗法、高压静电电疗法
按电流强度分类		
项　目	电　流	主要应用
低电流强度	1～30 mA	间动电疗法、超刺激电疗法、电兴奋疗法、短波电疗法、经皮神经电刺激镇痛疗法、神经肌肉电刺激(电体操)疗法
中电流强度	31～100 mA	干扰电疗法、正弦调制中频电疗法、音频电疗法
高电流强度	101～3000 mA	共鸣火花疗法、中波电疗法、短波电疗法、超短波电疗法、分米波电疗法、微波疗法

电刺激也是电疗中的一类方法,在这里专门指用低频、低强度电能对神经、肌肉进行治疗的一类方法。

从电路原理来看,将电疗与电刺激仪器按照下列分类更为方便:

1. 直流电疗与离子导入仪器;

2. 中、低频电疗仪器;

3. 高频与辐射电疗仪器;

4. 功能电刺激仪器。

14.2　直流电疗与离子导入仪器

14.2.1　直流电疗的原理

直流电疗法是使用低电压的平稳直流流通过人体一定部位以治疗疾病的方法,是最早应用的电疗之一。目前,单纯应用直流电疗法较少。但它是离子导入疗法和低频电疗法的基础。

1. 直流电的生物物理作用与生物化学作用

人体内各种体液是组织细胞进行各种代谢和功能活动的内在环境,体液中含有各种电解质。体液中的电解质对维持细胞内外液的容量和渗透,酸碱平衡,神经肌肉兴奋性等具重要作用,而一些微量元素是许多酶的激活剂。体液中的阳离子主要有 K^+、Na^+、Ca^{2+}、Mg^{2+} 等,而阴离子有 Cl^-、HCO_3^-、HPO_4^{3-}、SO_4^{2-},有机酸离子和蛋白质等。所以人体体液是电解质溶液,人体组织是电解质导体,能够导电。直流电治疗时,两电极间存在着稳定不变的电势差,人体组织内各种离子向一定的方向移动而形成电流。由于离子移动并引起体液中离子浓度对比的变化是直流电生物理化作用的基础。

(1)电解。电解质溶液导电时,溶液中离子发生迁移和电极表面发生化学反应的过程,称为电解。电解质溶解在水中时,一部分离解成阳离子和阴离子,离子被一层水分子所包围,称为离子的水化。直流电通过电解质溶液时,阳离子移向阴极并在阴极上获得电子而还原成为原子或原子团,电子从外电路进入溶液;阴离子移向阳极并在阳极上放出电子而氧化为原子或原子团,电子离开溶液流入外电路。在电极上产生的这些原子或原子团,或者它们同溶剂进一步发生化学变化而产生的新物质,叫做电解产物。现以食盐溶液为例说明电解过程:

氯化钠溶液中,受水化作用自动解离成钠离子和氯离子。通电时,钠离子向阴极移动,从阴极上得到电子成为钠原子;氯离子向阳极移动,并在阳极上放出电子而变成氯原子。钠原子和氯原子同水发生化学反应,分别生成氢氧化钠放出氢气和盐酸并放出氧气,所以在阴极处产生碱性电解产物而阳极产生酸性电解产物。

(2)电泳与电渗。这是胶体分散体系在直流电作用下同时出现的两种现象。蛋白质为两性电解质。在碱性溶液中,蛋白质的羧基离解出氢离子而带负电荷呈酸性;在酸性溶液中,蛋白质的氨基结合氢离子而带正电荷呈碱性。人体内血液、淋巴和脑脊液等体液,在正常情况下为弱碱性,因而蛋白离表面带负电荷。正电荷离子被蛋白表面负电荷吸引而分布在蛋白周围,形成一种独特的电荷分布:蛋白表面负电荷和这些负电荷所吸引的少数正电荷构成吸附层,吸附层四周的正电荷构成扩散层。吸附层虽有少数正电荷,但仍以负电荷居多,因此带负电,扩散层则为正电荷组成。这两层间产生一定的电位,称为 Zeta 电位。

直流电通过人体时,蛋白粒子及其吸附层响阳极移动,是为电泳;扩散层正离子连同其水化膜向阴极移动则为电渗。由于蛋白胶体的移动影响了蛋白的分布和密度,同时,由于电渗,将使一极下的水分相对增多,而另一极则相对脱水,这些将对生理活动产生影响。

(3)酸碱度改变。在直流电作用下,碱金属离子 Na^+、K^+ 和碱土金属离子 Ca^{2+}、Mg^{2+} 等向阴极移动,而许多酸根和有机酸向阳极移动;同时由于阴极下产生碱性电解产物而阳极下产生酸性电解产物,所以在阴极下碱性升高,而阳极部位呈酸性。两极下的酸碱电解产物蓄积到很高浓度时,可以破坏组织而引烧伤,治疗时必须注意防止,但也可利用来拨除倒睫毛,破坏疣痣等。

(4)改变组织含水量。在直流电作用下,由于发生电泳和电渗,阴极下水分子增加,蛋白分散升高,组织膨胀和变得松软,而阳极下组织水分减少,蛋白质分散度降低,组织较干燥致密。例如,将蛙头切除,挂在木架上,后掌各浸入装着自来水的杯中,两杯分别连阴极和阳极。通电 40~60 分钟,电流强度 10 mA,断电后检查两后脚掌,可以发现阴极脚掌的皮肤附着一层粘液,肌肉肿胀松软,皮肤容易剥离;阳极脚掌的皮肤较干燥、肌肉干瘪,皮肤不易剥离。

(5) 细胞膜通透性变化。蛋白质的稳定性与电荷、水化膜、酸碱度和电解质有密切关系。在直流电阳极下，由于脱水，偏酸性，蛋白质接近等特点，蛋白质分散度降低，易于聚集凝结，而且阳极下 Ca^{2+} 浓度相对增高，细胞膜变得较致密，因此阳极使细胞膜通透性降低，物质经膜交换减慢。而阴极组织含水量增加，偏碱性，偏离蛋白质的等电点，蛋白质分子分散度升高，而且阴极下 K^+ 浓度相对升高，细胞膜变疏松，通透性升高，物质经膜交换加速。

(6) 组织兴奋性变化。神经肌肉的兴奋性(应激性)需要体液中各种电解质维持一定的比例。其关系如下：

在直流电的作用下，体液中 K^+、Na^+、Ca^{2+}、Mg^{2+} 都向阴极方向移动，由于 K^+ 和 Na^+ 的水化膜较薄，移动速度较快，所以在阴极下 K^+ 和 Na^+ 的浓度相对升高，以及阴极下碱性升高，H^+ 浓度较低，所以阴极有提高组织兴奋性作用，而阳极下的 Ca^{2+} 和 Mg^{2+} 的浓度相对增加，H^+ 浓度较高，所以阴极有降低组织兴奋性的作用。

直流电能改变细胞膜两侧原有的膜电位的水平(或叫做改变膜的极化状态)。阴极使膜的两侧产生一个外负内正的电压降(电位差)，这个电位差将使膜两侧原有的外正内负的膜电位的数值减少，使膜处于一种低极化状态，因而应激性升高；而阳极下，由于在膜的两侧产生一个外正内负的电位差，和膜两侧原有的电位差同方向，膜电位增高，处于一种超极化状态，因而应激性降低。

2. 直流电生理作用与治疗作用

在直流作用下，由于体内发生一系列生物理化变动，从而引起机体相应的生理反应。通过所产生的生理反应，改善病理生理过程，以达到治疗疾病的作用。

(1) 促进局部小血管扩张和加强组织营养。直流电治疗后，可看到放电极部位皮肤充血潮红。有人曾用红外线显像等方法测定，在直流电治疗后，局部血液循环量可增加140％左右，可持续 30～40 分钟以上。由于局部小血管扩张，血循环改善，加强组织的营养，提高细胞的生活能力，加速代谢产物的排除，因而直流电有促进炎症消散，提高组织功能，促进再生过程等作用。血管舒缩反应是机体对外界刺激最普遍的生理反应之一。直流电引起局部组织内理化性质的变化，对神经末梢产生刺激，通过轴索反射和节段反射而引起小血管扩张。此外，直流电的作用影响蛋白质的稳定性，有微量蛋白质变性分解而产生一些分解产物，也有扩张血管的作用。

(2) 对神经系统和骨骼肌的影响。直流电对神经系统功能有明显的影响，这是直流电作用的特点之一。当通过弱或中等强度的直流电时，阳极下神经兴奋性降低而阴极下兴奋性升高；当通过的电流强度较大或通电时间较长时，阴极下会由兴奋性升高转向降低；如果电流强度进一步增大或者通电时间很长，阴极下兴奋性甚至可能完全消失，称为阴极抑制。这是因为 K^+ 的浓度进一步增高时，膜结构更加疏松，通透性过度增高，完全失去了对离子的选择性阻挡作用，不能维持正常的膜电位，而失去了产生兴奋的基本条件。

① 直流电对中枢神经系统的兴奋和抑制过程有调整作用,即在兴奋与抑制过程失调情况下,直流电有使之正常化的作用。因此,直流电常用以治疗神经官能症和外伤、炎症等引起的大脑皮质功能紊乱的症状。

② 直流电可改变周围神经的兴奋性,并且有改善组织营养,促进神经纤维再生和消除炎症等作用,因此,直流电常用以治疗神经炎、神经痛和神经损伤。

③ 对植物神经的作用　直流电刺激皮肤或粘膜的感觉神经末梢感受器,能反射性地影响植物神经的功能,从而影响内脏器官和血管的舒缩功能。例如,直流电领区治疗,可通过颈交感神经调节颅内、头颈部和上肢的血液循环和组织营养。

④ 断续直流电刺激神经干或骨骼肌时,在直流电通断瞬间引起神经肌肉的兴奋而出现肌肉收缩反应。断续直流电可用以治疗神经传导功能失常和防治肌肉萎缩。

直流电对前庭神经、味觉、视觉等特殊感觉也有兴奋作用而引起相应的反应。

(3) 直流电阴极有促进伤口肉芽生长,软化瘢痕,松解粘连和促进消散等作用,而阳极有减少渗出的作用。

(4) 电流强度较大的直流电对静脉血栓有促进溶解退缩的作用。

动物实验观察到,在直流电作用下,血栓先从阳极侧松脱,然后向阴极侧退缩,当退缩到一定程度时,血管重新开放。组织学观察发现,直流电作用 2 天后,成纤维细胞开始增殖,接着在内膜下形成肉芽,5 天后毛细血管和成纤维细胞自内膜长入血栓中,血栓机化,体积皱缩。临床上用大剂量直流电治疗血栓静脉炎有一定疗效。

(5) 微弱直流电阴极促进骨再生修复,阳极改善冠状动脉血液循环的作用。动物实验证明,$10\sim20\mu A$ 直流电阴极有促进骨折愈合的作用。临床实践证明 $10\sim20\ \mu A$ 直流电阴极对骨折不连接有促进愈合作用。这种治疗需要将阴极电极(不锈钢丝或克氏针,外套硅胶管,露出金属顶端 $0.5\sim1\ cm$)直接插入骨不连接处,阳极铅片置于附近皮肤上。伤肢用木夹板固定,微电流发生器绷附在小夹板外。连续通电 $1\sim4$ 月。

微弱直流电阴极使骨形成的机理还完全明了。Friedenberg 等提出骨生成(或修复)活跃的区域呈负电位,而不甚活跃区呈正电位,这一电位的产生取决于细胞的活力。有的认为微电流可以改变细胞的微环境而对细胞发生作用。已知阴极下氧的消耗增加并产生氢氧根,从而使局部组织中的氧分压降低并提高阴极周围的 pH。有研究证明,组织中氧张力降低和碱性环境有利于骨的形成。有的还认为直流电阴极能通过激活环腺苷酸系统而作用于骨和软骨细胞,以及在直流电场中胶原纤维排列整齐而有利于骨折的愈合等。

弱直流电(电流强度 $0.001\ mA/cm^2$)作用心区治疗冠心病有一定疗效。弱直流电阳极有改善心肌缺氧缺血状况促进心肌兴奋性、传导性正常化,消除心律不齐以及恢复心室收缩功能等作用。

14.2.2 直流电疗设备与治疗方法

1. 设 备

(1) 直流电疗机。直流电疗机是利用电子管或晶体管交流电进行波整流,经滤波电路输出平稳直流电。电压在 100 V 以下。电流输出 0~50 mA 连续可调。此外,干电池也可作直流电电源。

图 14-1 所示为直流电疗机的原理电路。220 V 的交流电由开关 K 控制经过保险丝 F 输入到变压器 B,降压到大约 75V 经过整流桥 D 得到直流,然后经过电容 E 的滤波得到较平稳的直流电压,一般说来,此时的电压值约为 100 V。用电位器 W 调整输出电流(电压)的大小。图 14-1 中电位器 W 与开关 K 用虚线相连,表明电位器与开关 K 是"同轴"控制的。为了器件的安全和可靠,在开关 K 由"关"打到"开"的位置时,电位器 W 处于输出最小的位置。

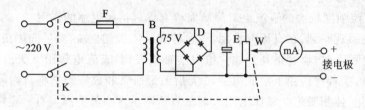

图 14-1 直流电疗机的原理电路

应该说明的是:

(a) 由于技术的发展,现在的电疗设备通常都具备很强的功能和输出包括直流在内的多种波形,不再有图 14-1 所示的这种功能单一、结构笨重的电疗设备。

(b) 为了保持治疗过程中电流的稳定,现在的中、低频和直流电疗设备均采用恒流方式输出。

(2) 电极。电极包括金属电极板和衬垫。电极板多采用薄铅片,0.25~0.5 mm,形状大小依治疗部位而定。铅片可塑性好,化学性能稳定。衬垫用无染色的吸水性好的棉织品制成,一般用白绒布叠成厚 1 cm 左右,衬垫应超出边缘 1~2 cm。治疗时衬垫用温水浸湿,贴在皮肤上,铅片放在衬垫上,用导线同直流电疗机连接。湿衬垫的作用是:吸附和稀释电极下面的酸碱电解产物,避免发生直流电化灼伤;使皮肤湿润,降低皮肤电阻和使电极紧密接触皮肤,电流均匀分布。

由于铅电极存在重金属污染的问题,现已逐步采用导电橡胶电极替代铅电极。

(3) 输出导线。选用绝缘良好的比较柔软的导线,分红、蓝色两种,以便区别阴阳极,每条长 2 m。

2. 电极放置方法

分对置法和并置法两种。

（1）对置法。两个电极分别放置在身体某部位的内外两侧或者前后面,例如膝关节内外侧对置,上腹部与腰部前后对置等,对置法多用以治疗头部、关节及内脏器官等部位的疾病。

（2）并置法。两个电极放在躯体的同一侧面,例如左下肢前面的并置。并置法多用于治疗周围神经和血管疾病。

14.2.3　直流电药物导入的原理

使用直流电将药物离子通过皮肤、粘膜或伤口导入体内进行治疗的方法,称为直流电药物导入疗法。

1. 直流电药物离子导入的原理

在药物溶液中,一部分药物离解成离子,在直流电的作用下,阴离子和阳离子进行定向移动。如果阴极衬垫中含有带负电荷的药物离子或者阳极衬垫中含有带正电荷的药物离子,就会向人体方向移动而进入体内。

（1）肾上腺素组织胺导入试验。两个小电极和一个大电极放置在右侧前臂上,A 电极衬垫用 0.01% 盐酸肾上腺素液浸湿,而 H 电极用 0.01% 磷酸组织胺液浸湿,都连阳极。右臂伸侧电极衬垫用肾上腺素或组织胺液浸湿,连阴极,通电 10 分钟后,取下电极观察局部皮肤。A 电极下皮肤出现苍白斑点,提示肾上腺素已进入体内并引起反应;H 电极下皮肤明显充血、水肿,出现荨麻疹,证明组织胺已进入人体,右臂伸侧电极下皮肤则没有反应,表示药物没有进入皮肤。

以上试验说明:

① 根据同性电荷相斥,异性电荷相吸原理,利用直流电能将药物离子经完整皮肤导入体内。

② 由直流电导入体内的药物保持原有的药理性质。

③ 阳离子只能从阳极导入,阴离子只能从阴极导入。

（2）药物导入人体的途径分布深度及数量。已经证明,药物离子主要经过皮肤汗腺管口和毛孔进入皮内或经过粘膜上皮细胞间隙进入粘膜组织。汗腺导管内径 $15\sim80~\mu m$,所以蛋白质($1\sim100~\mu m$)等大分子物质的离子也能经过汗孔导入体内,在电场中离子移动速度很慢。实验证明,谷氨酸在生理溶液内(pH 7.45,电压 180 V,电流强度 3 mA)每小时移动 13 mm,而在人体组织内每小时只移动数毫米。直流电直接导入离子只达皮内,主要堆积在表皮内形成"离子堆",以后通过渗透作用逐渐进入淋巴和血液。进入血液循环后,有的药物选择性地停留在某器官组织内,如碘主要停留在甲状腺;磷蓄积在中枢神经系统和骨骼中等。

药物离子导入的数量与很多因素有关:在一定范围内,溶液浓度越大,导入数量增多,如肝素在 0.25%～5% 的范围内,浓度越大,导入体内的数量增多;复杂的溶剂寄生离子增多,药物导入量减少,药物在电场中最大的转移是在蒸馏水中;向溶液加酒精是一种增加有效导入的办法，但酒精对那些易导致沉淀变性的药物并不适用；不溶解的药物不能导入皮肤，如乳状的氢化可的松不能导入皮肤，只有溶解的作静脉注射用的才能导入；根据法拉第第一定律，离子导入的数量与所使用的电流量成比例，在一般情况下，通电时间长导入量多，大的电流强度导入药物增多；不同部位导入的数量也有差别，以躯干导入最多，上肢次之，下肢，特别是小腿最少。

在一般情况下，导入的药物为衬垫中药物总量的 2%～10%，所以总的说来，导入体内的药量是很少的。

药物离子导入的极性。根据化学结构式可以判定有效离子导入的极性。通常，金属、生物砷带正电荷从阳极导入，非金属、酸根带负电荷从阴极导入。但是，氨基酸、肽及酶类蛋白质是两性电解质，其极性与溶剂的 pH 值有密切关系。不同的两性电解质有不同的等电点，当溶液接近或相当于等电点时，物质在电场中的移动实际上等于弥散，即直流电不起作用。这是因为在等电点时溶质是电中性，而只有当溶剂的 pH 值远离等电点时，才能使药物带正电荷或负电荷。每一种氨基酸各有最适宜的 pH 值，此时移动度最大(见表 14 - 2)。

表 14 - 2　两性电解质导入条件

物　质	pH	溶　剂	浓度(%)	极　性
蛋氨酸	3.5～3.7	加酸蒸馏水	1～2	＋
组氨酸	4.4～4.6	蒸馏水	1～2	－
谷氨酸	7.8～8.0	加碱蒸馏水	2～4	－
天门冬氨酸	8.6～9.0	加碱蒸馏水	0.2～2.0	－
胰凝乳酶	9.0	弱碱缓冲液	1～2	－
胰蛋白酶	0.9	同上	同上	
透明质酸酶	5.2	醋酸缓冲液	64 单位溶于 15 ml 缓冲液内	＋

2. 直流电药物离子导入疗法的特点

(1) 导入体内的是有治疗作用的药物成分。大量没有治疗价值的溶剂和基质不进入体内。

(2) 药物可直接导入较表浅的病灶内。在局部表浅组织中浓度较高、作用时间长。直流电导入的药量是很少的，就全身来说，浓度是很低的；但是就局部表浅组织来说，比其他用药方法的浓度高。例如，青霉素直流电阴极导入，局部皮肤内的药物浓度比肌肉注射的要高出几十倍。链霉素眼部直流电导入，在前房及玻璃体中的浓度比其他用药方法要高出许多倍。而且由于直流电导入在皮肤内形成"离子堆"不像其他用药方法很快经血液循环排泄，所以导入的药物在体内贮存时间长，疗效持久。例如，实验表明静脉注入氢化可的松 15～20 分钟后，血中含量不及注射量的 15%～20%，而离子导入后 15 分钟，血液 17－氧皮质醇比原来增加 2 倍多。一次肝素离子导入可在皮内存留 24 小时以上,血液凝固能力降低的时间随肝素导入次数而增加,这在静脉或皮下注射时未能发现。一疗程(12~15 次)肝素导入治疗疗效可保持 2 个月。

肝素、肾上腺素、组织胺和 5－氟尿嘧啶等剧药直流电导入,既可保持较持久作用,又无过量危险,无副作用。

(3)直流电和药物的综合性作用。直流电药物离子导入除药物作用外,同时有直流电的作用,两者互相加强,其疗效比单纯的药物或直流电的疗效好。目前很少单用直流电疗法,多用直流电药物导入疗法。

(4)神经反射治疗作用。直流电药物导入疗法可引起神经反射性的治疗作用。直流电药物导入治疗时,将一定面积的电极放置在身体某些部位,由于直流电引起组织内理化性质变化和药物在表层组织内存留,构成了对内外感受器的特殊刺激因子,通过反射途径引起机体的一定反应。特别是电极放置在某些神经末梢分布丰富的部位,通过感觉－植物神经节段反射机理而影响相应节段的内脏器官和血管的功能。例如,0.5%奴佛卡因直流电鼻粘膜反射疗法治疗血管性头痛,5%奴佛卡因直流电导入节段反射疗法治疗放射疗法后的反应等。

14.2.4　直流电药物导入设备

以往直流电药物(离子)导入治疗实际上就是采用直流电治疗设备,但近年来的研究发现:

1. 采用直流进行药物导入容易产生离子堆积,进而影响药物的导入效果,甚至产生化学灼伤。除非结合药物导入治疗的同时,也希望利用电极处正或负离子本身的治疗作用,现在已经很少采用单纯的直流电来进行药物导入治疗,一般采用脉冲甚至交流电来进行药物导入治疗。

2. 采用交流电也能够导入药物,而且可以导入大分子的药物和大幅度降低离子堆积,特别是采用正、负幅值不对称、但面积相等的交流脉冲进行药物导入,兼具直流和交流药物离子导入的优点而基本避免了单一直流或交流药物导入的缺点。因此,下面我们把利用电能把药物导入体内的方法或设备称为"药物电导入"方法或设备。

3. 采用加热、超声等多种方式与药物电导入方法并用,可以大幅度提高药物导入的效果。

综上所述,一般不再研发和生产只有直流输出的电疗和药物导入设备,通常是低频电疗仪器兼备有直流电疗和药物导入功能。

14.3　低频电疗仪器

医学上把频率 1 000 Hz 以下的脉冲电流称作低频电流,或低频脉冲电流。应用低频脉冲电流来治疗疾病的方法称为低频电疗法。低频电流的特点是:①均为低频

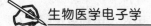

小电流,电解作用较直流电弱,有些电流无明显的电解作用;②对感觉神经和运动神经都有强的刺激作用;③无明显热作用。

低频脉冲电流在医学领域的应用已有一百多年的历史。但最早用"电"来治病要追溯到公元前 420 年的古希腊医生希波克拉底(Hippocrates)和公元前 46 年的古罗马医生 Scribonius Largus,他们分别将一种放电的鱼(torpedo fish)给病人食用或放在病人患处来治疗头痛和痛风。1700 年 Dureney 开始了用电流刺激蛙肌肉的生理实验。1831 年法拉第(Michael Faraday)发明了感应电装置后,低频脉冲电流常用于治疗头痛、瘫痪、肾结石、坐骨神经痛,甚至心绞痛。19 世纪后期和 20 世纪初是"电疗的黄金时代",电生理学研究不断深入,多种低中频电疗法得到发明并广泛应用于临床。首先是被称为"电疗之父"的 D. B. Duchenne 出版了基于电疗的电生理学著作,第一次描述肌肉运动点。然后,1909 年法国人 Louis Lapicque 最早使用"基强度(rheobase)"和"时值(chronaxie)"二词(直到今天仍在沿用)。1916 年 Adrian 首次描述了正常肌肉和病肌的强度—时间曲线。1950 年间动电疗法问世。但在随后的 20 世纪中期,由于生物化学、药理学的进展,电疗一度被临床医生冷落。直到 1965 年 Melzack 和 Wall 提出闸门控制学说和 20 世纪 70 年代对阿片肽(内原性吗啡样物质)的研究,电疗才又重新受到重视。20 世纪 60 年代,高压脉冲电 21 流和电子生物反馈技术开始应用。1968 年我国晶体管低频脉冲电针机研制成功,使电针迅速在全国推广普及,并用于针刺麻醉上。同年,Shealy 等根据闸门控制学说推出脊髓电刺激疗法,以后相继开展了中枢性电刺激(大脑导水管周围灰质、丘脑、尾核、脑垂体埋入电极刺激法)的研究。20 世纪 70 年代,Long 和 Shealy 发明了 TENS 疗法,功能性电刺激和音乐电疗也在同期开始应用。20 世纪 80 年代以来,随着大规模集成电路和计算机技术的应用,又开发了很多功能先进、体积小巧、使用方便的电疗设备,在功能性电刺激、肌电生物反馈及镇痛的研究和应用上取得了很大的进展,使得电疗尤其是低频脉冲电疗在临床上得到了更加广泛的应用。

14.3.1　治疗原理

14.3.1.1　低频电流的分类及各参数的意义

1. 低频电流的分类

① 按波型:有三角波、方波、梯形波、正弦波、阶梯波、指数波等。

② 按有无调制:分为调制型和非调制型。

脉冲电流可以被调制。常见的调制方式有:波幅调制、相位调制、波宽调制、频率调制。还有一种较少见的浪涌调制(surge)或称为斜面调制(ramp)。可以用几种方式同时调制一个脉冲电流。

有两个概念与调制有关:列(train)和群(burst),在后面将会用到。一列脉冲波是未经调制、连续出现的脉冲电流。脉冲群是按一定时间、频率和幅度间断出现的一组脉冲电流。

③ 按电流方向：分为单相和双相。双相脉冲波又根据其两侧波形、大小分为对称双相波、平衡不对称双相波和不平衡不对称双相波。

2. 低频脉冲电流的参数及其意义

① 频率(f)：每秒钟内脉冲出现的次数，单位为赫兹（Hz）。由于哺乳类动物的神经的绝对不应期在 1 ms 左右，相隔 1 ms 以上的电刺激都能引起一次兴奋，因此低频脉冲电流的每一次刺激都能引起运动神经一次兴奋。在临床，低频脉冲电流多用于镇痛和兴奋神经肌肉组织，常用 100 Hz 以下的频率。

② 周期(T)：一个脉冲波的起点到下一个脉冲波的起点相距的时间，单位为 ms 或 s。

③ 波宽：每个脉冲出现的时间，包括上升时间、下降时间等，单位为 ms 或 s。不同波型的波宽计算方法不一致。对脉冲列，波宽也叫脉冲宽度（pulseduration）；对双相波，波宽由正负相位宽度（phaseduration）组成。对脉冲群，每个脉冲群持续的时间就是脉冲群宽度。波宽是一个非常重要的参数。要引起组织兴奋，脉冲电流必须达到一定的宽度。神经组织和肌肉组织所需的最小脉冲宽度不一样，神经组织可以对 0.03 ms（有人认为 0.01 ms）宽度的电流刺激有反应，而肌肉组织兴奋必须有更长的脉冲宽度和更大的电流强度。

④ 波幅：由一种状态变到另一种状态的变化量，最大波幅（峰值）是从基线起到波的最高点之间的变化量。

⑤ 脉冲间歇时间：即脉冲停止的时间，等于脉冲周期减去脉冲宽度的时间，单位为 ms 或 s。

⑥ 通断比（ratio）：是指脉冲电流的持续时间与脉冲间歇时间的比例。

⑦ 占空因数（dutycycle）：是指脉冲电流的持续时间与脉冲周期的比值，通常用百分比来表示。

14.3.1.2 低频电疗的生理及病理生理基础

1. 神经肌肉兴奋的原理

(1) 细胞的兴奋性

细胞是生物体的基本构造单位，人体所有的生理功能和生化反应都是在细胞及其产物的物质基础上进行的。组织或细胞具有对外界刺激发生反应的能力，即具有兴奋性。细胞的兴奋与许多因素有关。

① 刺激与反应：刺激，泛指细胞所取环境因素的任何改变，常见的刺激因子有化学、机械、温度、电、光等。任何刺激要引起组织兴奋，必须有一定的刺激强度、刺激持续时间和刺激强度的变化率。三者互相影响，组成了可兴奋组织的强度—时间曲线关系。引起组织兴奋所需的最小刺激强度（阈值）与刺激的持续时间呈反变关系，即

生物医学电子学

当刺激较强时，只需较短的刺激时间就可引起兴奋；当刺激强度较弱时，需较长的刺激时间才能引起组织兴奋。但当刺激强度低于基强度时，无论刺激时间怎样延长，也不能引起组织兴奋；同样，当刺激时间短于某值时，无论怎样加大刺激强度，也不能引起组织兴奋。不同组织（如神经与肌肉组织）的基强度、最小刺激持续时间（脉冲宽度）不同。

当细胞处于兴奋状态时，在受刺激部位首先出现动作电位，而各种细胞的外部表现如肌肉收缩和腺体分泌等，都是由动作电位触发引起的。在细胞接受一次刺激而兴奋后的一个短时间内，其兴奋性产生明显的变化，即出现绝对不应期和相对不应期。在绝对不应期，无论刺激强度多大，细胞都不能再兴奋。不同组织的不应期有很大的差异，如神经纤维的绝对不应期为 0.5 ms，骨骼肌细胞为 2 ms，心肌细胞更是高达 200～400 ms，所以理论上神经纤维每秒内能产生和传导的动作电位数可达 2 000 次，也就是说频率 2 000 Hz 以下的每个脉冲刺激均能使神经纤维产生一次兴奋。但实际上神经纤维在体内传导的冲动的频率，低于理论上可能达到的最大值，一般认为每秒为 1 000 次左右，所以临床上把 1 000 Hz 的频率作为低、中频电疗法的分界。

② 兴奋的产生：在安静情况下，细胞的膜电位（静息电位）是膜外为正，膜内为负。当膜的极化状态受到破坏，并达到一定程度（阈值）时，首先出现膜的去极化，并引发一个动作电位。动作电位的产生是细胞兴奋的标志，它只有在刺激满足一定条件或在特定条件下刺激强度达到阈值时才能产生。神经兴奋的传播或神经冲动，实质上是沿着神经传导的动作电位。

(2) 兴奋的传导和肌肉收缩

可兴奋细胞的特征之一是细胞膜的任何一处产生的动作电位，都可传给与它相邻接的膜结构。一个细胞向另一个细胞的兴奋传递，则以缝隙连接、激素－受体相互作用、突触连接等方式进行。神经细胞之间、神经细胞与肌肉细胞之间的兴奋传递是经突触连接传导的。兴奋传播的机理简述如下。

① 兴奋的传播：兴奋的传导，就是动作电位的扩布。由于去极化后产生膜电位的暂时倒转，使膜外电位低于邻近静息部位，而膜内电位高于邻近静息部位，于是在兴奋区和静息区之间构成局部电流，该电流使邻近静息区产生动作电位。而这一新动作电位的部位又与邻近膜之间形成局部电流，依次类推，使兴奋逐渐向前移行。

在无髓神经纤维和肌肉纤维，兴奋传导是连续性的过程，而在有髓鞘神经纤维上，兴奋传导是从一个郎飞氏节跳跃到另一个郎飞氏节的跳跃传导方式。

② 神经肌肉接头的兴奋传递和肌肉收缩：可简述为兴奋→突触小结→突触小泡释放乙酰胆碱→乙酰胆碱与运动终板上的受体结合→终板电位→兴奋传导到三联管系统→肌肉动作电位→整个肌原肌纤维兴奋→肌丝滑行→肌小节变短→肌肉收缩。

2. 痛 觉

疼痛是人类共有而个体差异很大的一种不愉快的、复杂的主观感觉。Moutcastle 给疼痛下的定义是:"由于损伤或可能破坏组织的刺激所引起的感觉体验"。疼痛提供躯体受到伤害性刺激威胁的警报信号,对机体具有保护意义。但另一方面,严重的慢性疼痛困扰着数以百万计的人们,是临床一大难题。

(1) 痛觉的产生

当机体受到伤害性刺激时,组织细胞破坏并释放一些化学物质,激活伤害性感受器(nociceptor),后者将刺激转为神经冲动并迅速传入到中枢而产生痛觉。痛觉是一种复杂的感觉,易受心理和其他因素的影响,在个体间有很大的差异。痛觉的产生和传导涉及到周围和中枢神经系统的许多部分。

① 伤害性刺激引起伤害性感受器兴奋:在人体皮肤、肌肉、关节和内脏器官内广泛存在伤害性感受器。不同组织中的伤害性感受器的反应特性不同。一般认为痛觉感受器是游离的神经末梢,任何伤害性刺激均是痛觉感受器的适宜刺激,且只要达到一定的强度就会引起疼痛。这些伤害性刺激包括炎症、损伤、冷热、压迫等物理刺激和酸碱等化学刺激。

伤害性刺激使受伤的细胞释放致痛化学物质,如 K^+、H^+、缓激肽、前列腺素、5-HT、组织胺等,刺激伤害性感受器产生去极化。此外,传入冲动能传向另一末梢分支,在外周末梢引起 P 物质释放,加强对伤害性感受器的作用。

② 痛觉传导纤维:神经纤维根据其直径大小和电生理特征分为 A 类、B 类、C 类(见表 14-3),其中 Aδ 纤维和 C 纤维传导痛觉。由此可将伤害性感受器分为"Aδ 伤害性感受器"和"C 伤害性感受器",前者传导刺痛,后者传导灼痛。Aδ 纤维兴奋阈值低,传导速度快,主要传导快痛。C 纤维兴奋阈值高,传导速度慢,主要传导慢痛。

表 14-3 神经纤维的分类

	A 类(有髓)				B 类(有髓)	C 类(无髓)	
	Aα	Aβ	Aγ	Aδ		sC	drC
纤维直径 μm	13~22	8~13	4~8	1~4	1~3	0.3~1.3	0.4~1.2
传导速度 m/s	70~120	30~70	15~30	12~30	3~15	0.7~2.3	0.6~2.0
来源	初级肌梭传入纤维支配梭外肌传出纤维	皮肤的触压觉传入纤维	支配梭内肌的传出纤维	皮肤痛温觉传入纤维	植物神经节前纤维	植物神经节后纤维	后根中传导痛觉的传入纤维

③ 伤害性信息向中枢的传入:伤害性传入冲动由背根进入脊髓背角 I、II 和 V 层,释放化学物质如谷氨酸和 P 物质,引起背角 I、IV~VII 和 X 层的投射神经元兴奋,并沿着脊髓丘脑束、脊髓网状束、脊髓中脑束、脊颈束等将冲动传递到脑干网状结构、丘脑,最终到达大脑皮层,产生痛觉。

(2) 疼痛的病理生理特点

① 疼痛是机体组织受到较强的物理化学因子刺激所产生的复杂的局部或全身

的病理生理变化；

② 机体对疼痛的感受程度和反应大小，与疼痛的性质、强度、范围、持续时间密切相关；

③ 疼痛与精神心理状态相关；

④ 可同时伴有其他感觉障碍、运动障碍等症状。

3. 镇痛的原理与学说

疼痛是与生俱来的。在人类数千年的文明历史中，人们始终在与疼痛斗争，对疼痛的认识、镇痛方法和机制的研究在不断深入。比如古人将疼痛解释为触怒上帝所受的惩罚。古埃及人认为疼痛是魔鬼所致，并通过念咒来驱赶魔鬼、解除疼痛。中医认为疼痛是因为阴阳失衡、经气阻塞，疏通经络、纠正阴阳的不平衡，就可达到止痛目的，即所谓"通则不痛，痛则不通"。

21世纪初以来，人们应用新的实验方法在神经生理、神经病理、神经内分泌、分子生物学、精神心理学和行为学等方面对疼痛机制进行了深入的研究，发展了一些学说和理论。下面介绍与低中频电疗的镇痛作用有关的一些疼痛理论。

(1) 脊髓和脑中枢对痛觉的调制

① 脊髓节段的调制：脊髓是外周感觉神经纤维将疼痛冲动向上传入的初级中枢，存在对疼痛进行调控的系统。

a. 闸门控制学说：受 Noordenbos 感觉交叉理论的影响，MelzackR 和 WallPD 于 1965 年提出闸门控制学说（或称为门控理论）。已经知道伤害性传入主要终止在背角胶质区（SG），刺激低阈值的有髓鞘的初级传入纤维（Aβ）能减弱脊髓背角神经元的伤害性反应。闸门控制学说认为节段性调制的神经网络由初级传入 A 和 C 纤维、背角投射神经元（T 细胞）和胶质区抑制性中间神经元（SG 细胞）组成，SG 神经元起着关键的闸门作用。A 和 C 传入均能激活 T 细胞，而 SG 细胞的作用相反。Aβ 传入兴奋 SG 细胞，Aδ 和 C 传入抑制 SG 细胞。因此，损伤引起 Aδ 和 C 纤维活动使闸门打开，结果痛传入畅通。当诸如轻揉皮肤等刺激兴奋 Aβ 传入时，SG 细胞兴奋，从而闸门关闭，抑制 T 细胞活动，减少或阻碍伤害性信息向中枢传递，使疼痛缓解。

20 世纪 30 年代来，此学说得到了大量的实验和临床资料的支持，极大地推动了疼痛生理、药理和疼痛治疗学的研究和发展，理疗学中著名的 TENS、SCS 疗法、McGill 疼痛问卷（MPQ）就是根据闸门控制理论推出的。但该学说仍不能解释某些疼痛现象。20 世纪 70 年代以来，生理学和行为医学的研究更加强调疼痛体验的诱发情绪和认知对疼痛的影响，并发现体内存在独立的下行疼痛抑制通路，而这些方面的调节超出了闸门部位。因此，在 Melzack 和 Casey 于 1968 年对学说作了补充后，Wall 等在 20 世纪 70 年代和 20 世纪 80 年代初又作了较大的二次修正，认为影响疼痛的闸门有 3 个方面：输入纤维、髓内分节段反应和下行控制。进一步强调心理因素对疼痛的影响和下行抑制通道的作用。由此可见，闸门控制学说还在不断发展、补充和完善。

b. γ-氨基丁酸(GABA)能神经元的调制作用:GABA 能神经元分布在脊髓背角胶质区内层,与 C 纤维末梢形成突触联结,C 末梢上有 GABA 受体存在。GABA 是突触前抑制的递质,当其作用于轴突末梢时可引起末梢去极化,使末梢在冲动到达时递质释放减少,从而产生抑制效应。当 GABA 神经元兴奋时,GABA 受体被激活,关闭 Ca^{2+} 通道,使 C 传入纤维的信息传递受抑制。

c. 阿片肽能神经元的调制作用:在脊髓背角胶质区有大量脑啡肽能和强啡肽能中间神经元及阿片受体存在,并与伤害性传入 C 纤维的分布高峰重叠。阿片肽通过关闭 Ca^{2+} 通道,对 C 纤维产生突触前抑制,阻止 P 物质和谷氨酸的释放,抑制痛敏神经元的活动,抑制伤害性刺激从初级神经元向二级神经元的传导;通过增加背角神经元的 K^+ 电导,使膜超极化,产生突触后抑制。

② 脑高级中枢对背角伤害性信息传递的下行调制:在中枢神经系统内有一个以脑干中线结构为中心,由许多脑区组成的调制痛觉的神经网络系统,目前研究最多了解最清楚的是脑干对脊髓背角神经元的下行抑制系统。它主要由中脑中央灰质、延脑头端腹内侧核群和一部分脑桥背外侧网状结构(蓝斑核群和 KF 核)组成,经脊髓背外侧束下行对脊髓背角信息传递产生抑制性调制,也抑制三叉神经脊核痛敏神经元的活动,从而提高了痛阈。

该内源性痛觉调制系统中含有多种神经递质和神经肽,有 5 羟色胺(5-HT)、阿片肽、去甲肾上腺素、GABA、甘氨酸等,这些化学物质在下行抑制调制系统中起重要作用。如 5-HT 神经元主要分布在低位脑干近中线区的中缝核内;GABA 在大脑皮层的浅层和纹状体-黑质内的含量最高;脑啡肽在丘脑、丘脑下部、中脑导水管周围灰白质内浓度最高,而内啡肽在垂体内的浓度最高。慢性疼痛病人血浆中 β-内啡肽水平比正常人明显升高,对温度刺激的痛阈和耐痛阈也高于正常人。此外,强啡肽与慢性疼痛明显相关。证明人体内存在自发的、内源性的痛觉调制系统。

20 世纪 70 年代后期,Basballm 和 Fields 提出了下行类阿片肽镇痛系统学说。大脑皮层、丘脑、中脑导水管周围灰质和髓质缝际核参与该系统,下行传导束为背外侧束。在正常时,系统处于静息状态,有伤害性刺激时被激活,并抑制脑啡肽的酶降解,增强镇痛作用。

对下行抑制调制系统的研究已成为疼痛研究的热点。

(2) 低中频电流镇痛的神经机制和体液机制

① 神经机制:除了上面叙述的著名的闸门控制学说外,还有皮层干扰假说、掩盖效应假说。

a. 闸门控制学说:低中频电流能引起明显的震颤感和肌肉颤动,易兴奋粗纤维,使 SG 细胞兴奋,关闭闸门,抑制 T 细胞的活动,从而减少或阻碍疼痛冲动向中枢的传递,而达到镇痛目的。

b. 皮层干扰假说:该假说认为进行低中频电疗时,电刺激冲动和疼痛冲动同时传入皮层感觉区,在此发生干扰,从而减弱或掩盖了痛觉。

c. 掩盖效应假说：前面已述及直径粗的 Aβ 纤维主要传导触压觉，直径细的 Aδ 纤维和 C 纤维传导痛觉。两者的冲动都经过脊髓、网状结构、丘脑等部位到达皮层，在这些部位疼痛冲动可以被阻断或干扰。例如 Aβ 纤维兴奋的冲动可以闯入疼痛传导通路，阻断或干扰疼痛的传导，使疼痛减轻或消除。一定频率的低中频电流可以引起舒适的震颤感和肌肉颤动，使粗纤维兴奋，产生掩盖效应，达到止痛的目的。低中频电流引起的震颤是产生掩盖效应的一种适宜刺激。掩盖效应可以发生在疼痛传导通路中的脊髓、网状结构、丘脑等部位。

② 体液机制：20 世纪 70 年代以来的研究证明，电刺激后神经系统可以释放一些具有镇痛效应的物质，使其在神经组织内、脑脊液中甚至血浆中的含量升高，从而引起镇痛。

a. 类阿片肽：从 20 世纪 60 年代起，人们开始研究脑内阿片受体，当时采取外给阿片药物（吗啡、ketocyclazocine 等）法来研究，如在实验中向大脑皮层注射微量药物，可产生明显的镇痛作用。20 世纪 70 年代初已经证实脑内存在阿片受体，并进行了分型。1975 年 Hughes 首次从猪大脑中分离出两种具有阿片活性的五肽分子，分别是脑啡肽类的甲啡肽和亮啡肽，从而证实了内源性类阿片肽的存在。此后又在垂体和脊髓分别发现了 β-内啡肽和强啡肽。

所有内源性类阿片肽含有一个相同的结构，其开始端都有四个相同的氨基酸，即 Tyr-Gly-Gly-Phe。根据类阿片肽生物合成过程中前体的特性可将其分为 3 个族系，即脑啡肽（enkephalin）族系、内啡肽（endorphin）族系和强啡肽（dynorphin）与新内啡肽族系，每个族系均包括多种独立的神经肽，参与疼痛和神经内分泌的调节。

Ⅰ. 脑啡肽族系：包括有 5 肽、7 肽、8 肽的甲啡肽和 5 肽的亮啡肽等。其受体分 μ、μ1、μ2、δ 等类型，主要分布在丘脑、丘脑下部、中脑导水管周围灰质、边缘系统、纹壮体、脊髓灰质等处。脑啡肽的半衰期很短，可很快被氨基肽酶灭活。故其镇痛作用持续时间不长。实验证明脉冲电刺激后，与痛阈升高的同时，脑脊液中脑啡肽的浓度也升高，从而证明电刺激的镇痛作用与脑啡肽的释放有关。

Ⅱ. 内啡肽族系：有 α、β、γ3 种，有镇痛关系密切的是 β-内啡肽，是由 31 个氨基酸组成的多肽。其受体类型为 ε、μ。内啡肽在垂体前部和中部的含量最高，其次是大脑和下丘脑的弓状核，脑干孤束核也含有 β-内啡肽。β-内啡肽的镇痛作用比吗啡强 3～4 倍，持续时间也比脑啡肽长很多。由弓状核发出的内啡肽能神经纤维较长，可投射到中隔区、丘脑、中脑导水管周围，而这些是调控疼痛的重要区域。实验发现，电刺激中脑导水管周围灰质区，经 μ 受体介导此处的神经纤维大量释放 β-内啡肽，如果先破坏弓状核，则刺激引起的镇痛作用明显减弱。

经皮电刺激和针刺镇痛治疗时脑脊液以及血浆 β-内啡肽明显增加，痛阈升高，并且 β-内啡肽水平的高低与镇痛效果呈平行关系。针刺样 TENS 的镇痛作用可以被纳络酮逆转。证明电刺激的镇痛与 β-内啡肽的释放有关。

Ⅲ. 强啡肽与新内啡肽族系：主要包括强啡肽 A、强啡肽 B、α-新内啡肽、β-新内啡肽等。其受体类型主要为 κ、σ。在脊髓后角尤其是胶质区、脊神经节处含有大量的强啡肽。研究表明,强啡肽与慢性疼痛明显相关,慢性疼痛模型动物的丘脑和腰髓内强啡肽明显增加。强啡肽增加的意义在于阻止痛阈进一步下降。电刺激后强啡肽的变化没有内啡肽和脑啡肽明显,常规型 TENS 治疗时,脑脊液中强啡肽的含量有所增加。

    b. 5-HT:5-HT 神经元主要存在于脑干的中缝核内,其神经纤维向上投射到纹状体、丘脑、下丘脑和大脑皮层,向下到达脊髓灰质的胶质区、侧角和前角,与类阿片肽神经元有突触联系。破坏中缝核可使脑内或脑脊液内 5-HT 含量明显降低。由于 5-HT 神经元投射的区域是疼痛调控的主要部位,5-HT 在镇痛中也发挥重要作用。动物实验证明,电刺激动物的某些部位后,脑中 5-HT 浓度升高并出现镇痛效应。将此动物的脑脊液注入另一动物的脑室中,该动物的痛阈也升高。

    c. GABA:20 世纪末人们已经知道 GABA 的化学结构,但直到 1950 年才发现 GABA 在哺乳动物体内存在独特的分布:脑内含量高,外周神经和一般组织中很少,其后又发现它对中枢神经系统具有普遍而强烈抑制作用。现已证实,GABA 是哺乳类动物中枢神经系统的最主要的抑制性递质,在黑质和苍白球的含量最高,其次是下丘脑、脑桥被盖、丘脑,脊髓中的含量较低。其作用方式在脑内以突触后抑制为主,而在脊髓内以突触前抑制为主。有人认为在脑内和脊髓内存在以 GABA 为介质的抑制性通路。

    20 世纪 70 年代以来,许多文献报道电刺激可促使 GABA 的释放。ScalisF 最先报道在刺激小脑皮层时,第四脑室灌流液中 GABA 的含量升高 2 倍。有人用电刺激大脑皮层时,从视皮层释放的 GABA 持续升高。电刺激也可使脊髓的 GABA 释放增加。一般认为,高频率(100 Hz 以上)强电流的电刺激,如 TENS 强刺激、脊髓电刺激疗法、超刺激疗法,可以激活 GABA 能神经元,GABA 参与了电刺激的镇痛机制。

14.3.1.3　低频电流的生理和治疗作用

    低频电流的生理作用和治疗作用包括:①兴奋神经肌肉组织;②镇痛;③促进局部血液循环;④促进伤口愈合;⑤促进骨折愈合;⑥消炎;⑦镇静催眠作用。前 3 种是主要作用,后 4 种是次要作用。下面着重介绍 3 种主要作用,其他次要作用将放在各种疗法中简述。

1. 兴奋神经肌肉组织

    只有不断变化的电流才能兴奋神经肌肉组织,引起肌肉收缩,恒定直流电是不能引起神经肌肉兴奋的,因此低频脉冲电流的主要治疗作用之一是引起神经肌肉兴奋。

    用电刺激作用于神经时,必须是外向电流,而且只有达到一定的强度才能引起兴奋。因此,当低频脉冲电流刺激神经干时,兴奋易发生在阴极下方。

    当低频电流的阳极、阴极并置于神经干上方时,电流有两条通路。一条是从阳极通过皮下组织到阴极,另一条是从阳极通过神经纤维再到阴极。当皮下组织的阻抗

(R_1)很小时(如两电极靠得太近时),电流的大部分将通过阻抗最小的通路,即皮下组织。要使通过神经纤维的电流达到引起兴奋的强度,就必须增大刺激强度或使电极的放置合理。

2. 镇 痛

(1) 即时镇痛作用:是电疗中和电疗后数分钟至数小时内所发生的镇痛作用。其作用机理概括如下,具体机制请参阅本节"镇痛的原理和学说"部分。

① 低频电流→兴奋粗(Aβ)纤维→SG 细胞兴奋→闸门关闭→痛觉传入减弱或受阻→镇痛。

② 低频电流→兴奋脊髓背角胶质区→GABA 能神经元→释放 GABA→C 纤维末梢 Ca^{2+} 通道受阻抑制痛觉的传入→镇痛阿片肽能神经元→释放阿片肽→背角神经元 K^+ 电导增加。

③ 低频电流→脑高级中枢内源性痛觉调制系统→释放 5 - HT、阿片肽、GABA、NA 等递质→脊髓背外侧束→抑制脊髓背角神经元→镇痛。

④ 低频电流刺激冲动→脊髓→皮层感觉区→干扰痛觉→镇痛。

⑤ 低频电流→产生震颤感和肌肉颤动→兴奋粗纤维→疼痛的传导受干扰和受阻→镇痛。

(2) 多次治疗后的镇痛作用

多次治疗后的镇痛,与产生即时镇痛作用的各种因素和局部血液循环改善而带来的有利反应有关。局部血液循环的改善能减轻局部缺血、缓解酸中毒、加速致痛物质和有害的病理产物的清除、减轻组织和神经纤维间水肿、改善局部营养代谢,从而消除或减弱了疼痛的刺激因素,达到镇痛效应。

3. 促进局部血液循环

低频电流有改善局部血液循环的作用,其作用可能系通过以下途径产生:

(1) 轴突反射:低频电流刺激皮肤,使神经兴奋,传入冲动同时沿着与小动脉壁相连的同一神经元之轴突传导,使小动脉壁松弛,出现治疗当时和治疗后电极下的皮肤浅层充血发红。

(2) 低频电流刺激神经(尤其是感觉神经)后,使之释放出小量的 P 物质和乙酰胆碱等物质,引起血管扩张反应。

(3) 皮肤受刺激释放出组织胺,使毛细血管扩张,出现治疗后稍长时间的皮肤充血反应。

(4) 电刺激使肌肉产生节律性收缩,其活动后的代谢产物如乳酸、ADP、ATP 等有强烈的扩血管作用,能改善肌肉组织的供血。

(5) 抑制交感神经而引起血管扩张:如间动电流作用于颈交感神经节,可使前臂血管扩张;干扰电流作用于高血压患者的颈交感神经节可使血压下降。

14.3.1.4 低频脉冲电疗法的分类

低频脉冲电疗法的分类方法有多种,下面介绍根据治疗作用来分类的方法。

1. 主要刺激神经肌肉、使肌肉收缩的低频电疗法

① 神经肌肉电刺激疗法(NMES)。

② 功能性电刺激疗法(FES)。

③ 感应电疗法。

2. 主要作用为镇痛或促进局部血液循环的低频电疗法

① 间动电疗法。

② 超刺激电疗法。

③ 经皮电刺激神经疗法(TENS)。

④ 高压低频脉冲电疗法(HVPC)。

⑤ 脊髓电刺激疗法(SCS)。

3. 促进骨折和伤口愈合的低频电疗法

① 电极植入式微电流刺激疗法。

② TENS。

③ HVPC。

4. 以其他治疗作用为主的低频电疗法

① 电兴奋疗法。

② 电睡眠疗法。

③ 直角脉冲脊髓通电疗法。

14.3.2 低频电疗仪器举例

图 14-2 为一新型低频电疗仪的原理框图,仪器主要由显示器、微处理器、波形合成驱动电路、高压电源、电极脱落检测电路、报警电路、按键和整机电源部分组成。电路采用单片机 89C52 作核心,利用 X25045 芯片作为掉电存储保护装置,并采用新型的键盘/显示专用控制芯片 BC7281,从而使整个硬件结构简洁明了。通过双层隔离和特殊的软件设计,使系统的安全可靠性得到显著提高。下面仅对主要驱动电路的设计进行说明。

1. 波形合成驱动电路

波形合成驱动电路的设计思路是根据治疗需要产生一定极性、幅值、持续时间的恒流输出波形。具体电路连接如图 14-3 所示。波形合成驱动电路采用桥式驱动电路作恒流源电路,通过单片机控制桥路四个臂的极性并利用三极管本身的特性来产生多种恒流源输出波形,如直流电、脉冲直流电、三角波等,且每种输出波形的幅度和

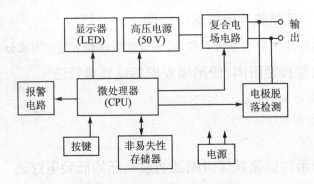

图 14 - 2　PSPDC 离子导入系统的框图

宽度随给药量可调。

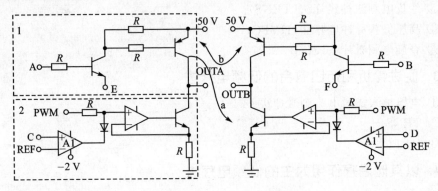

图 14 - 3　桥式输出电路

　　其中 A、B、C、D 以及 E、F 均接在单片机的不同 I/O 口。电路的工作原理如下：

　　(1) 虚线部分 1 相当于一个电子开关,由于是在高压端进行切换,且 A 端使用 5 V 的逻辑电平控制电路的开关,所以采用 2 个三极管来组成开关电路。另外,将 E 端直接连接在单片机 I/O 口上,而不是通过二极管接地,是借助了单片机上电时端口为高电平的特点,避免在系统上电瞬间将三极管烧毁。

　　(2) 虚线部分 2 是由一个运放和一个三极管组成的可控恒流源,输出电流的幅值由 PWM 端控制。系统采用比较器和二极管组成的单元来控制恒流源输出。考虑到比较器 A1 在输出低电平(为 0.1 V)时,不能很好的关断恒流源,因此将其 V_{ss} 端接入负电压,以保证比较器 A1 的输出电平在需要时降至 0 V 以下,从而确保输出脉冲的低电平可严格降到 0 V。因负电压过高会击穿三极管 be 结,故本系统使用 -2 V 电源给比较器供电。

　　(3) 输出电流的极性由桥路的四个臂通过单片机控制。

　　(4) PWM 端是调制输出波形幅度的控制端。由于 89C52 本身不含 PWM 端口,因此采用软件 PWM,输出 PWM 脉冲信号经过滤波后驱动桥路工作。具体电路如图 14 - 4 所示。当工作时,由软件控制 P1.0 端口电平,根据不同的电流值输出不同占空比的脉冲电流。

以产生 PSPDC 输出波形为例,电路的工作过程如下:

① 当电极与人体可靠接触后(相当于在 OUTA 和 OUTB 之间接入阻抗),单片机先将 A、D 端置高电平,B、C 端置低电平,这样形成闭合回路(电流流向见图 14－3 中的标志 a),OUTA 和 OUTB 之间输出电压为人体阻抗与设置的电流值的乘积,即为输出脉冲的高电平。

② 当输出的高电平持续给定的时间("ON"的时间,如图 14－5 所示)后,单片机再将 A、B 端置高电平,C、D 端置低电平,这样形成闭合回路(电流流向见图 14－3 中的标志 b),电路放电,OUTA 和 OUTB 之间输出电压值为零,此时为输出脉冲的低电平,这种状态持续给定的时间("OFF"的时间)后,系统按步骤 1 工作,如此循环,直到设定的工作时间到。

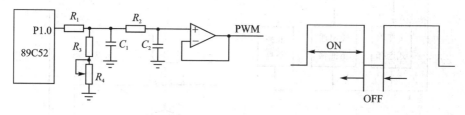

图 14－4　PWM 驱动电 　　　　　　　图 14－5　输出波形

事实上,第二次形成的回路即为脉冲短路系统,在这条回路中,脉冲的高电平被迅速拉低,内电场快速疏散电荷,减少电荷堆积,从而降低皮肤极化的形成。若不采用步骤 2,而是单片机在"OFF"期间将 A、B、C、D 端都置为低电平,此时形成的输出波形即为普通脉冲波形。

2. 软件系统设计

系统的软件设计采用模块化设计方法。整个程序分为主程序和若干子程序,并把不同工作模式(输出不同占空比的 PSPDC 波形)、输出通道判断、给药时间及药量(电量)显示与记忆等功能的程序作为功能模块,由主程序通过 BC7281 提供的键值就可以实现各种功能模块的调用。图 14－6 为主程序流程框图。另外,由于人体对电刺激有一个适应的过程,突然加电会给患者带来很大的不适感,甚至造成电烧伤,因此,本系统采用了软启动加电设计,即单片机对输出电路驱动是一个逐步升压的过程。

电极脱落检测也是本机采取的一个重要措施。它的意义在于:

(1) 保证疗效。避免由于在治疗的过程中电极脱落导致治疗或药物导入量达不到预定的要求。

(2) 避免或减少对患者的刺激。如果电极与皮肤接触良好,由于人体肌体的顺应性和上电时缓慢提高电压并保证在一定的强度内,患者几乎没有任何不适的感觉。但在离子导入的过程中,如果电极与皮肤的接触断断续续,则患者可能会有强烈的不适感。因此,系统设计了电极脱落检测电路,并在软件中保证持续不断地对电极与皮肤的接触状况进行持续不断地监控。

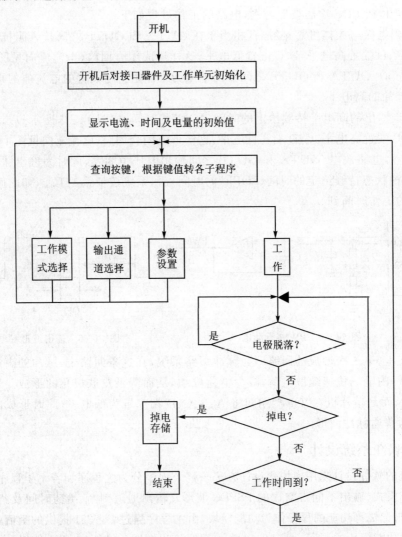

图 14-6　主程序流程

14.4　中频电疗仪器

1. 中频电流的定义

用频率 1 000 Hz～100 kHz 的电流治疗疾病的方法,称为中频电疗法。中频电疗法的历史较短。1944 年 Gleidmeister 首先提出中频电流的概念,1950 年 Hans Nemec 发明了干扰电疗法。20 世纪 60 年代中期前苏联开展了正弦调制中频电疗法,20 世纪 80 年代开始了立体动态干扰电疗法。中频电疗法在我国的应用很广泛,特别是近年来电脑在全国各大小医院普及,一些家庭型的电脑中频治疗仪开始进入普通百姓家里。

2. 中频电流的生理作用和治疗作用

(1) 中频电流对人体的作用特点

① 阻抗明显下降:人体组织是可导电体,在电学上具有电阻和电容特性。组织对不同频率电流的电阻不同:对低频电流的电阻较高,随着频率的增高,电阻逐渐下降。

人体组织对频率较高的交流电的电阻和容抗都较低,Ward 在 1980 年实验证实,在一对 100 cm^2 的电极之间皮肤的阻抗,通以 50 Hz 的低频电流时为 1000 Ω 左右,通以 4000 Hz 的中频电流时阻抗降至 50 Ω。所以中频电流更容易通过组织,中频电疗法应用的电流强度较低频电流大,可达 $0.1 \sim 0.5 \text{ mA/cm}^2$,能达到人体组织的深度也较深。

② 无电解作用:中频电流是交流电流,无正负极之分,因此电极下没有电解反应,没有酸碱产物产生,对皮肤的刺激性较小,患者能较好地耐受和坚持长时间治疗。中频电疗时可使用薄衬垫。当然半波中频电流是有极性的,有电解作用。

③ 对神经肌肉的作用:中频电流的频率大于 1000 Hz,脉冲周期小于 1 ms,因此一个周期的电流不能引起神经兴奋和肌肉收缩。只有综合多个周期的连续作用并达到足够强度时才能引起一次强烈的肌肉收缩。对感应电已不能引起兴奋的变性的神经,中频电流仍可引起兴奋。

中频电流刺激引起肌肉的强烈收缩,在主观感觉上比低频电流刺激引起的收缩要舒适得多,尤其是 6 000~8 000 Hz 电流刺激时肌肉收缩的阈值与痛觉的阈值有明显的分离,即肌肉收缩的阈值低于痛阈,肌肉收缩时患者没有疼痛感。

④ 低频调制的中频电流的特点:等幅中频电流的幅度无变化,易被人体所适应。为了克服中频电流的这一弱点,可以采用由低频调制的中频电流,即用 0~150 Hz 的低频来调制中频,使中频的幅度产生低频的变化。这样的中频电流没有低频电的缺点(如作用表浅、对皮肤刺激大、有电解作用等),又兼具了低中频电流的优点:人体组织的阻抗明显下降;不发生电解;患者能耐受较大强度的电流;电流的频率、波型、幅度可不断变化,患者不易产生适应性;刺激神经肌肉,可产生较强的肌肉收缩;整流后的半波中频电流可做药物离子导入。

(2) 中频电流的治疗作用

① 镇痛作用:中频电流(特别是低频调制的中频电流)的镇痛作用与低频脉冲电流相似。

(a) 即时镇痛作用:几种中频电流单次治疗和治疗停止后都有不同程度的镇痛作用,可持续数分钟到数小时。镇痛机理有闸门控制学说、γ-氨基丁酸(GABA)能神经元的调制作用、阿片肽能神经元的调制作用、脑高级中枢对背角伤害性信息传递的下行调制、皮层干扰学说、掩盖效应等,详见第三章第 3.1 节。

(b) 多次治疗后的镇痛作用:是产生即时镇痛作用的各种因素的综合作用和改善了局部血液循环的结果。

② 促进局部血液循环:中频电流单次作用时和停止作用即刻皮肤充血反应不明显,而在停止治疗 10~15 分钟后比较明显。在几种中频电流中,以 50~100 Hz 的低频调制的中频电流的作用较强。其作用机理详见第三章第 3.1 节。

③ 锻炼肌肉:与低频脉冲电流相似,由 1~50 Hz 的低频调制的中频电流能引起肌肉收缩。因此,中频电流亦可用于锻炼肌肉、预防肌肉萎缩、提高平滑肌张力、调整植物神经功能。它具有以下特点:(a)对皮肤的刺激性小,不易引起疼痛;(b)无电解作用,不易损害皮肤,有利于持久治疗;(c)人体的耐受性良好,电流的作用深度较大。

④ 软化疤痕、松解粘连:中频电流有较好的软化疤痕、松解粘连作用,可能由于中频电流刺激能扩大细胞与组织的间隙,使粘连的结缔组织纤维、肌纤维、神经纤维等活动而后分离。

⑤ 消炎作用:中频电流对一些慢性非特异性炎症有较好的治疗作用。这主要是由于中频电流作用后局部血液循环改善,炎症产物的吸收和运走加速,局部组织的营养和代谢增强,免疫功能提高。

3. 中频电疗法的分类

根据中频电流的性质,可将中频电疗法分为:

(1) 等幅中频电疗法

① 音频电疗法

② 音频电磁场疗法

③ 超音频电疗法

(2) 低频调制的中频电疗法

① 干扰电疗法:

(a) 传统干扰电疗法

(b) 动态干扰电疗法

(c) 立体动态干扰电疗法

② 正弦调制中频电疗法

③ 脉冲调制中频电疗法

④ 多步程控脉冲调制中频电疗法

(3) 低中频电流混合电疗法

① 音乐电疗法

② 波动电疗法

从电路的角度,中频电疗机可分为音频电疗机、干扰电疗机和调制中频电疗机 3 大类。音频电疗机又称为等幅中频正弦电疗机。其频率范围一般为 1~5 kHz,常采用 2 kHz。干扰电疗机又称为差频电疗机,分为静态干扰和动态干扰两种。调制中频电疗机分为正弦调制中频电疗机和脉冲调制中频电疗机两种。电脑中频电疗机则可以输出以上各种中频电流。

音频电疗的主要作用是止痛、促进血液循环、软化瘢痕、松解粘连。常用于治疗瘢痕增生，瘢痕粘连、扭伤、肌肉劳损、带状疱疹、坐骨神经痛、三叉神经痛等。

干扰电疗的主要作用是止痛，改善周围血液循环、促进水肿吸收，同时，它对运动神经，肌肉及平滑肌均有较强的刺激作用。常用于治疗神经痛，神经炎，挫伤、肌肉劳损、血肿，胃下垂，废用性肌萎缩等。

调制中频电疗的主要作用是止痛、改善局部血液循环，促进淋巴回流、提高神经肌肉的兴奋性和提高内脏平滑肌的活力和张力。常用于治疗神经炎，神经痛、胃肠张力低下，创伤后遗症、末稍循环障碍，肌肉麻痹等。

4. 中频电疗仪器举例

图 14 - 7 所示为中频电疗仪系统框图。

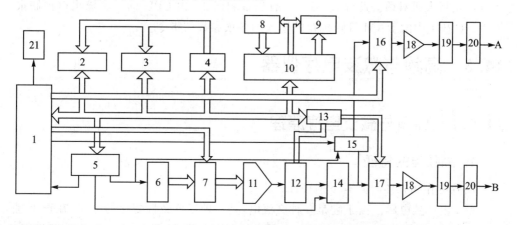

图 14 - 7 中频电疗仪系统框图

在图 14 - 7 中：1 为 8 位单片机(CPU)，2 为存贮器，贮存有操作程序软件。它通过总线与 CPU 地址锁存器相连接。3 为另一块存贮器，它装有多步程序处方的数据，也通过总线与 CPU 及地址锁存器相连接。该存贮器可装 8 个处方，每个处方针对不同的常见疾病根据最佳方案就波长、中频载频频率 f、低频调制频率(f_1、f_2)、调制波形，调制方式、调制波形持续时间(T_1、T_2)、调幅度、动态选择等参数，以数字形式编制并存贮。调制波形的编码数据则装在第三块存贮器 7 中，每个波形占 1/4 KB（即把波形的一个周期分成 256 个点，利用作图法或计算将每个点的幅度值以 8 比特量化之），依次将此每个点的幅度值的编码数据存贮在存贮器中（以上 3 块存贮器均为 EPROM）。5 为可编程定时/计数器，通过总线连接 CPU1，并与同步计数器 6、调制器 14 连接。定时/计数器 6 的脉冲信号使同步计数器 6 产生连续递减的地址，控制波形编码数据存贮器 7。从存贮器 7 中读出的波形编码数据，通过一个 8 位的数/模变换器 11，获得多种的波形。此低频调制彼形的频率 f_1、f_2 由时钟分频而得。低频调制波形经过一个数控衰减器 12 控制调幅度。该衰减器通过控制口 13 与总线相连,并受 CPU1 控制。幅度受控的低频调制波形 f_1、f_2 与从定时/计数器 5 分频来的中频频率 f_0 一起进入调制器 14。该调制器由一个模拟乘法器构成,低频调制波形 f_1、f_2 对中频 f_0 实行双边带调幅,调制器 14 的输出为已调幅的中频电流,但如果数控衰减器(12)将调幅度控制为 0%,则其所输出是未调制的等幅中频电流,可构成音频电流疗法。数控衰减器 16、17 通过控制口 13 与总线相连受 CPU(1)控制,可分别控制 A、B 两个通道的输出电流强度。双通道集成功放电路 18 将调制的或未调制的中频电流放大,并通过输出转换 19 使仪器输出阻抗与人体负载阻抗相匹配,并有一个开关可以使输出接入一个桥式整流器,使输出电流可以是双向波或单向波。电流显示 20 由发光二极管构成,然后分别由 A、B 两个通道输出。15 是二选一开关。10 是可编程键盘显示接口,它通过总线连接 CPU 1 并与键盘 8 及显示器 9 相连接。键盘 8 有按键 30 个,系输入参数、指令及调节电流用。显示器 9 在 CPU 控制下可以实行人机对话。此外,还有一个音乐音响器 21,由 CPU 的一个输出口控制报警用。CPU1 中的 RAM 可随机存贮输入的各项参数与指令。

14.5 高频与微波电疗仪器

14.5.1 高频与微波电疗原理

1. 高频电的特征

高频电作用人体时具有下列特征:

(1) 不产生电解。由于它是一种交流电,是一种正负交替变化的电流,在正半周内,离子向一个方向移动;负半周内,离子又向反方向移动,所以,不会产生电解作用。

(2) 作用神经肌肉时不产生兴奋作用。根据电生理测定,如果需引起神经或肌肉兴奋,刺激的持续时间应分别达到 0.3 ms 和 1 ms。但当频率大于 100 000 Hz 时,每个周期的时间小于 0.01 ms,而其中阴极刺激只占其中的 1/4 即 0.002 5 ms,两者数值均未达到兴奋要求,因此,由于高频电频率很高,在正常情况下,无论通过多少个周期,一般均不引起神经肌肉兴奋而产生收缩反应。

(3)高频电通过人体时能在组织内产生热效应和非热效应。在低中频电流中,由于通过组织电流较小,不能产生足够热量。但在高频电时,由于频率上升,容抗 XC 急剧下降,组织电阻可明显下降到数百,数十甚至数个欧姆,因此,通过人体的电流可急剧增加。根据焦耳—楞次定律,$Q=0.24I^2Rt$,公式中 Q—产热量,I—电流强度,R—电阻,t—通电时间,所以,高频电可在组织内产生热效应。此外,高频电在以不引起体温升高的电场强度作用人体时,也可改变组织的理化特性和生理反应,称为非热效应。

（4）高频电治疗时,电极可以离开皮肤。在低、中频电疗时,电极必须与皮肤紧密接触,否则电流不能通入人体,其原因是电极离开皮肤时,皮肤与电极及两者间的空气隙形成了一个电容,皮肤和电极相当于电容器的二个导体,空气则相当于介质。

2. 高频电疗的分类

（1）按波长分类

目前医疗上所用的短波、超短波、分米波和微波。

（2）按波形分类可分为

① 减幅正弦电流:电流波幅依次递补递减,最后降至 0,如图 14-8 这种电流用火花放电产生,是临床常用的有共鸣火花（达松代尔）疗法。

② 等幅正弦电流:电流波幅相等恒定不变,连续振荡,临床常用的有中波,短波,超短波疗法等。

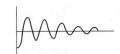

图 14-8　减幅正弦电流（达松代尔）波形

③ 脉冲正弦电流:正弦电流以脉冲形式出现,通电时间短,脉冲峰值大,断时间长。目前采用这种电流的有脉冲短波和脉冲超短波疗法。最近出现脉冲微波实验研究报导,但临床应用尚少见。

（3）按功率分类

① 小功率输出:适用于小器官和较表浅部位治疗,如五官科用的 $40 \sim 60$ W 的小型超短波治疗机。

② 中等功率输出:用于较大部位和较深的内脏部位治疗,如 $100 \sim 300$ W 的超短波治疗机。

③ 大功率输出:为近年来发展应用的射频疗法,功率可达 1000 W 或 1000 W 以上,如大功率短波、超短波和大功率微波、分米波治疗机,用于治疗恶性肿瘤。

（4）按电流作用人体的方式分类

① 直接接触法,电极直接与人体皮肤或粘膜接触,这多用在频率较低的高频电流,因它不易通过电极与皮肤形成的电容。如中波电疗法即属于此类。

② 电容电场法:电极与人体相距一定的距离,整个人体和电极与人体间的空气（或棉毛织品）作为一种是介质放在两个电极之间,形成一个电容,人体在此电容中接受电场作用,故称电容电场疗法。由于这种电容量小,容抗较大,因此只有频率较高的高频电流才能通过,如短波和超短波疗法。

③ 电缆电磁场疗法（线圈电磁场法）:用一根电缆将人体或肢体围绕数圈,通过高频电流,由于电磁感应,在电缆圈内产生磁场,随之引起人体内产生涡电流,引起各种生理治疗作用,如短波电缆疗法。

④ 辐射电磁场法:当高频电流的频率很高时,其波长接近光波,很多物理特征与光相似。在其发射电磁波的天线周围装一个类似灯罩状的辐射器,使电磁波像光一样经辐射器作用到人体,如分米波和微波疗法。

3. 高频电对人体的作用基础与生物物理学效应

(1) 高频电对人体的作用基础

在高频电作用下人体各种组织可以形成导体、电介质、电容体和导磁体的性质、这对了解高频电疗作用人体时产生的效应有重要意义。

① 人体组织是一个导体和电容体：人体组织中的血液、淋巴液以及其他各种体液均含有大量水分，且体液中含有大量电解质离子，如 K^+，Na^+，Ca^+，Mg^{2+}，Cl^-，PO_4^{3-}……，因此能传导电流。但在直流电和低频电中，这些导体的电阻比较大，原因是人体组织的结构不均匀，同一组织中可以同时混杂有电阻和电容成分，如在肌组织中，肌细胞膜就有电容性质，肌细胞外液和内含物是良导体，直流电和低频电流不能或很难通过电容，电流只能从其周围的体液通过，显示电阻较大，电流较小；而在高频电时，由于频率 f 很高，电容 C 之容抗 X_c（$X_c = 1/2\pi fc$）因 f 上升而降低，在同一时间内电流可以通过导体和膜电容部分，结果电阻明显下降，电力线的分布要比低频电中均匀得多，对组织作用也更为均匀。

② 人体许多组织成分有电介质或导磁体性质：干的皮肤、肌腱、韧带、骨膜、骨等组织的电阻较大，有电介质性质。电介质在直流电或低频电流中，被认为是一种绝缘体；在高频电场作用下，电介质原子中的电子虽不能脱离原子，但其中带负电荷的电子和带正电荷的原子核在原子内发生位移，即带负电的电子移向电场止侧，带正电的原子核移向电场负侧，这种现象称子电介质的取向或极化，形成偶极子。在高频交流电场作用下其极性是迅速交变的，每交变一次，偶极子也随之重新取向一次，引起偶极子不断地旋转，由于电流的概念是电荷的移动，因此偶极子内束电荷的移动就形成电流。这种电流是由于偶极子内束缚电荷的位置相对移动产生的，故称为移电流。人体的氨基酸和神经鞘磷脂（Sphingomyelin）就是一种偶极子形式（见图 14-9）。在氨基酸分子式中，水平部分表示有极性的侧链，左方有带正电的氨基（NH_4^+），右方有带负电的羧基（COO^-），垂直部分表示无极性呈中性。又在神经鞘磷脂图中"Y"形式左上方为碳氢化合物部分，右上方为脂肪酸，这二部分有很弱的而且分散的负电性，"Y"形下端有较强的正电性。

此外，人体内某些成分具有导磁性能，如氮、二氧化碳等气体和一些金属（铁、钴、镍、锰除外）在磁场中被磁化后，其磁感应强度比真空中的大，导磁系数（μ）大于 1，称为顺磁物质；另一种物质如氢、水、铋等在磁场中，其磁感应强度比在真空中的小，其 μ 小于 1，称为逆磁物质或顽磁物质；还有如铁、钴、锰等物质被磁化后，其感应磁强度比在真空中大的多，其 μ 远大于 1，称为铁磁物质。在人体组织成分中，这 3 种不同性质的磁性物质都混杂存在，故人体总导磁系数近于 1。

③ 高频振荡下超微结构的变化：近代研究，在电镜观察下，可见到细胞核中的染色质及线粒体在高频振荡电流作用下发生活动现象。脂肪细胞膜发生共振现象。有报导足量的微波作用神经细胞后使线粒体膜和细胞膜受损伤改变，这可能与细胞膜

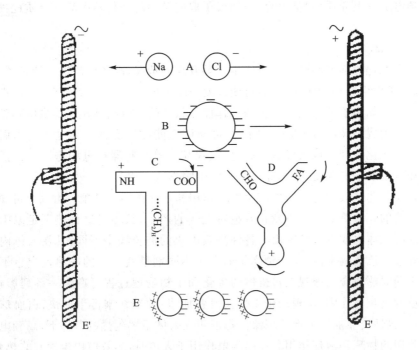

E′—电极;—+高频电的瞬间极性;A—简单离子;B—带电胶体;

C—氨基酸偶极子;D—神经鞘磷脂型极性分子;CHO 碳氢链 FA 脂肪酸;

E 排列成链的电荷;箭头为各种电荷在该瞬间的运动方向。

图 14-9 人体电荷在高频电作用下的变化模式图

的渗透性增高有关。有人认为细胞膜具有磷脂键,在微波作用下,键上分子运动发生变动,从而改变膜的特性。

(2) 高频电场作用人体时的生物物理学效应

由于人体组织有以上多种电磁学特性,所以,当高频电流作用人体时,就产生许多生物物理学效应。大体可归纳为 2 类:

① 热效应:由于高频电流引起人体组织内微粒的运动,在组织内就可产生热效应,其产生原理如图 14-9 所示,由图可见:

(a) 组织体液中的电解质离子(A)(如 Na^+、K^+、Cl^-、OH^- 等)及带电胶体颗粒(B)(蛋白质分子颗粒)随电场正负变化发生快速振荡、即为传导电流。微粒相互冲撞磨擦引起欧姆耗损而产生热能。

高频电流→导体部分→离子及带电胶体振动→传导电流(包括涡流)→欧姆耗损→热效应。

(b) 在组织及体液中,电介质的分子或原子如氨基酸型偶极子(C)发生急剧旋转,神经鞘磷脂型极性分子(D)发生高速摆动(原位移动)即形成位移电流,微粒之间互相摩擦或与周围媒质发生冲撞,引起介质耗损而产生热能。

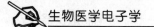

高频电流→电介质(包括电容)→偶极子取向及旋转→位移电流→介质耗损→热效应。

② 非热效应

当以上变化的强度小到不足以产生体温升高的情况,高频电流仍可使离子,带电胶体,偶极子发生振动和转动,亦有可能改变组织内的生长、生物物理学特性,即电磁场振荡效应。如由于共振吸收产生的选择性点状产热;乳脂、红血球等带电颗粒沿电力线分布排列成串珠状(E)现象;体内 3 种导磁性能物质受到高频电场作用而产生不同程度的磁化改变。以及细胞内染色质、线粒体等细胞器在电场作用下的活动共振现象和分子水平的改变等,由此而产生的生物学效应称为非热效应。

热效应和非热效应是高频电产生生理作用和治疗作用的基础。由以上可知两者是密切相关的。非热效应并不意味着绝对无热的产生,只不过这种热不足以引起人的感觉反应或体温改变而已。由于各种高频电流的波长频率不同,其在人体内产生的非热效应性质强弱不同,同一种高频电由于不同剂量其产生的非热效应也不完全一样。这种非热效应在微观上对机体的生化和生物物理过程可产生一系列影响,如在无热量的高频电疗中,出现动植物生长发育加速;神经纤维再生加快;白血球吞噬作用加强,急性炎症加速消退等现象。都说明在人体不感到热的条件下,高频电对机体仍有确切的物理和治疗作用。在高频电作用于人体时,热效应中包含有非热效应,非热效应中亦有某种程度的热效应成分。一般说频率高的高频电流,或利用小剂量时(超短波小于 $40\mathrm{mW/cm^2}$,微波小于 $19\mathrm{mW/cm^2}$)非热效应明显,反之,频率低的高频电流,或采用大剂量作用时,热效应的作用明显,后者的非热效应被热效应(分子的布朗氏运动)所掩盖而不能显示其作用了,这点在高频电流治疗中十分重要,应引起注意和重视。

14.5.2　高频与微波电疗仪器举例

1. CDB－1 型超短波电疗机

图 14－10 所示为 CDB－1 型超短波电疗机电路原理。CDB－1 型超短波电疗机的最大输出功率 200 W,输出频率 40.68 MHz。仪器由电源供电电路、高频振荡电路和输出调谐电路 3 部分组成。

(1)电源电路

T1 是低压变压器,供给高频振荡电路电子管的 6.3 V 灯丝电压。T2 是高压变压器,供给电子管屏极高压。电源由一个双刀六掷转换开关 K1 控制。K1 置在"0"档的位置时,电源是关断的;当把 K1 拨到"1"档位置时,K1—1 接通了 T1 初组绕组的电源,预热指示灯 LD1 点亮;电子管灯丝预热后,可以将 K1 拨向"治疗"的各个档位上,此时"治疗"指标灯 LD2 点亮,示意高频振荡电路工作,T2 的初级绕组有 4 个抽头,通过拨动转换开关把 K1—2 置于不同的档位上,就选择了输出不同强度的高

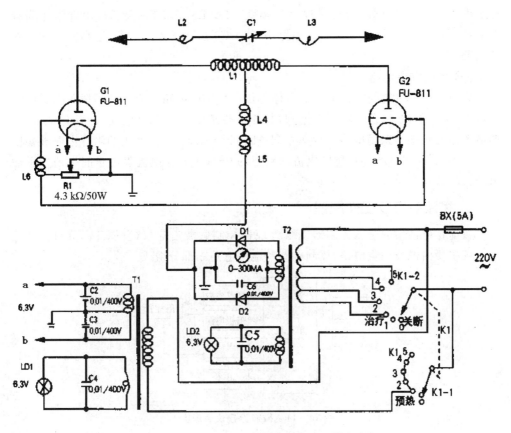

图 14－10　CDB－1型超短波电疗机的电路

频电磁波,当 K1 从 2—3—4—5 方向旋动时,即 T2 初级绕组的圈数就逐级减小,而次级绕组的电压就随之升高。D1、D2 是高压整流硅堆,构成全波整流电路可输出 1 650 V 直流电压,经高频扼流圈 L4、L5 至振荡线圈 L1 的中点,供给振荡管屏极。

(2) 高频振荡部分

它由两只 FU－811 高频发射电子管 G1 与 G2、L1、正反馈线圈 L6 和栅极电阻 R1 构成了电感耦合调频推挽振荡电路。由于超短波振荡频率较高,其 LC 数值较小,所以电感线圈上的分布电容和电子管极间电容合并值就是振荡电路的电容。在接通电源后,由于推挽电路两边元件不可能完全对称,必然产生 G1、G2 两管屏极电流的差异,这样就使栅极线圈的感应电势一端为正,另一端为负,进一步促使 G1、G2 屏流一增一减,有至形成两管一只饱和、一只截止,其后两只管不断交替翻转,使振荡电路能量获得补充,形成较大功率的高频等幅电磁波振荡,振荡频率由电路中 LC 数值决定。R1 为自给偏压栅漏电阻,在未产生振荡前,栅流很小,所以栅极 L6 电压接近 0 V,屏流迅速增大,给栅极带来强的正反馈,产生了振荡,当振荡形成后,产生较大的栅流,在 R1 上产生负栅压,它反过来控制了屏流的增长,使不致达到最大值,而保护电子管的屏极,同时稳定了振荡的幅度。L4、L5 是高频扼流圈,用以阻止高频电磁波窜入电源电路,造成干扰。电路中 C2~C6 是高频旁路电容,把高频干扰波对地短路。

(3) 输出调谐电路

它由 L2、L3、C1 与病人治疗的身体部位所形成的电路组成。高频振荡电磁波能量经 L1 向 L2、L3 耦合传输到人体,调节可变电容 C1,改变输出强度。当 L2、L3、C1 调谐电路的频率与振荡电路的频率相同,即达到了谐振点时,输出的治疗电磁波幅度最大。串接在 G1、G2 屏极供电电流回路上的 0~300 mA 电流表用于间接地指示输出的大小。

2. 微波治疗仪工作原理

目前普遍使用的是微控制器或微处理器控制微波治疗仪(见图 14-11)。微波治疗仪主要由微波产生电路、控制电路和电源电路 3 部分组成。

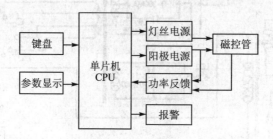

图 14-11 微波治疗仪原理图

(1) 微波产生电路

微波产生电路的核心部件是磁控管,磁控管是利用在一定磁场和外加阳极电压的作用下,产生微波振荡的二极管。阴极发射电子由阳极高压取得能量变为高速运动的电子,恒定磁场使电子做旋转运动,回旋运动电子激发耦合腔链(谐振单元等效于 RC 谐振电路)谐振,产生高频微波,将电子动能转化为微波能。微波能通过磁环耦合经波导和同轴线,从辐射器(天线)输出至人体治疗部位。通过对高压直流电流的反馈控制,来稳定磁控管输出功率。

(2) 控制电路

控制电路一般由单片机芯片组成。控制电路的主要功能是:

(a) 磁控管开机预热处理功能。主要用于开机之后使磁控管在灯丝电源的作用下的充分预热(一般 10~20 s),以保证磁控管的使用寿命。

(b) 功率控制和参数显示功能。主要包括:根据设定参数控制磁控管的微波发射及发射功率、治疗时间、病人患部治疗微波功率和温度的采集处理以及显示。

(c) 保护和故障报警指示功能。主要用于过压、超温、断电等处理。各种由单片机组成的控制电路的结构基本相似,因此,有关电路本文不再赘述。

（3）电源电路

电源电路的功能是：提供磁控管的灯丝工作电源、磁控管的阳极高压电源和控制系统所需的电源（见图 14－12）。闭合电源开关 K 后，低压电源变压器 B2 向磁控管和控制板供电。在微机或微处理器的控制下，磁控管开始预热，由于此时控制微机或微处理器没有向固态继电器发出触发控制信号，因此，固态继电器截止，高压电源无高压输出。预热完成后，微机或微处理器程序对人工设定的参数和阳极高压、患部治疗微波功率和温度进行综合计算，输出固态继电器触发控制信号，通过对固态继电器的输入触发电压信号相位的控制，从而控制加在磁控管上的负高压，进而实现对磁控管输出的微波功率的控制。

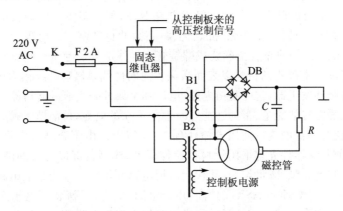

图 14－12　微波治疗仪中的电源电路

14.6　植入式电疗仪器

植入式电疗仪器有心脏起搏器、人工耳蜗、脑深部刺激器等，这些电疗仪器在治疗疾病中发挥不可替代的作用，效果也十分理想。但由于需要长期植入人体内部，从电子学的角度来看，对仪器的功耗、体积有很高的要求，相比于其他医疗仪器，其可靠性的要求要更高一些。

14.6.1　心脏起搏器

1. 应用简介

正常情况下，人体心脏右心房的窦房结能自动地、有节律地发出电脉冲，通过心肌神经传导系统向心脏各部位发出指令，使心肌收缩，心脏跳动，向全身泵送血液。若心肌神经传导系统发生障碍或者窦房结、房窦结不能有规律地发出电脉冲、下传电脉冲，心脏就会出现心律失常，甚至停跳，危及患者生命。心脏起搏器可以对患病的心脏根据需要给予直接电刺激，人为地使心跳正常起来。心脏起搏器在形式上可分为体外临时起搏型和植入式（或称永久性或埋藏式）两种，前者供急救性临时起搏，后者供长期性起搏治疗。本节主要讨论的是植入式心脏起搏器,即一般意义上的心脏起搏器。

2. 心脏起搏器的原理和构造

心脏起搏器是一种很精巧的、可靠程度很高的电脉冲刺激器,是用一定型式的起搏脉冲发生器,与特制的导线(即起搏导管电极)连接,和起搏电极发送电脉冲刺激心脏,使激动不能或传导不好的心脏应激而起搏的医疗电子仪器。

心脏起搏器主要由以下两个部分组成:

(1)起搏导管电极:它一方面将起搏器的输出信号引向心肌进行起搏,另一方面将感知到心脏自身搏动的信号(腔内心电图 ICG)反馈给起搏器以控制起搏脉冲的发放。它是心内膜电极,目前已由早期的单极发展到双极,甚至多极。作为长期起搏的导管电极必须用生物相容性好、韧性好、抗老化、耐腐蚀的材料制成。电极导线通常采用爱尔近合金(Elgiloy)或镍铬钴合金丝绕成螺旋管。导线的外层绝缘衬料都选用高纯硅橡胶或医用聚氨酯。电极头的材料以表面活化各向同性低温热解碳或铂为优。

(2)起搏脉冲发生器:它由起搏电路、电池和金属外壳组成。起搏器的能源需是体积小、容量大、缓慢释放能量、密封性能好及性能可靠的电池,目前植入式起搏器普遍使用锂碘电池,使起搏器的连续使用寿命达到 10 年以上。由于金属钛生物相容性好,毫无锈蚀,故目前起搏器外壳都采用钛材料拉伸成型,体型备部以较大的圆弧连接,采用激光焊接进行封装。从 20 世纪 80 年代起起搏电路开始普遍采用集成电路来制造起搏器的主体电路;并将 CMOS ASIC 起搏芯片与电阻、电容、干簧管等电子元件一起安装陶瓷基片上构成混合型(Hybrid)厚膜集成电路作为起搏电路的标准部件。

3. 心脏起搏器的分类

表 14-4 给出目前常见的心脏起搏器的分类、工作原理及其主要优缺点。

表 14-4　常见的心脏起搏器的分类

分类依据	类　别	说　明	优　点	缺　点
刺激信号传输方式	感应式	脉冲发生器在体外,通过载波发射给埋植在体内的接收线圈,再经过解调还原成起搏脉冲,通过电极刺激心脏	体内部份不需要电源,无电池使用寿命之虑	信号传输可靠性差;易受高频电磁场干扰;只能做成固定型,适应性差
	经皮式(体外携带式)	脉冲发生器在体外,用导线通过皮肤和静脉将起搏脉冲传送给电极,通过电极刺激心脏	起搏器在体外,无电池使用寿命之虑。受体积限制很小,容易做到完善的功能	导线穿过皮肤易导致感染;携带不方便,不易永久携带
	埋藏式	起搏器全部埋植于患者的皮下(胸部或腹部)	不影响患者的日常生活,适合于永久性起搏	电源使用寿命有限,制作困难,价格昂贵

分类依据	类　别	说　明		优　点	缺　点
与患者心电信号同步与否	固定型	起搏器发出的起搏脉冲与患者的心电信号中的 P 波与 R 波无关		电路简单,价格便宜,适用于完全性房室传导阻滞和永久性窦性过缓等病症	如果起搏器产生的脉冲落在易激期,有可能诱发室颤或室速而危及患者的生命;当患者的心脏能够自主起搏时,起搏器发出的脉冲是多余的
	R 波同步型	起搏器发出的起搏脉冲与患者的心电信号中的 R 波同步	R 波抑制型(按需型):当心脏的自博心率超过起搏器设定的心率时,起搏器不产生起搏脉冲,反之,则产生起搏脉冲	合乎心脏的生理和省电,应用最广	较难监测起搏器的工作情况
			R 波触发型(备用型):起搏器发出一定速率的脉冲,当心脏在自主搏动时,其 R 波将触发起搏器产生一个脉冲,当心脏能够自主进行下一个搏动时,该脉冲不起作用,但如果心脏不能自主进行下一个搏动时,该脉冲将刺激心脏进行下一个搏动。如果超过一定的时间没有 R 波出现,起搏器则自动产生脉冲刺激心脏产生搏动	容易监测起搏器的工作状态	产生大量无效脉冲,功耗大
	P 波同步型	起搏器检测到 P 波后延时 120 ms 后发出的起搏脉冲刺激心室,实际是为房室传导阻滞的患者建立一条房室传导通道		用于房室传导阻滞的患者	需要安装 3 枚电极;电路复杂,安装不便

分类依据	类 别	说 明	优 点	缺 点
其他	房室顺序型	先发一个脉冲刺激心房搏动,延时一段时间后再发一个脉冲刺激心室搏动。如果心脏有自主搏动,其 R 波将抑制起搏器发出脉冲	合乎心脏的生理和省电	需要在心房、心室各安装一枚电极。结构更为复杂
	双灶按需型	与房室顺序型类似,但脉冲的发放都在按需方式下进行	合乎心脏的生理和省电	需要在心房、心室各安装一枚电极
	程序控制型	通过磁铁控制起搏器与外部控制装置的通信,并可由外部控制装置对起搏器的工作模式、参数进行设置	功能强大、性能优异、应用广泛	电路复杂,价格昂贵

4. 心脏起搏器标识码

北美起搏和电生理学会(NASPE)与英国起搏和电生理组织(BPEG)以表 14 - 5 为识别编码。

一般情况下使用前三个识别码识别起搏器的起搏腔、感知腔和对感知(P 或 R 波,或两者)的响应模式。供选择的第四个位置代表两种不同功能之一:程控能力或频率自适应起搏。P 代表一或两种简单的程控功能;M 代表多种功能程控,它包括模式、不应期、感知灵敏度和脉宽。C 表明信息传递或通过一个或多个生理学变量的测量进行自适应起搏频率控制。第五位表示特殊的抗快速性心律失常特点:P 代表抗快速性心律失常起搏,S 表示心律复转或除颤电休克,D 表示双重功能(起搏和休克)。在所有位置里,O 指明类属或功能都没有提供。

表 14 - 5 NASPE/BPEG(NBG)起搏器标识码

位	第一字母	第二字母	第三字母	第四字母	第五字母
分类	起搏腔室	感知腔室	响应方式	程控频率应答遥测功能	抗心动过速及除颤功能
字母	V=心室 A=心房 D=双腔 S=单腔	V=心室 A=心房 O=无 D=双腔 S=单腔	I=抑制 T=触发 O=无 D=双	P=简单编程 M=多功能程控 C=遥测 R=频率应答	O=无 P=抗心动过速起搏 S=电转复 D=P+S

5. 心脏起搏器的电路举例

图 14 - 13 所示为美国学者 Louis S. Y. Wong 等设计的"用于心脏起搏器的极低功耗混合信号 CMOS 集成电路(A Very Low Power CMOS Mixed - Signal IC for Implantable Pacemaker Applications)"。该集成电路是一款国际上最新型的心脏起

搏器电路,代表着目前心脏起搏器的最高水平。为了学习最先进的技术,接触生物医学电子学的最前沿和习惯外文的科技资料,这里有意识地没有将图中的外文标识译为中文。本教材后面均据此处理。

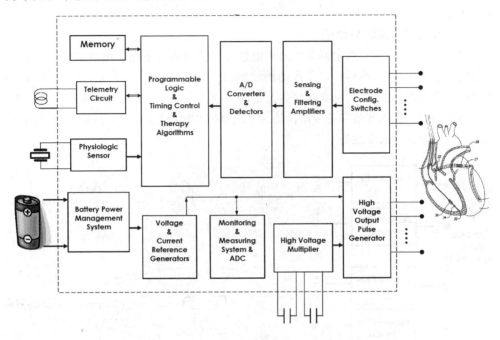

图 14-13 一种新型的心脏起搏器集成电路

为了让读者逐步熟悉外文资料和方便说明,下面给出图 14-13 各个模块对应的中文名称:

Memory 存储器。用于存储心脏起搏器工作的程序和数据。

Telemetry Circuit 无线(遥测遥控)电路。用于通过外部控制装置设置和控制植入体内的心脏起搏器。

Physiologic Sensor 生理传感器。用于传感心脏的搏动。

Battery Power Management System 电池电能管理系统。

Programmable Logic & Timing Control & Therapy Algorithms 可编程逻辑、定时控制和治疗算法。

A/D Converters & Detectors 模数转换器和检测电路。

Sensing & Filtering Amplifiers 传感和滤波放大器。

Electrode Config. Switches 电极配置开关。用于选择输入信号的电极。

Voltage & Current Reference Generators 参考电压和电流发生器。

Monitoring & Measuring System & ADC 监控和测量系统、模数转换器。

High Voltage Multiplier 高电压多路器。用于选择输出刺激信号的幅值。

High Voltage Output Pulse Generator 高压输出脉冲发生器。

虚线框外为需要外接的器件,框内为集成在一枚硅片上的电路。由此可见该集成电路已经把心脏起搏器所需的全部可以集成的电路已全部集成到一枚硅片上了。大家不难从整体上理解该电路,受篇幅限制,这里就不再赘述。下面对该集成电路中的若干关键部件进行说明。

(1) 心电信号检测与处理

图 14-14 所示为心脏起搏器中的心电信号检测与处理电路。由电极从心脏相应的部位提取心电信号,然后经过无源的滤波网络,再由多路器(MUX)选择相应的信号依次通过放大器、滤波器和可变增益放大器,最后通过模数转换器(ADC)转换成数字信号。其中,放大器、滤波器和可变增益放大器以及模数转换器(见图 14-15)均采用低功耗的开关电容原理来实现的。

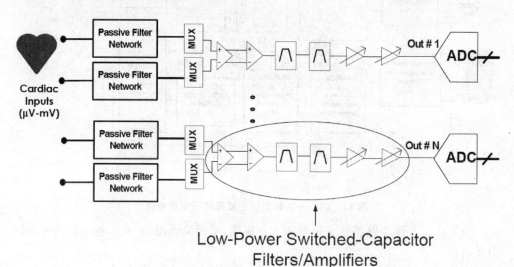

图 14-14　心脏起搏器中的心电信号检测与处理电路

(2) 高电压输出电路

心脏起搏器需要几伏至十几伏的刺激脉冲,而受体积和功耗的限制,植入式心脏起搏器的电源通常采用低于 3 V 的电源供电,因而需要升压和控制输出脉冲电压幅值的电路,这就是高电压输出电路。

图 14-16 所示为开关电容升压(倍压)电路,通过不重叠的两相时钟 ϕ_1、ϕ_2 的控制,可以得到 2 倍和 3 倍于电源电压的输出:在 ϕ_1 有效时,即标识 ϕ_1 的开关闭合,标识 ϕ_2 的开关断开,电源($V_{dd}-V_{ss}$)同时对电容 C_1 和 C_2 充电,在 ϕ_1 结束时 C_1 和 C_2 上的电压为($V_{dd}-V_{ss}$)。而在 ϕ_2 有效时,即标识 ϕ_2 的开关闭合,标识 ϕ_1 的开关断开,此时 C_3 上的电压为 C_1 上的电压加上电源电压($V_{dd}-V_{ss}$),即 $2V_{dd}$,同理,C_4 上的电压为 $3\,V_{dd}$。

图 14-17 为数字控制输出幅值(DAC)电路。电路也是采用两相脉冲:ϕ_{pre} 和

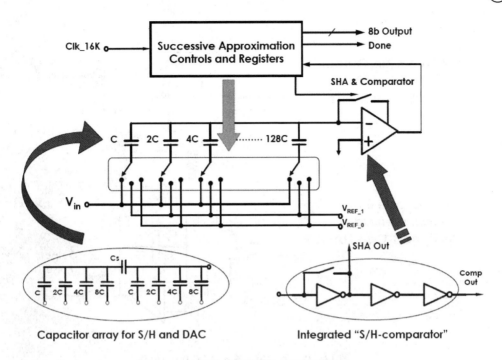

图 14 - 15 低功耗的开关电容模数转换器

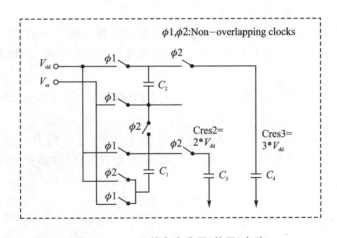

图 14 - 16 开关电容升压(倍压)电路

ϕ_{out}。当 ϕ_{pre} 有效时,即标识 ϕ_{pre} 的开关闭合,标识 ϕ_{out} 的开关断开,参考电源 V_{ref} 对电容 C_1 充电,在 ϕ_{pre} 结束时 C_1 上的电压为 V_{ref}。而当 ϕ_{out} 有效时,即标识 ϕ_{out} 的开关闭合,标识 ϕ_{pre} 的开关断开,放大器输出的电压幅值就与的持续时间成正比。因此,输出脉冲的幅值可以通过 ϕ_{out} 的持续时间来控制,另一个也可以控制输出脉冲幅值的手段是改变电容 C_1 的容值。应该注意的是,通过 C_1 把参考电压施加到放大器时实际反相了,放大器也只是工作在单电源,所以输出脉冲的幅值总是为正值。

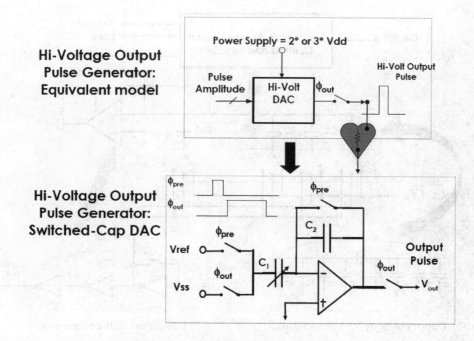

图 14 - 17   数字控制输出幅值(DAC)电路

(3) 电源管理电路

对于植入式心脏起搏器,低功耗是第一重要的参数。图 14 - 18 给出了电源管理电路的原理框图。电源管理主要有 3 个部分:电池电压(容量)检测、耗电电流检测和参考电源。

(a) 电池电压(容量)检测。通过与 3 个不同阈值的比较得出电池电压所处的区域(状态)。

(b) 耗电电流检测。采用电流检测电阻 R 上的电压控制一个压控振荡器(VCO),然后将振荡器的频率输出到一个 32 位的计数器,计数器中的数字与充电的电流值成正比。

(c) 参考电源。为芯片相关部份提供参考电压。

(4) 主要参数与芯片构造

图 14 - 19 给出了电路的主要参数与芯片构造。由其极低的功耗(2.8 V/8 μW,或 2.6 μA 电流)可以看出,该集成化心脏起搏器的使用寿命几乎可以做到无限(心脏起搏器的电池寿命长过一般人的寿命就可以称为无限了)。

14.6.2   脑深部刺激器

1. 概　述

帕金森病(Parkinson's disease,PD)多发于老年人,是以静止性震颤、肌强直及

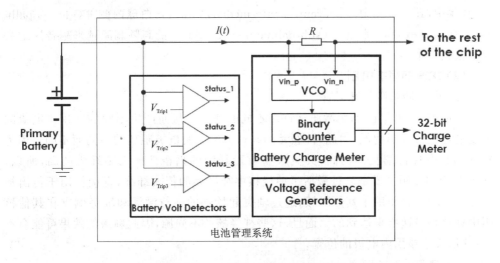

图 14 - 18 电源管理电路的原理框图

Parameter	Value
Supply Voltage	2.0 V~2.8 V
Power Consumption	~8 μW
Die Size	7 mm×7 mm

图 14 - 19 主要参数与芯片构造

运动徐缓为主要临床表现的神经系统疾病,该病病情呈缓慢进行性加重,晚期常死于肺炎、尿路感染等并发症。随着人类生活水平的提高和全球老龄化的来临,该病对人类健康的威胁越来越受到人们的重视,其治疗目前仍以药物与手术相结合的综合治疗为主,但目前出现受到广泛关注的一种治疗方法——脑深部刺激术(deep brain stimulation,DBS),为 PD 的治疗提供了一种特效、绿色的治疗手段,突出地显示生物医学电子学在抗击顽症上的强大威力。

(1) DBS 简介

脑深部刺激术是将脑刺激装置的电极植入脑深部神经核团,通过置入腹部或胸部皮下的脉冲发生器产生电脉冲,对神经核团进行慢性刺激。该技术于 20 世纪 50年代由 Heath 首先用于治疗精神病,并于 1984 年由 Tasker 将该技术用于临床治疗帕金森病。1987 年 Benabid 等开始进行 DBS 刺激丘脑腹外侧核治疗帕金森病的震颤获得成功后,DBS 的发展逐渐走向辉煌,先后于 1993 年和 1997 年分别通过了欧洲和美国的标准。

DBS 最突出的优点是无破坏性,还可以通过调整参数来实现对症状的最佳控制。并且,DBS 相对于其他治疗方法还有副作用和并发症少的特点。因此,在过去的 10 年中,丘脑腹侧中间核(ventral intermedial,Vim)、苍白球内侧部(globus palli-dus intema,Gpi)和丘脑底核(subthalmic nucleus,STN)的高频刺激越来越普遍地替代了毁损手术。

(2) DBS 的可能机制

(a) 电脉冲刺激的靶器官

Vim、STN 和 Gpi 的刺激激活许多不同的神经元从而产生不同的作用。电流的强度越近电极末端越低,因此,神经元的兴奋会因其距电极距离的不同而不同。因为轴突的兴奋性比细胞体的高,并且大型有髓纤维的兴奋性比无髓纤维的高,所以,DBS 刺激的作用主要是通过激活了神经核中神经元的传人纤维,直接作用于传出神经元和(或)间接作用于其他区域,通过轴突起始部的逆行激活和轴突侧支在其他核团中释放神经递质来达到的。而且,这些神经核并不同源,因此刺激的效果可能会不同,这取决于核团内电极的位置。

(b) 刺激的有效频率

实验显示,增加刺激频率会导致对靶神经元作用的增强,从而使相应运动行为增加。但是在 DBS 治疗运动障碍性疾病时,情况并非如此。对丘脑和基底节起治疗作用的刺激通常是超过 100 Hz 的高频刺激,在某些情况下,有明显的频率阈值,当刺激频率超过这一阈值时表现为异动的消失,并且有证据显示某些病例中低频刺激可能会有反作用。因此,高频刺激介导的刺激作用可能存在某些不同的机制,尚有待进一步研究。

(c) DBS 治疗运动障碍性疾病的刺激作用

高频微刺激对感觉的作用通常是导致兴奋,如感觉异常、声音、闪光等。同样高频的微刺激在内囊区则会导致强直性收缩。因此,有理由假设高频刺激(100～200 Hz)能使脑部许多系统兴奋。然而与此相矛盾的是,已经证实 DBS 的治疗作用与毁损手术的作用相类似,所以普遍认为 Vim、Gpi 和 STN 的高频刺激对靶区的作用是抑制。有证据显示,Gpi 和 STN 的刺激确实导致了神经元放电频率的减低。治疗作用的另一个解释是高频 DBS 确实兴奋了靶区的传出神经元,但所诱发的高频放电打乱了神经元环路的正常功能和任何病理生理的放电模式,如震颤相关性运动等。

(d) 几种可能的机制

目前存在几种可能的机制来说明这种现象,其中一种认为刺激兴奋了抑制性传人结构,如从 Vim 的丘脑网状核到 Vim,从苍白球外侧部(globus pallidus externa.GPe)或黑质网状部(substantia nigra pars riticulata,SNr)到 STN 和 Gpi,然后引起 γ一氨基丁酸(γ - aminobutyric acid,GABA)释放至这些神经元,Gpi 内 GABA 能传入结构的激活是介导 DBS 抑制作用的基础;STN 的去极化阻滞是另一种解释刺激引起抑制的学说,但是观察到的大部分抑制作用并非与此相关;Bevan 和 Wilson 提出高频刺激降低了 STN 神经元的兴奋性,激活 Ca^{2+} 依赖的 K 离子流,限制了自发性活动或延长了电压依赖性 Na^+ 和 Ca^{2+} 通道失活的发生;还有一种解释是刺激引起细

胞外 K^+ 增加,细胞膜充分去极化,使电压依赖性 Na^+ 通道失活,因此阻止了神经元放电。

(e) 高频和低频刺激的各自作用

在 Gpi 和 SNr,单次低强度的刺激(低于 $4\ \mu A$)确实产生了短时间的抑制(约 25 ms),相同的刺激在 STN 却没有任何作用。可能是因为丘脑的兴奋性传入纤维比抑制性传入纤维数量更多或更易被激活,而在 Gpi 则相反。

高频、低强度的刺激($200\ Hz, 0.5\ s$)于序列结束后常引起抑制,并可持续几百毫秒,但较长序列刺激后会使抑制降低,可能与 GABA 受体敏感性降低有关。如果相似的敏感性降低发生在兴奋性神经元终端或轴突,则会导致其兴奋作用的降低,有研究认为这是高频 DBS 对 Gpi 的治疗作用。在 STN,高频、高电流的刺激使许多细胞在刺激后产生抑制,该抑制持续 $50\sim500\ ms$ 以上,且往往继之以反跳性兴奋和一个更深的抑制。初步研究显示,STN 的高频刺激能够导致神经元放电的抑制,显然这取决于超极化,而不是去极化阻滞,这可能与传入末梢 Ca^{2+} 依赖的 K^+ 离子流的激活导致了 GABA 的释放有关。

总之,众多研究提示高频刺激会导致神经元活动的抑制,且抑制与膜的超极化有关,但潜在机制并不相同,有待于进一步研究阐明。

2. DBS 系统设计举例

(1) 系统硬件设计

(a) 系统总体设计

整个脑起搏器系统由体内刺激器和体外遥控器两部分组成,如图 14-20 所示。植入体内的 DBS 刺激器由脉冲发生器、延伸导线和脑深部刺激电极 3 部分组成。脉冲发生器是系统的核心部分,它的主要功能是产生幅值、频率、脉宽可调的脉冲信号,并经过延伸导线和刺激电极来刺激靶点。脉冲发生器由微处理器 MSP430 F169、供电电路、通信模块、信号倍压和限频电路组成并由钛金密封后通过手术植入于锁骨皮下。延伸导线为一绝缘导线,通过皮下隧道植于头、颈、肩的皮下,连接植入脑内的刺激电极和锁骨皮下的脉冲发生器。脑深部刺激电极为一绝缘的细导线,内层由铂铱材料制成,外层为聚亚安脂保护外套,在尖端有两个电极触点,应用影像设备和立体定向仪器可将电极植入脑深部的特定位置,将电极固定于颅骨。

对于不同的病人、不同的神经核团需要使用不同幅值、频率、脉宽的弱电脉冲信号,所以在手术过程中以及手术完成以后医生会通过遥测技术多次对体内的脉冲发生器进行调控,帮助患者达到最佳的症状控制,而这一程控过程主要是通过体外遥控器来实现。另外由于体内电源系统在使用一个阶段以后能量就会耗尽,内部刺激器无法正常工作,所以外部遥控器还具备给内部刺激器充电的功能。手术结束以后,患者每年需要到医院随访 $1\sim3$ 次,进行相应的检测、程控和充电。

(b) 脉冲发生器的组成及工作原理

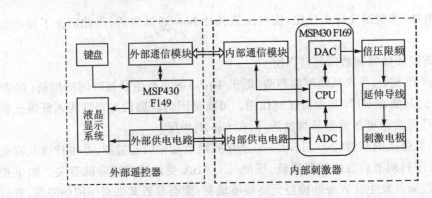

图 14 - 20　系统总体框图

　　脉冲发生器是系统的核心部件,它最终通过手术植入胸部皮肤下面,再经皮下通过导线把脉冲发生器与刺激电极连起来,基于体积和功耗的考虑,选择了美国 TI 公司生产的高集成度、低功耗的微处理器 MSP430 F169 和短距离单片无线收发芯片 TRF6900A。MSP430 F169 作为内部刺激器的控制核心,接受外部遥控器通过内外通信电路的指令,产生电压、频率、脉宽和电极可调的脉冲信号。其中电压调节范围为 0～10.5 V,常用 1～3.5 V,可调精度为 0.1 V;频率调节范围为 3～250 Hz,常用 130～220 Hz,可调精度 5 Hz;脉宽调节范围为 60～450 μs,常用 60～250 μs,可调精度为 30 μs。刺激器采用 3.6 V 电压工作,而最后要输出 0～10.5 V 的脉冲信号,所以在 MSP430 F169 的 DA 输出端与 3 倍压电路相连,当输出电压幅值设置为 0～3.6 V 时,该部分电路停止工作,从而大大降低了系统功耗。为了防止突发高频刺激对病人的危害,专门设计了一个限频电路,通过硬件的方式将刺激器输出信号频率限定在 200 pps(Pulse Per Second)以内。

　　MSP430 系列单片机是美国德州仪器(TI)公司生产的高整合、高精度单芯片系统(SOC),是目前工业界中具有最低功耗的 flash 16 - bits RISC 微控制器。MSP430 F169 具有丰富的片内外围,是一款性价比极高的单片机,利用它作系统的控制核心,不仅极大地简化了系统硬件电路,还大大提高了系统的性价比。

　　MSP430 单片机集中体现了现代单片机先进的低功耗设计理念,其时钟系统提供丰富的软硬件组合形式,可以将整个系统达到最低的功耗并发挥最优的性能。时钟系统包括一个片内 DCO 和两个晶体振荡器,可以产生三种系统适用的时钟信号:ACLK、MCLK 和 SMCLK。其中,主系统时钟 MCLK 用于 CPU 和系统,辅助时钟 ACLK 和子系统时钟 SMCLK 用于外围模块。可以通过对不同模块操作模式和 CPU 状态的智能化管理,使得 MSP430 F169 的工作方式可以适应多种超低电压和超低功耗的需求,即使在中断处理期间也一样,一个中断事件可以把系统从各种低功耗方式唤醒并且通过 RETI 指令返回到中断以前的工作状态。MSP430 F169 芯片支持的六种工作方式,有 5 种低功耗模式,超低功耗性能的实现主要与它对时钟的产生与控制密切相关,在超低功耗的设计中 CPU 的大部分时间都处于休眠状态,非常适合脑起搏器的设计要求。在主程序中 CPU 完成了相应的任务后让 CPU 进入适当的低功耗模式,CPU 所需完成的大部分工作都在中断服务程序中完成,由相应的中断唤醒 CPU 完成中断服务,执行完成之后再进入低功耗模式,从而可以通过软件对内部时钟系统的不同设置来控制芯片,使它处于不同工作方式。

MSP430 F169 包含了 60KB＋256B Flash 和 2KB RAM,所以无需扩展外部存储器,从而简化了电路节省了电路板空间。片内 Flash ROM,也给用户的开发调试带来极大的方便。

由于内置了功耗极低的快速闪存,MSP430 F169 在待机模式下所消耗的电能还少于电池未使用时的自然损耗。数字控制的振荡器(DCO)允许在 $6\ \mu s$ 内从低功耗模式唤醒,因为在启动过程中器件不会浪费任何时间,从而可延长电池的使用时间。

MSP430 F169 配置了具有 8 个外部通道、内部参考电平、采样保持和自动扫描特性的 12 位 A/D 转换器 ADC12 和同步的双 12 位 D/A 转换器 DAC12,其速度可高达 200 kHz。利用芯片内置的自动扫描功能,A/D 转换器可以不需要中央处理器的协助而独立工作,并且将转换后的数据自动存入缓冲区,这样中央处理器的工作负担就大为减轻,即可以让处理器去执行其他的数字信号运算或进入省电工作模式。除此之外,内置的参考电压以及温度传感器可以减少外部器件数目并且降低系统的整体成本。当 CPU 接收到发自遥控器的检测刺激器内法拉电容电压信号的指令后,启动 ADC,该电压信号经端口 6 进入该 A/D 转换器进行模数转换,转换的结果自动存放在相应通道的寄存器中,并通过无线收发器送到外部遥控器进行液晶显示。DAC12 模块以 R 梯度电压输出,可用作 8 位或 12 位模式,还可以与 DMA 控制器组合使用。由 MSP430 F169 产生的双路脉冲信号经 DAC12 输出后通过倍压限频电路、延伸导线和刺激电极刺激靶点。

(c) 外部遥控器的组成及工作原理

外部遥控器以 MSP430 F149 为控制核心,采用中文液晶菜单界面,四按键控制,为医护人员提供直观简易的操作方式。医护人员只要按照液晶菜单的提示,进行相应的按键操作即可。遥控器开机后,MSP430 F149 首先对各种参数进行编码和初始化,并准备接收由医护人员通过按键发送过来的指令,并将这些指令通过外部通信模块 TRF6900A 发送到内部通信模块,经解码后将信号送至刺激器 CPU,然后 CPU 执行相应的操作并把执行后的结果送回遥控器显示窗口。

MSP430 F149 是 MSP430 系列单片机中应用比较广泛的一款,它与 MSP430 F169 的区别主要在于 F149 没有 12 为 D/A 转换器 DAC12,价格也比较低,因而可以节省系统成本。系统采用了 COG－MOBI2006－02 LCD 模块,它是 128×64 点阵式 LCD,内部使用 NEC 公司生产的 uPD16682A 控制器,单电源(3V)工作,可显示汉字及图形,共有 21 个引脚,管脚分布如表 14－6 所示。采用 8 位串行数据输入方式,在片选状态下只需两根线(SI 和 SCL)即可完成 MCU 和 LCD 之间数据/命令的传送,可以使用 MSP430 F149 的 USART0 模块对其进行控制。图 14－21 给出了

MCU 和 LCD 之间的串行连接时序,且从串行时序上来看,LCD 与 MCU 之间的通讯只需 5 根线即可,即 SI、A0、SCL、/CS1、/RES 分别与 MSP430 F149 的 P3.1(SI-MO0)、P3.2(SOMI0)、P3.3(SCL)、P3.4、P3.5 引脚相连。LCD 控制器 uPD16682A 内部定义了一组命令,MCU 通过向 LCD 发送这些命令和数据来操作 LCD,包括显示开/关、行地址设置、列地址设置、写数据以及电压控制等。

表 14-6 MOBI2006 管脚分布

管脚号	管脚名	说　明	管脚号	管脚名	说　明
1,21	NC	不连接	2~13		电压控制
14	GND	地	15	VCC	电源
16	SI	数据输入	17	SCL	时钟
18	A0	数据/命令选择	19	/RES	复位
20	/CS1	片选			

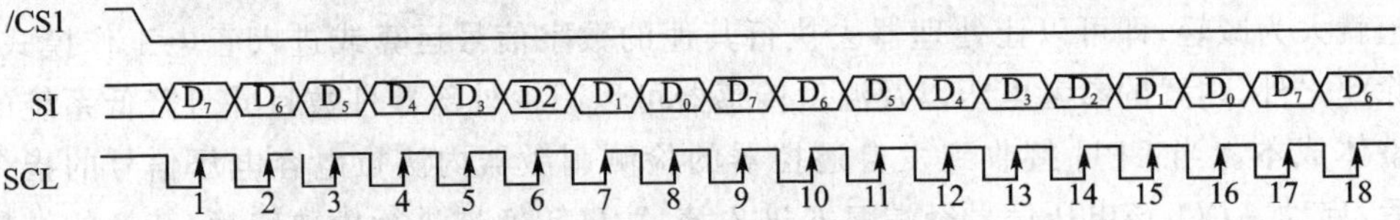

图 14-21 MCU 和 LCD 之间的串行连接时序

外部遥控器为医护人员提供 4 个按键供用户操作,并利用软按键轮询技术将菜单和按键组合在一起从而在单一按键上实现不同的功能。菜单包括:欢迎菜单、主菜单、次级菜单等 3 个层次,均由液晶显示提供,每一级菜单提供给医护人员直观简单的提示。由于系统只有 4 个按键,所以采用查询方式的独立式按键电路,分别占用 MSP430 F149 的 4 个口线。

(d) 内外通信模块的组成及工作原理

外部遥控器对内部刺激器的控制主要是通过内外通信模块来实现的,TRF6900A 是构成内外通信模块的主要器件,它是 TI 公司最新推出的短距离无线射频芯片。该芯片采用 FSK 调制,使用 ISM 频段(902 MHz~928 MHz,中央频率 925 MHz),频率无需申请,其有效数据传输距离为 100 m,数据传输速率高达 50 kbps,抗干扰能力强,功耗低,体积微小,与 MSP430 系列单片机接口简单,从而可以大大节省电路板空间,图 14-22 是 TRF6900A 与 MSP430 F149 和 MSP430 F169 的接口示意图,在内部刺激器中,TRF6900A 与 MSP430 F169 的 P1 口相连,这是利用 P1 口的中断功能实现低功耗性能,在外部遥控器中,TRF6900A 与 MSP430 F149 的 P4 口相连即可。

(e) 系统供电电路

供电是脑起搏器设计的一大技术难题,为了避免体内刺激器电源能量耗尽后必

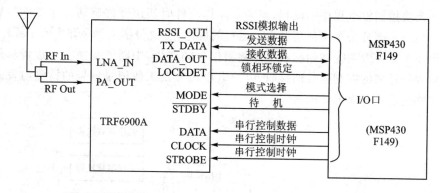

图 14 - 22　TRF6900A 与 MSP430 F149 和 MSP430 F169 的接口

须更换脉冲发生器带给患者的痛苦以及节省巨额费用,我们设计的脑起搏器可以进行非接触式充电,患者在手术后到医院随访时需要对体内刺激器进行电压检测,若电量不足,则由医护人员通过遥控器对体内电池进行充电。

本系统设计的非接触式经皮充电系统是在线圈耦合的基本原理上进行改造来实现的。传统方法是在耦合线圈的输入端加交流电,输出端就会通过与输入端之间的互感效应产生电能。但由于这种方法需要在铁氧体等铁芯上缠绕很多细导线,会在铁芯和线圈上产生能量损耗,致使输入的部分电能变成热量,电源传输效率非常低,通常只有 20% ~ 30%,而且由于使用的是细导线,线圈无法传输大电流。

经改造后的充电系统原理如图 14 - 23 所示,交流市电通过滤波整流后,由谐振电路提高其频率并通过线圈耦合的方式传输到次级线圈,经整流后给法拉电容充电,同时微处理器 MSP430 F169 通过内部 12 为 ADC 检测法拉电容电压,并将该电压值进行编码,然后通过内外通信模块 TRF6900A 传输到外部遥控器微处理器 MSP430 F149,CPU 将该电压编码值与预设值进行比较,若小于该预设值则继续充电,若达到该预设值则关闭外部充电电路,充电结束。

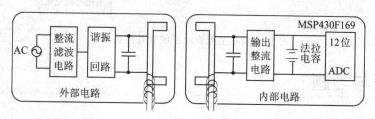

图 14 - 23　非接触式充电系统原理图

(2) 系统软件设计

根据脑起搏器硬件组成,系统软件分为两个部分,如图 14 - 24 所示。一部分是在外部遥控器上运行的程序,在结构上分为两层,上层是与功能相关的主控模块和各功能模块,底层是硬件驱动程序模块。底层硬件驱动程序包括液晶驱动程序、按键驱动程序和 TRF6900 通信程序,为上层主控模块和功能模块提供接口函数;主控模块和功能模块控制整个程序的流程,当需要操作硬件时调用硬件驱动程序提供的接口函数。另外一部分是在内部刺激器上运行的程序,主要包括主程序和中断子程序,其中主程序主要负责系统初始化和工作刺激信号的产生,中断子程序主要负责从外部遥控器发送过来的控制信号的接收、电池电压信号及工作记录信号的检测与发送以及对内部电池进行充电。

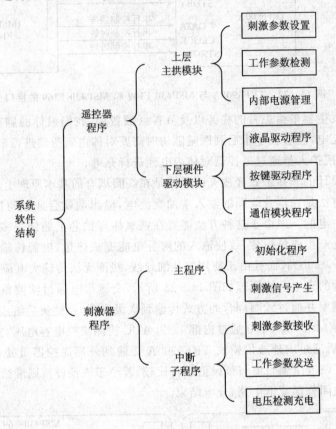

图 14 - 24 主控模块系统软件结构框图

思考题与习题

14 - 1 电疗的种类、作用机理以及临床应用有哪些?

14 - 2 波形在中、低频电疗中起着重要的作用,请调查一下临床上用于中、低频电疗中的波形有哪些,如何产生这些波形?

14 - 3 为什么在中、低频电疗中常用电流作为强度(剂量)控制的参数? 如何设计可以稳定和调节电流的输出电路?

14-4　高频电疗仪中的主要器件是什么,为什么?

14-5　植入式电疗仪有哪些,各有何作用? 植入式电疗仪共同的电路设计关键是什么?

14-6　心脏起搏器有哪些类型,有哪些主要性能,在临床上有何作用?

14-7　降低心脏起搏器功耗的途径有哪些,目前功耗做到的最高水平是多少,其发展方向如何?

14-8　脑深部刺激器有哪些类型,有哪些主要性能,在临床上有何作用?

14-9　降低脑深部刺激器功耗的途径有哪些,其发展方向如何?

14-10　请了解膈肌起搏器、胃起搏器、肠起搏器、膀胱功能电刺激器等的作用原理、电路特点。

14-11　请了解功能性电刺激的作用原理、电路特点以及临床应用。

第 **15** 章

生物电检测仪器

1. 生物电信号的特点、种类及其应用；
2. 心电图机的种类与其特点，在系统与电路设计上有何特殊要求；
3. 脑电图机的种类与其特点，在系统与电路设计上有何特殊要求；
4. 肌电图机的种类与其特点，在系统与电路设计上有何特殊要求；
5. 一台完整的生物电检测仪器的构成，现在常用的器件与电路形式；
6. 生物电检测仪器的形态。

15.1 引 言

可以说，生命的本质在于电。这句话的依据是，任何生命活动必然伴随有电的活动。小到一个细胞，大到人体或动物的器官。人们通常把由生物组织产生的"电"称为生物电。由于生物电携带了大量的生理或病理状态的信息，因此，生物电在生物医学研究和医学临床诊断等方面有重要的应用价值。

表 15-1 给出了生物电在生物医学研究和医学临床诊断等方面上的应用情况。限于篇幅，本章的讨论限制心电、脑电等检测仪器。

表 15-1 常用生物电检测仪器

生物电仪器类别[注]	小类或衍生类别	说　明
心电图（机、仪）	常规心电图（Electrocardiogram，ECG）	患者在静息状态下将心脏电活动周期所产生的电位变化连续记录下来的无创性检查技术，打印在有格纸页上的各种曲线称心电图
	胎儿心电图（Fetal Electrocardiogram，FECG）	胎儿的心电图，通常在母体的腹部记录
	动态心电图（Dynamic Electrocardiography，DCG）	在正常活动下，长时间进行心电记录得到的心电图

生物电仪器类别^注	小类或衍生类别	说　明
心电图(机、仪)	植入型动态心电图仪(EmbeddedDynamic Electrocardiography，EDCG)	植入在人体内并通过无线发射等方式向体外传送心电图的装置
	高频心电图仪(hi - frequency ECG，HFECG)	用 0.05～1 000.00 Hz 以上的宽频响范围将心脏的电活动信号在体表记录下来的装置
	立体心电图仪图(stereo electrocardiogram,S—ECG)	立体心电图是将心电向量在三维空间连续实时地显示出来,弥补了心电图无法三维显示和心电向量图一般不能多周期显示的不足
	希氏束电图(His Boundle Electrocardiography，HBE)	用以检测每次心电周期中的希氏束电活动信号,准确指出房室阻滞部位
	窦房结电图图(Sinoatrial Node Electrocardiography，SNE)	在体表或食道内记录到的窦房结电活动
	心室晚电位(Ventricular late Potential，VLP)	心室晚电位是个心肌的心内膜或心外膜或体表信息叠加的心电图,于 QRS 波终末部 ST 段起始部的 40 ms 中,记录到的一种高频低幅的碎裂电位,称为心室晚电位。心室晚电位代表了缺血区心肌的电兴奋传导延缓,去极化速度延迟,是发生折返性室性心律失常的重要机制
	心向量电图(Vector Electrocardiography,VCG)	采用 Frank 校正导联体系,通过方法学改进,从时、空域全方位全角度同步观察、描记心脏三维心电活动图
	心电地形图仪——体表心电标测系统(Body Surface potential mappings ,BSPM-Body Surface Potential Acquisition System，bspas)	采用多个电极排列成方阵覆盖于胸廓表面,按时间顺序记录心脏除极复极过程中每一瞬间的体表心电位变化。用等电位线标测图表达其电位的空间分布,而每个电极反映的是相对应的局部空间位置的心电活动
	平板运动心电图平板心电图机(运动心电图机,TET)	检测和记录心脏在运动负荷试验下得到的心电图的装置。用以发现某些隐匿心脏病
	心率变异性检测仪(Heart Rate Variability，HRV)	测定心率变化的一组特定参量,反应微小病变
	心电遥测监护仪	远距离进行心电监测

生物电仪器类别[注]	小类或衍生类别	说　明
心电图（机、仪）	频谱心电图（frequency domain cardiogram，FCG）	将普通心电图信号的时域信息变换为多域信息，进行多参数、多指标和相关动态综合分析，显示心电信号频域特征的图形。又称称 12 导联心电能量谱、频域心电图、心电频谱图、心电频域相关图
	电话传送心电监护系统（Transtelephonic ECG Monitoring，TTM）	通过公共电话网进行心电监测
脑电图（机、仪）	常规脑电图机（Electroencephalograph，EEG）	在头部按一定部位放置 8～16 个电极，经脑电图机将脑细胞固有的生物电活动放大并连续描记在纸上的图形
	脑电地形图（Brain Atlas，BA）又称脑电活动地形图（Brain Electrical Activity Mapping，BEAM）或称脑等电位图（EEG Isopotential Mapping）、脑电分布图（EEG topography），在国外还有以下名称：Brain Mapping；EEG Imaging；Brain Electro Magnetic Topography；EEG Mapping 等	是在 EEG 的基础上，将脑电信号输入电脑内进行再处理，通过模数转换和傅里叶转换，将脑电信号转换为数字信号，处理成为脑电功率谱，按照不同频带进行分类，依功率的多少分级，最终使脑电信号转换成一种能够定量的二维脑波图像，此种图像能客观地反映各部电位变化的空间分布状态，其定量标志可以用数字或颜色表示，再用打印机打印在颅脑模式图上，或贮存在软盘上
	动态脑电地形图（Ambulatory Brain Electrical Activity Mapping，ABEAM）	长时间记录的脑电地形图
	视频脑电图（Video Electroencephalograph，VEEG）	在一个较长时段内同步记录患者的行动视频和多导脑电信号，主要用于诊断癫痫发作性质及类型
	视频脑电地形图（Video Brain Electrical Activity Mapping，Video - BEAM）	在一个较长时段内同步记录患者的行动视频和多导脑电信号并以地形图的形式显示，主要用于诊断癫痫发作性质及类型
	诱发电位仪	通过对患者进行声、光等信号刺激，测定脑电进行诊断
	脑干听觉诱发电位（brainstem aditory evoked potential，BAEP）或称为脑干测听仪	对听神经刺激，测量脑干电位。用以诊断听觉神经和脑相关部位的疾患

续表 15－1

生物电仪器类别注	小类或衍生类别	说　明
脑电图（机、仪）	皮质电图（Electrocortico-gram，ECoG）	在开颅手术中，用皮质电极直接放置于大脑皮质描记棘波等电活动，故 ECoG 为痫灶定位最精确的方法
	视觉诱发电位（visual e-voked potentials，VEP）	对视觉神经刺激，测量脑干电位。用以诊断视觉神经和脑相关部位的疾患
肌电图机（仪）	常规肌电图机（Electromyo-gram，EMG）	记录神经和肌肉的生物电活动，对其波形进行测量分析，可以了解神经、肌肉的功能状态，协助对下运动神经元或肌肉疾病的诊断
	胃肠电图仪（Electrogastro-enterogram，EGEG）	记录胃和肠的生物电活动，对其波形进行测量分析，可以了解胃和肠的功能状态，协助对胃和肠疾病的诊断
	阴茎海绵体肌电图（Eiec-trom yograms of the corpus cavernosum，CC－EMG）	记录阴茎海绵体肌的生物电活动，对其波形进行测量分析，可以了解阴茎海绵体的功能状态，协助对阴茎海绵体疾病的诊断
神经电图机（仪）	常规神经电图仪（Electro-myogrophy，EMG）	记录神经的电活动，现在临床上已少有专门用于神经电记录的仪器，通常用脑电图机来测量，医学研究和教学实验仍有专门的神经电图仪
	面神经电图仪（Electron-eurngraphy，EN0G）	测定兴奋潜伏期以判断神经传导功能，检测肌肉收缩复合动作电位（MUP）波幅可反映可兴奋的神经纤维数量
	瞬目反射检查（Bhnk Re-flex，BR）	瞬目反射为刺激三叉神经眶上支，经三叉神经传入，通过脑干，由面神经传出，所以其 3 个波（R1、R2、R2'）的潜伏期及波幅可反映面神经全长的功能
	耳蜗电图仪（electroco-chleogram，ECochG）	是记录给声刺激后来自耳蜗及初级耳蜗神经纤维的脑电活动，为电反应测听中的初反应。因耳蜗电图为近场记录的反应，故有严格的单侧性，为诊断内耳疾病的重要方法之一，在听诱发电位中，是诊断耳部疾患的首选方法。耳蜗电位包括 3 种电位：动作电位（action poten-tials，AP）、耳蜗微音电位（cochlear microphonics，CM）及总和电位（summating potentials，SP）
	神经兴奋性检查（Nerve Excitability Testing，NET）	NET 是测定引起肌肉收缩的最小电流刺激强度以反映支配肌肉神经功能
眼电图仪	眼震电图仪（electronystag-mography，ENG）	眼球的运动也会改变眼球周围的生物电场，而角膜——网膜的电位变化与这种眼震反应呈简单的比例关系，用皮肤电极引出这种电位变化信号，就称之为眼震电。在施加一定的视觉（光）刺激下记录眼震电的设备称为眼震电图仪。眼震电图仪是前庭神经系统功能检查和评定的重要设备

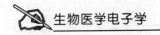

续表 15 - 1

生物电仪器类别^注	小类或衍生类别	说　明
眼电图仪	视觉眼电图（visual electr0-0culography，简称 V—EOG）	检测眼静电位随光适应状况改变而发生的相应缓慢变化，以评定受检眼视网膜色素上皮—光感受器复合体的功能，其中以视网膜色素上皮功能为主
	闪光视网膜电图（flash electroretinogram，FERG）	闪光视网膜电图是视网膜受到闪光刺激后，在视网膜节细胞电冲动之前记录到的一簇电反应，它主要反应了视网膜从光感受器细胞到无长突细胞的各层电活动
	图形视网膜电图（Pattern Electroretinogram，PERG）	图形视网膜电图是视网膜受到图形刺激后，在视网膜节细胞电冲动之前记录到的一簇电反应，主要反映视网膜神经节细胞功能状态，对于青光眼等相关疾病的辅助诊断有着较为重要的意义
	多焦视网膜电图图（miltifocal electroretinogram，mfERG）	多焦视网膜电图是应用 m 系列控制伪随机刺激方法，达到同时分别刺激视网膜多个不同部位，并应用快速 Walsh 变换，计算刺激与反应之间的互相关函数。以单通道的常规电极记录多个不同部位的混合反应信号，并将对应于各部位的波形分离出来。多焦视网膜电图能够同时获取多个的不同部位视网膜功能信息，使对视网膜功能疾病的定位更加准确，同时可以检测病变部位的动态变化，为眼病的早期诊断和鉴别诊断、治疗和疗效的评价提供重要依据
其他	穴位电（Acupoint Potential，AP）仪	检测人体穴位电位的仪器。用以依据中医理论对患者进行诊断的仪器

注：由于生物电的检测仪器趋向多功能和专门化的发展，给准确分类带来困难，因此本表兼顾习惯和应用对生物电仪器进行分类，只是为读者对生物电仪器有所参考而已。

下面介绍基本而常用的 3 种生物电检测仪器。

15.2　12 导高速心电图机

心脏是人体的总动力泵，它的运行状况好坏直接关系到人们的身体健康。心电图是一种常规的心脏检测手段，在心脏的诊断方面发挥着不可替代的作用。12 导心电图机是采用 12 导联心电同步记录技术的心电图机，它是目前国内外心电图机的主要发展方向。而近些年来，随着人们生活节奏的加快，患心血管疾病的人数逐年增长，对医院诊断的快速性、准确性、低成本提出了更高的要求。因此，本节介绍一种功能强大、价格低廉、质量可靠的高速化、智能化、数字化的 12 导心电图机，操作者只需操作简单按键，就可以自动完成心电信号的测量、处理、存储、显示、打印等功能，使高质量、高精度的 12 导心电图机成为医生诊断心脏疾病的得力助手。

仪器的硬件设计围绕"精炼的模拟线路,完善的数字功能"的设计思想,充分合理的利用 TMS320F2812 片上资源,优化硬件电路设计,完善系统功能,大大降低了成本。"硬件的软件化"是其设计的核心思想,通过心电信号的过采样技术,提高了心电信号的分辨率和信噪比、改善了系统的动态范围、提高了抗干扰能力;自适应滤波去除工频干扰和基线漂移、12 导联心电信号合成、自动基线调整、自动增益调节等数字信号处理技术的应用,充分发挥了 TMS320F2812 的快速信号处理的软件优势,将硬件信号处理的电路最大限度的精简,达到改善心电信号质量,提高系统性价比的目的。"层次化、模块化"的程序设计思想,使得硬件平台和软件算法融为一体,在TMS320F2812 上完成了实时、快速心电信号的处理、显示、存储和打印,实现了 12 导心电图机的全部功能。

15. 2. 1　系统结构与硬件电路

在过采样技术的提出和应用前提下,多导联心电采集电路大大简化,利用TMS320F2812 的 8 通道 A/D,实现 12 导联心电信号的同步采样;为了满足数据运算与心电信号存储的双重需要,外扩静态存储器,使系统有足够的存储空间应付大量数据的存储与实时处理。

12 导心电图机操作简单,具有良好的人机对话界面,采用了 640×480 大屏幕细点阵液晶,全中文操作菜单,与其他 12 导心电图机一样,该机也配置了一个内置式打印机,在心电信号处理结束后,根据需要可自动打印出所需格式的心电图。

另外,还有为抑制干扰而设计的右腿驱动电路;进行导联脱落检测和热敏打印机超温报警线路。

图 15-1 所示为 12 导心电图机的整机原理框图。下面将分节对各部分电路及参数设计进行说明。

(1) 精炼的模拟电路设计

心电信号是一种较微弱的体表电信号,其幅值约为 0.5~4 mV,频率主要分布在 0.05~75 Hz 的范围内,属于低频率、低幅值信号。在心电信号的检测中通常都伴有强干扰(噪声),这些干扰(噪声)主要是极化电压、50 Hz 工频、肌电干扰和基线漂移,因此对心电信号的检测电路尤其是前置放大器提出了特殊的要求,要有较高的增益、高输入阻抗(2 MΩ 以上)、高共模抑制比(60 dB 以上)、低噪声(10 μVpp 以下)、低漂移以及合适的通频带宽度和动态范围。

极化电压是由于测量电极与人体皮肤表面接触形成的半电池而产生的直流电压,其幅值约为几毫伏至几百毫伏不等,国家标准中规定极化电压最大为 300 mV,远远大于心电信号。在测量过程中,这个电压也是缓慢变化的,表现为频率很低的噪声信号。因此在通常情况下前级增益不能过大以免饱和,或者需要采用超低频的交流放大器。然而,绝大多数的集成仪器放大器,它们的共模抑制比与增益相关;增益

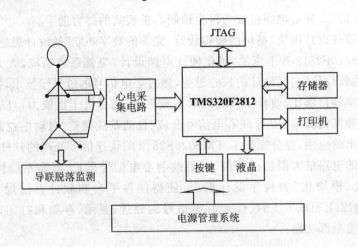

图 15 - 1　12 导心电图机的整机原理框图

越高,共模抑制比越大。由于极化电压的存在,前置放大器的增益只能在几倍以内,这就使得集成化仪器放大器作为前置放大器时的共模抑制比不可能很高。

消除极化电压最常用的方法就是使用隔直电容(高通滤波器,行业内称为时间常数电路),国家标准要求时间常数不小于 3.2 s。目前很多学者设计出了能消除极化电压的放大器,例如 A. C. MettingVanRijn 提出了一种反相积分负反馈型放大器,I. A. Dotsinsky 等人提出了 DAC 反馈型心电放大器,James J Mckee 等人提出了将心电信号进行低倍直流放大(或不放大),用高分辨率的模数转换器来补偿信号放大倍数的方法以及李刚教授提出的具有共模驱动的新型心电放大器等。通过研究这些放大器设计出了更适合多导联检测的新型心电检测电路。

一种新型的高性能生物电前置放大器如图 15 - 2 所示,主要包括 4 部分:并联型双运放前级放大器、阻容耦合网络、共模信号取样驱动电路、后级集成仪用放大器。

(2) 保护与报警系统

① 输入保护电路

心电信号检测电路是仪器与人体直接接触的部分,在设计时必须考虑安全性问题。为确保仪器使用时安全可靠,在放大电路前设计两个稳压二极管作为保护电路,以防外界过强的电压信号(如除颤时产生的高压信号,人体带有的静电)进入心电图机而毁坏仪器。

② 导联脱落监测电路

为精简电路设计,这里利用前置放大器来检测导联脱落信号。其工作原理是:除右腿以外的 9 个导联与人体接触良好时,前置放大器 LM324 的输出为正常值;而当导联脱落时,输出饱和,这一电平直接由 TMS320F2812 的 9 通道 I/O 输入,当检测到高电平时,指示导联脱落。如果右腿导联脱落,所有其他 9 个导联的运放输出均饱和。当检测到导联脱落,心电图机进行声音和指示灯报警。

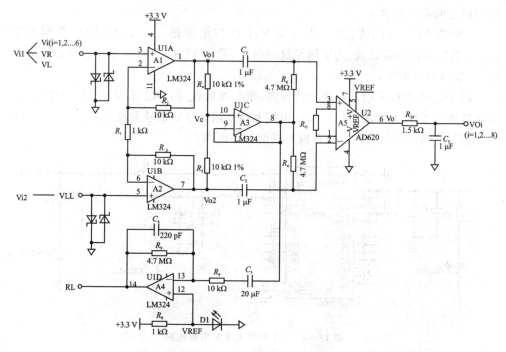

图 15-2　新型生物电放大电路

③ 打印机温度监测电路

热敏打印头在打印时,需要随外界环境温度的变化,来相应改变选通信号的有效时间。当环境温度较低时,有效时间相应延长一些;而当环境温度较高时,有效时间相应变短一些,以使热敏打印头内部的加热元件受热达到相同的温度,从而保证在不同环境温度下的打印效果保持不变。如果温度超过一定范围,系统应当报警,以保证打印头不受损坏。因此,在系统中有必要设计一个测温电路来完善打印功能。

热敏打印头的 THERMISTOR 引脚,在打印头内部与地相接了一个负温度系数的热敏电阻,实现温度传感器的功能。因此,为检测环境温度,在系统中设计了一个无稳态多谐振荡器电路,如图 15-3 所示。此电路能将热敏电阻的阻值变化转换成输出方波的频率变化,而输出接到 TMS320F2812 的捕获输入端 CAP4,通过在输出方波的一个周期内用定时计数的方式,即可获得输出方波的周期(或频率)。

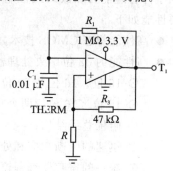

图 15-3　测温电路

④ 电源管理系统

12 导心电图机是面向医院临床的诊断设备,采用 220 V 交流电供电,采用专业的电源模块产生 +24 V 和 +5 V 的电源,+24 V 是热敏打印机的供电电源,+5 V

是后面电源芯片的输入。

TMS320F2812 的核心电压是 1.8 V,I/O 口电压是 3.3 V,FLASH 编程电压 3.3 V 的低功耗电源系统,为了满足这一需要,采用 TPS767D318 稳压芯片提供上述电压,如图 15-4 所示。

12 导心电图机采用低功耗设计方案,除前级运放 A1、A2 采用+5 V 供电以外,其余各芯片工作电压均为 3.3 V,仪用放大器采用 3.3 V 的轨到轨芯片 AD623,可在实现信号检测的同时,减少 A/D 输入端的保护电路。

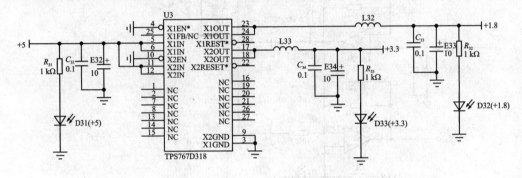

图 15-4　3.3 V 和 1.8 V 电源电路

(3) 基于 TMS320F2812 的数字电路设计

下面介绍基于 DSP 强大的数字外设和数字信号处理能力,设计了 12 导心电图机的各种功能和数字外围电路。

① 32 位定点 DSP——TMS320F2812

TMS320C28x 系列是 TI 公司推出的目前国际市场上最先进、功能最强大的 32 位定点 DSP。C28X 的代表 TMS320F2812,不仅具有数字信号处理能力,又具有强大的事件管理能力和嵌入式控制功能,图 15-5 为 TMS320F2812 的功能框图。其主要性能如下:

- 高性能静态 CMOS 技术,150 MHz 系统时钟。
- 高性能的 32 位中央处理器:
  - ⊙ 16 位×16 位和 32 位×32 位乘且累加操作;
  - ⊙ 16 位×16 位的两个乘且累加;
  - ⊙ 哈佛总线结构;
  - ⊙ 迅速的中断响应和处理;
  - ⊙ 统一的寄存器编程模式;
  - ⊙ 高达 4 兆字的线性程序地址和数据地址;
  - ⊙ 高效代码,可用 C/C++或汇编语言。
- 片内存储器,128K 的 Flash 存储器,片内 SARAM(H0,L0,L1,M0,M1 共 18K×16 位)。

•450•

- 1K×16 位 OPT 只读存储器，4K×16 位的 BOOT ROM。
- 128 位密钥。
- 外部存储器接口：可编程等待状态和读/写选通计数器、3 个独立的片选端。
- 时钟与系统控制：支持动态改变锁项环的频率、片内振荡器、看门狗定时器模块。
- 3 个外部中断。
- 3 个 32 位 CPU 定时器。
- 外部中断扩展 PIE 模块：可支持 96 个外部中断源。
- 两个事件管理器 EVA 和 EVB。
- 串口外围设备：SPI、SCIs、UATR、eCAN、McBSP 等。
- 12 位 ADC：2×8 通道的输入多路选择器、两个采样保持器、单路转换时间 60 ns、单个转换时间 200 ns。
- 最多有 56 个独立的可编程、多用途通用输入/输出 GPIO 引脚。
- JTAG 边界扫描支持，高级仿真特性：分析和设置断点、实时硬件调试。
- 低功耗模式和节能模式。

仪器的数字化系统充分利用了 2812 的片上外设，精简外围模拟电路，主要使用的功能如下：

◆ 系统时钟及锁项环 PLL 的管理：30 MHz 晶振，150 MHz 系统时钟；

◆ 8 通道 ADC 过采样心电信号；

◆ EVA（事件管理器 A）定时器启动 ADC；

◆ EVB 捕获功能 CAP4；

◆ 外部存储器的管理；

◆ 液晶的片选、读写控制；

◆ SPI 串口与打印机的串行数据通讯；

◆ GPIOA0-GPIOA3 打印机选通信号，GPIOB0－GPIOB3 步进电机驱动；

◆ GPIOA5-GPIOA13 监测导联脱落；

◆ 按键控制；

◆ 驱动蜂鸣器和发光管。

② 存储器接口

在采样之后，12 导联心电信号的合成、自适应滤波、打印等软件算法需要用到至少 48K 的存储空间，仪器采用 64K 的 ISSI 公司生产的 IS61LV6416L－8T 高速 CO-MOS 静态存储器，图 15－6 为 TMS320F2812 与 IS61LV6416L－8T 的接口，其主要特点：

* 高速访问时间：8 ns；

* COMS 低功耗操作：工作 65 mW，静态功耗 50 μW；

* TTL 兼容接口；

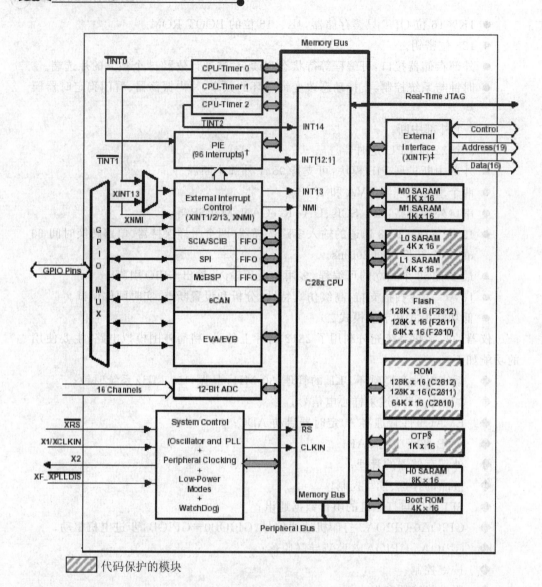

代码保护的模块

图 15 - 5　TMS320F2812 的功能框图

* 3.3 V 电源供电;

* 全静态操作模式,无需时钟和刷新;

* 三态输出;

* 高字节和低字节分别控制。

③ 液晶接口

液晶选用 SHARP 公司生产的 LM64P83L,控制器集成线路为 D - PECK 公司的 VGDM01 控制模块。

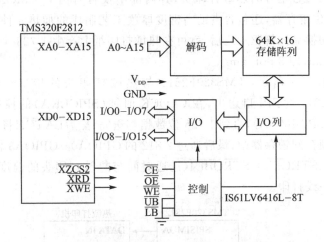

图 15 - 6　TMS320F2812 与 IS61LV6416L - 8T 的接口

根据控制模块 VGDM01 的要求,TMS320F2812 与 VGDM01 的接口如图 15 - 7 所示。TMS320F2812 在控制液晶液晶显示时,只需要 8 位数据即可,液晶的片选信号采用 TMS320F2812 的外部存储器 XINTF 区 0 的片选信号 $\overline{XZCS0AND1}$,RS 由 TMS320F2812 的地址线 A0 控制,$\overline{WR}$ 和 $\overline{RD}$ 信号,分别与 TMS320F2812 的 $\overline{XWE}$ 和 $\overline{XRD}$ 信号相连。

④ 打印机接口

该设计采用内置式打印机,它包括两个主要组成部分:步进电机和热敏打印头。

步进电机作为走纸机构的重要组成部件,它的工作正常与否,直接影响最终的打印结果。驱动步进电机旋转需要 4 个顺次的驱动脉冲,因此,通过 TMS320F2812 的 GPIOB0 - GPIOB3 发出四个顺序脉冲,作为步进电机驱动信号。由于步进电机所需的电流较大,一般需要几百毫安(mA)左右,且其工作电压也较高,I/O 口输出的脉冲无法直接驱动,因此,采用 ULN2003 构成步进电机的驱动电路。外围驱动器 ULN2003,内含 7 个驱动器,最大输出电流 500 mA,开关电压可达 50 V,完全达到了驱动电机的要求,其内部原理框图如图 15 - 8 所示。

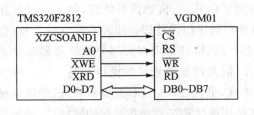

图 15 - 7　TMS320F2812 与 VGDM01 的接口

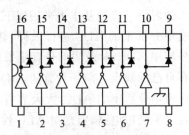

图 15 - 8　ULN2003 的管脚图及内部框图

⑤ 热敏打印头(W216 - QS)的控制

W216-QS 型号的热敏打印头,其内部不仅含有由 C-MOS 集成芯片构成的 1 728 位移位寄存器,还包含借助高密度厚膜工艺制成的加热元件,这些加热元件通过锁存和切换晶体管驱动之后,就可在热敏打印纸上产生 1 728 个点,对应的打印宽度为 216 mm,即 8 dot/mm。

如图 15-9 所示,TMS320F2812 与热敏打印头的接口。打印数据在通过 TMS320F2812 的 SPI 口送出,在 CLOCK 时钟(SPICLKA)的控制下从 DATA IN 按位送入(SPISIMOA),直到 1 728 位数据都送完;然后 $\overline{LATCH}$ 将 1 728 位移位寄存器的数据锁存到锁存器中;最后通过 2 812 的 GPIOA0-GPIOA3 依次给 $\overline{STROBE1}$、$\overline{STROBE2}$、$\overline{STROBE3}$、$\overline{STROBE4}$(选通时间与热敏打印头的温度有关)实现 1 728 点数据的一线打印。

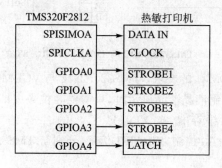

图 15-9　2812 与热敏打印头的接口

15.2.2　数字心电信号处理

随着数字技术的发展和数字信号处理的应用,"硬件的软件化"成为降低成本、减小体积、提高性能的最佳途径。12 高速导心电图机,就是依据这一思想,在精炼的硬件电路基础上,充分发挥 DSP-TME320F2812 的高速数字信号处理的优势,在软件算法上,实现了通过过采样提高信噪比和分辨率、自适应滤波消除工频干扰和基线漂移、12 导联信号的合成、自动调整基线、自动增益调节等功能。

(1)过采样技术

微弱信号检测基本上采用以下两种方法来实现:一种是先将信号放大滤波,再用低或中分辨率的 ADC 进行采样,转化为数字信号后,再做信号处理,另一种是使用高分辨率 ADC,对微弱信号直接采样,再进行数字信号处理。两种方法各有千秋,也都有自己的缺点。前一种方法,ADC 要求不高,特别是现在大部分微处理器都集成有低或中分辨率的 ADC,大大节省了开支,但是增加了繁琐的模拟电路。后一种方法省去了模拟电路,但是对 ADC 性能要求高,虽然 Σ-ΔADC 发展很快,已经可以做到 24 位分辨率,价格也相对低廉,但是它是用速度和芯片面积换取的高精度,导致采样率做不高,特别是用于多通道采样时,由于建立时间长,采样率还会显著降低,因此,它一般用于低频信号的单通道测量,满足大多数的应用场合。过采样技术可以绕过上述两种方法的缺点,利用两者的优点实现微弱信号的高精度测量。

过采样技术是提高测控系统分辨率的常用方法,已经被广泛应用于各个领域。例如,过采样成功抑制了多用户 CDMA 系统中相互正交用户码接收机(A Mutually Orthogonal Usercode - Receiver,AMOUR)的噪声,提高了光流估计(optical flow estimation,OFE)的精度,改善了正交频分复用(OFDM)信号的峰—均比等。该心电图机根据过采样技术的原理,分析和设计了符合心电信号处理的算法,从而降低了硬件的设计难度和要求。

(2) 12 导联心电信号的合成

仪器采用的是 8 通道心电信号检测电路,在软件设计中对这 8 个通道的心电信号做进一步地处理,即可完成 12 导联心电信号的合成。

通过心电信号检测电路检测出来的 8 通道模拟心电信号,经过 TMS320F2812 的 ADC 过采样处理,得到的心电信号分别记为 ADC0~ADC7,它们与右臂 V_R、左臂 V_L、左腿 V_F 及胸壁 $V_i(i=1\sim6)$ 各电位之间的关系可表示如下:

$$ADC0 = (V_1 - V_F);\ ADC1 = (V_2 - V_F);\ ADC2 = (V_3 - V_F);\ ADC3 = (V_4 - V_F)$$

$$ADC4 = (V_5 - V_F);\ ADC5 = (V_6 - V_F);\ ADC6 = (V_L - V_F);\ ADC7 = (V_R - V_F)$$

根据上述关系式,再结合国家标准的 12 导联心电信号的定义式,就可获得 12 导联心电信号的变形公式(用 ADC0~ADC7 来表示)。

① 标准肢体导联

导联 I = ADC7 − ADC6;　　导联 II = ADC7;　　导联 III = ADC6

② 加压单极肢体导联

$$aV_R = \frac{1}{2}ADC6 - ADC7;\quad aV_L = \frac{1}{2}ADC7 - ADC6;\quad aV_F = \frac{1}{2}(ADC6 + ADC7)$$

③ 常规的胸导联

$$V_1 = ADC0 - \frac{1}{3}(ADC6 + ADC7);\quad V_2 = ADC1 - \frac{1}{3}(ADC6 + ADC7);$$

$$V_3 = ADC2 - \frac{1}{3}(ADC6 + ADC7)$$

$$V_4 = ADC3 - \frac{1}{3}(ADC6 + ADC7);\quad V_5 = ADC4 - \frac{1}{3}(ADC6 + ADC7);$$

$$V_6 = ADC5 - \frac{1}{3}(ADC6 + ADC7)$$

(3) 自适应滤波——自适应相干模板法

生物医学信息检测系统中,窄带干扰是很重要的一类干扰,如生物信号采集系统中普遍存在的工频干扰和基线漂移。传统的设计中,通常的方法是先采用硬件电路滤波,再用数字滤波器进一步提高信噪比。随着数字信号处理技术的日趋成熟和硬件软件化的不断发展,数字滤波器的设计方法越来越灵活,有许多学者在此方面进行了对窄带干扰抑制的专题研究,取得了较好的效果,但多数方法计算或实现电路较为复杂,不易在普通微处理器上实现。对各种算法进行比较可知,自适应相干模板法具有算法简单、易于微处理器高速实时实现等特点。仪器在自适应相干模板法原理的基础上,采用了一种改进算法,通过对模板函数的修改,采用两级滤波,在保留自适应相干模板法优点的同时,解决了高低端阻带特性不能兼顾的矛盾。

(4) 自动调整基线漂移

在心电信号的采集、放大、监测过程中,又来自外界的各种干扰噪声:人体呼吸运动、电极接触阻抗变化以及放大器的温漂等因素,都会导致心电基线漂移。而且在进行自动增益调节之前,必须先调整基线偏移,使经过调整后的心电信号最小值变为0,因此,去除工频干扰的心电信号 $S(n)$ 必须再进行基线偏移调整,才能保证实现自动增益调节。

由于心电信号经过采集电路基线在 1.5 V(ADC 采样值为 0800H)的位置上叠加漂移,因此,合成的 12 导联心电信号中,对于每导联心电信号来说,整个导联信号叠加在一个较大的基线偏移上。

由于每导联心电信号中存在较大的基线偏移,使得叠加在基线偏移上的心电信号不能直接判断大小,心电信号的值可能处于 0000H~FFFFH 之间任一位置上。但若将基线偏移进行调整,使得心电信号的最小值为 0,那么调整后的心电信号的值就直接代表了心电信号的大小,从而就能获得整个导联心电信号的变化范围,然后就可确定应选取多大的增益值来保证心电图的分辨率。因此,在进行自动增益调节之前,必须先调整基线偏移,使 12 导联心电信号的基线位置尽可能为最低值 0。

调整基线偏移的算法,就是先找出 $S(n)$ $(n=0,1,2\cdots,2048)$ 信号的最小值 $\min\{S(n)\}$,再将每一个 $S(n)$ 值都减去此最小值,从而获得调整后的心电信号 $S'(n)$ $(n=0,1,2\cdots,2048)$,用公式表示为:

$$S'(n) = S(n) - \min\{S(n)\} = X(n) - \{M(n) + M'(n)\} - \min\{X(n) - (M(n) + M'(n))\}, n = 0,1,2\ldots,2047$$

显然 $S'(n) \geqslant 0$。

(5) 自动增益调节

心电信号的变化范围为 0.5~4 mV,而不同的人心电信号强弱也不相同,所以,为使医生查看心电图、诊断病情更方便,心电图机应具有自动调节增益的功能。

① 硬件电路放大倍数的确定

为了保证小信号得到有效的放大、充分利用 ADC 的输入范围、有效利用软件增益的冗余、保证输入信号有更大的动态范围和更高的抗干扰能力,在系统增益设计时,结合过采样技术和自动增益调整,设计系统最优的硬件增益。

由于心电信号的变化范围一般为 0.5~4 mV,所以,国家标准规定心电图机应具有 3 个固定增益:20 mm/mV、10 mm/mV 和 5 mm/mV。其中,20 mm/mV 是最大增益(即心电图的最高分辨率),这等效于心电信号的放大倍数为最大,因此,必须结合该增益值和内置式打印机的性能来确定系统硬件电路的放大倍数。

由于 2812 的 ADC 为 12 位（$D_{11} \sim D_0$），而模拟输入范围为 $0 \sim +3$ V，整个系统的放大倍数按照小信号得到最大放大来定义：$\dfrac{3 \text{ V}}{0.5 \text{ mV}} = 6\,000$；通过过采样技术提高了 ADC 的分辨率达到 16 位，相当于过采样技术的提供了 $2^4 = 16$ 倍增益；为了满足大信号需要，自动增益调整设置为 2.5 mm/mV、5 mm/mV、10 mm/mV 和 20 mm/mV 4 档，相当于 8 倍的增益变化，所以根据以上分析，硬件的放大倍数为：$6000 \div 16 \div 8 = 46.875$ 倍，这里取 45 倍。

"硬件的软件化"思想在这里充分的体现，通过软件增益冗余的设计，可以大大降低硬件增益，这就使得输入信号的动态范围和抗干扰能力大大增强。

② 自动增益调节的原理

在国家标准中要求心电图机有增益调节，在常规的心电图机中，一般都是由操作者根据心电信号的大小，手动调节心电图机的增益。该 12 导心电图机是实现高度智能化的数字心电图机，自动增益调节是该心电图机的一个基本而又重要的功能。在数字化的心电图机中，所谓的自动增益调节实际上就是根据心电信号的大小，自动地在每个心电数据中截取一定位置和长度的数据。在进行自动增益调节之前，先调整基线偏移，使 12 导联心电信号的基线位置尽可能为最低值 0。

根据内置式打印机的性能，打印的心电信号只能用 8 位来表示，因此，经过自适应滤波和自动基线调整后的 16 位心电信号 $S'(n)$ 还要进行截位操作。

16 位的心电数据（$D_{15} \sim D_0$）中，任何一个 8 位（$D_{n+7} \sim D_n$）数据的值都次 8 位（$D_{n+6} \sim D_{n-1}$）数据值的二倍，打印时 8 位的心电数据都打印在热敏打印纸上同样宽度范围的区间内，这就相当于在打印时将低 8 位值放大了二倍。换句话说，对应于低 8 位所选择的增益值是对应于高 8 位所选增益值的二倍。

由硬件电路放大倍数的确定过程可知，心电数据最低 8 位（$D_8 \sim D_1$ 位）所对应的增益为 20mm/mV，即从 D_8 开始截取的 8 位数据（$D_8 \sim D_1$）表示心电信号选择增益为 20mm/mV。因此，若截取的 8 位数据为 $D_9 \sim D_2$，则该心电信号所选增益为 10mm/mV；若截取的 8 位数据为 $D_{10} \sim D_3$，则此心电信号所选增益为 5mm/mV，若截取的 8 位数据为 $D_{11} \sim D_4$，则此心电信号所选增益为 2.5 mm/mV。

由上述讨论可知，增益与截取位置是一一对应的，不同的截取位置就代表不同的增益。因此，对 16 位的心电信号自动截取 8 位数据，实质上就是自动增益调节的过程。

③ 自动增益调节的实现算法

经过基线偏移调整处理之后，心电信号的值 $D_{11} \sim D_8$ 位（$D_{15} \sim D_{12}$ 位都为 0）直接代表了心电信号的大小。通过对各导联心电信号的大小进行判断，就能获得 12 导联心电信号的变化范围，确定最高有效位，从而可确定应选取的增益值，这也就是自动增益调节算法所要进行的工作。因此，对一个导联心电信号进行自动增益调节，就需自动判断心电信号的最高有效位，而所要截取的 8 位数据是从最高有效位（范围为 $D_{11} \sim D_8$ 位）开始向下截取 8 位。

这里采用一种新的算法来实现自动增益调节,具体实现过程如下(以一个导联心电信号为例):

首先对内部 RAM 某个单元赋初值 00H,然后将某导联的第一个心电数据读出,并与 RAM 单元进行逻辑或操作,再将结果送回 RAM 单元。按此处理方法将该导联的心电数据依次读出与 RAM 单元进行逻辑或运算,并修改 RAM 单元内容,直到所有数据都处理完毕。

根据最终存放在 RAM 单元内的数据值 M,就可确定心电信号的截取位置。若 M 中各位数据值为 1 的最高位对应于第 n 位,则整个导联心电信号中至少有一个心电数据的第 n 位出现过 1,这说明第 n 位是最高有效位,即对该导联心电信号要从第 n 位开始向下截取 8 位数据。

15.2.3　基于 TMS320F2812 的嵌入式软件

根据 12 导心电图机的功能,系统软件设计的宗旨:力求实时、快速实现心电信号的处理、显示和打印,实现软件设计的"层次化、模块化"。因此,系统软件设计采用模块化结构,主要包括:处理模块、存储模块、显示模块、打印模块和报警模块,其中,各模块内又包含实现各种功能的子模块。系统软件模块化结构如图 15-10 所示。

该 12 导心电图机,导联连接到位后,开机即可实现心电图的测量、12 导联液晶显示和实时数据存储,如果在监护过程中,需要打印心电图,可以按下打印键,即可实现 12 导联心电打印,供诊断需要。在数字信号处理的模板建立阶段,不进行显示和打印,当模板建立之后进行实时的液晶显示,并且在按下打印键之后,连续打印 5.12 s 的心电信号。主程序及中断服务程序流程如图 15-11 所示。

15.3　动态脑电地形图仪

脑电放大器的工作原理与心电放大器基本相同,但由于脑电信号的幅值范围为 $10\sim100\ \mu V$,比标准心电信号要小 $1\sim2$ 个数量级,因此它要求的放大增益要高得多(约 100 dB)。由于信号太微弱,同样大小的共模电压对脑电检测将会造成更为严重的影响,因此要求脑电放大器有更高的共模抑制比(约为 10 000:1)。本机的噪声应在 $3\ \mu V$ 以下。

为了防止极可能出现的基线漂移,对电极也有更严格的要求,应采用银-氯化银制的极化电极,以提高极化电压的稳定性。由于脑电电极比心电电极要小得多,因此它具有较高的信号源阻抗,这就要求放大器有更高的输入阻抗(大于 10 MΩ)。除此之外,结合脑电图临床检查的特点,对整机还提出了一些特殊的要求。由于脑电信号一般由若干个头部电极从统一的部位引出,引出的电极线就有若干根,因此常规脑电图机经常采用中间接线盒,又称输入盒。电极引出线直接与输入盒相连,通过输入盒引出线再将脑电信号送到脑电图机中去。由于导联数较多,而且为了观察脑电场分

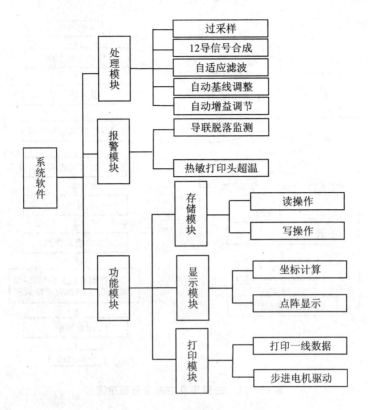

图 15－10　系统软件模块化结构构成

布的对称情况和瞬时变化,一般要求进行同步记录,因此必须有多通道的放大器和记录器同时工作,常见的一般有 8 导、16 导、32 导等。

脑电图机还应设有电极—皮肤接触电阻测量装置,以估测接触电阻,提示采取改进措施来保证良好的接触。一般接触电阻应小于 20 kΩ,如果超过此值,则必须清洁皮肤,处理电极和采用更好的电极膏。为保证人身安全和测量的准确,测量电源应采用交流恒流源。

动态脑电图(Ambulatory EEG, AEEG)自 1973 年问世以来,在癫痫的诊断,癫痫药物治疗效果评价,睡眠障碍等领域已得到了广泛应用。因动态脑电可以进行24 h全部脑电活动记录、分析,可避免陌生环境对受检者产生的不良影响,以准确检测受检者的睡眠障碍、睡眠构成与夜间发作情况以及研究药物治疗与环境对此的影响。

动态脑电地形图仪通常分为两个部分:脑电检测与记录盒(简称动态脑电记录盒)部份和回放与分析部份。

动态脑电地形图仪的脑电检测与记录盒部份与常规脑电图机有较大不同的还在于要求仪器的功耗低、数据存储量大。下面主要介绍动态脑电地形图仪的关键部份:脑电检测与记录盒的原理与设计。

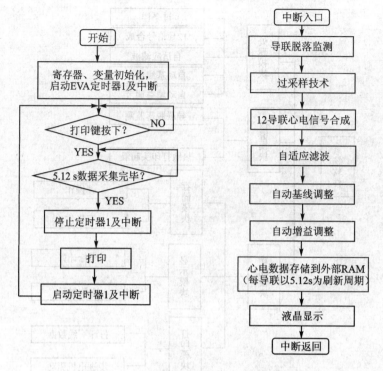

图 15 – 11　主程序及中断服务程序流程

15.3.1　动态脑电图记录盒

动态脑电图记录盒结构如图 15 – 12 所示。包括 C8051F020 控制系统、18 通道的前置放大电路、模拟开关电路、LCD 显示、键盘和 CF 卡存储部分等。

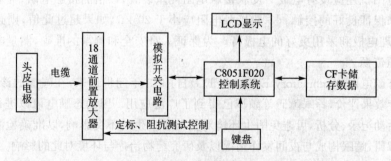

图 15 – 12　一种动态脑电图记录盒的系统结构框图

从头皮电极获得脑电信号，经电缆到前置放大器逐级放大并进行模拟滤波，去掉一部分高频分量。信号经过模拟开关电路，每次可以选择 8 个通道信号进入 C8051f1D20 进行 A/D 转换。在进入 C8051F020 之后，单片机内部 12 位的 A/D 转换器以 200 sps 的采样率对 18 通道信号进行采样，然后再对这 18 路信号进行带通滤波,再次抽取就得到了实际所需要的信号。同时选择一个通道的信号送 LCD 显示,以便及时了解系统的工作状况。所采集到的数据以文件的形式存储到 CF 卡中。系统采用的是 C8051f1D20 系统内部的 12 位 转换器,选择 256M 的 CF 卡就可以存储 24 h 的 AEEG 信号。系统中的键盘可以用来控制 LCD 中显示的菜单来设置系统参数,控制系统工作状态等。如选择定标阻抗测试,在系统工作正常后选择 CF 卡存储数据。

15.3.2 脑电前置放大器

脑电信号检测应视为微弱信号检测的一种,脑电信号的输入信噪比可达 $1:10^5$,而脑电信号的幅值属于微伏级。因此,只有抑制噪声,才能检测出信号。脑电图机是伴随着现代电子技术的发展而不断完善的,但其基本测量原理没变:通过专用的电极提取脑电信号,经过差分放大电路进行前置放大、必要的信号处理以及后级放大。在这样的多级放大电路中,前置级放大电路设计的优劣直接关系着整个脑电数据采集系统的精度,必须充分重视。

图 15－13 是动态脑电图记录盒中用到的新型高性能的脑电前置级电路,这个电路采用了 2 个仪表放大器 INA118 共同构成脑电前置放大电路,实际上就是 2 个同相并联结构的前置放大电路的级联,由于隔直电容与 R_{g1} 串联,前置从理论上计算整个电路的共模抑制比为:

$$CMRR = CMRR_1 \times CMRR_2 = \frac{A_{1d}}{A_{1c}} \times \frac{A_{2d}}{A_{2c}}$$

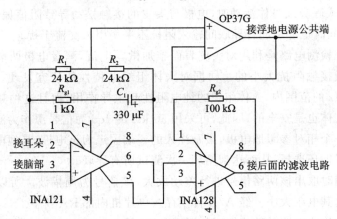

图 15－13　高性能脑电前置级电路

而整个电路的放大倍数为:

$$A_d = A_{1d} \times A_{2d} = \left(1 + \frac{50}{R_{g1}}\right) \times \left(1 + \frac{50}{R_{g2}}\right)$$

式中 CMRR 为电路总的共模抑制比;$CMRR_1$ 为第一级电路的共模抑制比;CM-

RR_2为第二级电路的共模抑制比;A_{1d}、A_{1c}、A_{2d}和A_{2c}分别为第一级电路和第二级电路的差模增益和共模增益。

由图 15-14 所示电阻参数可以计算出电路的放大倍数为 25 000 倍,理论上其共模抑制比可达到 200 dB。由于脑电信号源的高阻抗,干扰极易通过脑电极进入两输入端,由于两输入端阻抗总是不平衡的,共模干扰转化为差模干扰,把输入端的接地端浮置并跟踪共模电压,即相当于器件的偏置电压都跟踪共模输入电压,这样,共模电压不能随着信号一起被放大,从而放大器输出端产生的共模误差电压便被大大削弱,这就相当于提高了放大器的共模抑制能力。第二级电路放大增益可设置到10 000,但实际应用中如果放大增益设置过高,可能影响信号的线性度,一般将增益设定为几百倍。

为了消除极化电压,电路巧妙地把隔直电容与可调增益电阻串联,从而避免了在输入端接入阻容元件而降低放大器的输入阻抗。因为脑电信号的下限频率为 0.5 Hz,根据 $f = \dfrac{1}{2\pi RC}$,$R = 1\ \text{k}\Omega$ 时,$C = 330\ \mu\text{F}$。

15.3.3　接触阻抗检测电路

脑电信号是通过安放在记录部位的脑电极送到脑电图机的输入部分,经放大器放大后形成脑电图的。为了得到更真实准确的极弱脑电信号,对其使用电极与头皮接触阻抗的要求是极其严格的。电极与头皮接触的好坏,影响着电极电阻的大小。电极——皮肤电阻越小,引入交流干扰越小,得到波形质量越高、越稳定,一般应小于10 kΩ。当病人呼吸或身体活动时,电极与头皮的接触松动导致阻值偏高,此时会导致伪差波形,同时也易引起各导联间输入阻抗不平衡引入交流干扰。

接触阻抗检测电路是利用对头皮表面施加微弱电流,测量电极两端电压从而判断头皮与电极接触阻抗大小的。根据对人体组织电特性的研究发现,在频率为 10 kHz 到 1 MHz 的范围内,人体组织的纯电阻性起主导作用,而且这种频率的信号作为激励时对人体也是安全的,因此,可采用 50 kΩ 的 Iqq 为信号源作为激励。脑电测试电极中有一个相对参考地电极,激励注入的一端固定为该电极,其他电极通过模拟开关电路进行循环选择,从而达到循环一次测试所有导联。

激励的同时取出该两路信号进行差动放大,该信号为调幅波。所以必须经过检波电路来测出其电压大小。经 A/D 转换存入单片机内部 RAM 中。

接触阻抗检测电路的整体框图如图 15-14 所示。

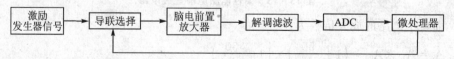

图 15-14　接触阻抗检测电路的整体框图

15.3.4 大容量存储 CF 卡的接口

动态脑电图记录盒中 12 位的 A/D 转换器以 200 sps 的采样率对 18 通道信号进行采样,存储 24h 的 AEEG 信号需要 466 560 000 B≈467 MB 的容量。实际 AEEG 信号采用 100 sps 的采样率已经足够使用,这样对容量的要求可以降低至 234 MB,因而该系统可以选用 256 MB 的存储器件。

CF(Compact Flash Card)卡是一种大容量、非易失性的静态半导体存储器件。CF 卡尺寸较小(36.4 mm ×42.8 mm ×3.3mm),容量大(8MB～32GB)、访问速度快(写入速度大于 1MB/钟)、价格低(同容量的 FLASH)、电流较小、可靠性高、耐冲击及震动,所以选择 CF 卡作为动态脑电图记录盒的存储介质十分合适。CF 与单片机的接口简单,8 位数据线、3 位地址线、读写控制、使能端、复位端共 15 根线即可控制 CF 卡。而这些控制线符合 Intel 系列单片机的端口要求,所以硬件上实现较容易。单片机与 CF 卡的接口如图 15－15 所示。

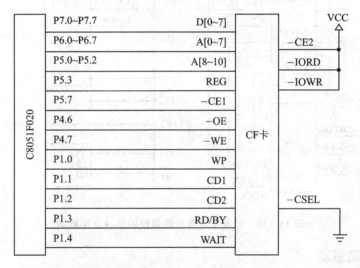

图 15－15 单片机与 CF 卡的接口

15.4 肌电诱发电位测量仪

肌电图是反映肌肉—神经系统的生物电活动的波形图。从肌细胞外用针状电极导出肌肉运动单位的动作电位,并送入肌电图机加以记录,便可获得肌电图。其振幅为 20～50 μV,频率范围为 20～5 000 Hz。肌电诱发电位仪是记录神经肌肉生物电活动,藉以判定神经肌肉所处功能状态,并结合神经传导速度的测定,对患者的神经肌肉施行辅助诊断的仪器。

本节介绍的仪器采用了基于 USB2.0(通用串行总线)的通讯方式,将高频采样的肌电信号通过 USB 口送入 PC 机。然后,显示肌肉电位变化波形,经病理波自动识别系统,自动挑出病理波,为诊断提供依据。该仪器可随身携带,带电热插拔,可与任何支持 USB2.0 的 PC 机联机使用。

15.4.1　硬件设计

该仪器硬件是指数据采集卡,按原理可分为 3 部分:第一部分是电流刺激部分,主要用以产生恒定的刺激电流,通过针电极对人体神经干进行刺激,使其兴奋产生动作电位。第二部分是数据采集与转换部分,负责采集神经动作电位,并将其滤波放大后,经高速 A/D 转换成数字信号。第三部分为数据通信部分,将采集到的数字信号通过 USB 口高速传送给 PC 机,同时接收和执行 PC 机对下位机的命令操作。肌电诱发电位测量仪的系统原理框见图 15 - 16。

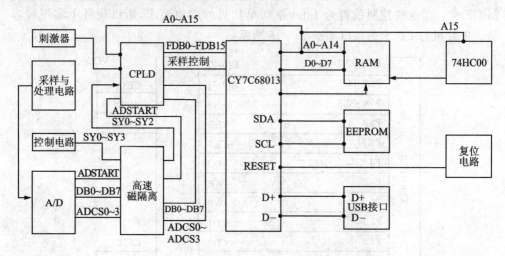

图 15 - 16　肌电诱发电位测量仪的系统原理框图

1. 电刺激器

恒流刺激器不仅可以发出不同序列的刺激,而且可调节其强度、时限和频率,并具有自动保护作用,防止刺激电流过大对人身产生伤害,并使其频率控制在 50 Hz 以下,保证人体安全.如图 15 - 17 所示。采用 MSP430 单片机作为主控芯片,通过串口接收由采集器发送来的命令,以设置刺激电流的脉宽、频率,同时向采集器发送同步信号,通知采集器开始采集,保证信号同步采集。设计中充分利用了 MSP430 强大的 PWM 功能,通过改变 PWM 的脉宽以及频率,进而实现对刺激电流的控制,当 PWM 脉宽增加,其有效值也随之增加,则通过场效应管栅极的电流增加,导致场效应管的导通率上升,通过的电流增加,从而实现对电流大小的控制。为了使电流刺激不对人体产生伤害,采用 555 定时器对刺激电流的脉冲宽度进行硬件保护,限制在 100 μs 以下,对于刺激频率,利用 74HC123 组成硬件看门狗,控制器必须在固定的时间内对看门狗进行复位操作,否则电流输出将被锁定,电流刺激器不再有效,无任何电流输出,同时也实现对刺激频率的控制。

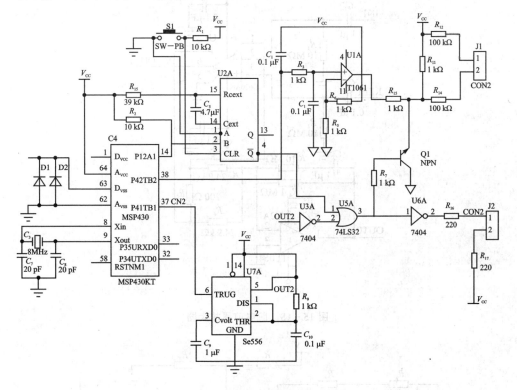

图 15 – 17　恒流刺激器的电路原理

2. 模拟信号处理

该部分包括模拟放大电路、滤波电路、电平移动电路。

对肌电放大器通常有如下要求:

(1) 放大器的电压增益要高,并有较宽的调节范围,在肌电信号中不仅有运动单位的动作电位而且还有神经电位。动作电位的幅度在几十微伏到几毫伏范围内,约有 60 dB 的变化。神经电位比较微弱,可达 1 μV 以下,因此放大器的增益必须与这种情况相适应,放大器的电压增益为 120 dB。

(2) 放大器的通频带较宽,肌电信号的频谱很丰富,低限频率到 2 Hz,高限频率可达 10 kHz。

(3) 放大机的输入阻抗要高,并呈现双端输入,要引出肌纤维的动作电位只能用针形电极插入肌肉组织内,电极与肌纤维的接触面积仅有 0.07 mm² 左右,接触电阻很高,有时大于 1MΩ,这就要放大器有更高的输入阻抗。

(4) 放大器的噪声要低,漂移要小。

肌电前置放大器如图 15 – 18 所示。滤波与主放大、电平平移电路如图 15 – 19 所示。

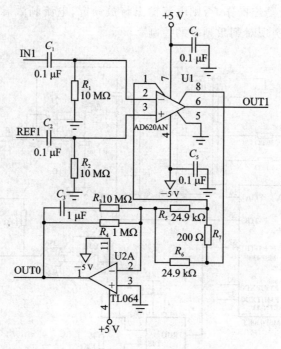

图 15-18　肌电前置放大器

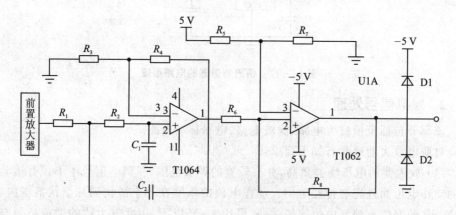

图 15-19　滤波与主放大、电平平移电路

由于肌电信号十分微弱,在模拟信号的放大电路之后的 A/D 转换器采用 Texas Instruments 公司的 16 位高速 A/D 转换器 ADS8323,采样频率为 500 ksps,转换精度为 $1/2^{16}$,可以达到精度要求。为了可以同时检测几条不同神经的工作状态,系统使用了 4 片 ADS8323,用 CPLD 控制 ADS8323。数据通讯在该设计中采用 CY-PRESS 公司的 USB 专用控制器 CY7C68013 与 CPLD 配合与 PC 机通信。这样,充分利用 CY7C68013 芯片的强大的通信功能,减少了系统软件开销,提高了对肌电信号的实时监测水平。

3. 模数转换及数据通信

高速数据采集卡将生理电模拟信号转换为计算机能识别、处理的数字信号。该仪器实现了 4 个通道无延迟同步采样，每个通道之间不存在时间上的差异，克服了一般数据采集器由于多通道循环采样而导致通道数据的时间延迟。高速数据采集器通过 USB 与计算机相连，采用巨量传输方式实现数据传输，保证了采集到的数据能够高速、无丢失地传输给计算机以分析处理。

15.4.2 软件设计

系统软件分为采集卡和 PC 机两部分。

1. 采集卡软件设计

采集卡软件采用汇编语言编写，包括 USB 初始化模块、A/D 控制模块、数据上传模块、监控程序模块，完成数据的采集以及高速上传，程序流程图如图 15-20。

上电复位后，单片机和固件将先后执行初始化程序。固件要完成一组数域默认值的设定、中断允许及标志的定义等。内部逻辑会检查连接到 I2C 总线上的 EEPROM 中的第一个字节（0xc0 或 0xc2），如果是 0xc0 就会使用 EEPROM 中的 VID/PID/DID 来代替内部存储值；如果是 0xc2 内部逻辑就会把 EEPROM 中的内容装入到内部 RAM 中，如果没有检查到 EEP-ROM，FX2 就会使用内部存储的描述符来枚举。

A/D 转换部分主要完成 A/D 的启动控制，CPLD 接收主控芯片或外围控制电路的启动信号，同时对启动信号进行判断，确定其有效性及其通道数。当启动信号有效时，首先设置 ClS0～3 选择相应的通道，将 START 线置低，以启动 A/D，延时后将 START 置高完成一次 A/D 启动。当 adstart＝0 时，本次 A/D 转换为首次，由 CPLD 向 CY7C68013 的 FIFO 中添加数据 0fff0，同时令 adstart＝1，表示电流刺激从此数据开始。当 adstart＝1 时，可以读取 A/D 转换结果。当 convst＝0 且没有电流刺激时停止 A/D 转换，令 PKEND＝1，adstart＝0，结束本次测量。当一次有效的 A/D 转换开始时，CPLD 会启动计时器，延时 4 μs，延时时间到则转换结束，控制 BYTE 线的状态，正确读取转换结果。然后切换通道，读取下一路 A/D 转换结果，重复以上操作。

EZ-USB FX2 提供了一种独持架构，使 USB 接口和应用环境直接共享 FIFO，而微控制器可不参与数据传输但允许以 FIFO 或 RAM 的方式访问这些共享 FIFO，

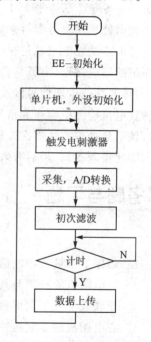

图 15-20 采集卡程序流程图

系统充分利用了这一特点。CY7C68013 对其内部的 FIFO 进行判断,上位机每隔 1 ms 向下位机发送一个"PING"令牌,查询当前 FIFO 状态,当有一个 FIFO 为满时,启动数据上传程序,将采集来的数据打包,通过 USB 口高速上传给主机。当 PK-END＝1 时,不管 FIFO 是否为满,都要将 FIFO 中的数据打包上传给 PC 机,同时完成对内部 FIFO 状态的控制,实现数据高速上传。

2. PC 机软件设计

PC 机软件只有两部分,USB2.0 驱动程序模块和应用及数据处理模块,用以完成与下位机的通讯和操作界面的控制,语言采用微软的 Visual C++。

USB 系统驱动程序采用两层结构,高级的 USB 设备驱动程序和低级的 USB 函数层。其中,函数层由两部分组成:通用串行总线驱动程序模块(USBD)和主控制器驱动程序模块(HCD),统一由 Windows98 提供,负责管理 USB 设备驱动程序和 USB 控制器之间进行通信,加载及卸载 USB 驱动程序,与 USB 设备通用端点(endpoint)建立通信来执行设备配置,及数据与 USB 协议框架和打包格式的双向转换任务。

数据处理模块负责对采集到的信号进行数据处理、波形的显示以及其他功能的实现。由于诱发电位总是在刺激后固定的时间内出现,每次刺激产生的诱发电位总是固定的反应波形,也就是诱发电位信号对于刺激信号具有锁时关系,然而环境的干扰、人体的其他生理信号以及电路自身的噪声信号相对于刺激信号来说是随机的,针对诱发电位检测中噪声和信号各自的特点,因而采用最为行之有效的"信号叠加平均法",该信号处理方法多次采样叠加,随机噪声相互抵消,而有效信号保持不变,从而使信噪比得到提高,最后有效信号被提取出来。

思考题与习题

15-1　临床上常见生物电信号的特点、种类及其应用?

15-2　心电图机的种类与其特点,在系统与电路设计上有何特殊要求?

15-3　导联线上可采用那些措施以减少电磁干扰?

15-4　心电图机的导联线外皮颜色是怎样规定的?

15-5　心电图机有哪些类型?

15-6　心电图机有哪些主要部件组成,各起什么作用?

15-7　心电图机的技术指标主要有哪些?

15-8　心电图机的前置放大器有什么特点?

15-9　心电图机的导联选择电路是起什么作用的,有哪些部件组成?

15-10　心电图机的技术指标主要有哪些?

15-11　什么是心电向量和心电向量图?

第 **16** 章

医学图像仪器

┌─────────────────┐
　本章学习要点
└ ─ ─ ─ ─ ─ ─ ─ ─ ┘

1. 图像仪器在临床上的作用；
2. B 型超声仪器的工作原理、成像模式、系统结构、关键电路以及发展趋势；
3. X 射线成像与 CT 的工作原理、成像模式、系统结构、关键电路以及发展趋势；
4. 核磁共振成像系统的工作原理、成像模式、系统结构、关键电路以及发展趋势。

16.1　引　言

　　现代医学的发展使得临床医生对病人的诊断和治疗更多地依赖于对医学影像的检查，而计算机技术及医学影像设备制造技术的快速发展，又使得医生借以进行有效诊断的图像数据源日益丰富，常用的图像数据模态如 CT（Computed Tomography）、MRI（Magnetic Resonance Imaging）、PET（Positron Emission Tomography）、SPECT（Single Photon Emission Tomography）、DSA（Digital Subtraction Angiography）、X 光片（Digitized X Rays）以及 CR（Computed Radiography）等，这些图像数据源的种类和成像质量大大提高了对病人进行诊断的正确性和治疗的效率。

　　B 型超声、X－CT、放射性同位素扫描以及核磁共振成像，是现代医学的四大影像技术，在一个现代化的医院起着关键的作用，而且这些成像技术和设备仍然在日新月异地发展。在这大影像技术中，本章选择 B 型超声、X－CT 以及核磁共振成像等设备进行介绍。

16.2　B 型超声成像仪器

　　利用超声波的物理特性进行诊断和治疗的一门影像学科，称为超声医学。其临床应用范围广泛，目前已成为现代临床医学中不可缺少的诊断方法。

　　研究和应用超声的物理特性，以某种方式扫查人体，诊断疾病的科学称为超声诊断学。超声诊断学主要是研究人体对超声的反作用规律，以了解人体内部情况，在现代医学影像学中与 CT、X 线、核医学、磁共振并驾齐驱,互为补充。它以强度低、频率高、对人体无损伤、无痛苦、显示方法多样而著称,尤其对人体软组织的探测和心血管脏器的血流动力学观察有其独到之处。

B 型超声成像仪器,简称 B 型超声,或通常更为简洁的简称:B 超,是利用超声在组织中的传播特性而通过计算机进行成像的仪器,相比于 CT、X 线、核医学、磁共振等成像设备,具有成本低、操作简便、可以连续监测等突出优点,是应用最为普遍的成像仪器。

16.2.1 扫描原理

目前常用的 B 超系统的扫描方式可分为线阵扫描、凸阵式扇形扫描和相控扇形扫描 3 种。

1. 线阵式线性扫描

线阵式线性扫查时,探头中的阵元是依次进行工作的,也就是说,每次发射超声或接收回波时,由电子多路开关控制,只有相邻的一部分阵元参加工作,这一部分阵元称之为子阵。一个子阵究竟包含多少阵元,这是在 B 超仪的系统设计所选定的。这种依次控制阵元工作的电子多路开关安装在线阵探头内,进行超声收、发的子阵,其声束是垂直于子阵中间的一条直线(不考虑束宽时)。当子阵中的阵元从左至右依次移动一个阵元,则超声束将扫查出一个矩形平面,由此即可得到一个矩形的超声图像,所以称这种扫查方法为线性扫查。这种 B 超仪的原理框图如图 16 - 1 所示。图中,多路开关阵列包括发射电路或发射信号的多路开关和接收前级电路或接收信号的多路开关。现在线阵探头的最大阵元数已达到 512 个。

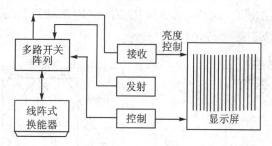

图 16 - 1 线阵扫描方式 B 超原理简图

线阵扫描方式有顺序扫描方法、间隔扫描方法和收发交叉扫描方法。以 64 阵元的换能器为例,顺序扫描方法在 64 阵元的换能器中,把阵元 1~8 作为第一个子阵,2~9 为第二个子阵,3~10 为第三个子阵……最后一个子阵为 57~64 阵元。在整个超声扫查周期中,先由第一个子阵完成收、发超声波;接着由第二个子阵完成收发超声波;如此继续下去,使每个子阵依次轮流收发,直至第五十七个子阵完成收发后,即完成了一个超声扫查周期。扫查声场方向被称为超声扫描线,每条超声扫描线都是垂直于换能器平面的平行线,具有确定的几何位置,相邻两超声扫描线间的距离等于相邻阵元间的中心距。

间隔扫查方法:首先是第 1 个子阵 1～7 进行收发,随后第 2 个子阵 1～8 进行收发,接下去是第 3 个子阵 2～8,第 4 个子阵 2～9……直至第 113 个子阵 57～63,第 114 个子阵 57～64。第 1 个子阵工作时,波束位于第 4 个阵元的中心。第 2 个子阵工作时,波束位于第 4 与第 5 阵元中间。第 3 个子阵工作时,波束位于第 5 个阵元的中心,依比类推的工作。在这种间隔扫查中,扫查线间距为 d/2,64 个阵元可得 114 条扫查线,比顺序扫查方式增加一倍。

收发交叉扫描方法:这种方式的发射子阵为 8 个阵元,而接收子阵为 7 个阵元。同一组的 8 个阵元连续发射两次。先用前面 7 个阵元接收第 1 次回声信号,再用后起 7 个阵元接收第 2 次回声信号。对于 8 个阵元的子阵,其发射声场的波峰中心处于第 4 与第 5 阵元中间,而两次接收时的子阵方向,分别指向第 4 和第 5 阵元的中心位置。扫查线在第 4 阵元中心向第 5 阵元移动,从最终的接收效果看,收发交叉扫描也可使扫描线加倍。

2. 凸阵式扇形扫查

凸阵式探头的前部为圆弧形,许多阵元沿该圆弧面排列,阵元的前部是圆弧形的匹配层,匹配层外面装有二维弧形的声透镜,探头厚度方向的圆弧形声透镜是为了获得厚度方向的声聚焦。凸阵式换能器的圆弧半径将决定于使用场合,常用的有 R76 mm、R40 mm,R20 mm 等。换能器所具有的阵元数通常为 64、80、128、256 等。也有高达 512 阵元的。

使用凸阵换能器作超声扫查时,其视野比线阵式线性扫描及机械(或相控阵)扇扫都大。图 16 - 2 给出了 R40 mm(a)和 R76 mm(b)两种探头的发射声束与线阵探头及机械扇扫探头发射声束的比较图。

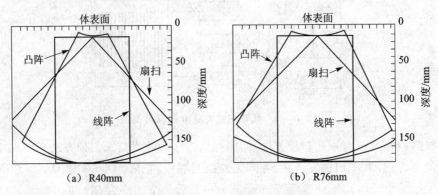

图 16 - 2　两种规格换能器的 3 种扫描方式的视野对比

凸阵式换能器作超声扫查时,可以采用与线阵式线性扫描相似的几种扫查方法。但由于各阵元排列成弧形,所以子阵中各阵元同时激励时,发射声束的波阵面为凸弧形,它是一种发散的声束。为使发射的声束收敛及聚焦,子阵中各阵元不能同时激励,并应使发射声束的波阵面为凹弧形,这就是电子聚焦应解决的问题。

3. 相控阵扇形扫查

相控阵扇扫所使用的换能器是小尺寸的线性阵列式换能器,其阵列长度一般为 2 cm 左右,阵元数从 32～256 不等,有的已达 512 个阵元,相邻阵元的中心距在 0.1 mm～0.6 mm 之间。

超声相控阵扫描原理可以用图 16 - 3 来说明。如果在各阵元上同时加上激励脉冲而产生超声波发射,则换能器的作用与单个振子构成的换能器一样,它们所发射的超声波形成合成波束,合成波束的方向垂直于换能器的表面,如图 16 - 3(a)所示。如果激励脉冲在到达各个阵元之前,依次延迟一个固定的很小的时间间隔 τ,则各阵元上所产生的声脉冲也获得相应的延迟。此时,整个换能器所发射的超声波的合成波束方向与法线之间就有一偏向角 θ,如图 16 - 3(b)所示。随着发射延迟时间(值的改变,偏向角 θ 也将随着改变。如果使首端与末端(即左右两边)的激励脉冲互易,则合成波束的方向移至法线的另一侧。

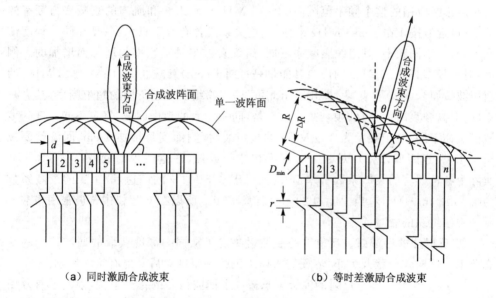

（a）同时激励合成波束　　　　　　（b）等时差激励合成波束

图 16 - 3　相控阵扫描原理

如果对各阵元的激励脉冲实行延迟时间控制,就可使发射的超声波束方向,在一定角度范围内发生变化。这种用控制激励脉冲延迟时间的方法,获得和操纵超声波波束方向变化的扫查方式称为相控阵扫描。相控阵扫描时,探头内部的振子是在不(需要)摆动角度的情况下,通过电子控制延时,而获得一定角度(扇扫角度)的超声束扫描,所以相控阵扫描又称电子相控阵扇扫扫描。

激励脉冲的延迟时间 τ 与波束偏离法线方向的角度 θ 之间的关系可由图 16 - 3

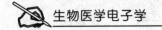

求出，即：

$$\tau = \frac{d}{c}\sin\theta \qquad\qquad (16-1)$$

式中，c：等于 1 540 m/s，是超声在人体软组织中传播速度的平均值；d：相邻阵元的中心间距；θ：合成波束的偏向角。

在相控阵超声诊断仪中，通过切换各阵元的发射激励脉冲的延迟时间 τ，可使发射的超声束在 $\pm\theta_{max}$ 范围内作扇形扫查。通常可按等 $\triangle\theta$ 方式作顺序扫查，但也可设计某种 τ 的变化函数，使声束按所需的"跳跃"式扫查，这在机械扇扫中是无法实现的。

16.2.2　超声回波信号的处理方法

1. 回波信号的影响因素

由超声探头发射声束，在人体组织的不同器官的界面上产生反射返回的回波信号。回波信号的大小取决于 3 个因素：组织衰减、反射体的后散射和多重反射。

① 组织衰减。组织衰减限定了能检测到多深的回波信号，即决定了探测深度。在超声诊断应用的整个频率范围内（1～15 MHz），软组织和肌肉的衰减率与频率的关系，可近似按 1 dB/cm·MHz 来估算．这关系式含有两重意思：一是在同一深度情况下，对于不同频率，其组织衰减率不同，组织衰减率是随频率的增加而增加的。例如：对于频率为 3.5 MHz 的声束其能量是每厘米（cm）衰减 3.5 dB；对于 10 MHz 的超声波每厘米（cm）要衰减 10 dB。由此可见，生物组织对于不同的超声频率，其衰减不同，对高频衰减大，对低频衰减小。二是，同一频率的超声回波，来自不同深度其声波能量亦不同；对于频率为 3.5 MHz 的超声波，探测深度每增加 1 cm，回波就要减小7 dB（往返距离计算）；对 20 cm 深度物体的成像，往返回程的衰减高达 140 dB。实际上各种器官的衰减系数有差别，例如对于 3.5 MHz 的声速，肝组织的衰减系数为0.7 dB/cm·MHz，当深度为 20 cm，衰减 98 dB．所以在 B 超仪中普遍采用增益控制来补偿组织的衰减。

② 反射体的后散射。反射体的后散射决定了从同一深度获取的回波信号的动态范围。反射体形状及大小，界面与入射声束的倾斜度对后散射有很大影响。

③ 多重反射。多重反射的混合影响造成了回波信号的背景干扰，限制了有效回波信号同其他途径来的干扰回波的分离。

2. 超声回波信号的基本处理

B 型超声诊断仪从探头到显示器间的信号处理过程，基本上有 3 个阶段：前处理、扫描变换和后处理。

(1) 前处理

前处理包括对回波电信号的放大、衰减补偿、信号压缩和检波等部分。

① 前置放大。前置放大处于整个电路的最前端，将从换能器声束转换的微弱电

信号进行放大。为提高信噪比,前置放大器必须是低噪声的;并要求有大于 100 dB 的动态放大范围。

② 放大与增益控制。回波信号的动态范围为 100～110 dB,放大器的输出范围为 40 dB,两者相差 60～70 dB,这就要求放大器的可变增益有 60～70 dB 的范围。放大与增益控制有两种方案来实现,一是先进行衰减补偿,后进行信号动态范围压缩;另一种是先压缩回波信号动态范围,然后进行衰减补偿和扩展。放大与增益控制中的放大器是一种对数放大器。增益控制的基本功能是跟踪预期深度距离上的回波信号,提供一个随时间变化的控制电压,来改变放大器的增益。这种增益控制补偿有许多名称,如 TGC(Time Gain Compensation,时间增益补偿)、DGC(Deep Gain Compensation,深度增益补偿)、TVG(Time Variable Gain,可变时间增益)、STG(Strength Time Gain,强度时间增益)等。它的衰减补偿方法是对放大斜率进行控制,超声图像的分辨力与放大器的级数和放大倍数关系不大。

③ 检波。回波信号是双极性的,将其中有用的诊断信息通过一种单向通过的电路检测出来,这就是检波。检波方法有包络检波和斜率检波。在包络检波的同时,对回波脉冲前沿(斜率)微分,并将这微分信号按一定百分比加到原始回波信号的前沿,便得到混有短微分的回波脉冲视频信号,从而起到边界增强的效果,使组织边界的轮廓线加强显示。

(2) 扫描变换

扫描变换有两种,即:模拟扫描变换(Analog Scan Converter,ASC)和数字扫描变换(Digital Scan Converter,DSC),其目的是将声波信号转换为数字信号,便于后处理,模拟扫描变换是将扫描超声信号和位置信号转换为可显示信号。数字扫描变换的核心是一个可变的数字存储矩阵,它将接收的数字图像信号按一定矩阵(如 512×512)存放和显示。

(3) 后处理

在超声信号数字化后要进行后处理。后处理功能很多,如像素亮度后处理(包括 γ 校正,非线性亮度视觉校正)、灰阶变换、图象平滑、复合视频、显示方式、图像反转,等等。

16.2.3　系统构成

B 型超声系统可分为两大部分,即控制系统部分和成像系统部分。

控制器系统部分是整个系统控制中心,它接受操作者的控制命令。成像系统又由扫描器子系统和扫描转换器子系统两部分组成,在扫描器子系统,分配器单元及前端处理器单元能根据需要选择相应的探头,对探头发送激励电压,并且接受相应的回波信号;延时电路是扫描器的心脏部分,它分成粗延时和细延时两部分,提供发射和接收时聚焦和相控所需要的延时;图像检测电路和多普勒检测电路包括二维 M 方式下成像所需要的所有滤波和检测电路,以及对多普勒信号和血流信号进行检测处理,产生的超声回波合成信号供给扫描转换器子系统进行进一步处理。TGC 电路产生对应于 TGC 前控制面板上设定的电压并为延时电路提供时钟信号。

扫描转换器子系统由以下部分组成：(1)扫描器 I/O 接口电路；(2)多普勒处理器单元；(3)彩色血流处理器电路，对从扫描器 I/O 电路接收到的数字化血流信号进行检测，然后把血流信号和二维信号叠加在一起；(4)M 方式、生理频谱电路，把 M 方式生理信号、多普勒等数字信号，根据需要进行处理后，送入视频 I/O 接口板；(5)坐标变换电路；利用特定的算法将声数据的报坐标信号变换成光输出的直角坐标信号；(6)图像存储器单元，用于存储图像信号，供给视频输入输出电路；(7)图像处理单元，(8)视频输入/输出电路，将各种图像、字符、信号合成输出到彩色监视器供操作者观察，同时向视频打印机和录像机提供视频信号。

图 16-4 所示为 B 型超声成像仪器(以下简称为 B 超)的系统构成框图。

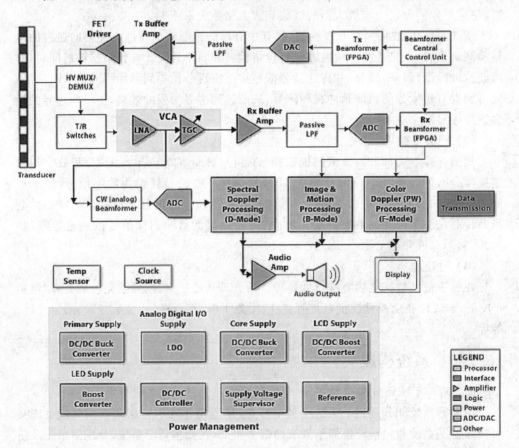

图 16-4　B 超的系统构成框图

波束形成中央控制单元(Beamformer Central Control Unit)控制由 FPGA(Field Programmable Gate Array)构成的发射波束，形成数字信号发生器(TX Beamformer)，后者输出的数字信号经过 DAC(Digital to Analog Converter，数模转换器)得到模拟信号，再经过无源低通滤波器(Passive LPF)、发射缓冲放大器(Tx Buffer Amp)、FET 驱动器(FET Driver)和高压多路器(HV MUX)驱动传感器(Transducer)上的晶片。

而经过人体反射后的超声信号由传感器接收，由多路开关(DEMUX)分时选择一枚晶片的信号进入压控增益放大器(VCA)，从 VCA 出来的一路信号进入表面波波束成形器处理之后，得到信号再进入 ADC 转换得到数字信号，有频谱多普勒处理器(Spectral Doppler Processing)进行处理得到 D 型超声信息，并通过音频放大器(Audio Amp)驱动扬声器或在屏幕上显示。

从 VCA 出来的另一路信号进入接收缓冲放大器(Rx Buffer Amp)后，经过无源低通滤波器(Passive LPF)进入 ADC 转换得到数字信号，这个数字信号与由波束形成中央控制单元提供的同步信号一起进入接收波束形成器(Rx Beamformer)(也是由 FPGA 实现)形成接收波束(数字信号)，该信号可以分别经过图像与运动处理器(Image & Motion Processing)和彩色多普勒处理器(Color Doppler Processing)处理后分别得到 B 超和彩超(F 超)信息送往屏幕显示。

框图中的其余备份是仪器的辅助电路，限于篇幅有限就不做介绍。

16.2.4 B 型超声成像的分辨率

空间采样分辨力是 B 超仪中数字扫描变换器(DSC)的一项指标。图 16-5 给出了一个凸阵探头的扫查空间示意图。组成一幅 B 超图像的扫查线数目通常为 128条、192 条、256 条等。扫查线越多图像的横向(侧向)采样分辨力越高。

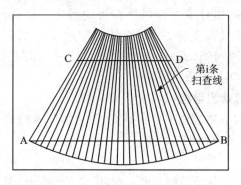

图 16-5 凸阵探头的扫查空间示意图

对于凸阵或相控阵探头，超声扫查线呈辐射状分布。通常 2 条扫查线之间的夹角是一个常数，所以图 16-5 中 A、B 两点之间的距离 W 被 N 条扫查线分隔为 $N-1$ 个不相等的线段。但作为采样分辨力的近似估算，我们可用如下公式来计算横向采样分辨力 $D_{横采}$：

$$D_{横采} = 2W/(N-1) \qquad (16-2)$$

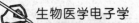

例如:AB 之间若有 255 mm 距离,用 256 条扫查线时,相邻两线间(对应 2 个采样点)的距离为 1 mm,则横向的空间采样分辨力为 2 mm;若用 128 扫查线时,其横向的空间采样分辨力降为 4 mm。当 C、D 之间的距离为 128 mm 时,同样系统的横向空间采样分辨力分别提高为 1 mm 和 2 mm。因此我们看出,扫查线越多,横向的空间采样分辨力越优。但扫查线越多,完成一帧扫查的时间越长,对运动脏器成像时会使时间分辨力变差。采用多声束形成技术可以改善这一性能。

对于扫查角度大于 90°的时候,横向空间采样分辨力将进一步降低。

纵向的空间采样分辨力取决于对每一条扫查线(即视频回波信号)的采样率。在 DSC 中,这个采样率与显示器的显示行数相关。如前所述,若图像有 500 显示行,则一条扫查线的采样点也是 500 点左右。因此,纵向的空间分辨力的极限值与纵向的极限显示分辨力相当。

当对图像做实时放大时,通常会提高采样频率,因此纵向的空间采样分辨力会提高。除个别机器外,一般 B 超仪在放大时候不会增加扫查线密度,所以横向的空间采样分辨力不会提高。

前面所讨论的显示器的极限分辨力决定着系统的极限纵向分辨力,而实际系统的纵向分辨力主要是由成像系统带宽来决定。对于低档的 B 超,仪器实际的纵向分辨力明显低于上述的极限纵向分辨力。

决定成像系统的带宽的因素很多,它包含了探头中的换能器,前置放大器,电子聚焦系统,主放大器,对数压缩电路及检波电路等。在众多因素中,特别提出以下 3 点,而其他部分对系统带宽的影响相对较小。

(1) 换能器的带宽

通常都用换能器的相对带宽来衡量探头的带宽性能。例如对于中心频率为 3.6 MHz 的探头,其相对带宽为 50%,则其工作频带为 2.7～ 4.5 MHz(带宽为 1.8 MHz)。相对带宽大于 50% 时,带宽更大。对于中心频率较高的探头,在同样的相对带宽的条件下,其工作频带也更宽。

(2) 放大器的动态滤波电路

此动态滤波电路可有效抑制干扰和噪声,但使接收电路的总的带宽受到严重的压缩。因此,对此电路的应用也应慎重。

(3) 检波电路

B 型超声成像是对反射信号的幅度成像,因此必须对脉冲回波信号(可看作振幅受调制了的射频信号)做检波处理,由此得到的视频信号才能送去 DSC(Digital Signal Converter,数字扫描变换器)作进一步处理。检波电路中必定有滤波器,它使视频回波信号频带压缩。

如果要分辨相距 1 mm 的 2 个靶点,在回波信号中的这个强回声点相间 1.3 μs 左右。为了能区分这 2 个点,检波后的视频回波信号必须表现出 2 个"峰"信号,中间有低回声的"谷",并且在 DSC 中应该把"峰"、"谷"都采样到。从此我们可以计算出:

DSC 中的采样频率应不低于 1.54 MHz,探头带宽及动态滤波电路带宽均应高于 1.54 MHz。

16.2.5 B 型超声成像仪器中的关键电路

在前面的讨论中,大家应该注意到:系统的带宽限制了 B 超的纵向分辨率。虽然系统的每个环节都可影响整个系统的带宽,但提高各个环节的带宽难易有别。影响系统带宽的电路也就是仪器中的关键电路。

由于现代仪器中,数字信号处理所占的比重也越来越大,下面介绍的 B 型超声成像仪器中的关键电路中,多数也是数字电路或与数字电路有关。

1. 数字波束形成器(DBF)的前向通道

在图 16-4 中的发送(Tx)通道,Tx 波束形成器首先决定设置期望发送焦点的延迟模式,然后用驱动传感器的高电压发送放大器放大波束形成器的输出。在接收(Rx)端,有一个收发(T/R)开关,它通常是一个隔离高电压 Tx 脉冲的二极管整流桥,它们后接一个 LNA 和一个或多个 VGA。

放大之后,就完成了模拟波束形成(ABF)或数字波束形成(DBF)。除了连续波(CW)多普勒处理,其信号动态范围太大以至于不能用成像通道处理,当前的系统中大部分都是 DBF。最后,处理 Rx 波束以显示灰度图像、二维彩色图像和(或)彩色多普勒输出。

超声系统的目的第一是给出人体内部器官的精确图像,第二是通过多普勒信号处理确定体内的血流运动状况。下面分析超声系统在实现这些目的时,在信号衰减、功耗以及动态范围等方面的技术挑战以及前端 IC 的选择考虑因素。

超声系统有 3 种主要的获取模式:B 模式(灰度成像,二维)、F 模式(Colorflow 成像或多普勒成像,血流检测)和 D 模式(光谱多普勒)。

医用超声波的工作频率范围为 1~40 MHz,外部成像通常使用 1~15 MHz 频率范围,而静脉仪使用的频率高达 40 MHz。对于给定渗透距离,组织衰减会衰减信号频率。信号经历约为 1 dB/cm/MHz 的衰减,即对于一个 10 MHz 的信号和 5 cm 的渗透深度,往返信号会衰减 $5 \times 2 \times 10 = 100$ dB。

这对大动态范围的接收信号提出了一个严峻的挑战:一个问题是接收电路必须同时具有很低的噪声和大信号处理能力,另一个重要问题是要求快速过载恢复能力。即使 T/R 开关也应该防止接收机接收大脉冲,这些脉冲中仍有小部分从开关泄漏而足以使接收机过载。低劣的过载恢复将使接收机处于"盲"状态直到它恢复,这会对离皮肤表面距离近的图像产生直接影响。

在 ABF 和 DBF 超声系统中,首先为各通道延时或存储沿波束从特定焦点反射的接收脉冲,然后按时间排列,并且对其相干性求和——这就提供了空间处理增益,因为通道间噪声不相关,而信号是相关的;这样产生 $10 \log(N)$ 的理论处理增益,其中

N 为通道数。图像可以按照两种方法形成：一种方法是利用模拟延迟线延迟的模拟序列值，对它们求和并且在求和之后转换成数字值（ABF，模拟波束形成器）；另一种方法是通过对尽可能接近传感器阵列单元的模拟值进行数字化采样，把它们存入存储器（FIFO），然后对它们数字化求和（DBF）。

图 16-6 给出一个 DBF 系统的基本框图，在 ABF 系统中用可变延时线代替 ADC 和 FIFO。这两种系统都要求极好的通道间匹配。应当注意的是这两种系统的实现都需要 VGA，同时 ABF 系统只需要一个高分辨率并且相当低速的 ADC（在求和之后对信号进行变频），但 DBF 系统需要许多高速、高分辨率的 ADC，因为它要对射频（RF）带通信号进行采样。

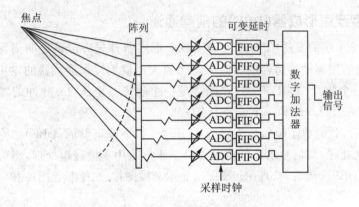

图 16-6 DBF 系统基本框图

(1) 动态范围

LNA 的基底噪声决定可以接收多弱的信号。但是同时 LNA 也必须能够处理非常大的信号，尤其是连续波（CW）多普勒信号处理过程中。因此，要求 LNA 具有最大的动态范围是极其重要的（一般来讲，由于噪声和信号失真限制，在 LNA 之前进行任何滤波都是不可能的）。

CW 多普勒信号具有超声系统中所有信号最大的动态范围。在 CW 信号处理期间，一半传感器阵列连续发送正弦波，而另一半传感器阵列接收该信号。Tx 信号很可能泄漏到 Rx 端。因为多普勒信号非常弱，所以在解调之前不容易对大的泄漏信号进行滤波，因此，处理 CW 信号的任何 IC 都需要具有非常大的动态范围。

根据当前的技术发展水平，不能处理来自 DBF 系统中主要的 B 模式和 F 模式通道的 CW 多普勒信号。由于这个原因，为了处理 CW 多普勒信号需要一个 ABF。当然，DBF 超声系统中的"圣杯"（Holy Grail）可以通过 DBF 链路以现实的成本和功耗处理所有模式。

(2) 功耗

因为超声系统需要许多通道，所以所有 IC 低功耗是至关重要的。为了最终实现把所有超声模式都集成到一个波束形成器，人们总是追求增大前端的动态范围；满足使超声系统减小体积和便携式的相应需求导致与功耗需求的矛盾。数字电路的功耗通常随着电源电压降低而减小，但对于模拟信号或混合信号电路而言则未必。减小模拟电路的"电压余量"会减小动态范围，所以对于一个期望动态范围，电源电压能够达到多低是有限度的。

2. 基于 FPGA 的接收波束形成器(Rx Beamformer)

合成孔径聚焦技术(SAKF)是数字成像处理中用于大幅度提高图像空间分辨率的一种有效的手段，其基本原理是将每一发射脉冲时的换能器天线位置视为阵列换能器的单元阵子位置，将这些位置上不同时存在的单元振子组合起来，在每一个位置上发射超声脉冲，然后接收地面目标的回波并存贮，最终将所有的回波加权累加。成像效果将等同于空间尺寸的真实孔径。因此合成孔径技术大大提高了 B 超图像的分辨率。这里在介绍了 B 超合成接收孔径的成像原理的基础上，给出了波束合成设计及硬件实现方法。

超声成像系统的轴向分辨率由超声波束的宽度和超声频率所决定，频率越高，波长越短，其时间分辨率越高；超声波束越窄，其图像的横向分辨率就越高。超声波束的宽度 b 与声波波长 λ、焦距 F 以及探头尺寸 D 之间的关系为：

$$b = 1.03\lambda F/D \tag{16-3}$$

从(16-3)可看出，频率越高、探头的孔径越大，图像的分辨率就越高。合成孔径聚集技术就是用信号处理的方法使小尺寸的孔径换能器具有大孔径阵的指向特性的功能，实现高分辨率。

合成孔径分为合成孔径聚焦技术(SAFT, Synthetic Aperture Focusing Technique)、合成发射孔径(STA, Synthetic Transmit Aperture)、合成接收孔径(SRA, Synthetic Receive Aperture)和编码多阵元合成发射孔径(EMESTA)等其他技术。

合成孔径聚焦技术(SAFT)是经典的合成孔径方法。原理同 SAR 成像方法相同，单阵元发射单阵元接收。其优点是图像的侧向分辨率可得到很大的提高，其发射与接收电路很简单。但是需要将 $N \times N$ 次接收的回波信号存储起来：图像重建的算法复杂，实时性较差；系统成像帧率不高，由于组织的运动，会形成伪像，降低图像质量；同时单阵元发射与接收限制了回波信号的 SNR，噪声很大。在金属探伤等实时性要求不高的场合可采用这种成像方式。

合成发射孔径(STA)聚焦是 SAKF 的一种改进，为单阵元发射多阵元接收，在接收过程中动态聚焦而不影响系统帧率。每次接收的回波信号经过存储，通过对其适当的延时可实现发射的聚焦。这种成像方式的优点是可以在发射与接收过程中做到动态聚焦，此种方法需要存储 N 个射频回波信号，而且与 SAFT 相同，对于运动组织很敏感，伪像较多。这种成像方式在血管内超声成像(IVUS)得到了应用。

合成接收孔径是利用全孔径发射，子孔径接收的成像方式，这种方法可以利用较少的接收通道实现较大的接收孔径，提高图像的分辨率，这里采取的即此种成像方法。

（1）B超合成接收孔径成像原理

假设系统发射孔径为 N，即 N 个阵元发射超声波脉冲，实际接收的孔径为 M，称之为接收子孔径。通过发射 N/M 次脉冲，每次接收利用不同的接收阵元，相同的接收通道将每次子孔径接收的回波信号相干叠加，最后得到一个孔径为 N 的回波信号。这样就利用一个较小的接收孔径实现了一个较大的孔径的接收。成像原理见图 $16-7$，其中设定 $M=4$。孔径的合成通过下式实现：

$$A(t) = \sum_{i=1}^{N} \sum_{j=1}^{M} W_{i\times M+j} S_{i\times M+j}(t - \Delta t_{i\times M+j})$$

其中，$A(t)$ 波束合成得到的射频信号，$W_{i\times M+j}$ 是回波信号的权系数，$S_{i\times M+j}$ 是阵元的回波信号，$\triangle t_{i\times M+j}$ 为相应接收阵元的聚焦延时，包括接收聚焦延时与动态聚焦延时。对各个通道进行加权又称作幅度变迹，其作用是以抑制旁瓣，得到方向性较好的主瓣，以提高图像的侧向分辨率。研究表明，采用海明加权，抑制旁瓣的效果最佳。但是使图像的侧向分辨率下降；采用等值加权会达到最好的侧向分辨率，但是旁瓣的影响很大。

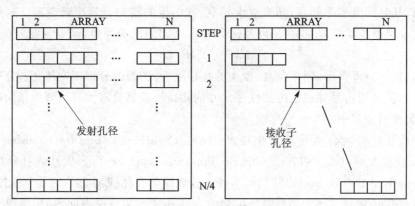

图 16-7　合成接收孔径原理图

合成接收孔径实现了利用较少的接收通道实现较大的接收孔径，可以提高图像的侧向分辨率，使资源比较紧张的系统的性能得到了提高。但是，利用合成孔径成像的缺点也很明显的，对于运动组织合成孔径成像会带来组织的伪像；同时系统的帧率由于发射次数的增加而减少，由原来的 F 减少到 F/M。

在高帧率与系统高分辨率之间需要做一个折衷，一般在观察小器官或慢动组织成像时，系统的帧率在扫描深度不高的情况下可以达到很高，所以可以牺牲系统的帧率以提高图像的分辨率。

（2）合成接收孔径的设计与实现

如上所述，合成接收孔径是在脉冲回波成像的基础上进行的，所以在其系统的设计与实现时，可将孔径的合成放置在波束合成部分。

综合考虑帧率与图像分辨率之间的关系，将 N/M 设置为 2，采用发射和接收孔径为 32,即发射为 32 通道。接收通道为 16;为了进一步降低成本,将对称的通道相加。从而接收通道的数目从 16 降至 8;即获得一条扫描线时发射和接收各重复两次,在两次接收的过程中,只 16 个阵元在工作,并需要存储接收到的同波数据并累次相加,最后得到一条扫描线的数据。

波束合成器的设计如图 16-8 所示,波束合成器按照模块划分为:二选一开关,AD 采样,控制 FPGA,求和 FPGA,读取参数以及存储 RAM。

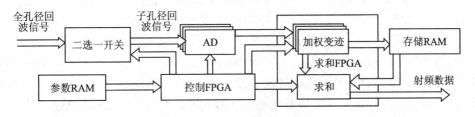

图 16-8 合成接收孔径的实现框图

① 二选一开关

超声波脉冲在被测人体内反射的回波信号,通过探头阵元转换成回波电信号:回波信号属于微伏级的小信号,超声波的衰减随深度的增加而增加,需要对其进行时间增益补偿(TGC)。

回波信号经过 TGC 放大后,进入二选一开关,实现接收子孔径的选择,即第一次接收。选择中间对称的 16 通道,第二次接收选择两边对称的 16 通道,开关的控制参数由控制 FPGA 产生。由于子孔径是对称的,可以对称相加,进一步降低系统的实现成本。

② AD 采样与控制 FPGA

数字波束合成器的功能是完成回波信号的接收延时、动态聚焦以及动态变迹。在此之前必须对回波信号进行 AD 采样。采样后的数据进入波数合成器。

动态聚焦的完成需要对不同通道的回波信号进行不同的时延,延时的实现主要有三种方法:非均匀采样法、线性插值法以及正交解调法。在这里采用非均匀采样法,由控制 FPGA 读取参数 RAM 中的动态延时参数,产生具有不同延时的采样时钟,控制 AD 的采样,实现动态聚焦。同时控制 FPGA 需要读取参数 RAM 中的动态加权参数,将其送入求和 FPGA 完成动态变迹。

③ 求和 FPGA

求和 FPGA 完成子孔径的波束合成以及合成孔径。第一次接收的回波数据在动态加权求和后被写入存储器。在第二次接收时,子孔径数据求和后送入合成孔径模块。与此同时,第一次接收的子孔径数据并行读出送入合成孔径模块;两次的数据叠加后得到一条扫描的波束合成数据。

上万门的现场可编程逻辑器件(FPGA)为全数字化的波束合成器提供了可能。利用 FPGA 可以实现对各个通道的延时、加权以及相干叠加。FPGA 内部同时内嵌了 RAM,可以存储与读取数据。这里采用了 ALTER 公司的 ACEX 系列的 FPGA。实现了合成孔径波束合成器的设计。在整个波束合成板上,采用了两片 FPGA、一片控制 FPGA、一片合成 FPGA;8 个采样时钟为 25 Msps 的 8 位 ADC;3 片 128 K×8 bit 的 SDRAM,其中两片用于存储波束合成数据,另外一片用于存储接收参数。

3. 动态滤波电路

发射声束形成模块产生的高压电脉冲经探头转换成超声脉冲,它在人体组织中传播时会产生反射和衰减,反射波经探头转换成电信号(通常称之为回波信号)。对采集到的回波信号进行声束形成。由动态滤波、动态 TGC 补偿、多焦点累加、边缘增强、对数压缩、行相关和帧相关等一系列的图像处理技术后,暂存到图像存储器。由于 TV 显示器是以直角坐标的格式进行显示,而对于凸阵探头的图像采集是以极坐标的格式进行采集,这样需要通过直角坐标系到极坐标系的坐标变换及二位查补后,输出到 TV 监视器显示。其中,动态滤波器这个环节是为了解决人体组织对不同频率超声能量的衰减不同而提出的。动态滤波器设计的好坏,直接关系到 B 超系统远场和近场成像的分辨率,是整个 B 超系统的一个关键组成部分。

大量的研究和实验表明,超声衰减不仅与被探测介质的深度有关,且随着超声波频率的升高,介质对超声能量的衰减系数增大。因此,当所发射超声波具有较宽的频带时,则所接收回波中的频率成分必然与距离有关。在近场,回波频率成分主要集中在频带的高端,随着探测深度的增加,回波频率成分逐渐向频带的低端偏移。这是因为随着深度的增加,高频成分的衰减要比低频成分的衰减大,当探测深度较大时,高频成分甚至不能到达介质的深部便已全部被吸收了。因此,在近场有价值的是高频成分,低频成分为近场强回声,过强的低频分量的占有会严重影响近场的分辨力,应该考虑滤除;而在远场有价值的是低频成分,高频成分已经衰减殆尽,噪声已经成为高频的主要成分,应该滤除。

综上所述,为了获得全探测深度内最佳分辨力的回声图像,希望所接收回声仅选择在体表部分具有良好分辨力的高频分量,以及容易达到体内深部的低频分量,动态滤波器就是用来自动选择以上具有诊断价值的频率分量,并滤除体表部分以低频为主的强回声信号和深部以高频为主的干扰的一个频率选择器。

超声显像中,人体软组织对超声的衰减与频率大致呈线性关系:

$$\log_2 \frac{E(df)}{E(f)} = k \times (d - d_0) \times (f - f_0) \tag{16-4}$$

其中:$E(df)$ 为进入 d 深度的超声能量;$E(f)$ 为体表超声能量;k 为深度加权值;d 为人体深度,取值范围 $d_0 - d_e$;f 为超声频率,取值范围(带宽),$f_0 - f_e$;d_0, d_e, f_0, f_e 为常数。

以型号为 3.5 MHz R50～128 的探头为例,这是一个 128 阵元的线阵探头,中心频率 3.5 MHz,带宽 3.02 MHz。经过 matlab 的仿真,可得出回波幅频特性随深度变化曲线和回波中心频率随深度变化曲线。从回波幅频特性随深度变化曲线可以看出,回波频带随着深度的增加向左侧偏移。由回波中心频率随深度变化曲线可以看出,回波中心频率随深度的增加大致呈线性递减的关系。

为了获得全探测深度内最佳分辨力的回声图像,希望所接受回声仅选择在体表部分具有良好分辨力的高频分量,以及容易达到体内深部的低频分量,要设计的动态滤波器是一个随着时间(即深度)的增加,容许频带逐渐向下移动的带通滤波器。在滤波器的选择上考虑到 FIR 型滤波器具有线性相位的特点,因此采用有限脉冲响应(FIR)型线性相位滤波器。

(1) 滤波器系数的生成

这里介绍的动态滤波器,实际上是容许频带逐渐向下移动的一组(64 个)带通滤波器。这组滤波器的采样频率为 16 MHz,滤波器阶数为 32。其他基本技术参数如下:

$$F_P = 2.4 - \frac{1.2 \times i}{64}$$

$$F_S = 5.0 - \frac{1.2 \times i}{64}$$

$$F_{P0} = 2.0 - \frac{1.2 \times i}{64}$$

$$F_{S0} = 5.4 - \frac{1.2 \times i}{64}$$

其中:F_P—下限通带频率;F_{P0}—下限截至频率;F_S—上限通带频率;F_{S0}—上限截至频率。i 一取值范围 1~64,随着深度的增加 i 增加,即 1 代表体表处,64 代表体内最深处。

在 Matlab 中,通过给定的滤波器阶数和带宽,可以利用 gremez 这个函数生成滤波器的系数。利用 FPGA 芯片强大的 RAM 存储功能,在初始化阶段将滤波器系数存储到 FPGA 芯片的 RAM 中。在系统运行阶段,通过精确的时序控制从 RAM 中得到滤波器的系数,并输入到 FIR 型动态滤波器的硬件实现部分。

(2) 动态滤波器硬件实现

采用 Altera 公司 Cyclone 系列的 EP1C6Q240 型 FPGA 芯片实现 FIR 型动态滤波器。

EP1C6Q240 型 FPGA 芯片具有强大的硬件逻辑功能,总逻辑单元达 5 980 个,I/O 引脚 181 个,92 160 位的内部存储单元,20 个(128×36 bits)RAM 单元,2 个锁相环。利用这些强大的功能,可以很容易地构建 FIR 型动态滤波器,其硬件实现结构图如图 16-9 所示。

图 16-9 中各个图标的含义为:⊞—加法器,◇—乘法器,⊟—延时一个时钟。

在图 16-9 所示的动态滤波器硬件结构图中,In[14..0]是输入信号,C0[7..0]—C15[7..0]是滤波器参数,Out[26..0]是输出信号。其中滤波器参数 C0[7..0]—C15[7..0]是动态变化的,通过上位机将这些系数写入 FPGA。在 FPGA 的实现上,利用了一个双口 RAM 暂存从上位机上输入的滤波器系数。双口 RAM 的配置如

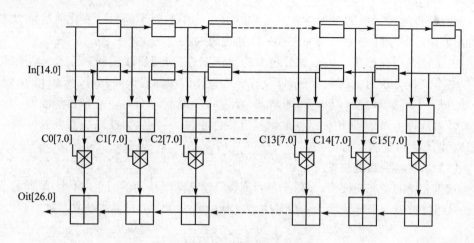

图 16-9　动态滤波器硬件结构图

图 16-10 所示。

在图 16-10 所示的双口 RAM 配置图中，data[127..0]是一组输入系数，每组共 16 个数据，每个数据 8 位，wren 是读写使能，address[5..0]是地址线，共能存储 64 组系数。inclock 是写数据同步时钟，outclock 是读数据同步时钟，每组共 16 个数据，每个数据 8 位，q[127..0]是一组输出系数。双口 RAM 的工作过程大致是，在系统初始化阶段，wren 为低电平，即写使能，系统利用

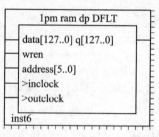

图 16-10　双口 RAM 配置图

inclock 作为时钟控制将 64 组滤波器系数通过 data[127..0]由上位机写入双口 RAM；在运行阶段，wren 为高电平，即读使能，系统利用 outclock 作为时钟控制将 64 组滤波器系数通过 q[127..0]输出。在运行阶段，如果希望人为改变滤波器的系数，则只需中断系统的运行，即把 wren 置为高电平，利用 inclock 作为时钟控制将滤波器系数写入双口 RAM，当系数完全写入后，wren 置为低电平，系统重新回到运行状态。

(3) 结果分析

为得到 32 阶 FIR 型动态滤波器的性能，将这个动态滤波器逻辑下载到一台 B 超成像系统中。该系统由发射一接收模块、前端控制器、B 型成像处理模块和 PC 组成。系统内部定义了一条机器总线，所有的模块都连在机器总线上，并通过 PCI 接口与 PC 交换数据(PC 将控制参数下载到各个模块，并从 B 型成像处理模块读取成像数据)。超声前端由 32 个物理通道构成，装配了 128 阵元的线阵探头，采用 32 MHz 同步时钟。

用常值滤波器的 B 超成像系统和使用本设计的动态滤波器的 B 超成像系统分别对人体体模进行图像采集。结果表明，使用常值滤波器的 B 超成像系统在近场分

辨力达到了要求,但在远场的效果较差一些;而使用动态滤波器的 B 超成像系统在近场和远场上的图像分辨力都基本上达到了要求。利用动态滤波器的 B 超系统所接收回声仅选择在体表部分具有良好分辨力的高频分量,以及容易达到体内深部的低频分量。

16.2.6 超声成像仪器的发展

从 20 世纪 70 年代到 90 年代,多阵元超声换能器技术、数字扫描转换技术、超声多普勒检测技术、数字声束成形技术等重大技术的突破,有力地促进医学超声诊断仪的发展,促进了医学超声图像诊断的蓬勃发展和深入应用。由于低强度超声对人体组织不产生损伤,使超声图像诊断成为医学图像诊断的首选技术。现代医学超声诊断仪已是最新医学超声基础理论研究、新型压电材料和超声换能器研制、计算机处理、声成像技术与信息传输技术相结合的产物。20 世纪 70 年代以 B 型超声显像技术为特征,80 年代彩色多普勒血流成像技术为特征,90 年代则以超声体成像为特征。而当今医学超声诊断的新技术发展特点主要体现在宽频带化、数字化、多功能化、多维化及信息化等 5 个方面的综合应用上,这一发展趋势在 90 年代后期已日渐明显,也引导着未来先进医学超声诊断设备研制的创新思维。

1. 宽频带化

宽频带技术的发展涉及到新型宽带超声换能器(探头)研制、宽频带信号接收、处理及显示技术,实际上体现新型压电材料、多阵元探头研制及宽频带信号处理的技术水平。早期应用标称频率为 2.5、3.5、5、7、10 MHz 等的探头一般系指其中心频率,其带宽 Δf 约为 1 MHz,此种探头可称为单中心频率窄带探头,目前仍大量应用,其不足处是深部组织回声高频信号损失较大,影响整幅图像的清晰度与灵敏度。20 世纪 80 年代中期,人们根据超声在生物组织中的衰减规律及其对超声图像的影响,开发了宽频带探头,如中心频率为 3.5 MHz 的探头,可以产生 2.5~6 MHz 的超声波,其有效带宽可达到 3 MHz 左右,检测表浅组织时由于高频率可以提高分辨率,而对深部组织时由较低频形成衰减较少的回声信号,从而使深部组织结构得以较清晰的图像显示,因此在宽频带探头的检测下可以形成多频率构成的图像,又称为融合图像技术。这也是与动态滤波信号处理技术的应用密不可分的,同时整个信号处理通道响应带通也应提高到相应宽带的程度。

20 世纪 90 年代,变频宽带探头和超宽频带探头获得应用,例如同一只探头可以变换产生 2.5 MHz、3.5 MHz、6 MHz 中心频率的超声波,小器官探头可以产生 5 MHz、7 MHz、9 MHz 中心频率的超声波,其频带宽度可以达到 8MHz 以上。超宽频带探头已可以产生 1.8~12 MHz 的超声波,术中探头则能发射 6~15 MHz 的超声波,可以准确显示浅表血管壁与内膜。超高频探头可产生 60~100 MHz 的超声波,极大地提高了皮肤及表浅组织的分辨率。变中心频率宽频带探头的应用为诊断

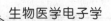

医师提供了方便,也可以更容易获得更为清晰的图像,提高了检测灵敏度和动态范围。但信噪比则略有下降。

宽频带化是医学超声诊断仪的重要技术发展。实际上超声二次谐波信号接收与处理,也是扩展信号的带宽。而伪随机及随机超声发射与探测的研究,将使超声频带接近无限带宽。可以在极宽的频谱范围内显示与诊断。但理论分析表明,声图像的纵向分辨随着带宽的增加而提高,而信噪比(S/N)及横向分辨率则下降。当空间分辨率越高时,时间分辨率则下降。因此发射宽频带技术必须折衷考虑多种因素。

2. 数字化

数字化技术的开发与应用伴随着现代 B 型超声显像仪发展的整个进程。一般说来,又可分为数字化后处理和数字化前(端)处理两个发展阶段。早在 70 年代中期,应用数字扫描转换(DSC)技术,它将由换能器接收的组织界面回声信号经前置放大、射频放大、视频放大等模拟信号处理后,再经 DSC 中的微机控制 A/D 转换变成数字信号进入图像存储器,接着按帧读出的图像数字信号再经 D/A 转换变成模拟信号进入显像管进行显示。显然 DSC 技术是一种在回声模拟信号处理后进行的数字化后处理技术,由它带来 B 型超声显像仪的一次重大的突破性进展,它实现了图像的存储、冻结、无闪烁和灰阶电视显示,随着高速器件的应用,逐步实现了实时动态显示,取得了临床应用的蓬勃发展。

20 世纪 80 年代中期,国际出现了将原来单一信号通道发展成同时发射和接收处理 128 路回声信号,并由微机控制,由模、数混合运算,计算出符合声学理论的每个回波声束(即波束成形器),由软件控制的声透镜(DCLS)作动态聚焦、动态变迹、动态孔径和增强处理,这实际上是由软件控制实现回声信号的前端数字化处理,多通道同时处理提高了成像速度。随后,又出现了以全数字运算微机控制的 128 通道回声信号进行前端数字处理的超声显像诊断仪。理论上,全数字声束成形技术能够进一步减少非线性衰减延迟的相关失真和信号传输损失,实现了按象素点聚焦声束。在数字化超声诊断仪的基础上,进一步发展了全数字化超声诊断仪,现已达 512 路数字声束形成器。它还包括了数字图像管理和存档(PACS)以及数字图像传输等系统。

3. 多功能化

根据超声与生物相互作用基础理论研究的最新进展,发展新的检测参数并用于临床医学,始终贯穿着医学超声诊断仪的发展过程,如最初利用组织界面声特性阻抗的差异,检测界面反向回声信号,形成了初期的黑白灰阶 B 型超声图像,而后在超声多普勒效应的基础上,利用血流形成的超声多普勒频移从而检测流速,随即又发展成以彩色显示流向的彩色多普勒成像技术。这两大技术检测的分别是声阻抗与频移参量。新参量的发现与应用,将导致医学超声设备的发展和功能增强。20 世纪 90 年代中期以来,一些新参量发展带来超声诊断仪的多功能化。

(1) 能量图

能量图建立在利用超声多普勒方法检测慢速血流信号的基础上。但除去了频移信号,仅利用由红血球散射能量形成的幅度信号。它可以出色地显示细小血管分布,不受血流角度及弯曲度的影响,又称为超声血流造影技术。新近发展的方向性能量图则全面利用了幅值及频移信号,有时又称为辐合全彩色多普勒(Covergent Color Doppler,CCD)。既可以显示血管分布,又可以检出血流平均速度,为诊断提供了新方法。

(2) 谐波成像

通常超声换能器中的压电振子以固有频率谐振,发射基频超声波。若产生频率为基频几倍的超声波则称为 n 次谐波。超声二次谐波成像就是利用接收 2 倍于基频的超声信号来提取有用信息并结合到所显示的像图上。二次谐波信号只在特定情况下才能激发产生,并被高灵敏超声换能器接收到。由于声衰减量与频率平方成比例,通常二次谐波超声信号是很弱的。目前利用的二次谐波成像技术主要有两种,即自然组织二次谐波成像和造影剂二次谐波成像。前者来自于检测组织所产生的非线性声学效应。后者则来自于造影剂微气泡突然破裂所产生的激波信号。利用超声二次谐波成像可以进一步诊断心脏功能及心肌存活情况,也可为心肌密度定量分析提供依据。分谐波(Subharmonic)成像技术正在发展,它利用的是 1/2 或 1/3 基频探测人体组织,可以减少声衰减,提高侧向分辨。

(3) 组织特征参数成像

诊断定量化一直是超声医学及工程学追求的目标。目前已对组织速度、弹性、B/A(非线性声参数)测量取得重大进展,利用超声多普勒法除测量与显示血流速度外,对心室壁面的快速运动同样可以应用,形成组织速度图像。另一种方法是采用高帧频采集技术,其帧频可近 400 Hz 左右,以高速采集全部室壁的运动动态信息,然后再将彩色(速度)信息与组织灰阶信号相混合,从而显示运动组织的状况。组织弹性声成像(Sonoelastogram)反映组织弹性特征。它利用特制超声源对被测组织进行辐射激振,测量其动态位移,由应变与辐射力计算出相应的弹性系数加以显示。可以显示组织的弹性及老化状态。

当超声波与生物组织互作用时也会产生谐波滋生、激波等非线性声学现象。由非线性声学方程所引出非线性声量 B/A 不仅弥补了线性声量的不足,客观上也反映生物组织的另一方面的特性,研究表明,利用 B/A 参量形成的图像对比度高出常见声图像的 10 倍以上,为组织生理与病理状态的定征提供了有力工具。

(4) 复合图像技术

最先出现的是多频图像技术,它利用宽带发射探头发射宽带超声波,而在接收过程中利用动态滤波技术,使得由浅入深接收的组织回声信号频率由高到低逐渐变化,形成整幅均匀而清晰的图像。另一种方法是控制高速图像采集系统,使其一幅图像来自于频带宽度的上缘,另一幅来自频带宽度的下缘,然后选择性接收与融合成一幅高清晰度图像。也有利用一次信号发射,同时从同一个面上的 4 个方向采集四组图像信号(4 倍信号处理技术)组合成一幅高密度高清晰度的图像。近来又出现多波束、多角度进行复合扫描的技术,可以同时获得 9 倍于常规扫描的信息,进一步提高了图像质量,也提高了帧频。这些技术旨在克服随探测距离增加的组织声衰减,使显示的一幅图像由不同频率的回声信号构成。

(5) 相位参量应用

20 世纪 90 年代中期,在长期应用幅度参量超声成像的基础上,开发了同时利用相位与幅度信息的成像技术,即相干信号处理成像技术。它拥有 256/512 条数字处理通道,同时应用多声束成形器获得振幅与相位数据,然后用来构成图像单元。可以将成像速度提高一倍,并极大地提高了诊断分辨率。另一种是时相或时域分析技术,建立在回声信号高速采集与分析的基础上,实质上利用了运动的相位,自动时相显示技术可以用来分析心脏整体及局部运动状态及功能。而以时域分析技术为基础的时域血管造影和速度成像也为诊断提供了新信息。

(6) 自动分析技术

20 世纪 90 年代,B 型超声诊断仪的各种测量与计算功能逐渐软件包化,而测量则先要选择相应的菜单。利用不同的测量菜单操作可以自动分析心率(HR)、心脏指数(CI)、每搏输出指数(SI)等,利用股骨长(FL)、双顶径(BPD)、孕囊(GS)等预测胎儿预产期及生长曲线等,在一些仪器上还备有一些专家诊断系统,为用户分析提供重要参考。

4. 多维化

虽然换能器多阵元和宽频带技术、数字扫描转换技术、数字声束形成器技术、超声多普勒技术等有力地促进医学超声二维图像技术的飞跃发展,但在深入应用中也发现其不足之处:诊断的准确性较高地依赖于诊断医师掌握仪器的能力与医学知识;成像面间隙区域信号丢失;受检体空间结构是在诊断医师大脑中瞬间合成的印象;介入性治疗明显受到平面声像制约。实现超声体成像(Ultrasonic Volume Imaging)就成为医学超声诊断技术发展的趋势,而用各种方式高速采集体元像素(Voxel)是技术关键,由此构成的体图像不仅弥补了平面声像的不足,并且将医学超声诊断推向多维化新阶段。严格地说来,显示空间形态与结构(x,y,z)的是三维参数图像,能够显示结构运动(x,y,z,v)是四维参量图像,即动态体成像。而又能在动态体图像上同时显示动态血流的是五维(x,y,z,t,v)参量图像,可称为彩色动态体成像。目前体元像素成像已有五种观察模式即表面模式、最小值显示模式、最大值显示模式、类 X 射线模式及灰阶加彩阶模式。同时能以 5 种模式显示的体成像仪具有较高的技术水平。重建一幅体像素图像的速度,既与高速运算芯片的运算能力,也与运算软件相关,目前已可以达 0.3 s 内重建一幅体像素图像,并可在 10 余秒内全部重建体图像。提高重建速度是有待研究的关键问题之一。目前实现体成像大致有两种途径,一是利用三维探头实现空间扫描,并重建体图像。二是利用图像处理工作站附加在主机上采集存储图像然后重建体图像,前者较为快捷,且失真度小。

5. 信息化

20 世纪 80 年代,超声诊断技术逐步开始了信息化的进程,现在几乎是与信息产业的发展同步前进。80 年代初期就已有多种应用计算机处理 B 型超声图像,增加了中低档 B 型超声诊断仪的功能,可以使黑白灰阶显示的仪器实现伪彩编码显示,并可以对 B 超图像进行放大、增强、中值滤波、图像反转、边缘增强等图像后处理功能,一些处理机上还有图像存档及诊断报告等功能。此类处理机增加了 B 型超声诊断仪的功能,并给诊断医师带来了许多便利。90 年代在许多中档灰阶显示的 B 型超声诊断仪上已有较强的计算机图像处理功能,实现多种图像处理及变换,图像存储回放可达 8~96 幅,自动计算与报告,还有胎儿生长曲线,产期预测等各种功能曲线显示,信息处理能力明显增加。90 年代中期,多种功能强大的图像处理工作站相继问世,除了上述功能外,可以存档图像 1 万幅以上,可以由二维图像重建三维图像(目前大多是表面模式显示),可以与互联网相接,而近来又在一些处理机上实现了远程图像传递及远程会诊,而在一些高性能仪中自身就具有此种功能,超声诊断信息化正逐步向前发展,这给超声诊断带来突破性进展。多种技术综合运用的能力与水平,也是衡量现代医学超声诊断仪性能的重要标志。

16.3 X 射线数字化成像与 X-CT 系统

医学影像技术的起源要追溯到 1895 年 11 月 8 日伦琴发现 X 射线。传统的 X 射线照相是让通过人体的 X 射线打在胶片上。随着物理学、电子学、计算机科学的飞速发展,放射影像领域先后出现了一系列新的成像技术和设备,构成了当代新的影像技术,这些新技术的应用,不仅极大丰富了形态学诊断信息和图像层次,更为重要的是实现了图像信息的数字化。其中,CR 和 DR 是目前大中型医院放射科对常规 X 线机进行升级换代时的主要考虑对象之一,它们都以形成数字化图像为诊断依据,能实现医院 X 射线设备从模拟到数字的飞跃,但它们又有各自的成像方式和成像特点。

CT 是"计算机 X 线断层摄影机"或"计算机 X 线断层摄影术"的英文简称,是从 1895 年伦琴发现 X 线以来在 X 线诊断方面的最大突破,是近代飞速发展的电子计算机控制技术和 X 线检查摄影技术相结合的产物。CT 由英国物理学家在 1972 年研制成功,先用于颅脑疾病诊断,后于 1976 年又扩大到全身检查,是 X 线在放射学中的一大革命。

CT 是从 X 线机发展而来的,它显著地改善了 X 线检查的分辨能力,其分辨率和定性诊断准确率大大高于一般 X 线机,从而开阔了 X 线检查的适应范围,大幅度地提高了 X 线诊断的准确率。

CT是用X线束对人体的某一部分按一定厚度的层面进行扫描,当X线射向人体组织时,部分射线被组织吸收,部分射线穿过人体被检测器官接收,产生信号。因为人体各种组织的疏密程度不同,X线的穿透能力不同,所以检测器接收到的射线就有了差异。将所接收的这种有差异的射线信号,转变为数字信息后由计算机进行处理,输出到显示的荧光屏上显示出图像,这种图像被称为横断面图像。CT的特点是操作简便,对病人来说无痛苦,其密度、分辨率高,可以观察到人体内非常小的病变,直接显示X线平片无法显示的器官和病变,它在发现病变、确定病变的相对空间位置、大小、数目方面非常敏感且可靠,具有特殊的价值,但是在疾病病理性质的诊断上则存在一定的限制。

CT与传统X线摄影不同,在CT中使用的X线探测系统比摄影胶片敏感,是利用计算机处理探测器所得到的资料。CT的特点在于它能区别差异极小的X线吸收值。与传统X线摄影比较,CT能区分的密度范围多达2000级以上,而传统X线片大约只能区分20级密度。这种密度分辨率,不仅能区分脂肪与其他软组织,也能分辨软组织的密度等级。这种革命性技术显著地改变了许多疾病的诊断方式。

在进行CT检查时,目前最常应用的断层面是水平横断面,断层层面的厚度与部位都可由检查人员决定。常用的层面厚度在1~10 mm间,移动病人通过检查机架后,就能陆续获得能组合成身体架构的多张相接影像。利用较薄的切片能获得较准确的资料,但这时必须对某一体积的构造进行较多切片扫描才行。

在每次曝光中所得到的资料由计算机重建形成影像,这些影像可显示在荧光屏上,也可将其摄成胶片以作永久保存。此外,其基本资料也可以储存在磁盘、光盘或磁带里。

16.3.1 X射线数字化成像与X-CT的基本原理

1. X射线数字化成像

(1) 计算机X射线成像(CR)

CR(computed radiography)是将X线信息记录在影像板(image plate,IP)上(如图16-11)。影像板上涂有掺杂2价铕离子(Eu^{2+})的氟卤化钡($BaFXEu^{2+}$,X=Cl、Br、I),它能将X射线携带的影像信息记录下来,形成潜影。当用600 nm的激光照射影像板时,便能发出400 nm的荧光,将贮存的X射线能量释放出来(即读出影像信息)(如图16-12所示),并将其转换成数字信号输入计算机,这样一幅数字图像就形成了。

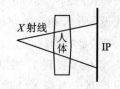

图16-11 CR记录原理

IP板可重复使用,图像读取之后,IP被送到一组强光灯下照射,目的是把IP上所有潜影全部消除,然后送入暗盒以备下次使用,其重复使用次数可达2~4万次。

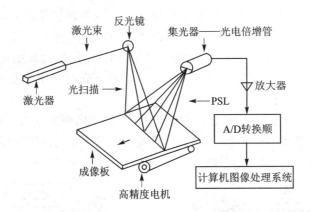

图 16 - 12　CR 的读出原理

(2) 数字 X 线摄影(DR)

DR(digital radiography) 摄像技术,可分为直接数字化 X 线成像(非晶硒),间接数字化 X 线成像(非晶硅)。

直接数字化 X 线成像 将非晶硒(Se)涂在薄膜晶体管(TFT)阵列上,入射的 X 射线能量可直接转换成数字信号。非晶硒为光电材料,它将 X 射线转换成电子信号,当 X 射线照射非晶硒层时,产生电子一空穴对,在外加偏压电场的作用下,电子和空穴朝相反方向移动形成电流,电流在 TFT 的电容上积分成贮存电荷(见图 16 - 13)。每一个 TFT 的贮存电荷与入射的 X 射线光子的能量相对应,这样每一个 TFT 就成了一个采集影像信息的最小单元,即像素。每个像素中还有一个起"开关"作用的场效应管。

诸多像素被安排成二维矩阵,按行设门控线,按列设图像电荷输出线(见图 16 - 14)。读出时,哪一行被给予电压,这一行的开关就被打开,电荷从被选中行的所有电容中沿数据线同时流出。像素信号经读出放大器放大后被同步转换成 14 位二进制数字信号,经一条电缆传送到系统控制台,在那里完成数字图像信息的贮存与处理,并在影像监视器上显示。

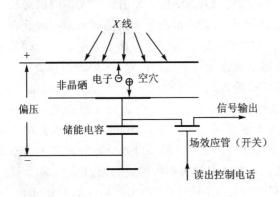

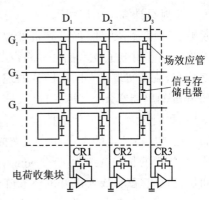

图 16 - 13　非晶硒平板探测器成像原理图　　图 16 - 14　直接转换平板探测器的电路图

　　间接数字化 X 射线成像非晶硅平板探测器是一种以非晶硅光电二极管阵列为核心的 X 射线影像探测器。它利用碘化铯(CsI)的特性,将入射 X 光子转换成可见光,再由具有光电二极管作用的非晶硅阵列变为电信号,通过外围电路检出及 A/D 转换,获得数字化图像(见图 16 – 15)。每个探测单元包括一个非晶硅光电二极管和起开关作用的场效应管。

　　运行时,场效应管关闭,给光电二极管一个外部反向偏置电压。通过闪烁的可见光产生的电荷聚集在二极管上。读取时,给场效应管一个电压使其打开,电荷就会由二极管沿数据线流出,以电信号的形式读到信号处理单元(见图 16 – 16)。

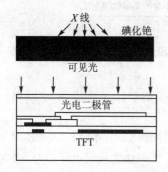

图 16 – 15　非晶硅平板探测器成像原理图

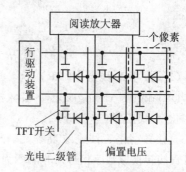

图 16 – 16　间接转换平板探测器的电路图

　　非晶硅探测器是两步数字化转换过程,X 光子先变成可见光,再用光电管探测,这种技术的优点是动态范围好,是目前采用的主流技术。非晶硒探测器的像素尺寸小,空间分辨率高,X 线光子在硒层变成电信号后直接被探测,没有 X 线转换可见光的过程,因而能量损失极小,是今后的发展方向。

　　可以预见,数字化 X 射线成像技术将完全取代传统的各种 X 线摄影系统,X 线摄影数字化的时代已经到来。

3. X – CT

　　X 射线计算机体层成像(X – CT)是运用物理技术,测定 X 射线在人体内的衰减系数。采用数学方法,经计算机处理,求解出衰减系数值在人体某剖面上的二维分布矩阵。再应用电子技术把衰减系数二维分布矩阵转变为图像画面上人眼能看到的灰度分布,从而实现建立断层图像的现代医学成像技术。当用束宽 1~2 mm、束高 3~10 mm 的单能窄束 X 射线扫过人体时。被透射的部分构成一个厚为 3~10 mm 的薄层,我们称之为欲成像的体层。又称之为断层。断层的 2 个表面可视为平行的平面。把体层按一定的大小和空间坐标人为划分成许多小体积元,这些小体积元称为体素,体素的长和宽约为 1~2 mm,高约为 3~10 mm。如果对划分好的体素进行空间位置编码,就形成排序好的体素阵列。每个体素的表面所形成的面积小元,称为像素,每个像素都与其体素一一对应,就形成与体素的空间位置编码相应的像素阵列。一般地,体层划分的体素越多,图像平面对应的像素也越多。每个像素就越小,画面就越细腻,携带的生物信息量就会越大。目前,X-CT 机的体素划分有 160×160＝25 600、256×256＝65 536、320×320＝102 400、512×512＝262 144 个体素等多种方案。重建 CT 图像必须解决 2 个问题:第一是要从体素上测得成像参数(如体素的线性衰减系数或吸收系数),并用这个特征参数去控制对应像素的灰度;第二是要获得和确定体层内体素的空间位置。这包括体层在受检体上的位置和体素在体层上的位置。

(1)物理方法

要测得体素的成像参数和确定体素的空间位置,就要通过物理方法和技术去完成。

A. 单能窄束 X 射线的获得

用 110～140 kV 的管压,并用 4～5 mm 厚的铝板作附加滤过,使 X 射线管产生大约 70 keV 左右近于单能的 X 射线(主要是标识 X 射线)。再用 2 个铅制的准直器,分别放置在 X 线管后和探测器前,使 x 线管发射出来的单能 X 射线经前准直器、受检体、后准直器到达探测器时成为理想的窄束,从而获得对断层进行扫描采集体素数据用的单能窄束 X 射线。

B. X 射线透过人体后的衰减规律

我们知道,如果体素厚度为 d,而且是单密度均匀介质,那么,当强度为 I_0 的 X 射线束透过体素后就衰减为 I,如图 16-17 所示。

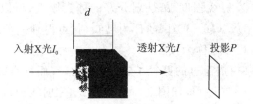

图 16-17 X 射线束透过体素

衰减规律遵守朗伯定律:

$$I = I_0 e^{-\mu d} \qquad (16-5)$$

式中,μ 是体素内均匀介质的线性衰减系数或吸收系数。

对(16-5)式两边取以 e 为底的自然对数,整理可得:

$$\mu = \frac{1}{d}\ln\left(\frac{I_0}{I}\right) = P \qquad (16-6)$$

或:

$$\mu d = \ln\left(\frac{I_0}{I}\right) = P \qquad (16-7)$$

把投照到受检体后的出射 X 射线强度 I 称为狭义投影,把 P 称为广义投影,投影的数值称为投影值。

如果在 X 射线束扫描通过的路径上,介质是不均匀的,可将沿路径 l 分布的介质分成 n 小块,每一小块为一个体素,厚度为 d,而且 d 很小,小到每一体素可视为均匀介质,都有一个对应的线性衰减系数,各个体素的衰减系数分别为 μ_1、μ_2、$\mu_3 \cdots \mu_n$,如图 16-18 所示。

图 16-18 各个体素的衰减系数

那么,X 射线束通过非均匀介质后其强度衰减为 I,则:

$$I = I_0 e^{-d(\mu_1 + \mu_2 + \mu_3 + \cdots \mu_n)} \tag{16-7}$$

整理后,得:

$$d(\mu_1 + \mu_2 + \mu_3 + \cdots \mu_n) = \ln(\frac{I_0}{I}) \tag{16-8-1}$$

或:

$$(\mu_1 + \mu_2 + \mu_3 + \cdots \mu_n) = \frac{1}{d}\ln(\frac{I_0}{I}) = P \tag{16-8-2}$$

把(16-8-1)式写成求和形式,则有:

$$d\sum_{i=1}^{n} \mu_i = \ln(\frac{I_0}{I}) = P \tag{16-9}$$

由于,I_0 是入射 X 射线强度,d 是划分好的体素厚度,所以,只要测出透射 X 射线强度 I,则式(16-8)或(16-9)中的 P 为已知,就可得到一个以体素线性衰减系数 μ 为未知数的线性方程。P 称为投影。

如果在 X 射线束扫描通过的路径上,介质不均匀,而且衰减系数连续变化,即衰减系数 μ 是路径 l 的函数 $\mu(l)$,如图 3 所示。那么,X 射线通过介质后的投影 P 是:

$$P = \int_{-\infty}^{+\infty} \mu(l) \, dl = \ln(\frac{I_0}{I}) \tag{16-10}$$

式(16-10)中,衰减系数 $\mu(l)$ 是随路径 l 连续变化的函数,P 为投影函数,表示单一 X 射线束在单一路径上的透射情形。

由式(16-9)可看出,从理论上讲,若用 X 射线束沿不同路径对受检体进行投照,即对受检体进行扫描,就会得到一系列的投影值,从而获得一系列的线性方程,如图 16-19 所示。

图 16-19 衰减系数 $\mu(l)$ 是随路径 l 连续变化的函

只要方程的数目等于断层内体素的个数,就可以通过解方程组,求出每一个体系的衰减系数 μ_i 的数值,由此得到断层中体素 μ_i 值的二维分布矩阵,利用这些值来重建断层的平面图像,这种图像重建的方法称方程法。但是,CT 的断层图像,至少有 $160 \times 160 = 25\,600$ 个像素,要重建一张 25 600 个像素的图像,按方程法就得建立 25 600 个方程,才能求解出 25 600 个体素的值。解这个方程组很费时,故实用 CT 不能用这种方法重建图像。

(3) 数学方法

在实用 X - CT 机中,图像重建的算法采取的是滤波反投影法。先通过 X 射线束在体层的各个方向上对各体素进行扫描,测得一系列的投影值,然后,把各个方向的投影值沿原路径反方向投影回与原体素空间位置一样的体素上,得到该体素在各方向上反投影值的总和,通过计算机运算,求出各体素 μ 值,实现图像的重建。

① 投影

在体层平面上各体素的 μ 值分布是二维的,即各体素的衰减系数 μ 是平面坐标 (x,y) 的函数 $\mu(x,y)$,那么,投影函数 P 也是断面所在的 x-y 平面上的坐标 (x,y) 的函数 $P(x,y)$,如图 16 - 20 所示。

在对受检体进行扫描时,X 射线的投影 P 总是与 X 射线束的路径 l 有关。在此,引进一个新坐标体系 (R,θ) 表示 X 射线束路径 l 在 $x-y$ 坐标平面上的位置,如图 16 - 21 所示。

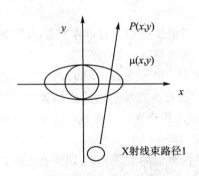
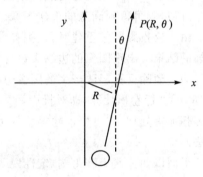

图 16 - 20　衰减系数和投影函数　　　　　图 16 - 21　X 射线路径 l 的位置

设 R 为 X 射线束路径 l 到坐标原点 $(0,0)$ 的距离,θ 为 X 射线束路径 l 与 y 轴的夹角,则 X 射线束路径 l 的直线方程为:

$$x\cos\theta + y\sin\theta = R$$

或:

$$x\cos\theta + y\sin\theta - R = 0 \tag{16-11}$$

(16-11)式中,θ 在 $0\sim2\pi$ 内变化,R 从受检体层的最大外沿至中心点之间变化。那么,X 射线束的投影 P 就变成随 (R,θ) 变化的函数 $P(R,\theta)$。

扫描时以 X 射线束的路径 l 作为 δ 函数,在体层上把沿 X 射线束路径 l 分布的各体素的衰减系数 $\mu(x,y)$ 从体层中筛选出来,得到扫描路径对应的投影:

$$P_\theta(R,\theta) = \iint \mu(x,y)\delta(x\cos\theta + y\sin\theta - R)\mathrm{d}x\mathrm{d}y \tag{16-12}$$

只要 X 射线束沿不同方向对体层进行扫描,就可以得到各个方向上的投影 $P_\theta(R, \theta)$。

② 反投影重建图像

若受照人体某体层上各体素的衰减系数分布为 $\mu(x, y)$,用 X 射线束扫描时在某一角度(方向上的投影为:

$$P_\theta(R, \theta) = \iint \mu(x, y) \delta(x\cos\theta + y\sin\theta - R) \mathrm{d}x\mathrm{d}y$$

那么,在角度(方向上的反投影为:

$$b_\theta(x, y) = \int_{-\infty}^{\infty} P_\theta(R, \theta) \delta(x\cos\theta + y\sin\theta - R) \mathrm{d}R \tag{16-13}$$

式中 $b_\theta(x, y)$ 是投影 $P_\theta(R, \theta)$ 沿着 θ 的反方向进行反投影所产生的衰减系数,δ 函数仍作为筛选因子。将上式全部角度上的反投影值相加,即对 θ 从 0 变化到 π 所产生的全部反投影值加在一起,则得图像重建的衰减系数分布为:

$$\mu_b(x, y) = \int_0^\pi - b_\theta(x, y)\mathrm{d}\theta = \int_0^\pi \mathrm{d}\theta \int_{-\infty}^{\infty} P_\theta \delta(x\cos\theta + y\sin\theta - R)\mathrm{d}R \tag{16-14}$$

如果求得的重建图像的衰减系数 $\mu_b(x, y)$ 与体层实际的衰减系数 $\mu(x, y)$,达到一定近似,则可得到满意的重建图像。

由于反投影图像重建时,是把各方向获得的投影值反投加回到矩阵中去,投影值叠加的结果会出现图像的边缘失锐现象,产生"星"状伪影。

为了消除反投影法产生的图像边缘失锐,可设计一种滤波函数 $h(x)$ 对投影函数 $P_\theta(R, \theta)$ 进行卷积计算,即对投影函数进行改造,再把这些改造过的投影函数进行反投影相加等处理,就可以消除星状伪影。所以,这种图像重建的方法也称为滤波反投影法。

下面以四体素矩阵为例,定性说明反投影法图像重建的原理。设:四体素的线性衰减系数分别是 $\mu_1 = 1$、$\mu_2 = 2$、$\mu_3 = 3$、$\mu_4 = 4$,如图 16-22 所示,X 射线束从 $0°$、$45°$、$90°$ 和 $135°$ 对体层进行扫描,得到这 4 个方向上 X 射线束透过体层的投影值。

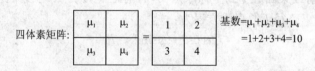

图 16-22　四体素的线性衰减系数

投影 P:沿各方向进行扫描,得到各方向的投影值,如图 16-23 所示。

反投影图像重建:把各方向的投影值反方向投回矩阵上,得到各体素投影值的总和,再进行减去基数和相约计算,得到各体素的 μ 值,如图 16-24 所示。

再把反投影得到的各体素 μ 值换算成相应的 CT 值,再把 CT 值变成二维平面上各像素的灰度,就得到断层的图像,从而实现 X-CT 的图像重建。

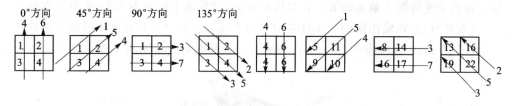

图 16 - 23　各方向的投影值

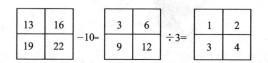

图 16 - 24　各体数的值

16.3.2　数字 X 射线成像与 X - CT 系统及其关键电路

1. 探测器原理

X 射线在经过被测物体后,要经过探测器转换为电信号,主要有两种转换方式。

(1) 直接转换:X 射线打到光介质上(主要使用硒材料)时,产生电子空穴对,这时在光介质上加电压,产生电场,使得电子被分布到介质表面,然后由薄膜晶体管读出阵列(TFT)读出(见图 16 - 25)。

(2) 间接转换:X 射线打到闪烁体上,产生次级光,然后通过光电二极管阵列,如图 16 - 26(a)所示,或是 CCD 阵列,如图 16 - 26(b)所示,转换为电信号。

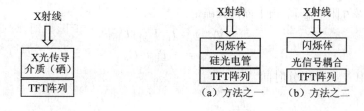

图 16 - 25　直接转换　　　　图 16 - 26　间接转换

2. 光电转换阵列

(1) 光电二极管阵列

每个阵列的通道数一般有 16、32 或更多,通道尺寸 2 mm 厚,1～2 mm 宽,常用的闪烁材料有 $CdWO_4$ 和 CsI 等。

(2) CCD——光纤阵列(见图 16 - 27)

CCD 阵列,即电荷耦合器件,是集光电转换、电荷存储、电荷传输和电荷(信号)拾取功能于一体的全固态化的光电成像器件。条状 X 射线通过被测物体打到发光屏上产生次级光,然后通过两个光纤带耦合到 CCD 阵列上,转换为电信号输入计算机。这两个光纤带在输入面有一点是连接着的,这保证了像素不丢失,光纤带在输入面(从发光材料)和输出面(到CCD)两边的比例是1.58：1。数据是以时间延迟模式(TDI)采集的,在这种模式下,X光源只有在扫描和电荷收集期间才有效。

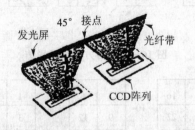

图6-27 发光屏—光纤带-CCD集成探测器

3. 光电传感器接口电路

(1) 光电二极管的接口电路

IVC102是美国TI公司生产的精密积分放大器,内置积分电容,并带有可控开关,由用户编程确定积分时间并可外接电容器,增益可灵活控制。IVC102的灵敏度高、输出误差小,特别适用光电管和电离室这类电流或电荷输出型传感器的信号放大,以及象漏电流这样微电流的测量。

IVC102可把微弱的输入电流信号变换为输出电压。传统的互阻放大是由图16-28(a)所示的电阻反馈放大器完成的,互阻增益 $G_R = V_O/I_{IN} = -R_F$,为获得足够大的放大倍数以放大微弱电流,反馈电阻 R_F 必须很大,往往超过100 MΩ。这样的放大器对噪声和干扰是非常敏感的。IVC102是用积分方式进行互阻放大的,如图16-28(b)所示,积分输出电压 V_O 及互阻增益 R_F 由下面两式确定：

$$V_O = -I_{IN}T_{INT}/C_{INT}$$

$$C_R = -T_{INT}/C_{INT}$$

式中 T_{INT} 为积分时间。

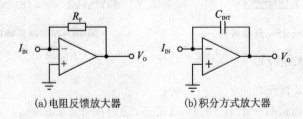

(a)电阻反馈放大器   (b)积分方式放大器

图16-28 互阻放大器电路原理图

如果取 $C_{INT} = 100$ pF, $T_{INT} = 100$ ms,增益可达到1 GΩ。外部噪声和干扰的影响因积分而大大减少,使用者可编程改变积分时间以灵活调节增益。

图16-29给出了IVC102的应用电路。可以看出,IVC102不仅具有高灵敏度、低噪声,其接口电路也十分简洁,十分适合在需要几十个光电二极管构成的阵列型探

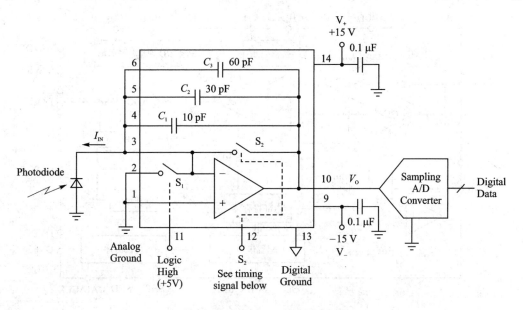

图 16－29　IVC102 的应用电路

测器的场合。

（2）CCD 的接口电路

AD9824 是美国 ADI（Analog Devices Inc）公司的一款面向 CCD 的完善的低功耗单通道模拟信号处理器。它内含最高 30 Msps 的相关双采样（CDS）电路、像素增益放大器（PxGA）、可编程增益放大器（VGA）、14 位精度的最高采样率为 30 Msps 的 A/D 转换器。AD9824 可以工作在 3 种模式下，对面阵 CCD 信号、模拟视频信号和普通的交流信号进行 A/D 转换。AD9824 以其高精度、高速度的模数转换能力，以及它所具有的完善的性能结构，广泛应用在工业控制、医疗仪器、科学研究等领域的高精度图像采集系统等。

作为一款完善的 CCD 信号处理器，AD9824 内部几乎集成了面向面阵 CCD 信号采集所需要的所有模块，不仅如此，AD9842 还可以对模拟视频以及一般的交流信号直接进行采集，这也是一般 CCD 信号处理芯片不具备的。图 16－29 所示为 AD9842 的内部结构。从图中，我们可以看到 AD9824 有 3 条输入通道：CCDIN、AUX1、AUX2，分别为 CCD 原始信号、不需要 CDS 的交流信号和复合视频信号的接口引脚。无论哪条通路进来的信号最后都要通过 MUX 进入主要的 A/D 转换通道。通过内部寄存器的配置，AD9824 工作在其中一种采集通道下，将会有不同的模块发生作用以完善信号的采集过程。

CCD 模式主要针对各种黑白、彩色 CCD 原始信号。对于 CCD 模式的输入通道有如下 7 个模块，其中模块 A 到 D 是 CCD 模式的专用模块，E 到 G 是公用模块，在此一并介绍。

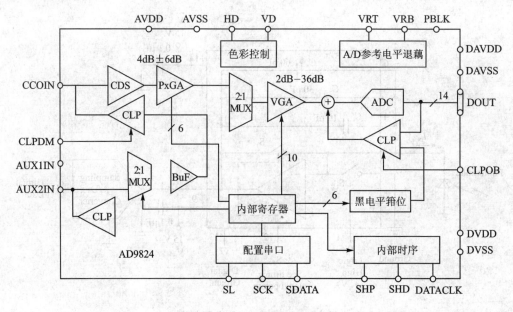

图 16 – 30　AD9824 内部结构

① 直流重建

直流重建的目的是实现直流电平箝位。由于 CCD 的输出信号包含了一个较大的直流成分，这个直流量很容易造成放大器的饱和或者引起共模效应。因此，CCD 的输出信号往往不能直接加到后续放大器的输入端。直流重建电路的功能是从信号中恢复出优化的信号直流分量，即将叠加在 CCD 像素上的直流电平恢复到一个希望的值。在实际电路设计中，将 CCD 输出信号经过一个 0.1 μF 的耦合电容连接到 AD9824 的 CCD 信号输入引脚，在耦合电容端产生一个理想的直流偏置电压，可以将 CCD 信号的直流电平箝位在 1.5 V 左右。

② 相关双采样（CDS）

相关双采样（CDS）是根据 CCD 输出信号和噪声信号的特点而设计，它能消除复位噪声的干扰，对 $1/f$ 噪声和低频噪声也有抑制作用，可以显著改善信噪比，提高信号检测精度。由于 CCD 每个像元的输出信号中既包含有光敏信号，也包含有复位脉冲电压信号，若在光电信号的积分开始时刻和积分结束时刻，分别对输出信号采样（在一个信号输出周期内，产生两个采样脉冲，分别采样输出信号的两个电平，即一次是对复位电平进行采样，另一次是对信号电平进行采样），并且使得两次采样时间之间的间隔远小于时间常数 $R_{on}C$（R_{on} 为复位管的导通电阻），这样两次采样的噪声电压相差无几，两次采样的时间又是相关的。若将两次采样值相减，就基本消除了复位噪声的干扰，得到信号电平的实际有效幅值。图 16 – 31 中所示两个时钟信号 SHP、SHD 用来进行双采样。

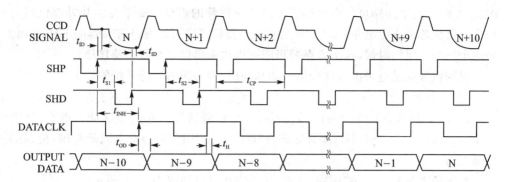

图 16-31　CCD 模式时序图

③ 输入箝位

输入箝位的目的是去除 CCD 的黑电平偏移。一些面阵 CCD 信号有很大的黑电平偏移电压,如果不及时将这个偏移量去除,将会对芯片内部 VGA 电路的可用放大空间有很大的影响。与其他模拟前端芯片的结构不同,AD9824 在 CCD 信号进入芯片后就去除了这个偏移电平,这样做有两个好处:其一是减小对芯片采集通道中的黑电平箝位模块的影响,其二是确保 VGA 有更大的电压放大的空间。

④ 可编程像素增益(PxGA)

PxGA 顾名思义就是针对像素的增益,它可以通过一个可编程的增益放大器同时产生四种不同的增益值,实现对像素的"多元化"增益。这样,输出电压较低的像素可以通过 PxGA 适当的放大配合输出电压较高的像素。PxGA 有的时候也用在彩色面阵 CCD 的色彩白平衡。这 4 种像素增益值可以通过色彩控制电路(color steering)进行选择。AD9824 有 7 种色彩控制模式,满足不同的彩色面阵 CCD。

⑤ 可变增益放大器(VGA)

AD9842 提供了一个分辨率为 10 位、增益范围为 2～36 dB 的 VGA,再加上采样通道前端的 PxGA 大约 6 dB 的增益,AD9824 可以为输入信号提供 6～40 dB 的增益范围。VGA 的增益系数由串口对相应寄存器的进行配置,具体的 VGA 增益值公式为:

$$\text{Code Range} \qquad \text{Gain Equation(dB)}$$
$$0 \sim 1023 \qquad \text{Gain} = (0.0353)(\text{code}) \tag{16-14}$$

公式(16-14)中的 code 为相应寄存器的 10bit 数据值。

⑥ 黑电平箝位

黑电平箝位环路模块用来移除采样通道中剩余的偏移电压,同时能够跟随 CCD 黑电平信号的低频变化。它的工作原理是:首先,通过对相应寄存器配置,获得需要的箝位电平,可调范围为 0～1 020 LSB;然后,在信号的消隐期,ADC 的输出电压与用户通过寄存器配置的黑电平相比较;最后,比较后的信号通过滤波降低噪声,将修正的信号通过 DAC 重新输入 ADC。通常,黑电平箝位环路应在每个行周期变化一次,但实际上这个环路可以变化得更慢以适应特殊的需要。如果在芯片外部已经有相应的箝位芯片或者电路,AD9824 的和电平箝位环路可以通过寄存器的 bit5 关闭。当这个环路关闭的时候,这个寄存器仍旧可以用来提供可编程的偏移量。

视频信号的黑电平出现在行信号的脉冲中,作为新的一行开始的标志。

⑦ A/D 转换器

AD9824 内部含有一个高速、低功耗的 A/D 转换器。它的高性能体现在:精度为 14 位;采样率为 30 MHz;差分非线性好于 0.5LSB;2 V 的输入幅值范围;更好的抗噪能力。

在图像采集系统中,常用的 AD9824 的应用电路如图 16 - 32 所示。

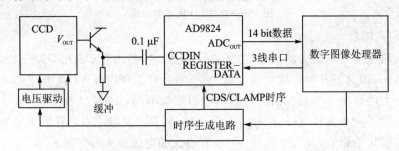

图 16 - 32　AD9824 应用电路图

16.3.3　数字 X 射线成像与 X - CT 系统的发展

1. 数字 X 射线成像

CR 成像分为影像板接收 X 射线和读出信号两步,不可能实现实时成像,无法满足心脏等动态器官和结构的显示,因此,CR 的发展方向只能是提高分辨率和减少对病人的照射剂量,或是创造新的技术买点(如图像融合或数字减影)DR 读出数字信号的时间短,但是目前分辨率不够理想,所以它的首要发展方向是提高分辨率和实现实时成像;但是分辨率提高就意味着信息传输量加大,这必然会影响它的实时性,所以 DR 还必须在这两者之间选择好折中点。从发展趋势来看,随着 DR 技术的成熟,DR 可能会取代 CR。

2. X - CT 系统

X - CT 系统的发展主要表现在以下几个方向上。

(1) 螺旋 CT 机

螺旋 CT 机(图 16 - 33)主要用于医疗上,是目前世界上最先进的 CT 设备之一,其扫描速度快,分辨率高,图像质量优,能进行全身各部位的检查。

(2) 多层螺旋 CT

它具有多项普通螺旋 CT 和普通 CT 不具备的本领,其主要特点为:超高速扫描,一圈扫描只需 0.5 s,可出 4 层图像,比普通螺旋 CT 的速度高 8 倍,比普通 CT 快 16 倍。并具备有层厚仅 0.5 mm 的超薄层扫描和实时图像显示,即使很微小的病灶也可查出,只需 0.3 s 可清楚地显示冠脉造影,该机还有极优的仿真内窥镜技术,此外

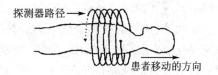

图 16-33　螺旋 CT

还具有多种后处理技术,该机是一种代表当今显像技术的"全能型"CT。

(3) 超高速 CT

超高速 CT 不同于普通 CT,它是以电子枪发射的电子束做环形扫描,代替普通 CT 仪 X 线球管的机械运动,所以又叫电子束 CT(E-BCT)。其特点是扫描速度极快,扫描一幅图像仅需 0.05 s,比普通 CT 快几到几十倍,从根本上解决了移动伪影等问题,实现了电影 CT。

(4) 热扫描成像技术

该系统通过接受人体细胞新陈代谢过程中的热辐射,运用分析系统进行处理,以不同的色彩显示人体热辐射强弱的变化,实时捕捉信息,并根据人体细胞代谢的热辐射差和健康状态的对应关系来达到临床诊断的目的。对人体无损伤,对环境无污染。环保组织称之为"绿色 CT"。

(5) 显微 CT

显微 CT 比医用 CT 的分辨率高出上千倍(可分辨 μm 级间距),是国际上一种新的先进的 X 射线无损检测仪器。它胜过电子显微镜,不但能够对物体进行内部切片扫描,而且能对多层扫描结果重构三维立体图像。一段直径不到 10 μm 的螺旋藻微组织,经过显微 CT 几分钟的快速扫描,可在计算机显示器上出现 50 多幅断层图像,并能够自动合成三维立体图,螺旋藻微组织的节状结构及人字型内部空洞纤毫毕现。一份有签名并加盖印章的文件,经过显微 CT 的分层扫描,能够迅速准确地分辨出签字与印章形成的先后时间。

(6) 立体动画 CT

日本东芝公司最近开发出能够以立体动画形式观察人体内部的 CT,这是该技术在世界上首次付诸实践。该设备不仅可以用于诊断,而且可以辅助治疗。随着检查精确度进一步提高,将来医务人员可以一边观看体内的图像,一边进行手术,这种机器在现有的 CT 中技术最先进。另外还有介入式 CT、动态 CT、手提式 CT 等。

16.4　核磁共振成像系统

16.4.1　核磁共振成像的基本原理

磁共振成像的临床应用是医学影像学中的一场革命,是继 CT、B 超等影像检查

手段后又一新的断层成像方法，与 CT 相比，MRI 具有高组织分辨力、空间分辨力和无硬性伪迹、无放射损伤等优点，同时在不同对比剂的条件下，可测量血管和心脏的血流变化，广泛应用于临床。核磁共振（Nuclear Magnetic Resonance，NMR）成像，现称为磁共振成像（Magnetic Resonance Imaging，MRI）是利用原子核在磁场内共振所产生信号经重建成像的一种成像技术。例如人体内广泛存在的氢原子核，其质子有自旋运动，带正电，产生磁矩，有如一个小磁体。小磁体自旋轴的排列无一定规律。

在进行磁共振成像时，人体在均匀的强磁场中，小磁体的自旋轴将按磁场磁力线的方向重新排列。在这种状态下，质子带正电荷，它们像地球一样在不停地绕轴旋转，并有自己的磁场。用特定频率的射频脉冲（Radio Frequency，RF）进行激发，作为小磁体的氢原子核吸收一定的能量而共振，即发生了磁共振现象。停止发射射频脉冲，则被激发的氢原子核把所吸收的能量逐步释放出来，其相位和能级都恢复到激发前的状态。这一恢复过程称为弛豫过程（relaxation process），而恢复到原来平衡状态所需的时间则称之为弛豫时间（relaxation time）。有两种弛豫时间：一种是自旋-晶格弛豫时间（spin-lattice relaxation time）又称纵向弛豫时间（longitudinal relaxation time），反映自旋核把吸收的能量传给周围晶格所需要的时间，也是射频脉冲作用后，质子由纵向磁化转到横向磁化之后再恢复到纵向磁化激发前状态所需时间，称 $T1$。另一种是自旋—自旋弛豫时间（spin—spin relaxation time），又称横向弛豫时间（transverse relaxation time）；反映横向磁化衰减、丧失的过程，也即是横向磁化所维持的时间，称 $T2$。$T2$ 衰减是由共振质子之间相互磁化作用所引起，与 $T1$ 不同，它引起相位的变化。正常情况下，质子处于杂乱无章的排列状态。当把它们放入一个强外磁场中，就会发生改变。它们仅在平行或反平行于外磁场两个方向上排列。人体不同器官的正常组织与病理组织的 $T1$ 是相对固定的，而且它们之间有一定的差别，$T2$ 也是如此。

这种组织间弛豫时间上的差别，是 MRI 的成像基础。有如 CT，组织间吸收系数（CT 值）差别是 CT 成像基础的道理。但 MRI 不像 CT 只有一个参数，即吸收系数，而是有 $T1$、$T2$ 和自旋核密度（P）等几个参数，其中 $T1$ 与 $T2$ 尤为重要。因此，获得选定层面中各种组织的 $T1$（或 $T2$）值，就可获得该层面中包括各种组织影像的图像。MRI 的成像方法也与 CT 相似。有如把检查层面分成 $Nx，Ny，Nz$ 一定数量的小体积，即体素，用接收器收集信息，数字化后输入计算机处理，获得每个体素的 $T1$ 值（或 $T2$ 值），进行空间编码。用转换器将每个 T 值转为模拟灰度，而重建图像由于成像的灵敏度、分辨率、成像时间和信噪比（S/N）等要求不同，产生了多种成像方法，归纳起来可分为两大类：一是投影重建法；二是非投影重建法，包括线扫描成像法和直接傅立叶变换（Fourier Transform）成像法。

磁共振的磁体有常导型、超导型和永磁型 3 种，磁体类型直接关系到磁场强度、均匀度和稳定性，并影响 MRI 的图像质量。通常用磁体类型来说明 MRI 设备的类型。常导型的线圈用铜、铝线绕成，磁场强度最高可达 $0.15\sim0.35$ T，超导型的线圈用铌—钛合金线绕成,磁场强度一般为 0.35~3.0 T,用液氦及液氮冷却;永磁型的磁体由用磁性物质制成的磁砖所组成,较重,磁场强度偏低,最高达 0.3 T 梯度线圈。

梯度线圈用于修改主磁场,产生梯度磁场。其磁场强度虽只有主磁场的几百分之一。但梯度磁场为人体 MR 信号提供了空间定位的三维编码的可能,梯度场由 X、Y、Z 三个梯度磁场线圈组成,并有驱动器以便在扫描过程中快速改变磁场的方向与强度,迅速完成三维编码。

射频发射器与 MR 信号接收器为射频系统,射频发射器是为了产生临床检查目的不同的脉冲序列,以激发人体内氢原子核产生 MR 信号。射频发射器及射频线圈很像一个短波发射台及发射天线,向人体发射脉冲,人体内氢原子核相当一台收音机接收脉冲。脉冲停止发射后,人体氢原子核变成一个短波发射台,而 MR 信号接收器则成为一台收音机接收 MR 信号。

16.4.2 核磁共振成像系统的构成与关键电路

图 16－34 所示为核磁共振成像系统的构成。限于篇幅,这里不对图 16－34 进行详细说明,请读者根据上一小节的说明来理解核磁共振成像系统的构成。

图 16－35 所示为磁共振成像系统的电路系统框图。同样由于篇幅的原因,下面仅仅对 RF 驱动(发射)部份进行介绍(见图 16－36)。

RF 驱动(发射)电路也可以分为数字电路部分和模拟电路部分。

数字电路部分包括:系统接口,它从控制扫描的高层(high ranking)电路接收控制数据;数字合成器,它在系统接口的控制下产生基准载波信号数据;RF 包络线寄存器;它保存由系统接口输出的 RF 包络线数据。

模拟电路包括:D/A 转换器,把基准载波频率信号数据转换成模拟基准载波数据信号 a0;其后接的带通滤波器,用以消除在模拟基准载波数据信号 a0 中出现的混叠谐波、其输出为模拟基准载波数据信号 a1;振荡电路和频率倍减电路用以产生混频信号,把载波频率上变频成静态磁场强度下所需的谐振频率;之后的带通滤波器,它消除混频信号中的寄生频率分量,以产生混频信号 a2;载波混频器,它将基准载波频率信号 a1 和混频信号 a2 组合并输出基准载波信号 a3;带通滤波器,它从 a3 中消除寄生频率分量,以产生频率信号 a4;D/A 转换器,用以把 RF 包络线数据转换成模拟包络线信号 e1;其后的带通滤波器用以消除在模拟 RF 包络线信号 e1 中出现的混叠谐波,并输出模拟 RF 包络线信号 e2;RF 包络线混频器,将载波频率信号 a 和 RF 包络线信号 e2 组合,并输出模拟脉冲信号 a5;后面的带通滤波器用以消除模拟脉冲信号 a5 中的寄生频率分量,并输出 RF 脉冲信号,该信号经过可编程增益放大器放大后送至发送/接收选择开关,输出到 RF 功率放大器。

随着微电子技术和数字信号处理技术的发展,越来越多采用数字电路取代模拟电路。在 RF 驱动电路中,采用数字电路实现频率合成,则不仅可以避免模拟电路的不稳定性和特性一致性差等问题,还可以降低成本和对工艺性的要求。

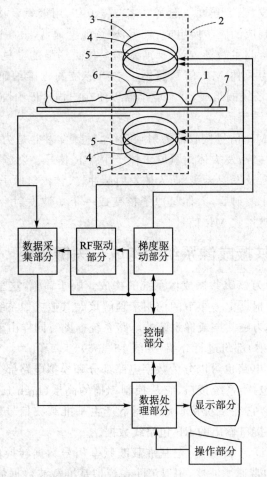

图中用数字标识的部件:1—被测者;2—磁体系统;3—主磁场磁体部分;

4—梯度磁场磁体部分;5—发射线圈部分;6—接收线圈部分;7—托架

图 16 - 34 核磁共振成像系统的构成

图 16 - 37 给出了数字式 RF 驱动电路的框图。图中,复数数字式合成器根据系统接口给出的中心频率、偏移频率和初相值工作,输出基准载波频率信号的同相分量数据 I1 和正交分量数据 Q1。同相分量数据 I1 和正交分量数据 Q1 分别相当于复数形式的余弦信号分量和正弦信号分量。

复数数字式合成器又可以以图 16 - 38 所示的配置来实现,而数字增频变频器可以以图 16 - 39 所示的配置来实现。

在数字式 RF 驱动电路中,不管是复数数字式合成器还是数字增频变频器,都可以采用 FPGA 来实现。

集成 DDS(Direct Digital Synthesis,直接数字合成)的概念首先由美国学者 J. Tierncy,C. M. Rader 和 B. Gold 提出,它是以全数字技术,从相位概念出发直接合成所需波形的一种新的频率合成原理,与其他频率合成方法相比,DDS 具有频率

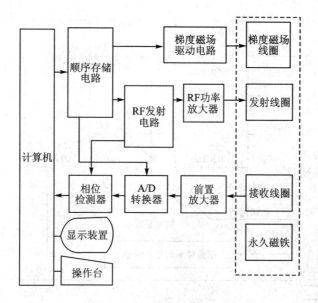

图 16-35　磁共振成像系统的电路系统框图

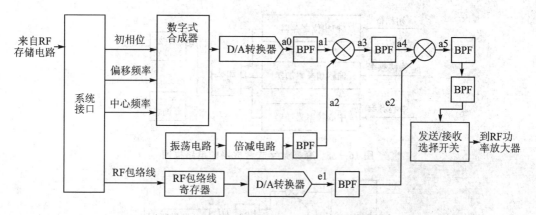

图 16-36　RF 驱动(发射)部分的电路框图

转换时间短、频率分辨率高、输出相位连续、可编程、全数字化易于集成等突出优点,正是这些有别于其他频率合成方法的优越性能和特点,使得 DDS 成为现代频率合成技术中的佼佼者。

目前使用最广泛的一种 DDS 方式是利用高速存储器作查寻表,然后通过高速 DAC 产生已经用数字形式存入的正弦波。常见的 DDS 系统由频率控制字、相位累加器、正弦查询表、D/A 转换器和低通滤波器组成,参考时钟为高稳定度的晶体振荡器,其输出用于同步 DDS 各组成部分的工作。图 16-40 是 DDS 的一个基本原理图。

DDS 系统的核心是相位累加器,它由一个加法器与一个 N 位相位寄存器构成,每来一个时钟脉冲,加法器将频率控制数据与累加寄存器输出的累加相位数据相加,把相加后的结果送至累寄存器的数据输入端,累加寄存器将加法器在上一个时钟

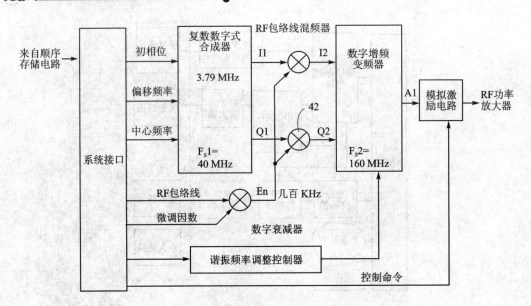

图 16－37　数字式 RF 驱动电路的框图

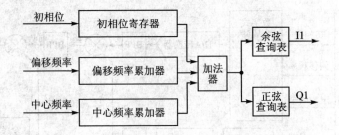

图 16－38　复数数字式合成器的电路框图

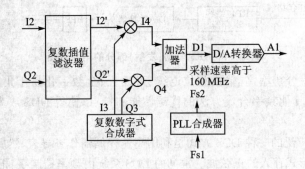

图 16－39　RF 驱动(发射)部分的电路框图

作用后所产生的新相位数据反馈到加法器的输入端,以使加法器在下一个时钟的作用下继续与频率控制数据相加。这样,相位累加器在参考时钟的作用下,进行线性相位累加,当相位累加器累加满量时就会产生一次溢出,完成一个周期性的动作,这个周期就是 DDS 合成信号的一个频率周期,累加器的溢出频率就是输出的信号频率。

510

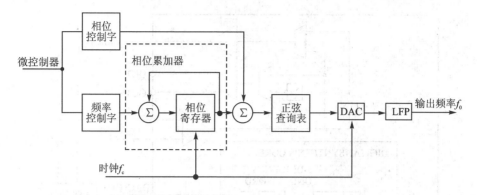

图 16-40　DDS 的工作原理框图

正弦查询表是一个可编程只读存储器(PROM),存储的是以相位为地址的一个周期正弦信号的采样编码值,包含一个周期正弦波的数字幅度信息,每个地址对应于正弦波中 0~360 范围的一个相位点,将相位寄存器的输出与相位控制字相加得到的数据作为一个地址对正弦查询表进行寻址,查询表把输入的地址相位信息映射成正弦波幅度信号,驱动 DAC,输出模拟信号。低通滤波器平滑并滤除不需要的取样分量,以便输出频谱纯净的正弦波信号。

对于计数容量为 2N 的相位累加器和具有 M 个相位取样的正弦波波形存储器,若频率控制字为 K,输出信号频率为 f_0,参考时钟频率为 f_r,则 DDS 系统输出信号的频率为 $f_0 = \dfrac{2^N K}{f_r}$,而频率分辨率为 $\Delta f_0 = \dfrac{f_r}{2^N}$。

由奈奎斯特采样定理可知,DDS 输出的最大频率为 $f_{max} = \dfrac{f_r}{2}$,所以 DDS 输出信号的频率范围为 $0 \sim \dfrac{f_r}{2}$。

美国 Analog Devices 公司的 AD9912 是目前工作频率最高的集成 DDS 芯片。图 16-41 所示为 AD9912 的内部电路框图。

AD9912 主要由可编程 DDS 系统、高性能模数变换器(DAC)、高速比较器和一个 PLL(Phase Locked Looper)3 部分构成,能实现全数字编程控制的频率合成,并具有时钟产生功能。它的主要特点有:

● 1 Gsps 的内部时钟,直接输出频率高达 400 MHz。
● 内部集成 1 Gsps、14 位的 DAC。
● 48 位频率控制字,具有 4 μHz 的频率分辨率。
● 具有差动 HSTL(High Speed Transceiver Logic,高速收发逻辑)电平的比较器。
● 灵活的系统时钟输入:内部晶体振荡器或外部参考时钟信号。
● 片上低噪声 PLL 参考时钟信号(REFCLK)倍频器。
● 低抖动时钟倍频输出可达 750 MHz。

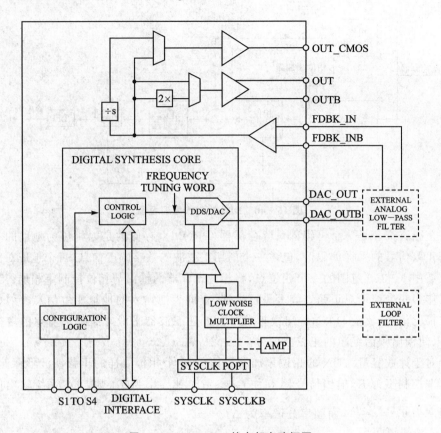

图 16-41　AD9912 的内部电路框图

- 单端 CMOS 输出比较器,频率可达 150 MHz。
- 可编程频率 CMOS 电平输出。
- 采用串口控制。
- 可用软件控制进入低功耗模式。

上述性能表明,AD9912 完全可以胜任在核磁共振成像系统中的数字式 RF 驱动电路,与 FPGA 配合,既可省去片外的高速 DAC,又可简化 FPGA 的计算量。

16.4.3　核磁共振成像系统的发展

围绕着功能磁共振成像 fMRI(function MRI),磁共振造影 MRA(Magnetic Resonance Angiogram)和波谱成像 MPSI(Magnetic Resonance Spectroscopic Imaging)等需要,正朝着数据的快速获取方面努力,在不牺牲空间分辨率的条件下,进行多 RF、多线圈平行采集及三维采集,提高了成像速度;螺旋 K-空间轨迹采集技术仍在发展中;开放式 MRI 过去都在 0.5T 的 MRI 中应用,能否实现开放式高磁场的 MRI 也是正在研究的课题。磁共振成像的应用领域也不断拓宽:fMRI 不仅用于脑部,现已扩展到其他脏器;MRI 既用于手术与治疗计划,又用于手术与治疗的监护,例如热疗中温度的监护,非它莫属;MRA 比 X 线的血管造影更有吸引力。实时高分辨率的 MRI 被认为是一个发展领域,其中包括实时 fMRI,实时妇产科磁共振成像等,后者可用来观察胎儿。

其他重要的发展有:

(1) 磁共振弹性图(MRE,Magnetic Resonance Elastography):用来在体测量组织的刚弹性的重要的新方法。可用于乳腺的诊断和分类;利用灰质和白质硬度的差别(灰质比白质硬 2 倍),可用来对脑进行监测与分类。

(2) 扩散张量成像(DTI,Diffusion Tensor Imaging):主要测量组织(通常是水)中分子的随机热位移(布朗运动)。组织中水扩散的微观尺度是该法具有细微的空间灵敏度。在纤维组织例如脑白质和灰质中,扩散是各向异性的,即与方向有关。这一特性使 DTI 能用来测量各体素内纤维的方向。

DTI 的用途还包括:基于纤维的结构对丘脑核进行定位使在丘脑区的手术更精确有效;能显示血管畸形引起的压迫,可用来早期诊断小的损伤,可用来观察新儿脑白质微细结构的发育;与 fMRI 配合可获得关于白质管道的信息,从而揭示神经认知网络的奥秘,有助于了解大脑的功能。

思考题与习题

16-1　什么是超声波,超声波有哪些主要声学参量?

16-2　超声波在人体组织中的传播速度有哪些特点?

16-3　造成超声波在人体组织中衰减的原因有哪些? 介质吸收超声波的特性用哪些参数来表示? 介质吸收超声波与哪些因素有关?

16-4　超声波在两种组织界面上的反射与介质声阻抗有何关系,耦合剂的作用有哪些?

16-5　什么是正负压电效应,压电超声换能器的结构?

16-6　怎样减小探头与皮肤表面的入射超声衰减?

16-7　简述超声成像的物理假定和基本原理。

16-8　查阅资料,了解并简述 A 型超声诊断仪的工作原理、组成结构和各部分的功能。

16-9　查阅资料,了解并简述简述 M 型超声诊断仪的工作原理以及与 A 型超声诊断仪的异同。

16-10　简述 B 型超声诊断仪的成像原理。

16-11　查阅资料,了解并简述简述 A、B、M 型超声诊断仪的用途。

16-12　什么是机械扇形扫描? 有哪几种扫描方案,各有什么优缺点?

16-13　简述电子线阵扫描超声诊断仪的工作原理,有哪几种扫描方式,各有什么优缺点?

16-14　电子凸阵超声诊断仪与电子线阵扫描超声诊断仪有何异同? 电子凸阵扫描

的特点有什么?

16-15 简述电子相控阵扫描的发射和接收原理。

16-16 彩色血流成像仪的作用是什么? 如何通过单通道同时计算出沿超声波声速各点的血流速度? 血流的速度和方向如何表示?

16-17 新型的超声仪器中为何要大量采用数字电路? 采用的有哪些数字电路? 实现一些什么样的功能?

16-18 超声仪器中对模数转换器有什么样的要求?

16-19 通过查阅资料说明:超声图像仪器有何新进展?

16-20 X 射线数字化成像有哪几种,其原理又如何,各有何特点?

16-21 X 射线数字化成像使用了哪几种传感器,相应地应采用什么样的接口电路?

16-22 普通 X 射线影像与 X-CT 图像最大的不同之处是什么?

16-23 何为体层,何为体素,何为像素? 在重建 X-CT 图像的过程中,体素与像素有什么关系?

16-24 重建 X-CT 图像时都要通过扫描来采集足够的投影数据,请问何为扫描? 扫描有哪些方式?

16-25 设有一个 2×2 图像矩阵,其中像素的 CT 值为 5、7、6、2,试用反投影法重建该图像矩阵。

16-26 什么是 CT 值,它与衰减系数 μ 有什么关系? 某波长的 X 射线通过水时的衰减系数为 0.77cm^{-1},通过某人体组织时的衰减系数为 1.02 cm^{-1},水的 CT 值为 0,求此人体组织的 CT 值。

16-27 简述 X-CT 图像重建原理。

16-28 什么是 X-CT 中的窗口技术? 什么是窗宽和窗位? 窗口技术在 X-CT 中有何作用?

16-29 若窗宽为 400 Hz 和 800 Hz,则图像矩阵中像素可识别的灰度差所对应的 CT 值分别是多少? 设黑白显示荧光屏的灰度可分为 16 个等级。

16-30 表征 MRI 图像质量的参数有哪几个?

16-31 核磁共振成像有何新进展?

16-32 通过查找资料说明 MRI 中的其他电路的工作原理和特点。

第 **17** 章

医用电子仪器的电气安全与认证

本章学习要点

1. 医疗仪器与设备可能产生的危害；

2. 医疗仪器与设备的种类及其可能的危害；

3. 电气危害的种类、原因与防止措施；

4. 与电气相关危害的种类、原因与防止措施；

5. 医疗仪器与设备的安全认证。

一台医疗仪器与设备的不当设计、制造和使用极有可能造成对患者和使用者的伤害，甚至于危及他们的生命。本章将介绍产生这些危险的原因以及防止措施。限于篇幅和本教材的性质，本章将主要介绍医疗仪器与设备的电气安全以及与电气安全紧密相关的问题。本章的最后将介绍有关医疗仪器与设备安全认证的知识。

17.1 概 述

在一个现代化的医院，几乎所有的仪器与设备都要采用电子技术实现其中的核心控制作用。医院的仪器与设备可分为：

(1) 电子治疗设备

低频治疗仪、中频治疗仪、RF 治疗仪、微波治疗仪、高频手术设备、功能电刺激仪器(如起搏器、人工耳蜗等)。

(2) 生理信息的检测和处理仪器

心电图机、脑电图机、血压计、血氧饱和度测量仪、呼吸等检测仪器。这些仪器多是非侵损的测量仪器。

(3) 电控设备

又可分为以下 3 类：

● 生命支持类：呼吸机、麻醉机、心肺机、血透、输液泵、注射泵；

● 电动手术器械：锯、铣、钻；

● 电动测量类：尿动力仪、肺功能仪。

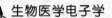

(4) 医院基础设施

如病床、手术床等。

(5) 放射医学

放射诊断和治疗设备。

(6) 声学

电子助听器、超声诊断仪器和治疗设备。

(7) 光学

物理光学仪器,如光度计等,内窥镜和其他介入诊断与治疗设备,激光诊断和治疗仪器。

(8) 其他(医用软件)

医用软件,随机软件,放疗计划系统、医学影像档案管理和传送系统(PACS)。

医疗仪器与设备对人和环境可能产生的 3 种主要伤害(危害)是:

① 能量性伤害:电能、热能、电离辐射、超声、微波、磁场、光能、机械力等。

② 生物学伤害:生物污染、生物不相容性(毒性、致敏、溶血、刺激、致畸、致癌等)。

③ 环境危害:化学物质、放射性污染、电磁干扰、固体废料等。

本章主要介绍应用医疗仪器时可能出现的电能危害。

17.2　医疗仪器与设备的电气安全

本节先介绍电能对人体危害的原理,然后介绍有关的国家标准,再介绍防止电能危害的设计方法,最后给出新出现的医疗仪器安全事故及其思考。

17.2.1　电能的危害与电流的生理效应

电能对人体造成危害的主要形式有:电击(触电)、过电流、过电压、雷电、电磁场(包括射频、工频、静电)、电热效应(包括电火灾)等。

人体的大多数组织的含水比例很高,因此人体是良好的导电体。当人体成为电路的一部分时,就有电流通过人体组织,从而产生电击,引起人体组织不同程度的损伤。电流通过人体时,主要由以下 3 种方式影响人体组织:组织的电阻性发热;易兴奋组织的电兴奋;电化学烧伤。

电击的危害程度主要取决于流经人体电流的大小、时间和频率。

电流通过人体使其产生病理、生理效应。电击可能使人感觉极端不适,导致灼伤,甚至死亡。电流通过人体可依次分为下列程度等级:感知阈:0.5 mA;摆脱阈:10 mA;心室纤维性颤动(室颤)阈。

电流的其他效应:窒息、心脏停跳、烧伤。

1. 影响电流生理效应与损伤程度的因素

① 当通过人体的电流强度逐渐增大时,人体将出现各种电流生理效应。

（a）当电流强度达到感觉阈时，人会感到轻微的刺痛。感觉阈值在各人之间有很大差异，当用湿手紧握细铜线时，对于 50 Hz 电流的最低感觉阈值为 0.5 mA；对直流电流，其阈值为 2～10 mA。当受到高于感觉阈值的电流时，其肌肉会产生不随意收缩。

脱开电流是指电击者肌肉能随意缩回的最大电流。男子的脱开电流平均值是 16 mA，女子是 10.5 mA；男子的最小脱开电流值 9.5 mA，女子是 6 mA。

（b）如果流经胸腔的电流中有一部分流过心脏，且电流强度和通电时间超过阈值，则心脏肌肉电活动的正常传播将受破坏，心肌纤维不同步收缩。此时就发生心室纤颤，结果使心脏失去正常泵血作用，中断了向人体各部位输血。几分钟后，敏感细胞开始麻痹，从而引起死亡。

（c）持续的心肌收缩：当电流足够大时，将使整个心脏肌肉收缩，心脏停止跳动。这个电流值约为 1～6 A。

（d）呼吸麻痹：更大的电流会引起呼吸肌的不随意收缩，如不及时断开电流，将引起窒息。

（e）烧伤和身体的损伤：过大的电流会由于皮肤的电阻性发热而烧伤组织，或迫使肌肉强烈收缩而脱离骨骼。

按照上述阈值和电流作用与人体的持续时间，可以用图 17－1 示意 15～100 Hz 电流作用人体时相应的生理效应。

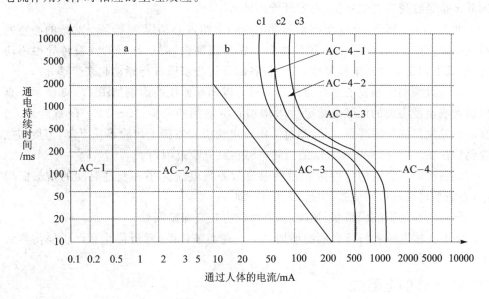

图 17－1 15～100 Hz 电流生理效应示意图

AC－1 第一效应区：能觉察，通常没有任何病理、生理反应。与电流通过时间长短无关。

AC－2 第二效应区：通常无有害的病理、生理反应。

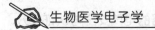

AC-3 第三效应区:该区对人体器官一般没有损伤,但可能发生肌肉收缩,呼吸困难,血压升高,心脏传导的可逆性紊乱,包括心房纤维颤动,以及随着电流与持续时间的增加引起的非心室纤维颤动,进而引起短暂心脏停跳。

c1 右侧第四效应区:该区除了有第三效应区的病理、生理反应外,可能出现心室纤维颤动。

曲线 c1 是导致发生心室纤维颤动的阈值曲线。

由 c1 向右,发生心室纤维颤动的概率逐渐增大:

在 AC4-1 区(曲线 c1~c2 之间)可达 5%。

在 AC4-2 区(曲线 c2~c3 之间)可达 50%。

在 AC4-2 区(c3 以右)超过 50%。

② 电流频率在 100 Hz 以上,生理效应随刺激电流频率增加而减弱,150 kHz 的电流对人体只有微弱的刺激作用。当电流频率高达 1 MHz 时,刺激效应完全消失。频率低于 50 Hz 的低频电流,刺激效应也减弱,刺激效应最强的恰恰是频率为 50~60 Hz 的低频电流。

③ 在超过一定电流阈值时,刺激效应随作用时间增加而增强。

2. 心室纤维颤动

通过上面的讨论可以知道:医疗仪器与设备产生的最常见、也是具有很大隐蔽性的危害是导致受害者的室颤(心室纤维颤动)。

如图 17-2 所示,在一个心动周期内有一个约占心动周期 10%~20% 的心室肌易损期,它对应于心电图 T 波顶峰部分。在易损期内,心肌纤维的兴奋传导很不均匀,如果受到足够大的电流刺激,就可使各部分的心室肌自行颤动起来。

在易致颤期内触发心室纤维性颤动对心电图和血压的影响如图 17-3 所示。直接流入或流经心脏的低频电流会大大增加心脏室颤的危险,10~200 Hz 危险最大。直流引发室颤的几率降低 5 倍,超过 1 kHz 电流引发室颤的风险迅速下降,但烧伤危险仍然存在。可见,50~60 Hz 的工频电流在最危险范围内。

室颤或心泵衰竭的危险随几秒钟内流过心脏电流大小和流过时间的增加而增加;心脏某些区域特别敏感,更容易引起室颤。

导致室颤的影响因素多、风险高,限值应有较高保险系数。

随着人体电流和持续时间的增加将会出现心脏停跳,呼吸停止和严重烧伤等后果,可能导致死亡。

3. 人体的电阻抗

人体阻抗是影响电流强度和刺激效应的关键因素之一,反过来,人体阻抗又主要取决于电流通过人体的路径、接触电压、电流持续时间、频率、皮肤潮湿程度、接触面积、施加压力、温度等因素。人体阻抗只能以统计学的方式表示。

人体阻抗的模型如图 17-4 所示。人体总阻抗:

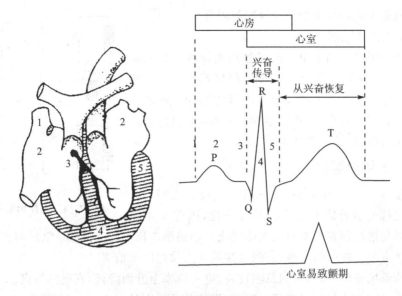

图 17 - 2　心动周期中的心室易损期

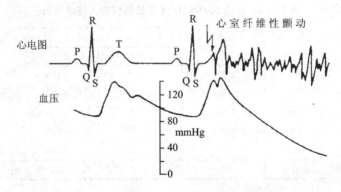

图 17 - 3　室颤对心电图和血压的影响

$$Zr = Zp1 + Zi + Zp2$$

其中：Zr 是人体阻抗；$Zp1$ 和 $Zp2$ 是皮肤阻抗；Zi 是人体内阻抗。

（1）皮肤阻抗

皮肤阻抗是皮肤上的电极与皮肤下导电组织之间的阻抗，由半绝缘层和小的导电元件（毛孔）构成，是容性阻抗。

皮肤阻抗的数值取决于电压、频率、电流、电流持续时间、接触面积、接触压力、皮肤潮湿程度和温度等。

接触电压＜50 V 时，皮肤阻抗的数值受接触面积大小、温度、呼吸等因素影响而有显著变化。接触电压在 50～100 V 时，皮肤阻抗大大降低，皮肤击穿后，其阻抗可忽略不计。

当皮肤阻抗随着电流增大而降低时，可以观察到电流伤疤。

电流频率的增高也会使皮肤阻抗降低。

(2) 人体内阻抗

人体内阻抗是两个电极所接触的人体两部分之间去除电极下皮肤后的阻抗。人体内阻抗基本上可看作纯电阻。阻抗值主要取决于电流通过的路径。表面接触面积对其影响较小,但当接触面积过小,例如只有几平方毫米,则内阻抗将会增大。

(3) 人体总阻抗

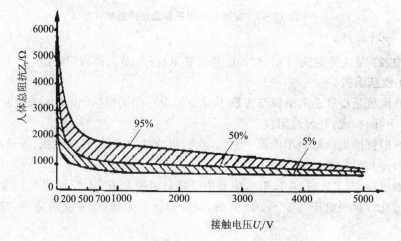

当接触电压<50 V时,皮肤阻抗占较大比例。由于皮肤阻抗受多种因素影响而显著变化,因此人体总阻抗同样受这些因素影响有很大的变化。当接触电压>50 V时,总阻抗与皮肤阻抗关系愈来愈小。皮肤击穿后,总阻抗接近于人体内阻抗值 Z_i。

图 17 - 4 人体的电阻抗

皮肤阻抗值(因而影响到总阻抗)随电流频率上升而降低,直流时最高。

人体总阻抗值与接触电压、接触面积的关系分别见表 17-1 和图 17-5。

表 17 - 1 交流 50/60 Hz 大接触面积的人体总阻抗

接触电压	人体总阻抗在以下百分数内不超过的值(Ω)		
(V)	5%	50%	95%
25	1 750	3 250	6 100
50	1 450	2 625	4 375
100	1 200	1 875	3 200
220	1 000	1 350	2 125
1000	700	1 050	1 500
渐近值	650	750	850

图 17 - 5 皮肤阻抗值与接触电压、接触面积的关系

17.2.2　国家标准9706简介

　　国家标准9706的准确名称是 GB 9706.1-xxxx《医用电气设备－第一部分：安全通用要求》,其中"xxxx"是修订的时间。限于篇幅,下面从该标准中摘抄部分相关内容,这样既能够提供原汁原味的"标准"供读者学习,又不会由于作者的原因误导读者。由于是摘抄,其序号(包括插图的序号)经常出现跳跃,阅读时要注意。读者要全面、准确地掌握该标准,建议阅读该标准原文。

<h2 style="text-align:center">医用电气设备</h2>

第一部分：安全通用要求

第一篇　概述

1 适用范围和目的

1.1 适用范围

本标准适用于医用电气设备(按 2.2.15 的定义)的安全。

虽然本标准主要涉及安全问题,但它也包括一些与安全有关的可靠运行的要求。

本标准涉及的设备预期生理效应所导致的安全方面的危险未被考虑。

除非标准正文中明确指明外,标准中的附录内容不要求强制执行。

1.2 目的

本标准的目的是规定医用电气设备的安全通用要求,并作为医用电气设备安全专用要求标准的基础。

1.3＊专用标准

专用标准优先于本通用标准。

1.4 环境条件

见第二篇。

1.5 并列标准

在医用电气设备系列标准中,并列标准规定安全通用要求适用于:

　　——组医用电气设备(例如:放射设备);

　　——在通用安全标准中未充分陈述的,所有医用电气设备的一个专门特性(例如电磁兼容性)。

　　若某一个并列标准适用于某一专用标准,则专用标准优先于并列标准。

2 术语和定义

本标准中下例术语和定义适用:

　　——"电压"和"电流"是指交流、直流或复合的电压或电流的有效值。

　　——助动词

"必须"表示为要符合本标准必须强制执行的某项要求或某项试验。

"应该"表示为要符合本标准建议执行的某项要求或某项试验,但不是强制性的。

"可以"用来说明为达到某项要求或某项试验所容许的方法。

2.1 设备部件、辅件和附件

2.1.1 调节孔盖 access cover

外壳或防护件上的部件,通过它才可能接触到设备的某些部件,以达到调整、检查、更换或修理目的。

2.1.2 可触及的金属部分 accessible metal part

不使用工具即可接触到的设备上的金属部分。参见 2.1.22 条。

2.1.3 附件 accessory

为了能使设备进行预期的使用,或为了设备预期使用的方便,或为改善设备的预期使用,或为了增加设备的附加功能,所必需的和(或)适合于与设备一起使用的选配件。

2.1.4 随机文件 accompanying documents

随设备或附件所附带的文件,其内容包含对设备的使用者、操作者、安装者或装配者来说的全部重要的资料,特别是有关安全的资料。

2.1.5 应用部分 applied part

设备中用来同被检查或被治疗的患者相接触的全部部件,包括连接患者用的导线在内。

对于某些设备,专用标准可把与操作者相接触的部件作为应用部分来考虑。

正常使用的设备的一部分:

——设备为了实现其功能需要与患者有身体接触;或

——可能导致接触患者;或

——需要由患者触及。

2.1.6 外壳 enclosure

设备的外表面,包括

——所有可触及的金属部件、旋钮、手柄及类似部件;

——可触及的轴;

——为试验目的而紧贴在低导电率材料或绝缘材料制成的部件外表面上有规定尺寸的金属箔。

2.1.7 F 型隔离(浮动)应用部分 F-type isolated(floating)applied part(以下简称为 F 型应用部分)

同与设备其他部分相隔离的应用部分,其绝缘应达到,在应用部分和地之间加 1.1 倍最高额定网电压时其患者漏电流在单一故障状态时不超过容许值。当来自外部的非预期电压与患者相连并因此施加于应用部分与地之间时,流过其间的电流不超过单一故障状态时的患者漏电流的允许值。

F 型应用部分是 BF 型应用部分或 CF 型应用部分。

2.1.9 内部电源 internal electrical power source

与设备组合并提供设备运行所必需的电能的电源。

2.1.10 带电 live

指部件所处的状态。当与该部件连接时,便有超过该部件容许漏电流值的电流(在 19.3 条中规定)从该部件流向地或从该部件流向该设备的其他可触及部件。

2.1.12 网电源部分 mains part

设备中旨在与供电网作导电连接的所有部件的总体。就本定义而言,不认为保护接地导线是网电源部分的一个部件(见图 1)。

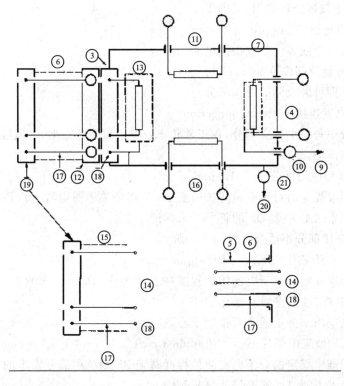

③—设备电源输入插口(参阅图 5);④—应用部分;⑤—电线管;⑥—可拆卸的电源软电线;⑦—外壳;⑧—固定的布线;⑨—功能接地导线;⑩—能接地端子;⑪—信号输入部分;⑫—网电源连接器;⑬—网电源部分;⑭—网电源接线端子装置;⑮—电源软电线;⑯—信号输出部分;⑰—保护接地导线;⑱—保护接地端子;⑲—网电源插头;⑳—电位均衡导线;㉑—电位均衡导线用的连接装置

图 1　规定的接线端子和导线的图例

2.1.15 患者电路 patient circuit

患者构成其一部分的电路。

含有一个或多个患者连接的任何电路。

患者电路包括所有与患者连接的绝缘达不到电介质强度要求(见 20 章),或者与患者连接的隔离达不到爬电距离和电气间隙的要求(见 57.10)的导电部件。

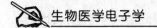

2.1.17 防护罩 protective cover

外壳的一部分或防护件,用以防止意外地接触到可能有危险的部件。

2.1.18 信号输入部分 signal input part

设备的一个部分,但不是应用部分,用来从其他设备接收输入信号电压或电流,例如为显示、记录或数据处理之用(见图1)。

2.1.19 信号输出部分 signal output part

设备的一个部分,但不是应用部分,用来向其他设备输出信号电压或电流,例如为显示、记录或数据处理之用(见图1)。

2.1.21 供电设备 supply equipment

向设备的一个或多个装置提供电能的设备。

2.1.22 可触及部件分 accessible part

不用工具即可触及到的设备部分。

2.1.23 患者连接 patient connection

应用部分中每一个独立部分,在正常状态或单一故障状态下,电流能通过它在患者与设备之间流动。

2.1.24 B 型应用部分 type B applied part

符合本标准规定的对于电击防护的要求,尤其是关于漏电流允许值的要求的应用部分。并用附录 D 中表 D2 的符号 1 来标记。

注:B 型应用部分不适合直接用于心脏。

2.1.25 BF 型应用部分 type BF applied part

符合本标准规定的对于电击防护程度高于 B 型应用部分要求的 F 型应用部分。并用附录 D 中表 D2 的符号 2 来标记。

注:BF 型应用部分不适合直接用于心脏。

2.1.26 CF 型应用部分 type CF applied part

符合本标准中规定的对于电击防护程度高于 BF 型应用部分要求的 F 型应用部分。并用附录 D 中表 D2 的符号 3 来标记。

2.1.27 防除颤应用部分 defibrillation-proof applied part

应用部分具有防护心脏除颤器对患者的放电效应。

2.2 设备类型(分类)

2.2.4 Ⅰ类设备 class I equipment

对电击的防护不仅依靠基本绝缘,而且还提供了与固定布线的保护接地导线设施连接的附加安全保护措施,使可触及的金属部件即使在基本绝缘失效时也不会带电的设备(见图2)。

2.2.5 Ⅱ类设备 class II equipment

对电击的防护不仅依靠基本绝缘,而且还有如双重绝缘或加强绝缘那样的附加安全保护措施,但没有保护接地措施,也不依赖于安装条件的设备(见图3)。

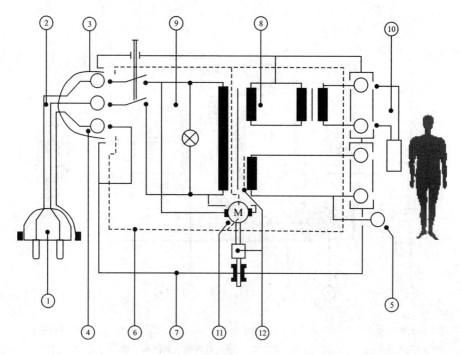

①—有保护接地接点的插头；②—可拆卸的电源软电线；③—设备连接装置；④—保护接地用接点和插脚；⑤——功能接地端子；⑥—基本绝缘；⑦—外壳；⑧—中间电路；⑨—网电源部分；⑩—应用部分；⑪—有可触及轴的电动机；⑫—辅助绝缘或保护接地屏蔽

图2 Ⅰ类设备的图例

2.2.7 直接用于心脏 direct cardiac application

指设备应用部分可与患者心脏作直接导电连接的使用。

2.2.15 医用电气设备 medical electrical equipment[以下简称为设备]

与某一专门供电网有不多于一个的连接,对在医疗监视下的患者进行诊断、治疗或监护,与患者有身体的或电气的接触,和(或)向患者传送或从患者取得能量,和(或)检测这些所传送或取得的能量的电气设备。

设备包括那些由制造商指定的,能使设备正常使用所必需的附件。

2.2.29 内部电源设备 internally powered equipment

能以内部电源进行运行的设备。

2.3 绝缘

2.3.1 电气间隙 air clearance

两个导体部件之间的最短空气路径。

2.3.2 基本绝缘 basic insulation

用于带电部件上对电击起基本防护作用的绝缘。

2.3.3 爬电距离 creepage distance

沿两个导体部件之间绝缘材料表面的最短路经。

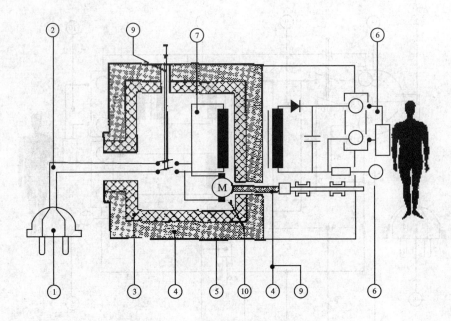

①—网电源插头;②—电源软电线;③—基本绝缘;④—辅助绝缘;⑤—外壳;⑥—功能接地端子;
⑦—网电源部分;⑧—应用部分;⑨—加强绝缘;⑩—有可触及轴的电动机

图 3　带金属外壳 II 类设备的图例

2.3.4 双重绝缘 double insulation

由基本绝缘和辅助绝缘组成的绝缘。

2.3.7 加强绝缘 reinforced insulation

用于带电部件的单绝缘系统,它对电击的防护程度相当于本标准规定条件下的双重绝缘。

2.3.8 辅助绝缘 supplementary insulation

附加于基本绝缘的独立绝缘,当基本绝缘失效时由它来提供对电击的防护。

2.4 电压

2.4.1 高电压 high voltage

任何超过 1000V 交流或 1500V 直流或 1500V 峰值的电压。

2.4.2 网电源电压 mains voltage

多相供电网中两相线之间的电压,或单相供电网中相线与中性线之间的电压。

2.4.3 安全特低电压 safety extra—low voltage(SELV)

在用安全特低电压变压器或等效隔离程度的装置与供电网隔离,当变压器或变换器由额定供电电压供电时,在不接地的回路中导体间交流电压不超过 25V 或直流电压不超过 60 V 标称值的电压。

2.5 电流

2.5.1 对地漏电流 earth leakage current

由网电源部分穿过或跨过绝缘流入保护接地导线的电流。

2.5.2 外壳漏电流 enclosure leakage current

从在正常使用时操作者或患者可触及的外壳或外壳部件（应用部分除外），经非保护接地导线的外部导电连接流入大地或外壳其他部分的电流。

2.5.3 漏电流 leakage current

非功能性电流。下列漏电流已经定义：对地漏电流、外壳漏电流和患者漏电流。

2.5.4 患者辅助电流 patient auxiliary current

正常使用时，在应用部分部件之间流经患者的电流，此电流预期不产生生理效应。例如放大器的偏置电流、用于阻抗容积描记器的电流。

2.5.6 患者漏电流 patient leakage current

从应用部分经患者流入地的电流，或是由于在患者身上出现一个来自外部电源的非预期电压而从患者经 F 型应用部分流入地的电流。

2.6 接地端子和接地导线

2.6.3 功能接地导线 functional earth conductor

接至功能接地端子的导线（见图1）。

2.6.4 功能接地端子 functional earth terminal

直接与测量供电电路或控制电路某点相连的端子，或直接与为功能目的而接地的屏蔽部分相连的端子（见图1）。

2.6.6 电位均衡导线 potential equalization conductor

设备与电气装置电位均衡汇流排相连的导线。

2.6.7 保护接地导线 protective earth conductor

保护接地端子与外部保护接地系统相连的导线（见图1）。

2.6.8 保护接地端子 protective earth terminal

为安全目的与Ⅰ类设备导体部件相连接的端子。该端子预期通过保护接地导线与外部保护接地系统相连接（见图1）。

2.6.9 保护接地 protectively earth

为保护目的用符合本标准的方法与保护接地端子相连接。

2.7 电气连接（装置）

2.7.1 设备连接装置 appliance coupler

不使用工具即可将软电线与设备进行连接的装置，由两个部件组成：一个是网电源连接器，另一个是设备的电源输入插口（见图5）。

2.7.2 设备电源输入插口 appliance inlet

设备连接装置中与设备连在一起或固定在设备上的部件（见图1和见图5）。

2.7.4 辅助网电源插座 auxiliary mains socket－outlet

设备上带有网电源电压的插座，不使用工具即可以向另外设备或向本设备的其他分离部件提供电能。

2.7.5 导电连接 conductive connection

能够流过超过容许漏电流值的电流的连接。

2.7.6 可拆卸的电源软电线 detachable power supply cord

通过适当的设备连接装置与设备相连的电源软电线(见图1、2、5及57.3条)。

2.7.7 外部接线端子装置 external terminal device

用来与其他设备进行电气连接的接线端子装置。

2.7.8 固定的网电源插座 fixed mains socket－ outlet

安装在建筑物或运输工具上的固定布线系统中的网电源输出插座(见图5)。

2.7.9 互连端子装置 interconnection terminal device

设备内部或设备各部件之间实现互连的接线端子装置。

2.7.10 网电源连接器 mains connector

设备连接装置中的部件,它与供电网相连的软电线合成一体或与其连接。网电源连接器被用来插进设备上的设备电源输入插口之中(见图1、图5及57.2条)。

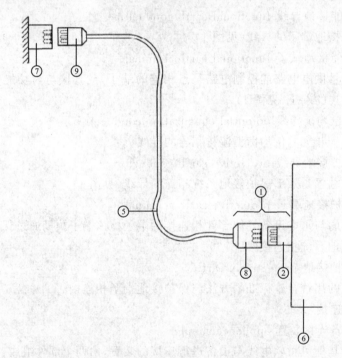

①—设备连接装置;②—设备电源输入插口⑤—可拆卸的电源软电线;⑥—设备;⑦—固定的网电源插座;⑧—网电源连接器;⑨—网电源插头

图2 Ⅰ类设备的图例

2.7.11 网电源插头 mains plug

与设备的电源软电线组成一体或固定连接的部件。用它插入固定的网电源插座(见图5)。

2.7.12 网电源接线端子装置 mains terminal device

与供电网实现电气连接用的接线端子装置(见图 1)。

2.7.16 接线端子装置 terminal device

实现电气连接用的设备部件,它可以有几个独立的连接点。

2.7.17 电源软电线 power supply cord

为连接网电源而固定或装在设备上的软电线。

2.8 变压器

2.8.3 安全特低电压变压器 safety extra—low voltage transformer

设计成提供安全特低压回路的变压器。其输出绕组至少以基本绝缘与地及变压器壳体在电气上隔离,并至少以相当于双重绝缘或加强绝缘的绝缘与输入绕组在电气上隔离。

2.9 控制装置和限制装置

2.9.1 可调设定(控制装置或限制装置的)adjustable setting(of a control or limiting device)

操作者不用工具即可改变的设定。

2.9.4 固定设定(控制装置或限制装置的) fixed setting(of a control or limiting-device)

不打算由操作者改变且只有用工具才能改变的设定。

2.9.7 过电流释放器 over—current release

当装置中的电流超过预置值时,使电路延时断开或立即断开的保护装置。

2.9.10 自动复位热断路器 self—resetting thermal cut—out

在设备的有关部分冷却后能自动重新接通电流的热断路器。

2.9.12 热断路器 thermal cut—out

在不正常运行时,以自动切断电路或减小电流来限制设备或其部件温度的装置,该装置在结构上应使其设定值不能由操作者改变。

2.9.13 恒温器 thermostat

循环变化的温度敏感控制器,在正常工作时可使温度保持在两特定值之间,并可有由操作者设定温度的装置。用来在正常工作状态下使温度保持在两特定值之间,并可有供操作者设定温度用的温度敏感控制装置。

2.10 设备的运行

2.10.1 冷态 cold condition

设备断电后,经足够长时间达到环境温度时所具有的状态。

2.10.2 连续运行 continuous operation

额定负载下不超过规定温度限值的无时间限制的运行。

2.10.3 间歇加载的连续运行 continuous operation with intermittent loading

设备一直和电网相连接运行,规定的容许加载时间很短,以致不会达到长时间负载运行的温度;而随后的间歇时间又不够长到使设备冷却到长时间空载运行的温度。

2.10.4 短时加载的连续运行 continuous operation with short－time loading

设备一直和电网相连接运行,规定的容许加载时间很短,以致不会达到长时间负载运行的温度;而随后的间歇时间足够长,使设备冷却到长时间空载运行的温度。

2.10.5 持续率 duty cycle

工作时间与工作时间和随后的间隔时间之和的比。若工作时间和间隔时间均是变化的,则按一个足够长时间内的平均值来计算。

2.10.6 间歇运行 intermittent operation

由一系列规定的相同周期组成的运行状态,每一周期均包括一个温度极限不超过规定值的额定负载运行期和随后的设备空转或切断的间歇期。

2.10.7 正常状态 normal condition

所有提供的安全防护措施都处于完好的状态。

2.10.8 正常使用 normal use

按使用说明书运行,包括由操作者进行的常规检查和调整以及待机状态。

2.10.9 正确安装的 properly installed

制造商在随机文件中规定的各种有关安全方面的要求至少都得到遵守的状态。

2.10.10 短时运行 short－time operation

从冷态启动,在规定周期内和额定负载条件下,工作温度不超过规定值的运行,各运行周期间的间歇时间相当长,足以使设备冷却到冷态。

2.10.11 单一故障状态 single fault condition

设备内只有一个安全防护措施发生故障,或只出现一种外部异常情况的状态(见3.6条)。

2.12.3 标称(值) nominal(value)

作为基准并带有允差的值,例如网电压的标称值,螺钉的标称直径。

2.12.4 患者 patient

接受医学或牙科检查或治疗的生物(人或动物)。

2.12.8 额定(值) rated(value)

制造商对设备所规定的数量特征值。

2.12.10 供电网 supply mains

永久性安装的电源,它也可以用来对本标准范围外的设备供电。也包括在救护车上永久性安装的电池系统和类似的电池系统。

2.12.3 标称(值) nominal(value)

作为基准并带有允差的值,例如网电压的标称值,螺钉的标称直径。

2.12.4 患者 patient

接受医学或牙科检查或治疗的生物(人或动物)。

2.12.8 额定(值) rated(value)

制造商对设备所规定的数量特征值。

2.12.10 供电网 supply mains

永久性安装的电源,它也可以用来对本标准范围外的设备供电。也包括在救护车上永久性安装的电池系统和类似的电池系统。

5 分类

设备和其应用部分必须用在第 6 章中规定的标记和(或)识别标志来分类。这包括:

5.1 按防电击类型分:

a)由外部电源供电的设备:

——Ⅰ类设备;

——Ⅱ类设备。

b)由内部电源供电的设备。

5.2 按防电击的程度分:

——B 型设备 应用部分;

——BF 型设备 应用部分;

——CF 型设备 应用部分。

5.6 按工作制分:

——连续运行;

——短时运行;

——间歇运行;

——短时加载连续运行;

——间歇加载连续运行。

第三篇 对电击危险的防护

13 概述

设备必须设计成能尽可能避免在正常使用和单一故障状态时发生电击危险。如设备满足本篇的有关要求,即可认为该设备已符合要求。

14 有关分类的要求

14.1 Ⅰ类设备

a)在为实现设备功能必须接触电路导电部件的情况下Ⅰ类设备可以具有双重绝缘或加强绝缘的部件,或有由安全特低电压运行的部件,或者有用保护阻抗来防护的可触及部件。

b) 如果只用基本绝缘实现对网电源部分与规定用外接直流电源的设备的可触及金属部分之间的隔离,则必须提供独立的保护接地导线。

14.2 Ⅱ类设备

a)Ⅱ类设备必须是下列类型之一:

1)带绝缘外壳的Ⅱ类设备:

这种设备有一个耐用、实际上无孔隙、并把所有导电部件包围起来的绝缘外壳,但一些小部件如铭牌、螺钉及铆钉除外,这些小部件至少用相当于加强绝缘的绝缘与

带电部件隔离。绝缘封闭的Ⅱ类设备的外壳,可以构成辅助绝缘的一部分或全部;

2)带金属外壳的Ⅱ类设备:

这种设备有一个实际上无孔隙的导电外壳,在这种设备中,整个网电源部分采用双重绝缘(除因采用双重绝缘显然行不通而采用加强绝缘外);

3)由上述1)和2)两类型综合的设备。

b)如设备装有使其从Ⅰ类防护转为Ⅱ类防护的装置,下列要求必须全部满足:

——转换装置必须明确指出所选类别;

——必需使用工具方能转换;

——设备在任何时候必须符合所选用防护类别的全部要求;

——在Ⅱ类设备工作位置上,该转换装置必须切断保护接地线与设备的连接,或把它转变成符合第18章要求的功能接地线。

c)Ⅱ类设备可备有功能接地端子或功能接地导线。参见18k)和l)条。

14.4 Ⅰ类和Ⅱ类设备

a)除基本绝缘外,设备必须按Ⅰ类或Ⅱ类设备要求配备附加保护(见图2和图3)。

b)规定由外接直流电源供电的设备(例如,在救护车上使用),当极性接错时必须不发生安全方面的危险。

14.5 内部电源设备

a)具有和网电源相连相连的装置的内部电源设备,必须为双重的分类(例如Ⅰ类设备、内部电源设备)。

b)内部电源设备打算与电网相连时,必须符合Ⅰ类设备或Ⅱ类设备的要求。

具有与供电网相连的装置的内部电源设备,当其与供电网相连时必须符合Ⅰ类或Ⅱ类设备的要求,当其未与供电网相连时必须符合内部电源设备的要求。

14.6 B型、BF型和CF型设备

B型、BF型和CF型应用部分

a)直接用于心脏的设备或设备部件必须为CF型。

在随机文件中指明适合直接用于心脏的应用部分必须为CF型。

b)如果已满足第6.1 l)条的要求,直接用于心脏的具有一个或几个CF型应用部分的设备,可以另有一个或几个能同时应用的附加的B型或BF型应用部分。

17 隔离(原标题:绝缘和保护阻抗)

c)在正常状态和单一故障状态(见3.6条)下,应用部分必须与设备的带电部件隔离到容许漏电流值(见第19章)不被超过的程度。

采用下述方法之一,本要求可以满足:

1)应用部分仅用基本绝缘与带电部件隔离但保护接地,且应用部分对地有一个低的内阻抗以使正常状态和单一故障状态时漏电流不超过容许值。

2)应用部分用一个已保护接地的金属部件与带电部件隔离,此金属部件可以是一个全封闭的金属屏蔽。

3) 应用部分未保护接地,但用一个在任何绝缘失效时均无超过容许值的漏电流流向应用部分的中间保护接地电路与带电部件隔离。

4) 应用部分用双重绝缘或加强绝缘与带电部件隔离。

5) 用元件的阻抗防止超过容许值的患者漏电流和患者辅助电流流向应用部分。

用检查和测量来检验是否符合 17a) 条的要求。

如果应用部分和带电部件之间的爬电距离和(或)电气间隙不符合 57.10 条的要求,该爬电距离和(或)电气间隙必须短接。

按 19.4 条所述来测量患者漏电流和患者辅助电流,且在正常状态时不得超过表 4 中给定的限值。

如果对 1) 的应用部分和 2) 的保护接地金属部件及 3) 的中间电路的检查表明在单一故障状态时隔离的有效性可疑时,必须在短接 1) 中带电部件与应用部分之间的绝缘(上述 17a)1)中)、带电部件与金属部件之间的绝缘(上述 17 a)2)中)、或 3) 中带电部件与中间电路之间的绝缘(上述 17 a)3)中)后测量患者漏电流和患者辅助电流。

在短路后最初 50 ms 内产生的瞬时电流毋需考虑。在 50 ms 以后,患者漏电流和患者辅助电流不得超过单一故障状态时的容许值。

此外,必须对设备和(或)其电路进行检验,以确定把漏电流和(或)患者辅助电流限制在规定值内是否取决于置于应用部分与网电源之间的、应用部分与其他带电部件之间的,以及 F 型应用部分与接地部件之间的半导体器件结的绝缘性能。

如果是取决于半导体器件结的绝缘性能,则必须每次短接一个结以模拟关键结的击穿,来检验在单一故障状态时容许的漏电流和患者辅助电流是否被超过。

c) 应用部分不得与未保护接地的可触及金属部件有导电连接。是否符合要求,通过检查和 19.4 条的漏电流试验来检验。

d) I 类设备手持式软轴必须用辅助绝缘与电动机轴隔离。

由 I 类防护电动机驱动的,在正常使用时可能与操作者或患者直接接触,但又不可能保护接地的可触及金属部件,必须用至少能承受与电机额定电压相应的电介质强度试验且具有足够机械强度的辅助绝缘与电动机轴隔离。

通过检查和对手持式软轴和(或)被驱动的 I 类设备的可触及金属部件与电动轴之间的绝缘试验,来检验是否符合要求。必须采用对辅助绝缘规定的试验(见 20.4 条)。

此外,要检验爬电距离和电气间隙是否符合要求(见 57.10 条)。

g) 在正常状态和单一故障状态(见 3.6 条)下,非应用部分的可触及部件,必须与设备的带电部件隔离到使漏电流不超过容许值(见 19 章)的程度。

采用下述方法之一,本要求可以满足:

1) 可触及部件仅用基本绝缘与带电部件隔离,但要保护接地。

2) 可触及部件用保护接地金属部件与带电部件隔离,金属部件可能是全封闭的导体屏蔽。

3) 可触及部件未保护接地,但用一任何绝缘失效都不会导致外壳漏电流超过容许值的中间保护接地电路与带电部件隔离。

4)可触及部件用双重绝缘或加强绝缘与带电部件隔离。

5)用元件的阻抗防止超过容许值的外壳漏电流流到可触及部件。

通过对所要求的隔离作检查以发现哪一处绝缘失效会引起安全方面的危险来检验是否符合要求。

如果可触及部件与带电部件之间的爬电距离和(或)电气间隙不符合 57.10 条的要求,则该爬电距离和(或)电气间隙必须短接。接着必须按 19.4 条所述测量外壳漏电流,且不超过表 4 中正常状态时的限值。

如果对 17 g)2)中的保护接地金属部件和 3)或 17 g)3)中的中间电路的检查表明对单一故障状态时隔离的有效性有怀疑时,必须通过短接带电部件与金属部件之间(上述 17 g)2)中),或带电部件与中间电路之间(上述 17 g)3)中)的绝缘来测量外壳漏电流。

在短路后最初 50 ms 内产生的瞬态漏电流毋需考虑。

在 50 ms 以后,外壳漏电流不得超过单一故障状态的容许值。

此外,必须对设备和(或)其电路进行检验,以确定把漏电流和(或)患者辅助电流限制在规定值内是否取决于置于可触及部件与带电部件间半导体器件结的绝缘性能。

如果是取决于半导体器件结的绝缘性能,则必须每次短接一个结以模拟关键结的击穿,来检验在单一故障状态时容许的漏电流和患者辅助电流是否被超过。

h)用于将防除颤应用部分与其他部分绝缘的布置必须设计成:

—— 在对与防除颤应用部分连接的患者进行心脏除颤放电期间,有危险的电能不得出现在:

• 外壳,包括可触及导线和连接器的外表面,

• 任何信号输入部分;

• 任何信号输出部分;

• 试验用金属箔,设备置于其上,其面积至少等于设备底部的面积。

—— 施加除颤电压后,再经过随机文件中规定的任何必要的恢复时间,设备必须能继续行使随机文件中描述的预期功能。

用以下的脉冲电压试验来检验是否符合要求:

—(共模试验)设备接至图 50 所示的试验电路。试验电压施加于所有互相连在一起且与地绝缘的患者连接;

—(差模试验)设备接至图 51 所示的试验电路。试验电压依次施加于每一个患者连接,其余的所有患者连接接地。

注:当应用部分是由单个患者连接组成时,不采用差模试验。

在每次试验期间:

—I 类设备的保护接地导线接地。能不用供电网运行的 I 类设备,如具有内部电池,须在断开保护接地连接后再试验一次;

一设备不得接通电源；

一应用部分的绝缘表面用金属箔覆盖或浸在 19.4 h) 9)中规定的盐溶液中；

一断开任何与功能接地端子的连接；当一个部分因功能目的被内部接地时，这类连接应被看作保护接地连接并须符合 18 条的要求，或者根据目前文本的目的必须予以断开；

一本条款第一破折号中规定的未保护接地的部件接至示波器。

经过 S 操作后，在 Y1 点和 Y2 点之间的峰值电压不得超过 1 V。

改变 VT 极性，重复进行每项试验。

经过随机文件规定的任何必要的恢复时间后，设备必须能继续行使随机文件中描述的预期功能。

18 保护接地、功能接地和电位均衡

a) I 类设备中可触及部件与带电部件间用基本绝缘隔离时，必须以足够低的阻抗与保护接地端子连接。参见 17g)条。

通过检查及 18f)和 18g)条的试验来检验是否符合要求。

b) 保护接地端子必须适合于经电源软电线的保护接地导线，以及合适时经适当插头，或经固定的永远性安装的保护接地导线，与设施中的保护接地导线相连。接地连接的结构性要求见第 58 章。

通过检查[见 18f)条]来检验是否符合要求。

e) 如果设备具有供给电位均衡导线连接用的装置，这一连接必须符合下列要求：

——容易接触到；

——正常使用中能防止意外断开；

——不使用工具即可拆下导线；

——电位均衡导线不得包含在电源软电线中；

——连接装置必须标以表 D1 中的符号 9。

通过检查来检验是否符合要求。

f) 不用电源软电线的设备，其保护接地端子与保护接地的所有可触及金属部件之间的阻抗，不得超过 0.1 Ω。

带有电源输入插口的设备，在插口中的保护接地点与已保护接地的所有可触及金属部件之间的阻抗，不得超过 0.1 Ω。

带有不可拆卸电源软电线的设备，网电源插头中的保护接地脚和已保护接地的所有可触及金属部件之间的阻抗不得超过 0.2 Ω。

通过下列试验来检验是否符合要求：

用 50 Hz 或 60 Hz、空载电压不超过 6 V 的电源，产生不低于 10 A 也不超过 25 A 的电流，在至少 5 s 的时间里，产生 25 A 或 1.5 倍于设备额定值中较大的一个电流(±10%)，在 5～10 s 的时间里，在保护接地端子或电源输入插口保护接地点或网电源插头的保护接地插脚和在基本绝缘失效情况下可能带电的每一个可触及金属部件之间流通。

测量上述有关部件之间的电压降,根据电流和电压降确定的阻抗,不得超过本条中所规定的值。

g) 如可触及部件或与其连接的元器件的基本绝缘失效时,流至可触及部件的连续故障电流值限制在某值之下,以致在单一故障状态时外壳漏电流不超过容许值时,除在 18f)中所述之外的保护接地连接阻抗允许超过 0.1 Ω。

通过检查和测量单一故障状态的外壳漏电流来检验是否符合要求。参见 17g)。

k) 功能接地端子不得用作保护接地。

l) 如果带有隔离的内部屏蔽的Ⅱ类设备由用三根导线的电源软电线供电,则第三根线(与网电源插头的保护接地脚相连)只能用作内部屏蔽的功能接地,且必须是绿/黄色的。

该内部屏蔽和与其相连的所有内部布线的绝缘,必须是双重绝缘或加强绝缘。

在此情况下,这种设备的功能接地端子必须标记得与保护接地端子能区别,另外还必须在随机文件中加以说明。

通过检查和测量来检验是否符合要求。对绝缘必须按第 20 章所述要求试验。

19 连续漏电流和患者辅助电流

19.1 通用要求

a) 起防电击作用的电气绝缘必须有良好的性能,以使穿过绝缘的电流被限制在规定的数值内。

b) 连续的对地漏电流、外壳漏电流、患者漏电流及患者辅助电流的规定值适合于下列条件的任意组合:

——在 4.10 和 19.4 条中所规定的潮湿预处理之后并在工作温度下。

——在正常状态下和在规定的单一故障状态下(见 19.2 条)。

——设备已通电处于待机状态和完全工作状态,且网电源部分的任何开关处于任何位置。

——在最高额定供电频率下。

——电压为 110%的最高额定网电压下。

测量值不得超过 19.3 条中给定的容许值。

c) 规定接至 SELV 电源的设备,仅在该电源符合本标准要求,且设备与该电源组合起来试验符合许漏电流要求时,才能认为符合本标准的要求。

对这种设备和内部电源设备必须测量外壳漏电流,但仅限于 19.4g)3)条所述。

d) Ⅰ类设备外壳漏电流的测量必须仅限于:

——未保护接地外壳的每一部分(如有)到地;

——未保护接地外壳的各部分(如有)之间。

e) 必须测量的患者漏电流(见附录 K):

——对 B 型设备应用部分,从连在一起的所有患者连线,或按制造商的说明对

应用部分加载进行测量;

——对 BF 型设备应用部分,轮流地从应用部分的同一功能的连在一起的所有患者连线,或按制造商的说明对应用部分加载进行测量;

——对 CF 型设备应用部分,轮流地从每个患者连接点进行测量。

如果制造商为应用部分的可拆卸部件规定了选用件(例如,患者电线和电极),患者漏电流必须用最不利的规定可拆卸部件来测量。

f)患者辅助电流必须在任一患者连接点与连在一起的所有其他患者连线之间进行测量。

g)具有多个患者连接的设备必须通过检验,以确保在正常状态下当一个或多个患者连接处于以下状态时患者漏电流和患者辅助电流不超过容许值:

—不与患者连接;和

—不与患者连接并接地。

如果对设备电路的检查表明,在上述条件下患者漏电流或患者辅助电流的水平可能增加至超出限值时,试验必须进行,且实际测量应限于几种有代表性的组合。

表 4　连续漏电流和患者辅助电流的容许值(单位:mA)

电　流 正常状态	B 型		BF 型		CF 型	
	正常状态	单一故障状态	正常状态	单一故障状态	正常状态	单一故障状态
对地漏电流(一般设备)	0.5	$1^{1)}$	0.5	$1^{1)}$	0.5	$1^{1)}$
按注 2)、4)的设备对地漏电流	2.5	5	2.5	5	2.5	5
按注 3)的设备对地漏电流	5	$10^{1)}$	5	$10^{1)}$	5	$10^{1)}$
外壳漏电流	0.1	0.5	0.1	0.5	0.1	0.5
按注 5)的患者　　d.c 漏电流　　　　a.c	0.01 0.1	0.05 0.5	0.01 0.1	0.05 0.5	0.01 0.01	0.05 0.05
患者漏电流(在信号输入部分或信号输出部分加网电压)	—	5	—	5	—	5
患者辅助电流(应用部分加网电压)	—	—	—	5	—	0.05
按注 5)的患者　　d.c 辅助电流　　　　a.c	0.01 0.1	0.05 0.5	0.01 0.1	0.05 0.5	0.01 0.01	0.05 0.05

表 4 的注:

1)对地漏电流的唯一单一故障状态,就是每次有一根电源线断开[见 19.2a)条和图 6]。

2)不带有保护接地的可触及部件,也不带有供其他设备保护接地用装置的,且外壳漏电流和患者漏电流(如适用)符合要求的设备。

例:某些带有屏蔽的网电源部分的计算机。

3) 规定是永久性安装的设备,其保护接地导线的电气连接只有使用工具才能松开,且紧固或机械固定在规定位置,只有使用工具才能被移动。

这类设备的例子是:

· X 射线设备的主件,例如 X 射线发生器,检查床或治疗床。

· 有矿物绝缘电热器的设备。

· 由于符合抑制无线电干扰的要求,其对地漏电流超过表 4 第一行规定值的设备。

4) 移动式 X 射线设备和有矿物绝缘的移动式设备。

5) 表 4 中规定的患者漏电流和患者辅助电流的交流分量的最大值仅是指电流的交流分量。

19.4 试验

a) 概述

1)对地漏电流、外壳漏电流、患者漏电流及患者辅助电流的测量,必须在:

——设备达到符合第七篇所要求的工作温度之后,和

——在第 4.10 条规定的潮湿预处理之后。

将设备置于温度约等于 t℃(t 为潮湿箱内的温度),相对湿度在 $45\%\sim65\%$ 的环境里,并必须在潮湿处理之后 1h 才开始测量。

必须先进行无需使设备通电的测量。

2)设备接到电压为最高额定网电压的 110% 的电源上。

3)能适用单相电源试验的三相设备,将其三相电路并联起来作为单相设备来试验。

4)对设备的电路排列、元器件布置和所用材料的检查表明无任何安全危险的可能性时,试验次数可以减少。

b) ＊ 测量供电电路

1)规定与有一端大约为地电位的供电网相连的设备,以及对电源类别未预规定的设备,连接到图 10 所示电路。

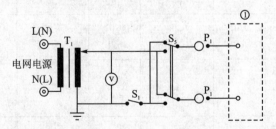

图 10　供电网的一端近似地电位时的测量供电电路[见第 19.4b)条]

2)规定接到相线对中线之间电压近似相等而电压方向相反的供电网的设备,连接到图 11 所示电路。

3)规定与多相(例如三相)网电源连接的多相或单相设备,连接到图 12、图 13 所示电路之一。

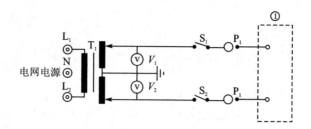

图 11 供电网对地电位近似对称时的测量供电电路[见第 19.4b)条]

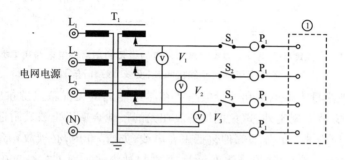

图 12 规定接多相供电网的多相设备的测量供电电路[见第 19.4b)条]

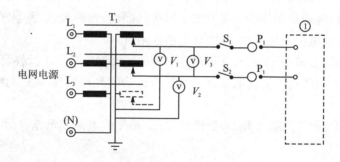

图 13 规定接多相供电网的单相设备的测量供电电路[见第 19.4b)条]

4)规定使用指定的 I 类单相网电源的设备,连接到图 14 所示电路。试验时必须依次断开和闭合开关 S_8。然而,若所指定电源具有固定的永久性安装的保护接地导线,试验时必须闭合开关 S_8。

5)规定使用指定的 II 类单相网电源的设备连接到图 14 所示电路,但不使用保护接地连接和 S_8。

c) 设备与测量供电电路的连接

1)配有电源软电线的设备用该软电线进行试验。

2)配有电源输入插口的设备,用 3 m 长或长度和型号由制造商规定的可拆卸的电源软线连接到测量供电电路上进行试验。

3)规定要永久性安装的设备,用尽可能短的连线和测量供电电路相连来进行试验。

d) 测量布置

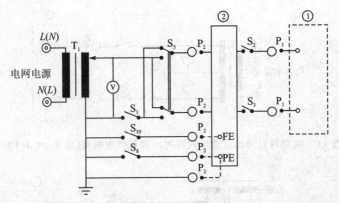

图 14 由规定按 Ⅰ 类或 Ⅱ 类单相电源供电的设备的测量供电电路在 Ⅰ 类时，
不使用保护接地连接和 S_8[见第 19.4b)条]

1)建议把测量供电电路和测量电路放在尽可能远离无屏蔽电源供电线的地方，并(除以下条文另有规定外)避免把设备放在大的接地金属面上或其附近。

2)然而，应用部分的外部部件包括患者电线(如有)在内，必须放在介电常数约为 1 的(例如，泡沫聚苯乙烯)绝缘体表面上，并在接地金属表面上方约 200 mm 处。

e)测量装置(MD)

1)对直流、交流及频率小于或等于 1 MHz 的复合波形来说，测量装置必须给漏电流或患者辅助电流源加上约 1000 Ω 的阻性阻抗。

2)如果采用了按图 15 或具有相同频率特性的类似电路作测量装置，就自动得到了按 19.3a)和 b)条的电流或电流分量的评价。这就允许用单个仪器测量所有频率的总效应。

很可能出现频率超过 1 kHz，数值超过 10 mA 的电流和电流分量，这就必须用其他适当的手段来测量。

3)不考虑图 15 的频率特性与按 19.3b)条的要求所得理想曲线(在 1 kHz 时约 3 dB 的差别)。

4)图 15 所示的测量仪表从直流到小于或等于 1 MHz 频率交流都必须有一约 1 MΩ 或更高的阻抗。它必须指示测量阻抗二端的直流、或交流、或有频率从直流到小于或等于 1MHz 频率分量的复合波型电压的真正有效值，指示的误差不超过指示值的 ±5%。其刻度可指示通过测量装置的电流，包括对 1 kHz 以上频率分量的自动测定，以便能将读数直接与表 4 比较。

如能证实(例如，用示波器)在所测的电流中，不会出现高于上限的频率，则对百分指示误差的要求和校准要求可限于其上限低于 1 MHz 的范围。

f)对地漏电流的测量

1)Ⅰ 类设备，不论其有无应用部分，按图 16 用图 10、11、12 或 13 中相应的测量供电电路试验。

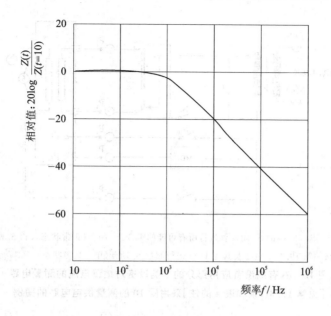

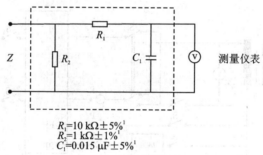

$R_1 = 10\ \text{k}\Omega \pm 5\%$[1]
$R_2 = 1\ \text{k}\Omega \pm 1\%$[1]
$C_1 = 0.015\ \mu\text{F} \pm 5\%$[1]

[1]无感元件。

[2]仪表阻抗》测量阻抗 Z。

在后面的图中用来等效于上面的接线图：-MD-

图 15 测量装置的图例及其频率特性(见第 19.4e)条)

2)规定使用指定的Ⅰ类单相电源的设备,按图 17 用图 14 的测量供电电路试验。若设备已保护接地,还必须用 MD2 进行测量。

g)外壳漏电流的测量

1)Ⅰ类设备,不论其有无应用部分,按图 18 用图 10、11、12 或 13 中相应的测量供电电路试验。

用 MD1 在地和未保护接地外壳的每个部分之间测量。

用 MD2 在未保护接地外壳的各部分之间测量。

2)Ⅱ类设备,不论其有无应用部分,按图 18 用图 10、11、12 或 13 中相应的测量供电电路试验,但不使用保护接地连接和 S_7。

用 MD1 在外壳和地之间或当外壳有几个部分时在外壳每一部分之间测量。

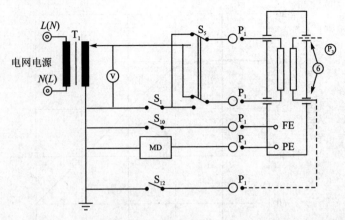

测量时,将 S_5、S_{10} 和 S_{12} 的开、闭位置进行所有可能的组合:S_1 闭合(正常状态),和 S_1 断开(单一故障状态)按照第 19.4a)、表 4 及其注 1～4 进行测量 S_1 断开(单一故障状态)

图 16   具有或没有应用部分的 I 类设备对地漏电流的测量电路
[见第 19.4f)条和表 4 的注]采用图 10 的测量供电电路的图例

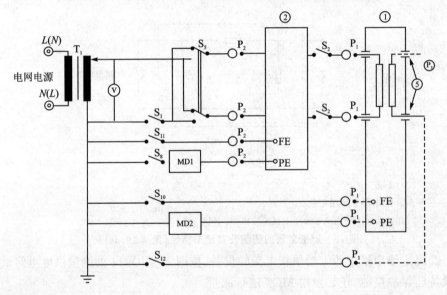

用 MD1 和 MD2 进行测量,闭合 S_8、S_1、S_2 和 S_3,并将 S_5、S_{10}、S_{11} 和 S_{12} 的开、闭位置进行所有可能的组合(正常状态)。

如果规定电源已保护接地,闭合 S_1、S_2 和 S_3,在 S_5、S_{10}、S_{11} 和 S_{12} 的开、闭位置进行所有可能的组合的情况下断开 S_8(单一故障状态)用 MD2 进行测量。

另外,将 S_8 闭合,而轮流断开 S_1、S_2 或 S_3 之一(单一故障状态),但仅按表 4 的注进行测量。

图 17   使用规定的 I 类单相电源,具有或没有应有部分的设备对地漏
电流的测量电路[见第 19.4f)条和表 4 的注]采用图 14 的测量供电电路

3)规定与 SELV 电源相连的设备及内部电源设备,流过外壳不同部分之间的外壳漏电流用图 18 中测量装置 MD2 试验。

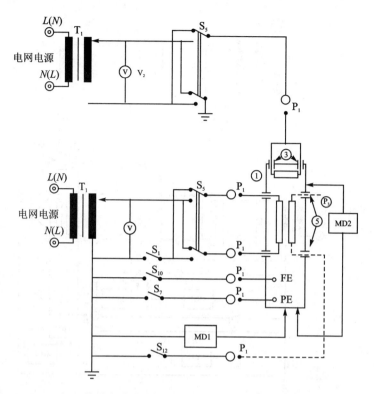

测量时,将 S_1、S_5、S_9、S_{10} 和 S_{12} 的开、闭位置进行所有可能的组合(如果是Ⅰ类设备,则闭合 S_7)。其中 S_1 断开时为单一故障状态。

仅为Ⅰ类设备时,闭合 S_1 和断开 S_7(单一故障状态)在 S_5、S_9、S_{10} 与 S_{12} 的开、闭位置进行所有可能的组合的情况下,进行测量。

图 18   外壳漏电流的测量电路对 II 类设备,不使用保护接地连接

和 S_7 采用图 10 的测量供电电路的图例[见第 19.4g)条]

4)规定使用指定的Ⅰ类单相供电电源的设备,不论其有无应用部分,按图 19 用图 14 的测量供电电路试验。

规定使用指定的Ⅱ类单相供电电源的设备,不论其有无应用部分,必须按图 19 用图 14 的测量供电电路试验,但不使用保护接地连接和 S_8。

仅当设备本身是Ⅰ类时,才使用设备的保护接地连接和 S_8。

Ⅰ类电源和(或)与之相连的Ⅰ类设备的试验,在 19.4g)1)条中"Ⅰ类设备"中叙述。

Ⅱ类电源和(或)与之相连的非Ⅰ类设备的试验,在 19.4g)2)条中"Ⅱ类设备"中叙述。

5)若设备外壳或外壳的一部分是用绝缘材料制成的,必须将最大面积为 20 cm ×10 cm 的金属箔紧贴在绝缘外壳或外壳的绝缘部分上。为此,可用约 0.5 N/cm² 的力压在绝缘材料上。

如有可能,移动金属箔以确定外壳漏电流的最大值。必须注意,金属箔不得接触

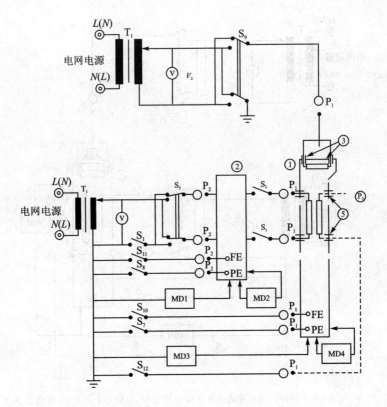

在 S_1、S_5、S_9 和 S_{11} 的开、闭位置进行所有可能组合的情况下,用 MD1 和 MD2 进行测量(如果规定的电源属 Ⅰ类,则闭合 S_8)。其中 S_1 断开为单一故障状态。

若规定的电源仅为 Ⅰ类时:在 S_5、S_9 与 S_{11} 的开、闭位置进行所有可能组合的情况下,闭合 S_1 并断开 S_7(单一故障状态),用 MD1 和 MD2 进行测量。

用 MD3 和 MD4 进行测量(如果设备本身 Ⅰ类,则闭合 S_7;如果规定的电源属 Ⅰ类,则闭合 S_8),并在闭合 S_1、S_2、S_3 时(正常状态),以及在 S_5、S_9、S_{10}、S_{11} 和 S_{12} 的开、闭位置进行所有可能组合的情况下,断开 S_1 或 S_2 或 S_3 时(单一故障状态)。

用 MD3 和 MD4 测下列每一个单一故障状态:

当设备属于 Ⅰ类时断开 S_7,或(当规定的电源属 Ⅰ类)时断开 S_8 在 S_5、S_9、S_{10}、S_{11} 和 S_{12} 的开、闭位置进行所有可能组合的情况下,并闭合 S_1、S_2 和 S_3。

图 19　使用规定的单相电源具有或没有应用部分的设备外壳漏电流的测量电路规定为 Ⅱ类单相电源供电时,不使用保护接地连接和 S_7 采用图 14 的测量供电电路的图例[见第 19.4g)条]

到可能已保护接地的任何外壳金属部件;然而,未保护接地的外壳金属部件,可以用金属箔部分地或全部地覆盖。

　　要测量单一故障状态下的外壳漏电流时,金属箔可布置得与外壳的金属部件相接触。

　　当患者或操作者与外壳表面接触的面积大于正常人手的尺寸时,金属箔的尺寸可按接触面积相应增加。

6)如适用,除上述外按 17g)条进行测量。

h)患者漏电流的测量

对应用部分的连接,见 19.1e)条和附录 K。

1)有应用部分的Ⅰ类设备,按图 20 用图 10、11、12 或 13 中相应的测量供电电路试验。

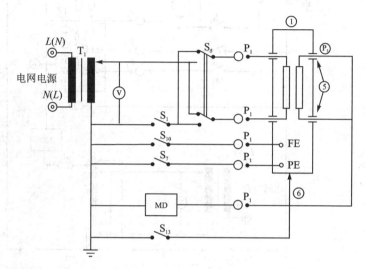

在 S_1、S_5、S_{10} 的开、闭位置进行所有可能组合的情况下测量(如果是Ⅰ类设备则闭合 S_7)。

S_1 断开时是单一故障状态。

如仅为Ⅰ类设备时:

若可行,进行第 17a)条所要求的试验(单一故障状态)。

在 S_5、S_{10} 与 S_{13} 的开、闭位置进行所有可能组合的情况下闭合 S_1 并断开 S_7(单一故障状态)进行测量。

图 20　从应用部分至地的患者漏电流的测量电路对Ⅱ类设备则不使用

保护接地连接和 S_7 采用图 10 的测量供电电路的图例[见第 19.4h)条]。

2)有 F 型应用部分的Ⅰ类设备,另外再按图 21 用图 10、11、12 或 13 中相应的测量供电电路试验。设备中未永久接地的信号输入与信号输出部分必须接地。

图 21 中变压器 T_2 所设定的电压值必须等于设备最高额定电压的 110%。

3)有应用部分和信号输入和(或)信号输出部分的Ⅰ类设备,需要时[见 19.2b)条],还必须按图 22 用图 10、11、12 或 13 中相应的测量供电电路试验。变压器 T_2 所设定的电压值必须等于设备最高额定电压的 110%。除非制造商规定要接负载,信号输入和信号输出部分应短接。在接负载的情况下,试验电压应依次加到信号输入和信号输出部分的所有各极上。

4)Ⅱ类设备按上述试验 1)~3)作Ⅰ类设备进行试验,但不用保护接地连接和 S_7。

有 F 型应用部分的Ⅱ类设备的患者漏电流,在金属外壳(若有)接地并在应用部分加上外来电压后进行测量。

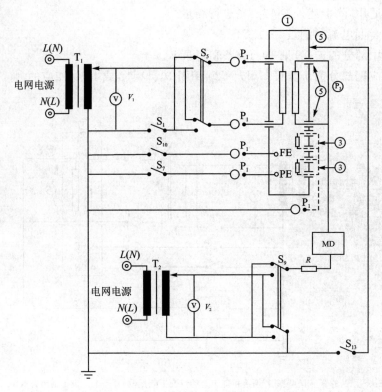

在 S_5、S_9、S_{10} 和 S_{13} 的开、闭位置进行所有可能组合的情况下,闭合 S_1 进行测量(如果是 I 类设备,还要闭合 S_7)(单一故障状态)。

图 21　由应用部分上的外来电压所引起的从 F 型应用部分

至地的患者漏电流的测量电路 II 类设备时不使用保护接地连接和 S_7

采用图 10 的测量供电电路的图例[见第 19.4h)条]

若 II 类设备外壳用绝缘材料制成,则在任何正常使用位置时,应将设备放在至少等于外壳水平投影尺寸、接地的、平坦的金属面上。

5)有应用部分、规定用指定的单相供电电源的设备,用图 14 的测量供电电路试验,但是若所指定的单相供电电源是 II 类,则不使用保护接地连接和 S_8。

——若设备本身属 I 类,按上述试验 1)作为 I 类设备试验。

——若设备本身属 II 类,按上述试验 4)作为 II 类设备试验。

——若指定的单相供电电源属 I 类,则在测量时仅 S_8 需打开(单一故障状态)和闭合,而 S_1、S_2、S_3 和 S_{10}(如有)是闭合的。

6)内部电源设备,按图 23 进行试验。

外壳用绝缘材料制成的,必须用 19.4g)5)条中所述的金属箔。

7)有 F 型应用部分的内部电源设备,还要按图 24 进行试验。变压器 T_2 所设定的电压值必须为供电频率下的 250 V[见 19.1b)条]。

作此试验时,设备金属外壳和信号输入及信号输出部分要接地。

外壳用绝缘材料制成的设备,在任何正常使用位置时,应将设备放在至少等于外壳水平投影尺寸、接地的、平坦的金属面上。

8)有应用部分和信号输入部分和(或)信号输出部分的内部电源设备,如适用,按19.2b)条,再按图25进行试验。变压器 T_1 所设定的电压值必须是供电频率下的250 V[见19.1b)条]。

作此试验时,设备应置于19.4 d)条或19.4 h)7)条中所述的较为不利的正常使用位置上,

9)应用部分的表面由绝缘材料构成时,用19.4 g)5)条中所述金属箔进行试验。或将应用部分浸于盐溶液中。这些箔或盐溶液必须视为相关应用部分的唯一的患者连接。

应用部分与患者接触的面积大于20 cm×10 cm的箔面积时,箔的尺寸增至相应的接触面积。

10)若制造商规定要对应用部分加载,则测量装置必须依次接到负载(应用部分)的所有极上。

11)如果适用,除上述外,再按17a)条进行测量。

j)患者辅助电流的测量

对应用部分的连接,见19.1 e)条和附录K。

1)有应用部分的Ⅰ类设备,按图26用图10、11、12、或13中相应的测量供电电路试验。

2)有应用部分的Ⅱ类设备作为上述的Ⅰ类设备进行试验,但不用保护接地连接和 S_7。

3)有应用部分,规定使用指定单相供电电源的设备用图14测量供电电路试验,若所指定的单相供电电源属Ⅱ类,则不用保护接地连接和 S_8。

若设备本身是Ⅰ类,按上述1)中Ⅰ类设备试验。

若设备本身是Ⅱ类,按上述2)中Ⅱ类设备试验。

若所指定单相供电电源属Ⅰ类,则

——S_8 必须打开(单一故障状态)和 S_1、S_2 及 S_3 必须闭合;

——另外,S_8 必须闭合和 S_1、S_2 或 S_3 须依次断开(单一故障状态)。

在上述三项测量过程中,必须将 S_5 和 S_{10} 置于所有可能组合的位置。

4)内部电源设备,按图27进行试验。

20 电介质强度

仅仅是具有安全功能的绝缘需要承受试验。

20.1 对所有各类设备的通用要求

必须试验电介质强度(参见附录E):

A-a1 在带电部件和已保护接地的可触及金属部件之间。这种绝缘必须是基本绝缘。

A-a2 在带电部件和未保护接地外壳部件之间。这种绝缘必须是双重绝缘或加强绝缘。

A-b 在带电部件和以双重绝缘中的基本绝缘与带电部件隔离的导体部件之间。这种绝缘必须是基本绝缘。

A-c 在外壳和以双重绝缘中的基本绝缘与带电部件隔离的导体部件之间。这种绝缘必须是辅助绝缘。

A-e 在非信号输入或信号输出部分的带电部分和未保护接地信号输入或信号输出部分之间。这种绝缘必须是双重绝缘或加强绝缘。

必须用17g)1)至5)条中所指示的办法之一来实现隔离。

如果在正常状态和单一故障状态下出现在信号输入部分(SIP)和(或)信号输出部分(SOP)的电压不超过安全特低电压,就不需单独检验。

A-f 在网电源部分相反极性之间。这种绝缘必须是相当于基本绝缘。

只有在检查了绝缘的数量和尺寸,包括按57.10条的爬电距离和电气间隙,并确定其不能完全符合要求之后,才必须检查A-f部分的电气绝缘。

如果为检验A-f部分需拆开电路或元件的防护,不可能不损坏设备时,制造商和试验室必须商定任何其他能满足检查目的的方法。

A-g 在用绝缘材料作内衬的金属外壳(或罩盖)和为试验目的用来与内衬内表面相接触的金属箔之间。当通过内衬测得带电部件与外壳(或罩盖)之间的距离小于57.10条所要求的电气间隙时,可以应用这种内衬。

当外壳(或罩盖)已保护接地,要求的电气间隙是按基本绝缘考虑的,内衬必须按基本绝缘处理。

当外壳(或罩盖)未保护接地,要求的电气间隙按加强绝缘考虑。若带电部件和内衬内表面距离不小于按基本绝缘要求的电气间隙,那个距离必须当作基本绝缘处理。内衬必须当作辅助绝缘。

若上述距离小于按基本绝缘的要求,则内衬必须按加强绝缘处理。

A-j 在电源软电线绝缘损坏时会带电的未保护接地可触及部件和进线入口处套管内的、电线保护套内的、电线固定件内的或类似物件内的电源软电线上所缠绕的金属箔之间,或(和)插在软电线位置处其直径与软电线相同的金属杆之间。这种绝缘必须是辅助绝缘。

A-k 依次在信号输入部分、信号输出部分和未保护接地的可触及部件之间。这种绝缘必须是双重绝缘或加强绝缘。

如果至少满足下列条件之一,这种绝缘就不需单独检验:

a)在正常使用时出现在信号输入或信号输出部分上的电压不超过安全特低电压。

b)信号输入或信号输出部分内任一元件失效时,漏电流不超过单一故障状态时的容许值。

c)信号输入或信号输出部分已保护接地或用17g)条中所述的任何方法与可触

及部件隔离。

信号输入部分、信号输出部分和未保护接地的可触及部件,已用保护接地屏蔽或保护接地中间电路有效隔离。

d)制造商规定信号输入或信号输出部件与不存在外部电压风险情况下的设备相连(见 GB 9706.15)。

20.2 对有应用部分的设备的要求

对于有应用部分的设备,也必须试验电介质强度(参见附录 E):

B－a 在应用部分(患者电路)和带电部分之间。这种绝缘必须是双重绝缘或加强绝缘。

如果上述部件象 17a)1)、2)或 3)条中所述那样有效地隔离了,则此绝缘不需单独检验。在此情况下,试验由 B－c 和 B－d 中的试验来代替。

当应用部分和带电部件之间的总隔离由一个以上的电路绝缘组成时,这些电路实际上可能具有不同的工作电压,必须注意到隔离措施的每一部分承受的是从有关基准电压导出的合适的试验电压。这意味着试验 B－a 可由两个或更多个在隔离措施中各个隔离部分上的试验来代替。

B－b 在应用部分各部件之间和(或)在应用部分与应用部分之间。见专用标准。

B－c 在应用部分与仅用基本绝缘与带电部件隔离的未保护接地部件之间。这种绝缘必须是辅助绝缘。

若上述部件如 17a)1)、2)或 3)条中所述那样有效地隔离了,则此绝缘不需单独检验。

B－d 在 F 型应用部分(患者电路)和包括信号输入部分及信号输出部分在内的外壳之间。参见 20.3 和 20.4j)条。这种绝缘必须是基本绝缘。参见 B－e。

B－e 在正常使用,包括该应用部分的任何部件接地时,如 F 型应用部分上有电压使其与外壳之间的绝缘受到应力,则在 F 型应用部分(患者电路)和外壳之间。这种绝缘必须是双重绝缘或加强绝缘。

20.3 试验电压值

在工作温度和经潮湿预处理及所要求的消毒步骤(见 44.7 条)后,电气绝缘的电介质强度必须足以承受在表 5 中所规定的试验电压。

表 5 中所用基准电压(U),是在正常使用时当设备施加额定供电电压或制造商所规定的电压二者中较高电压时,设备有关绝缘可能受到的电压。

表 5 试验电压

被试绝缘	对基准电压 U 相应的试验电压(V)					
	$U \leqslant 50$	$50 < U \leqslant 150$	$150 < U \leqslant 250$	$250 < U \leqslant 1\,000$	$1\,000 < U \leqslant 10\,000$	$10\,000 < U$
基本绝缘	500	1 000	1 500	$2U+1\,000$	$U+2\,000$	1)
辅助绝缘	500	基本绝缘	2 500	$2U+2\,000$	$U+3\,000$	1)
加强绝缘和双重绝缘	500	3 000	4 000	$2(2U+1\,500)$	$2(U+2\,500)$	1)

1)如有必要,由专用标准规定。

注1：表6和表7,不采用。

注2：正常使用中相应绝缘所受的电压是非正弦交流电 a.c 时,可用 50 Hz 正弦试验电压进行试验。在这种情况下,试验电压值应由表 5 来确定,基准电压(U)等于测得的电压峰—峰值除以 $2\sqrt{2}$。

　　双重绝缘中每一绝缘的基准电压(U),等于该双重绝缘在正常使用、正常状态和额定供电电压时。设备施加前一段条文中所规定的电压时,每一绝缘部分所承受的电压。

　　对于未接地应用部分的基准电压(U),患者接地(有意或无意的)被认为是一种正常状态。

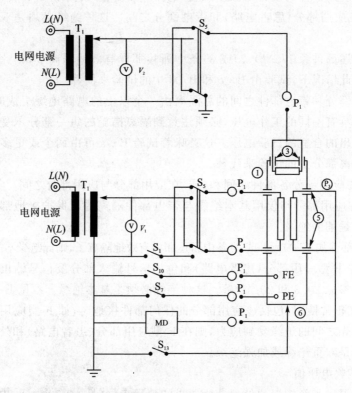

　　在 S_5、S_9、S_{10} 和 S_{13} 的开、闭位置进行所有可能组合的情况下,闭合 S_1 进行测量(如果是Ⅰ类设备,还要闭合 S_7)(单一故障状态)。

图 22　由信号输入或信号输出部分上的外来电压引起的从应用部分至地的患者漏电流的测量电路Ⅱ类设备时不使用保护接地连接和 S_7 采用图 10 的测量供电电路的图例[见第 19.4h)条]

　　对两个隔离部分之间或一个隔离部分与接地部分之间的绝缘,其基准电压(U)等于两个部分的任何两点间最高电压的算术和。

　　F型应用部分和外壳之间绝缘的基准电压(U),取包括应用部分中任何部位接地的正常使用状态时,该绝缘上出现的最高电压。然而,基准电压必须不低于最高额定供电电压,或在多相设备时不低于相对中线的电压,或内部电源设备时不低于 250 V。

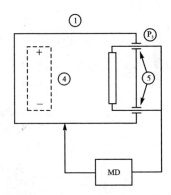

在应用部分和设备外壳之间测量(正常状态)。若适用,进行
第 17a)条所要求的试验。

图 23 内部电源供电设备从应用部分至外壳的
患者漏电流的测量电路[见第 19.4h)条]

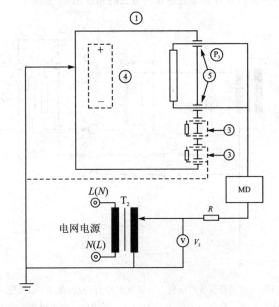

图 24 内部电源供电设备从 F 型应用部分至外壳的
患者漏电流的测量电路[见第 19.4h)条]

对防除颤应用部分,基准电压(U)的确定不考虑可能出现的除颤电压(参见 17h)条)。

17.2.3 电击及其防止

1. 电击产生的原因

(1) 泄漏电流

所有电子仪器都存在一定的泄漏电流。泄漏电流是从仪器的电源到金属外壳之

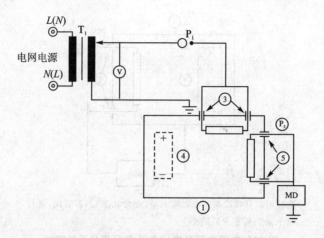

图 25　内部电源设备,由信号输入或信号输出部分上的外来电压
引起的从应用部分至地的患者漏电流的测量电路[见第 **19.4h**)条]

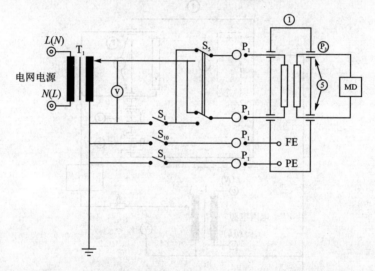

在 S_1、S_5、S_{10} 的开、闭位置进行所有可能组合的情况下进行测量(如果是 I 类设备,要闭合 S_7)。
S_1 断开时是单一故障状态。若仅为 I 类设备时:在 S_5、S_{10} 的开、闭位置进行所有可能组合的情
况下,闭合 S_1 并断开 S_7 进行测量(单一故障状态)。

图 26　患者辅助电流的测量电路对 II 类设备则不使用
保护接地连接和 S_7 采用图 **10** 的测量供电电路的图例[见第 **19.4j**)条]

间流过的电流。泄漏电流主要由电容性的位移电流和电阻性的传导电流两部分组
成。电容性泄漏电流的形成是由于两根电线间与金属外壳间存在分布电容,电线越
长,分布电容越大。对于 50 Hz 的交流市电,一个 2 500 pF 的电容将产生约 180 μA
的泄漏电流,射频滤波器、电源变压器、电源线以及具有杂散电容的一切部件都会产
生泄漏电流。电阻性泄漏电流的形成是由于电源线和变压器初级线圈与金属外壳间

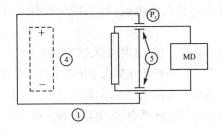

图27　内部电源供电设备的患者辅助电流的测量电路[见第19.4j)条]

存在绝缘电阻,因电源线和变压器的绝缘电阻都很大,因此与电容性泄漏电流相比较,电阻性泄漏电流较小。

(2) 仪器外壳接地不良

许多电气设备都具有一个金属外壳,若仪器的外壳接地不良,当电源火线和机壳之间的绝缘产生故障或有电容短路时,都会在机壳和地之间产生一定的电位差。此时如有人同时接触仪器外壳和接地物体,就会受到电击。

2. 防止电击的措施

防止电击的最基本方法,一是使病人与所有接地物体和所有电源绝缘起来,二是将病人所能接触到的导电部分表面都保持在同一电位。两种基本方法在大多数实际环境中都能实现;如果把两种方法结合起来,则效果更好。

(1) 采用隔离变压器

用线路隔离供电系统中,当发生大电流接地故障时,大电流会在各接地点之间形成危险的电位差。而采用隔离变压器供电系统就能防止这类故障。

(2) 仪器的绝缘保护

为了防止电击,可用绝缘材料或金属材料外壳将整个仪器覆盖起来,使人体触摸不到导电体。但由于仪器电源变压器初级线圈之间或次级线圈与铁芯之间存在较大静电容,因此仅用基础绝缘不易减小漏电流,而且随着基础绝缘的老化,则更难保证电气安全。为此,通常在基础绝缘之外,再加上一层绝缘保护。

(3) 仪器外壳接地

尤其是金属外壳的仪器要接地良好,有些单位为了图方便就用电源零线作为机器的接地线,这样不但达不到接地的目的、反而会增加50 Hz的干扰,影响仪器的描记。医疗仪器有良好的接地不但可以保证操作人员的人身安全、而且确保病人的安全。良好的接地应满足接地电阻不大于5 Ω。

(4) 仪器电气安全的设计考虑

① 在医疗电子仪器中采用低电压供电,对地浮置的交流电压在24 V以下,直流电压在50 V以下的电源。仪器采用安全电压供电后,即使人体接触仪器的带电部分,也可避免造成电击损伤。

② 合理布线:在设计仪器和制造安装时,可通过合理布线,把电源火线和机壳之

间的电容减到最小,以减小机壳的漏电流;可采用绝缘性能好的绝缘材料,以减小电阻性漏电流。

③ 用隔离电路:通过耦合变压器、光电耦合或声电耦合等方法,将和病人直接连接的引线部分与电路部分隔离开来是一种防止病人受电击的很有效的办法。在被隔离的输入电路和市电供电电源之间没有直接的电气联系,隔离的输入电路电源以及有用信号,都是通过分离的具有很小耦合电容的电磁耦合、光电耦合和声电耦合进行传输。

17.3　安全新问题

随着科学技术的发展,医学电子仪器与设备的系统越来越大、功能越来越多、结构越来越复杂,在提高诊断准确率和治疗效果的同时,也越来越多地潜藏着各种各样的安全隐患。医学电子仪器与设备的广泛普及,使用者的培训、技术水平和责任心等等管理层面的诸多问题,往往容易导致事故的发生。而产品设计、制造上的瑕疵与管理层面上的漏洞更增添了事故发生的几率。本节介绍医学电子仪器与设备中已出现过的若干"非典型"事故,并从技术层面上给出设计建议,希望能够给读者以参考。

17.3.1　婴儿培养箱

孩子出生了,本该是令一家人欢天喜地的事情。但是婴儿出生后经过医生诊断,患有缺血缺氧脑病和黄疸,身体状况和反应较差。医院在用婴儿培养箱为婴儿治疗黄疸时,婴儿的皮肤被严重烧伤(见图 17-6)。再加之婴儿初生后的原发性疾病,这名婴儿面临着生命危险。

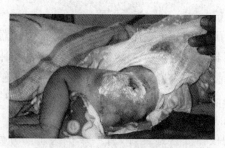

图 17-6　被婴儿培养箱烧伤的婴儿

除有关人员的责任心不强等主观原因外,婴儿培养箱的设计也存在瑕疵:一旦温度传感器出现故障,只能任温度随意上升。

事故的设计原因:只考虑了各个部件和环节工作和质量正常的情况,没有考虑出现可能出现的异常,如器件失效的情况。本例就是温度传感器失效而导致事故的发生。

设计建议:

① 给设备增加自检功能,可以有效地防止元部件失效导致的系统工作异常。

② 增加多重保护环节。如采用两套温度传感器对温度进行互锁控制;设立一套

与控制系统独立的温度显示报警装置。

③ 采用具有居里温度特性的加热元件,选择其居里温度低于可能烫伤婴儿的值。这种在原理上保证安全的设计值得大家重视。

举一反三:

① 设计时,要考虑使用时各种可能出现的器件失效、工作异常和工作人员操作失误等情况,防止由此带来的后果。

② 不仅要考虑不正常时可能对患者或相关人员带来的直接、明显的伤害,还要考虑其带来的潜在、隐蔽的伤害。如诊断仪器的漏诊,治疗仪器的剂量不足等。

17.3.2 核磁共振成像系统中的椅子

读者对图 17-7 可能会忍俊不禁。这件事发生在国外某医院,一名清洁工在工作时为了休息一下,从外边拿了一把椅子放到核磁共振成像室,转天工作人员启动核磁共振成像系统,结果,这把椅子受到核磁共振成像系统中强大磁场的引力,……所幸的是当时没有患者做检查,不然又是一个令人遗憾的结果。仔细看看椅子镶嵌进系统的深度,估计一下尚若有患者在内的话将受到的伤害。

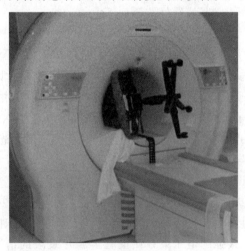

图 17-7 核磁共振成像系统中的椅子

事故原因:只从管理的角度向使用者提出要求,没有从技术上加以保障。

设计建议:在核磁共振成像室门口安装一套磁性材料检测装置,对进入人员及携带物品进行检测。

举一反三:管理制度与技术保障一个都不能少。

17.3.3 THERAC-25 型治疗仪

THERAC-25 型治疗仪是加拿大一个著名公司生产的肿瘤治疗仪。由于治疗效果良好,该仪器在加拿大和美国得到广泛的应用。该仪器能够用两种模式进行治疗:一是用极强的电子束轰击一块金属片后产生 X 射线,然后用 X 射线照射患者深部的肿瘤。这是 X 射线模式;二是直接用一束微弱的电子束照射稍微表浅的肿瘤;这是电子模式。这两种模式共用一个电子枪和辐射窗口,X 射线模式与电子模式的区别:前者在射线的通道上多加了一块用以产生 X 射线的金属片,后者的电子束强度比前者要弱得多,见图 17-8。

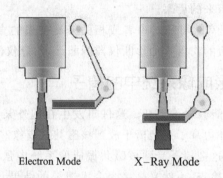

Electron Mode   X-Ray Mode

图 17-8   THERAC-25 型治疗仪的两种工作模式

如果选择电子模式,仪器的软件按照如下方式运行:

● 首先进行约 8 s 时间的校准;

● 然后移开。

当选用 X 射线模式时,软件增强电子束强度并插入金属片以产生 X 射线。如果操作人员先选择了电子模式对仪器进行校准,并在 8 s 内退出并选择 X 射线模式,其结果是仪器工作在电子模式时移开了至关重要的、用以产生 X 射线的金属片,但又以 X 射线模式的强度产生电子束。高强度电子束直接照射到患者身上,其后果是可想而知的。据报道已导致至少有两名患者死亡,有近十名患者导致永久性伤害。这些伤亡是证据确凿、有案可查的,而有更多的伤害则无从查起。

事故的设计原因:操作人员通过键盘输入指令,设计人员想当然的认为从键盘输入校准、模式选择等时间会长过 8 秒钟,但当操作人员很敏捷时,结果就出现两种治疗模式最坏的组合:以最强的电子束并在没有金属片衰减的情况下直接照射到患者身上。

设计建议:

① 这两种治疗模式是对立的,软件只能让仪器处于一种模式。

② 给仪器增加监测、互锁和报警功能。

举一反三:

① 不仅要考虑硬件失效的问题,还要考虑软件失效的问题。

② 不仅考虑仪器本身的问题,还要考虑操作者的问题,甚至还要考虑患者的问题。

17.3.4 谁谋杀了患者

夜深人静,在美国某医院的 ICU(Intensive Care Unit 加强监护病房)(见图 17-9),患者已经安详地入睡,仔细倾听,能够隐约听到患者平稳的呼吸声。护士小姐轻手轻脚地推开 ICU 房门,像往常一样,她来到床旁来做检查。借着门缝透过的余光,她一手扶正一下插入患者口腔的导管,一手拧开床边灯开关。在她开灯不一会儿,只见患者呼吸急促、全身震颤,只见监护仪显示的心电波也成为震颤的高频波形⋯⋯不好!护士小姐赶紧按下报警按钮,铃声立刻刺破了宁静的夜空,急促而有序的抢救立即展开⋯⋯不幸的是,患者再也没有能够醒过来。

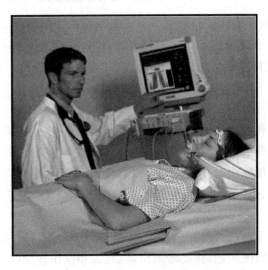

图 17-9 ICU(加强监护病房)中的患者

谁是元凶?

FDA(Food and Drug Administration,药品与食品管理局)、警方和院方联合展开了调查:患者(PATIENT)尸检——没有任何致命的伤害!护士小姐(NURSE)的行为——没有问题!患者睡的电动床(ELECTRIC BED)——没有问题!床旁监护仪(BP instrumentation)——没有问题!都没有问题?!究竟谁是元凶!?

在大家都一筹莫展的时侯,科研人员发现了元凶:患者睡的电动床为交流 120V(美国标准)供电,电动床的电机与床之间有 2.5nF 的分布电容(图 17-10)。患者正好把手放在床栏杆上,而患者嘴里插着一根接到床旁监护仪的导管,电动床和监护仪(连同导管)均为合格产品,床旁灯也是合格产品,因此,这些产品一直在正常使用。但护士当天的操作与往常有很细微的不同:一手扶正导管,一手拧开床旁灯!这样,护士无意中"合理"、"合法"地"谋杀"了患者。

在图 17-10 中可以看到:由于护士的举动使得 120 V 交流电依次通过分布电容——床及其栏杆——患者的手与身体——插入口腔的导管——护士的手与身

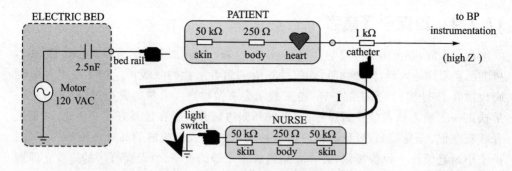

图 17 - 10　患者受到微电击的示意图

体——护士的另一只手和床旁灯开关——大地而构成了回路。最为致命的是由于导管的缘故,使得患者心脏流过看似微不足道,但足以致命的 112 μA(rms)电流。

事故原因:看似每项产品的设计都"合理"、"合法",但它们一起使用的时候就"叠加"出致命的效果。

设计建议:

① 对每台仪器和设备均需要有足够的安全裕量,特别是患者漏电流这项指标。

② 不仅要考虑漏电电阻,还需考虑分布电容(漏电电容)。

③ 要考虑多种仪器协同使用可能导致的后果,也要考虑各种可能应用时出现的操作,如本例中护士的操作以及手术中的医生的操作,所带来的后果。

举一反三:

① 不仅要考虑单台仪器的安全性能,也要考虑多台仪器连用时的安全性能。

② 不仅考虑仪器的问题,还要考虑仪器、患者和操作者之间的问题。

17.3.5　维护与使用不当

有下面的报道:

"某患者因为病情恶化,特意南下到广州某医院住院治疗。主治医生建议对其病变部位用直线加速器进行放射性治疗。但经过治疗后,病情非但没有好转,还出现了掉头发和严重的恶心、呕吐等现象。经过医生检查发现,患者体内的白细胞数量大减,被证实患上了急性放射病。

医院的事故调查发现,原来是放射用的直线加速器由于常年无人检修和调试,连锁部分发生故障,再加上器械操作员的疏忽,导致严重超量的放射性射线直接照射在患者身上。正是这个原因,原本"拯救"患者的设备变成"夺命"凶手。

直线加速器等放射性治疗仪器,每天治疗病人之前都须经过调试,而且,每周、每月都要进行例行检测。但是,某些医院的直线加速机自买回来后就没有经过调试,经过检测射线强度超标将近 30%。

事故原因:不能仅仅满足设计和制造上符合现行法规的要求,也不能仅仅满足于给用户（仪器操作者）以足够的提示，还应该考虑用技术去规避用户的误操作。

设计建议：在设计这类仪器时，开机即进入自检、调试程序。在将要开始治疗时，设备应自动出现自检、调试声、光提示。

举一反三：

① 不仅要考虑单台仪器的安全性能，也要考虑多台仪器连用时的安全性能。

② 不仅考虑仪器的问题，还要考虑仪器、患者和操作者之间的问题。

17.3.6 手术台上的火光

图 17-11 是从美国某医院手术室的录像记录中截取的一个画面：手术正在进行，突然在患者的头部出现一团火光……这不是一个偶然事故，而是在很多医院出现过很多次的、惊心动魄的场面。

为什么火光发生在患者的头部？而且常常在做头部或颈部手术中发生这类事故？经过调查，发现这些事故都是由于给患者输氧造成局部氧浓度过高，同时使用高频电刀导致患者头发产生剧烈燃烧。

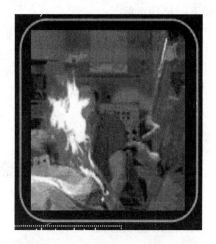

事故原因：虽然国家标准等对医疗仪器在有易燃易爆气体或液体存在时有较为详细的规定，而这些事故中使用的高频电刀也完全符合各种规范和标准的要求，但从设计者的角度，就提出似乎是"过高"的要求：在设计中要"预见"哪些可能出现而在各种规范与标准并未提及到的危害。毕竟任何一个设计和制造者都不愿意看到自己的产品

图 17-11 手术台上的火光

导致对患者不必要的伤害，而不仅仅满足于该产品的设计是否"合规"、"合法"。

设计建议：

① 给高频电刀、或手术室、或手术床增加氧浓度传感器，在氧浓度过高时给出报警提示。

② 经研究表明，头发不仅是燃烧三要素之一——可燃物质，它还有吸附氧的"特殊功能"，有学者建议在患者头发上抹上果冻，以隔绝氧气与头发的接触，而果冻本身也是无毒、无害且容易清洗。

举一反三：对关乎生命的医学仪器，不仅要考虑电路设计与电气安全，也不仅要在物理层面上考虑其安全，还不仅是满足已有法规的要求，需要我们更全面、更深入、更细致在各个层面、各个方位和各个角度去考虑安全性的问题。

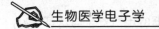

17.4 医学仪器的监管与认证

为了保证医学仪器安全、有效地应用,国家于 2004 年 1 月 4 日发布了 276 号国务院令,颁布了《医疗器械监督管理条例》,并规定该条例从 2004 年 4 月 1 日起施行。该颁布该条例的目的是为了加强对医疗器械的监督管理,保证医疗器械的安全、有效,保障人体健康和生命安全。在中华人民共和国境内从事医疗器械的研制、生产、经营、使用、监督管理的单位或者个人,应当遵守本条例。

该条例将医疗器械定义为:单独或者组合使用于人体的仪器、设备、器具、材料或者其他物品,包括所需要的软件;其用于人体体表及体内的作用不是用药理学、免疫学或者代谢的手段获得,但是可能有这些手段参与并起一定的辅助作用;其使用旨在达到下列预期目的:

① 对疾病的预防、诊断、治疗、监护、缓解;

② 对损伤或者残疾的诊断、治疗、监护、缓解、补偿;

③ 对解剖或者生理过程的研究、替代、调节;

④ 妊娠控制。

条例规定国务院药品监督管理部门(也就是现时的"国家食品药品监督管理局")负责全国的医疗器械监督管理工作。

17.4.1 医疗器械的分类与管理

条例对作出了相应的规定。

1. 医疗器械的分类

条例中:

第五条 国家对医疗器械实行分类管理。

第一类是指,通过常规管理足以保证其安全性、有效性的医疗器械。

第二类是指,对其安全性、有效性应当加以控制的医疗器械。

第三类是指,植入人体;用于支持、维持生命;对人体具有潜在危险,对其安全性、有效性必须严格控制的医疗器械。

医疗器械分类目录由国务院药品监督管理部门依据医疗器械分类规则,由国务院卫生行政部门制定、调整、公布。

第六条 生产和使用以提供具体量值为目的的医疗器械,应当符合计量法的规定。具体产品目录由国务院药品监督管理部门会同国务院计量行政管理部门制定并公布。

2. 医疗器械的管理

条例中规定了归口管理部门。

第七条　国家鼓励研制医疗器械新产品。医疗器械新产品,是指国内市场尚未出现过的或者安全性、有效性及产品机理未得到国内认可的全新的品种。

第二类、第三类医疗器械新产品的临床试用,应当按照国务院药品监督管理部门的规定,经批准后进行。

完成临床试用并通过国务院药品监督管理部门组织专家评审的医疗器械新产品,由国务院药品监督管理部门批准,并发给新产品证书。

17.4.2　医疗器械的注册

条例中有关医疗器械的注册有如下的条款:

第八条　国家对医疗器械实行产品生产注册制度。

生产第一类医疗器械,由设区的市级人民政府药品监督管理部门审查批准,并发给产品生产注册证书。

生产第二类医疗器械,由省、自治区、直辖市人民政府药品监督管理部门审查批准,并发给产品生产注册证书。

生产第三类医疗器械,由国务院药品监督管理部门审查批准,并发给产品生产注册证书。

生产第二类、第三类医疗器械,应当通过临床验证。

第九条　省、自治区、直辖市人民政府药品监督管理部门负责审批本行政区域内的第二类医疗器械的临床试用或者临床验证。国务院药品监督管理部门负责审批第三类医疗器械的临床试用或者临床验证。

临床试用或者临床验证应当在省级以上人民政府药品监督管理部门指定的医疗机构进行。医疗机构进行临床试用或者临床验证,应当符合国务院药品监督管理部门的规定。

进行临床试用或者临床验证的医疗机构的资格,由国务院药品监督管理部门会同国务院卫生行政部门认定。

第十条　医疗机构根据本单位的临床需要,可以研制医疗器械,在执业医师指导下在本单位使用。

医疗机构研制的第二类医疗器械,应当报省级以上人民政府药品监督管理部门审查批准;医疗机构研制的第三类医疗器械,应当报国务院药品监督管理部门审查批准。

第十一条　首次进口的医疗器械,进口单位应当提供该医疗器械的说明书、质量标准、检验方法等有关资料和样品以及出口国(地区)批准生产、销售的证明文件,经国务院药品监督管理部门审批注册,领取进口注册证书后,方可向海关申请办理进口手续。

第十二条　申报注册医疗器械,应当按照国务院药品监督管理部门的规定提交技术指标、检测报告和其他有关资料。

设区的市级人民政府药品监督管理部门应当自受理申请之日起三十个工作日内,作出是否给予注册的决定;不予注册的,应当书面说明理由。

省、自治区、直辖市人民政府药品监督管理部门应当自受理申请之日起六十个工作日内,作出是否给予注册的决定;不予注册的,应当书面说明理由。

国务院药品监督管理部门应当自受理申请之日起九十个工作日内,作出是否给予注册的决定;不予注册的,应当书面说明理由。

第十三条　医疗器械产品注册证书所列内容发生变化的,持证单位应当自发生变化之日起三十日内,申请办理变更手续或者重新注册。

第十四条　医疗器械产品注册证书有效期四年。持证单位应当在产品注册证书有效期届满前 6 个月内,申请重新注册。

连续停产 2 年以上的,产品生产注册证书自行失效。

17.4.3　医疗器械的监管

条例中对医疗器械的监管作出如下规定:

第十五条　生产医疗器械,应当符合医疗器械国家标准;没有国家标准的,应当符合医疗器械行业标准。

医疗器械国家标准由国务院标准化行政主管部门会同国务院药品监督管理部门制定。医疗器械行业标准由国务院药品监督管理部门制定。

第十六条　医疗器械的使用说明书、标签、包装应当符合国家有关标准或者规定。

第十七条　医疗器械及其外包装上应当按照国务院药品监督管理部门的规定,标明产品注册证书编号。

第十八条　国家对医疗器械实施再评价及淘汰制度。具体办法由国务院药品监督管理部门商国务院有关部门制定。

17.4.4　医疗器械生产、经营和使用的审批

条例中的第三章是关于医疗器械生产、经营和使用的管理。

第十九条　医疗器械生产企业应当符合下列条件:

(一)具有与其生产的医疗器械相适应的专业技术人员;

(二)具有与其生产的医疗器械相适应的生产场地及环境;

(三)具有与其生产的医疗器械相适应的生产设备;

(四)具有对其生产的医疗器械产品进行质量检验的机构或者人员及检验设备。

第二十条　开办第一类医疗器械生产企业,应当向省、自治区、直辖市人民政府药品监督管理部门备案。

开办第二类、第三类医疗器械生产企业,应当经省、自治区、直辖市人民政府药品监督管理部门审查批准,并发给《医疗器械生产企业许可证》。无《医疗器械生产企业

许可证》的,工商行政管理部门不得发给营业执照。

《医疗器械生产企业许可证》有效期5年,有效期届满应当重新审查发证。具体办法由国务院药品监督管理部门制定。

第二十一条 医疗器械生产企业在取得医疗器械产品生产注册证书后,方可生产医疗器械。

第二十二条 国家对部分第三类医疗器械实行强制性安全认证制度。具体产品目录由国务院药品监督管理部门会同国务院质量技术监督部门制定。

第二十三条 医疗器械经营企业应当符合下列条件:

(一)具有与其经营的医疗器械相适应的经营场地及环境;

(二)具有与其经营的医疗器械相适应的质量检验人员;

(三)具有与其经营的医疗器械产品相适应的技术培训、维修等售后服务能力。

第二十四条 开办第一类医疗器械经营企业,应当向省、自治区、直辖市人民政府药品监督管理部门备案。

开办第二类、第三类医疗器械经营企业,应当经省、自治区、直辖市人民政府药品监督管理部门审查批准,并发给《医疗器械经营企业许可证》。无《医疗器械经营企业许可证》的,工商行政管理部门不得发给营业执照。

《医疗器械经营企业许可证》有效期5年,有效期届满应当重新审查发证。具体办法由国务院药品监督管理部门制定。

第二十五条 省、自治区、直辖市人民政府药品监督管理部门应当自受理医疗器械生产企业、经营企业许可证申请之日起三十个工作日内,作出是否发证的决定;不予发证的,应当书面说明理由。

第二十六条 医疗器械经营企业和医疗机构应当从取得《医疗器械生产企业许可证》的生产企业或者取得《医疗器械经营企业许可证》的经营企业购进合格的医疗器械,并验明产品合格证明。

医疗器械经营企业不得经营未经注册、无合格证明、过期、失效或者淘汰的医疗器械。

医疗机构不得使用未经注册、无合格证明、过期、失效或者淘汰的医疗器械。

第二十七条 医疗机构对一次性使用的医疗器械不得重复使用;使用过的,应当按照国家有关规定销毁,并作记录。

第二十八条 国家建立医疗器械质量事故报告制度和医疗器械质量事故公告制度。具体办法由国务院药品监督管理部门会同国务院卫生行政部门、计划生育行政管理部门制定。

思考题与习题

17-1 医疗仪器和设备可以分为哪几类？可能产生哪几种伤害？

17-2 电流通过人体有哪几个阈值？

17-3 影响电流生理效应与损伤程度的因素有哪些？

17-4 为什么要强调心室纤维颤动的严重后果？

17-5 人体阻抗是怎样构成的？大约为多少？

17-6 国家标准 9706 是一个怎样的标准？其适用范围和目的是什么？

17-7 什么是仪器的应用部分？什么是 F 型隔离（浮动）应用部分？什么是 BF 型应用部分？什么是 CF 型应用部分？

17-8 什么是患者电路？什么是信号输入部分？什么是患者连接？

17-9 什么是 B 型应用部分？

17-10 国家标准 9706 中怎样分设备类型（分类）？

17-11 什么是安全特低电压变压器，它有何作用？

17-12 连续漏电流和患者辅助电流的容许值为多少？

17-13 防止电击的措施有哪些？

17-14 本章介绍了几种安全新问题？为什么称他们为安全新问题？

17-15 安全新问题给我们提出什么样的挑战，我们应该怎样进行医疗仪器的安全设计？

17-16 《医疗器械监督管理条例》对医疗器械的定义是什么？

17-17 《医疗器械监督管理条例》对医疗器械是怎样分类的？

17-18 《医疗器械监督管理条例》规定的对口部门是哪里？

17-19 《医疗器械监督管理条例》对医疗器械的注册有哪些规定？三类医疗器械的注册权限各在哪级部门？

17-20 《医疗器械监督管理条例》对医疗器械的监管有哪些内容？

17-21 在我国，生产医疗器械的条件有哪些？

17-22 开办医疗器械生产企业应到哪级、什么部门报批和备案？《医疗器械生产企业许可证》的有效期多长？